編集 中央法規管理栄養士受験対策研究会

国家試験

管理栄養士

2025

〈第34回〉
〜
〈第38回〉
5年分徹底解説

過去問
解説集

中央法規

目次 *CONTENTS* ————————————————————————●

執筆者一覧

解答集（別冊）

※解答集（別冊）は、本体から取り外してご使用になれます。

本書の使い方

最新試験はそのまま収載しています。
本番をイメージして解いてみましょう。

午前の部

1 WHO 憲章では、健康を、「身体的、精神的および社会的に完全に良好な状態であり、単に疾病または病弱の存在しないことではない」としている。この文で「良好」を表す英単語として、最も適当なのはどれか。1つ選べ。
   (1) excellent
   (2) fine
   (3) good
   (4) satisfactory
   (5) well-being

管理栄養士国家試験出題基準(巻末に収載)の大項目に相当します。

科目ごとに学習できるように出題基準にあわせて問題を並べ替えています。

2 放射線による人体への健康影響に関する記述である。最も適当なのはどれか。1つ選べ。
   (1) シーベルト (Sv) は、放射線の照射により人体が吸収するエネルギー量を示す単位である
   (2) ベクレル (Bq) は、
   (3) 白血病は、確定的影
   (4) 遺伝性の障害は、被
   (5) 白内障は、被ばく後

3 A地域とB地域における
  か。1つ選べ。
   (1) 年少人口の年齢は、
   (2) A地域の年少人口指
   (3) A地域の従属人口指
   (4) A地域の老年人口割
   (5) A地域の老年化指数

表 A地域とB地域におけ

地域	総数
A	100.0
B	100.0

4 わが国の患者調査に関す
   (1) 毎年行われている。
   (2) 医療施設は、国勢調
   (3) 糖尿病の通院者率が
   (4) 総患者数は、調査日
   (5) 直近3回の調査によ
       障害」より高い。

1 公衆栄養の概念

1 わが国の公衆栄養活動の歴史　　第 36 回 問題 137　**解答集** ➡p. 121

わが国の公衆栄養活動の歴史に関する記述である。最も適当なのはどれか。1つ選べ。
(1) 海軍の脚気対策は、森林太郎による。
(2) 私立栄養学校の最初の設立は、鈴木梅太郎による。
(3) 第二次世界大戦前の栄養行政は、栄養改善法による。
(4) 1945 年の東京都民栄養調査の実施は、連合国軍総司令部(GHQ)の指令による。
(5) ララ物資の寄贈は、国連世界食糧計画(WFP)による。

2 公衆栄養活動　　第 34 回 問題 137　**解答集** ➡p. 121

公衆栄養活動に関する記述である。誤っているのはどれか。1つ選べ。
(1) 生活習慣病の重症化予防を担う。
(2) 医療機関で栄養管理がなされている患者は対象としない。
(3) ヘルスプロモーションの考え方を重視する。
(4) ポピュレーションアプローチを重視する。
(5) 住民参加による活動を推進する。

3 公衆栄養活動　　第 35 回 問題 137　**解答集** ➡p. 121

公衆栄養活動に関する記述である。最も適当なのはどれか。1つ選べ。
(1) 個人は、対象としない。
(2) 傷病者の治療を目的とする。
(3) ハイリスクアプローチでは、対象を限定せずに集団全体への働きかけを行う。
(4) ソーシャル・キャピタルを活用する。
(5) 生態系への影響を配慮しない。

問題のテーマがわかる
見出しをつけています。

4 公衆栄養活動　　第 37 回 問題 137　**解答集** ➡p. 121

公衆栄養活動に関する記述である。最も適当なのはどれか。1つ選べ。
(1) エンパワメントとは、地域の人々の結束力を示すものである。
(2) ハイリスクアプローチでは、対象を限定せず、全体への働きかけを行う。
(3) ヘルスプロモーション活動の一環として行われる。
(4) コミュニティオーガニゼーションは、自治体が行う。
(5) 医療機関に通院中の者は、対象としない。

第37回＝令和 5 年
第36回＝令和 4 年
第35回＝令和 3 年
第34回＝令和 2 年

この問題が出題された
試験回数と問題番号を
示します。

解答集のページを示します。

出題基準に過去５年分の出題実績が一覧化され、「よく出る項目」がひと目でわかります。

Ⅷ 公衆栄養学

〈出題のねらい〉
○わが国や諸外国の健康・栄養問題に関する動向とそれらに対応した主要な栄養政策についての理解を問う。
○地域診断を通じた集団・地域における人々の健康・栄養状態及び社会・生活環境の特徴に基づいた公衆栄養活動についての理解を問う。

大	中	小	第34回	第35回	第36回	第37回	第38回
1		公衆栄養の概念					
	A	公衆栄養の概念					
		a 公衆栄養の意義と目的					
		b 生態系と食料・栄養					
		c 保健・医療・福祉・介護システムと公衆栄養					
		d コミュニティと公衆栄養活動					
	B	公衆栄養活動の基本と展開過程					
		a 公衆栄養活動の歴史					
		b 少子・高齢社会における健康増進					
		c 疾病予防のための公衆栄養活動					
		d ヘルスプロモーションのための公衆栄養活動					
		e エンパワメントと公衆栄養活動	【137】	【137】	【137】	【137】	【137】
		f 住民参加による公衆栄養活動					
		g ソーシャル・キャピ					
		h 持続可能性（サステ					
		動					
		i 多職種連携・多機関					
2		健康・栄養問題の現状と課題					
	A	食事の変化					
		a エネルギー・栄養素					
		b 食品群別摂取量					
		c 料理・食事パターン					
	B	食生活の変化					
		a 食行動、食知識、食					
		b 健康格差					
	C	食環境の変化					
		a フードシステム					
		b 食情報の提供					
		c フードバランスシー					
		d 食料自給率					
	D	諸外国の健康・栄養問題					
		a 先進諸国の健康・栄					
		b 開発途上国の健康・					

問題集のページを参照して問題に戻れます。

この問題が出題された試験回数と問題番号を示します。

Ⅷ 公衆栄養学

1 公衆栄養の概念

1 わが国の公衆栄養活動の歴史（36-137、問題集 p. 202） 答（4）

解説
(1) 海軍の脚気対策は、海軍軍医である高木兼寛による。森林太郎（森鷗外）は、陸軍軍医である。
(2) 私立栄養学校の最初の設立は、佐伯矩による。鈴木梅太郎は、米麹からオリザニン（ビタミンB_1）抽出に成功した。
(3) 栄養改善法は、第二次世界大戦後の1952（昭和27）年に制定され、2003（平成15）年の健康増進法施行に伴い廃止された。
(5) ララ物資とは、第二次世界大戦後にアメリカの民間団体である Licensed Agencies for Relief in Asia（アジア救援公認団体、通称 LARA）が日本に送った救援物資である。

2 公衆栄養活動（34-137、問題集 p. 202） 答（2）

解説
(2) 公衆栄養活動の対象者は、疾病をもつ患者も含めた地域住民である。

3 公衆栄養活動（35-137、問題集 p. 202） 答（4）

解説
(1) 集団および集団に属する個人を対象とする。
(2) 健康の保持・増進、疾病の予防を目的とする。
(3) ポピュレーションアプローチでは、対象を限定せずに集団全体への働きかけを行う。ハイリスクアプローチは、疾病リスクが高い者に対してリスクを減らす対策を行う。
(5) 生態系を考慮して安全で十分な量の食料を確保することは、公衆栄養活動を行ううえで重要である。

4 公衆栄養活動（37-137、問題集 p. 202） 答（3）

解説
(1) エンパワメントとは、個人、組織、地域が、主体的に活動に参加し、自らの意思決定や行動をコントロールできるようになるプロセスである。
(2) ハイリスクアプローチでは、リスクの高い集団に対して働きかけを行う。
(4) コミュニティオーガニゼーションは、地域住民が主体的に取り組む活動である。
(5) 医療機関に通院中の者も対象となる。

統計数値や制度改正など、出題時以降の最新情報を補足しています。

解答集は取り外して使用できます。

2 健康・栄養問題の現状と課題

5 国民健康・栄養調査結果（34-138、問題集 p. 203） 答（1）

解説
(2) 20歳代の脂肪エネルギー比率の平均値は、男性より女性で高い。2018（平成30）年国民健康・栄養調査の結果によると、男性30.0%、女性30.8%である。
メモ 2019（令和元）年国民健康・栄養調査では、男性29.5%、女性30.9%である。
(3) 20歳以上の女性の食塩摂取量の平均値は8gを上回る。2018（平成30）年国民健康・栄養調査の結果によると、成人女性の食塩摂取量の平均値はどの年代でも8gを超えている。
メモ 2019（令和元）年国民健康・栄養調査結果でも同様である。
(4) 魚介類の摂取量は、49歳以下より50歳以上で多い。2018（平成30）年国民健康・栄養調査の結果によると、20歳代が46.2g、30歳代が55.7g、40歳代が53.0g、50歳代が67.6g、60歳代が85.4g、70歳以上が82.3gである。
メモ 2019（令和元）年国民健康・栄養調査では、20歳代50.8g、30歳代50.8g、40歳代52.8g、50歳代59.2g、60歳代77.7gである。
(5) 野菜類の摂取量は、49歳以下より50歳以上で多い。2018（平成30）年国民健康・栄養調査の結果によると、20歳代が250.5g、30歳代が250.4g、40歳代が251.7g、50歳代が276.5g、60歳代が304.9g、70歳以上が304.5gである。
メモ 2019（令和元）年国民健康・栄養調査では、20歳代222.6g、30歳代239.5g、40歳代246.8g、50歳代268.6g、60歳代307.1gである。

6 国民健康・栄養調査結果（35-138、問題集 p. 203） 答（1）

解説
(2) 炭水化物エネルギー比率は、減少傾向にあるが、55%Eを上回っている。
(3) 食塩摂取量は、10g前後を推移している。
(4) 米の摂取量は、減少傾向にある。
(5) 野菜類の摂取量は、270～300gを推移しており、350gは超えていない。

第38回
管理栄養士国家試験
（令和6年2月実施）

＊第38回管理栄養士国家試験の解答・解説は、別冊「解答集」の1〜29ページにあります。

1．問題の数と試験時間

　　午前の試験問題は 1～97 まで 97 問である。試験時間は 10 時 00 分～12 時 25 分である。

　　午後の試験問題は 98～200 まで 103 問である。試験時間は 13 時 40 分～16 時 20 分である。

2．受験地、受験番号、氏名の記入方法

　　注意事項を読み終わったら、まず受験地、受験番号、氏名を文字と数字で記入する。次に答案用紙右側の受験地、受験番号の該当する○をマークする（塗りつぶす）。なお、記入に当たっては次の例を参考のこと。

　　（例）　受験地・東京都、受験番号・90123、氏名・栄養花子の場合

受　験　地	東京都	受験番号	9	0	1	2	3
氏　名	栄養花子						

受　験　地	北海道	宮城県	埼玉県	東京都	愛知県	大阪府	岡山県	福岡県	沖縄県
受験番号	万	⓪①②③④⑤⑥⑦⑧●⑨							
	千	●①②③④⑤⑥⑦⑧⑨							
	百	⓪●②③④⑤⑥⑦⑧⑨							
	拾	⓪①●③④⑤⑥⑦⑧⑨							
	壱	⓪①②●④⑤⑥⑦⑧⑨							

3．答案の作成

⑴　HB の鉛筆を使用し濃くマークすること、○の外にはみ出さないように注意すること。

　　　　　良い解答の例……　●（濃くマークすること。）

　　　　　悪い解答の例……　ⓌⓋ⊗⊝⊙∅ ◖

　　　　　　　　　　（解答にならない。）

⑵　答えを修正した場合は必ず「消しゴム」であとが残らないように完全に消すこと。鉛筆の色が残ったり ※ のような消し方などをした場合は、修正したことにはならないので注意すること。

⑶　答案用紙は折り曲げたりメモ等で汚したりしないよう特に注意すること。

4．解答方法

　　解答方法は次のとおりである。

⑴　（例 1 − 1）の問題では⑴から⑸までの 5 つの選択肢があるので、そのうち質問に対する答えを 1 つ選び、答案用紙にマークすること。なお、この質問に 2 つ以上マークした場合は誤りとする。

（例 1 − 1）

201　管理栄養士の名称を用いて業務を開始できると定められている日である。最も適当なのはどれか。1 つ選べ。

　　⑴　合格発表日

　　⑵　合格証書受領日

　　⑶　管理栄養士免許申請日

　　⑷　管理栄養士名簿登録日

　　⑸　免許証受領日

　　　　正解は「⑷」であるから答案用紙の問題番号 201 の④をマークすればよい。

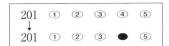

また、（例1−2）のような設問文の場合も、(1)から(5)までの5つの選択肢から答えを1つ選び、答案用紙にマークすること。なお、これらの質問に2つ以上マークした場合は誤りとする。

（例1−2）……。**誤っている**のはどれか。1つ選べ。

(2)　（例2）の問題では(1)から(4)までの4つの選択肢があるので、そのうち質問に対する答えとして<u>最も適切なもの</u>を1つ選び、答案用紙にマークすること。なお、（例2）の質問に2つ以上マークした場合は誤りとする。

（例2）

202　管理栄養士に求められる専門職としてのあり方に関する記述である。**最も適切な**のはどれか。1つ選べ。

  (1)　自らの幸福を追求する。

  (2)　人々の生活の質の向上を目指す。

  (3)　特定の関係者との協働を重視する。

  (4)　免許取得時の知識を維持する。

　　正解は「(2)」であるから答案用紙の問題番号202の②をマークすればよい。

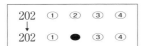

■答案用紙（午前の部）

問題番号	解答欄				
問題 1	①	②	③	④	⑤
問題 2	①	②	③	④	⑤
問題 3	①	②	③	④	⑤
問題 4	①	②	③	④	⑤
問題 5	①	②	③	④	⑤
問題 6	①	②	③	④	⑤
問題 7	①	②	③	④	⑤
問題 8	①	②	③	④	⑤
問題 9	①	②	③	④	⑤
問題10	①	②	③	④	⑤
問題11	①	②	③	④	⑤
問題12	①	②	③	④	⑤
問題13	①	②	③	④	⑤
問題14	①	②	③	④	⑤
問題15	①	②	③	④	⑤
問題16	①	②	③	④	⑤
問題17	①	②	③	④	⑤
問題18	①	②	③	④	⑤
問題19	①	②	③	④	⑤
問題20	①	②	③	④	⑤
問題21	①	②	③	④	⑤
問題22	①	②	③	④	⑤
問題23	①	②	③	④	⑤
問題24	①	②	③	④	⑤
問題25	①	②	③	④	⑤
問題26	①	②	③	④	⑤
問題27	①	②	③	④	⑤
問題28	①	②	③	④	⑤
問題29	①	②	③	④	⑤
問題30	①	②	③	④	⑤
問題31	①	②	③	④	⑤
問題32	①	②	③	④	⑤
問題33	①	②	③	④	⑤
問題34	①	②	③	④	⑤
問題35	①	②	③	④	⑤
問題36	①	②	③	④	⑤
問題37	①	②	③	④	⑤
問題38	①	②	③	④	⑤
問題39	①	②	③	④	⑤
問題40	①	②	③	④	⑤
問題41	①	②	③	④	⑤
問題42	①	②	③	④	⑤
問題43	①	②	③	④	⑤
問題44	①	②	③	④	⑤
問題45	①	②	③	④	⑤
問題46	①	②	③	④	⑤
問題47	①	②	③	④	⑤
問題48	①	②	③	④	⑤
問題49	①	②	③	④	⑤
問題50	①	②	③	④	⑤

問題番号	解答欄				
問題51	①	②	③	④	⑤
問題52	①	②	③	④	⑤
問題53	①	②	③	④	⑤
問題54	①	②	③	④	⑤
問題55	①	②	③	④	⑤
問題56	①	②	③	④	⑤
問題57	①	②	③	④	⑤
問題58	①	②	③	④	⑤
問題59	①	②	③	④	⑤
問題60	①	②	③	④	⑤
問題61	①	②	③	④	⑤
問題62	①	②	③	④	⑤
問題63	①	②	③	④	⑤
問題64	①	②	③	④	⑤
問題65	①	②	③	④	⑤
問題66	①	②	③	④	⑤
問題67	①	②	③	④	⑤
問題68	①	②	③	④	⑤
問題69	①	②	③	④	⑤
問題70	①	②	③	④	⑤
問題71	①	②	③	④	⑤
問題72	①	②	③	④	⑤
問題73	①	②	③	④	⑤
問題74	①	②	③	④	⑤
問題75	①	②	③	④	⑤
問題76	①	②	③	④	⑤
問題77	①	②	③	④	⑤
問題78	①	②	③	④	⑤
問題79	①	②	③	④	⑤
問題80	①	②	③	④	⑤
問題81	①	②	③	④	⑤
問題82	①	②	③	④	⑤
問題83	①	②	③	④	⑤
問題84	①	②	③	④	⑤
問題85	①	②	③	④	⑤
問題86	①	②	③	④	⑤
問題87	①	②	③	④	⑤
問題88	①	②	③	④	⑤
問題89	①	②	③	④	⑤
問題90	①	②	③	④	⑤
問題91	①	②	③	④	⑤
問題92	①	②	③	④	⑤
問題93	①	②	③	④	⑤
問題94	①	②	③	④	⑤
問題95	①	②	③	④	⑤
問題96	①	②	③	④	⑤
問題97	①	②	③	④	⑤

〈キリトリ線〉

■答案用紙（午後の部）

問題番号	解答欄				
問題98	①	②	③	④	⑤
問題99	①	②	③	④	⑤
問題100	①	②	③	④	⑤
問題101	①	②	③	④	⑤
問題102	①	②	③	④	⑤
問題103	①	②	③	④	⑤
問題104	①	②	③	④	⑤
問題105	①	②	③	④	⑤
問題106	①	②	③	④	⑤
問題107	①	②	③	④	⑤
問題108	①	②	③	④	⑤
問題109	①	②	③	④	⑤
問題110	①	②	③	④	⑤
問題111	①	②	③	④	⑤
問題112	①	②	③	④	⑤
問題113	①	②	③	④	⑤
問題114	①	②	③	④	⑤
問題115	①	②	③	④	⑤
問題116	①	②	③	④	⑤
問題117	①	②	③	④	⑤
問題118	①	②	③	④	⑤
問題119	①	②	③	④	⑤
問題120	①	②	③	④	⑤
問題121	①	②	③	④	⑤
問題122	①	②	③	④	⑤
問題123	①	②	③	④	⑤
問題124	①	②	③	④	⑤
問題125	①	②	③	④	⑤
問題126	①	②	③	④	⑤
問題127	①	②	③	④	⑤
問題128	①	②	③	④	⑤
問題129	①	②	③	④	⑤
問題130	①	②	③	④	⑤
問題131	①	②	③	④	⑤
問題132	①	②	③	④	⑤
問題133	①	②	③	④	⑤
問題134	①	②	③	④	⑤
問題135	①	②	③	④	⑤
問題136	①	②	③	④	⑤
問題137	①	②	③	④	⑤
問題138	①	②	③	④	⑤
問題139	①	②	③	④	⑤
問題140	①	②	③	④	⑤
問題141	①	②	③	④	⑤
問題142	①	②	③	④	⑤
問題143	①	②	③	④	⑤
問題144	①	②	③	④	⑤
問題145	①	②	③	④	⑤
問題146	①	②	③	④	⑤
問題147	①	②	③	④	⑤
問題148	①	②	③	④	⑤
問題149	①	②	③	④	⑤
問題150	①	②	③	④	⑤

問題番号	解答欄				
問題151	①	②	③	④	⑤
問題152	①	②	③	④	⑤
問題153	①	②	③	④	⑤
問題154	①	②	③	④	⑤
問題155	①	②	③	④	⑤
問題156	①	②	③	④	⑤
問題157	①	②	③	④	⑤
問題158	①	②	③	④	⑤
問題159	①	②	③	④	⑤
問題160	①	②	③	④	⑤
問題161	①	②	③	④	⑤
問題162	①	②	③	④	⑤
問題163	①	②	③	④	⑤
問題164	①	②	③	④	⑤
問題165	①	②	③	④	⑤
問題166	①	②	③	④	⑤
問題167	①	②	③	④	⑤
問題168	①	②	③	④	⑤
問題169	①	②	③	④	⑤
問題170	①	②	③	④	⑤
問題171	①	②	③	④	⑤
問題172	①	②	③	④	⑤
問題173	①	②	③	④	⑤
問題174	①	②	③	④	⑤
問題175	①	②	③	④	⑤
問題176	①	②	③	④	⑤
問題177	①	②	③	④	⑤
問題178	①	②	③	④	⑤
問題179	①	②	③	④	⑤
問題180	①	②	③	④	⑤
問題181	①	②	③	④	⑤
問題182	①	②	③	④	⑤
問題183	①	②	③	④	⑤
問題184	①	②	③	④	⑤
問題185	①	②	③	④	⑤
問題186	①	②	③	④	⑤
問題187	①	②	③	④	⑤
問題188	①	②	③	④	⑤
問題189	①	②	③	④	⑤
問題190	①	②	③	④	⑤
問題191	①	②	③	④	⑤
問題192	①	②	③	④	⑤
問題193	①	②	③	④	⑤
問題194	①	②	③	④	⑤
問題195	①	②	③	④	⑤
問題196	①	②	③	④	⑤
問題197	①	②	③	④	⑤
問題198	①	②	③	④	⑤
問題199	①	②	③	④	⑤
問題200	①	②	③	④	⑤

〈キリトリ線〉

1　WHO憲章では、健康を、「身体的、精神的および社会的に完全に良好な状態であり、単に疾病または病弱の存在しないことではない」としている。この文で「良好」を表す英単語として、最も適当なのはどれか。1つ選べ。
　(1)　excellent
　(2)　fine
　(3)　good
　(4)　satisfactory
　(5)　well-being

2　放射線による人体への健康影響に関する記述である。最も適当なのはどれか。1つ選べ。
　(1)　シーベルト（Sv）は、放射線の照射により人体が吸収するエネルギー量を示す単位である。
　(2)　ベクレル（Bq）は、人体に対する放射線の健康影響の大きさを示す単位である。
　(3)　白血病は、確定的影響の1つである。
　(4)　遺伝性の障害は、被ばく後短時間で発生する早発障害である。
　(5)　白内障は、被ばく後に長い時間を経過してから発生する晩発障害である。

3　A地域とB地域における年齢3区分別人口構成割合（表）に関する記述である。最も適当なのはどれか。1つ選べ。
　(1)　年少人口の年齢は、0〜18歳である。
　(2)　A地域の年少人口指数は、B地域より低い。
　(3)　A地域の従属人口指数は、B地域より低い。
　(4)　A地域の老年人口割合は、年齢調整によりB地域と等しくなる。
　(5)　A地域の老年化指数は、40.0である。

表　A地域とB地域における年齢3区分別人口構成割合（％）

地域	総数	年少人口	生産年齢人口	老年人口
A	100.0	12.5	62.5	25.0
B	100.0	10.0	60.0	30.0

4　わが国の患者調査に関する記述である。最も適当なのはどれか。1つ選べ。
　(1)　毎年行われている。
　(2)　医療施設は、国勢調査の調査区から無作為抽出される。
　(3)　糖尿病の通院者率が調査される。
　(4)　総患者数は、調査日当日に受診していない患者を含む。
　(5)　直近3回の調査によると、傷病分類別の入院の受療率は「循環器系の疾患」が「精神及び行動の障害」より高い。

5 前向きコホート研究の集計結果を表に示した。要因Aの曝露による疾病Bの罹患の相対危険と寄与危険割合の組合せとして最も適当なのはどれか。1つ選べ。

（相対危険）　　（寄与危険割合）
(1)　0.50————————　500
(2)　0.50————————　50
(3)　0.50————————　0.33
(4)　2.0 ————————　0.33
(5)　2.0 ————————　0.50

表　前向きコホート研究における要因Aの曝露の有無別の観察人年と疾病Bの罹患者数

曝露	観察人年	罹患者数（人）
有	10,000	100
無	10,000	50

6 研究デザインによるエビデンスレベルの比較に関する記述である。最も適当なのはどれか。1つ選べ。
(1) コホート研究は、ランダム化比較試験のメタアナリシスより高い。
(2) 横断研究は、ランダム化比較試験より高い。
(3) ランダム化比較試験は、症例対照研究より高い。
(4) 生態学的研究は、コホート研究より高い。
(5) 症例報告は、症例対照研究より高い。

7 健康の「生物心理社会モデル」に関する記述である。最も適当なのはどれか。1つ選べ。
(1) 生物医学モデルよりも古い考え方である。
(2) 疾病の治療に、社会的要因を取り込むことができる。
(3) 対人関係によるストレスは、このモデルに含まれない。
(4) アルマ・アタ宣言の中で提唱された。
(5) 疾病を単一要因により説明する。

8 健康日本21（第二次）に関する記述である。最も適当なのはどれか。1つ選べ。
(1) 第三次国民健康づくり対策である。
(2) 都道府県健康増進計画は、地域保健法に基づいて策定される。
(3) 「基本的な方向」の1つに、「平均寿命の延伸」がある。
(4) 社会環境の整備に関する目標が盛り込まれている。
(5) 最終評価では、「目標値に達した」と評価された項目は全体の半数を超えた。

9 わが国の歯科口腔保健に関する記述である。誤っているのはどれか。1つ選べ。
(1) 歯周病の程度を示す指標として、地域歯周疾患指数（CPI）が用いられている。
(2) 「一生自分の歯で食べること」を目標にした啓発運動として、「8020（ハチマルニイマル）運動」がある。
(3) う歯の予防対策として、フッ化物による歯質強化対策がある。
(4) 最近10年間の学校保健統計調査によると、児童・生徒のむし歯（う歯）のある者の割合は増加している。
(5) 歯周病のリスク因子に糖尿病がある。

10 がん対策基本法に関する記述である。最も適当なのはどれか。1つ選べ。
(1) がん検診を実施する根拠法である。
(2) がん登録を実施する根拠法である。
(3) がんによる死亡率を把握する根拠法である。
(4) がん患者の雇用継続を目指している。
(5) 国は都道府県別にがん対策推進計画を策定する。

11 わが国の糖尿病の疫学および予防施策に関する記述である。最も適当なのはどれか。1つ選べ。
(1) 直近5年間で新規に透析が導入された原因の1位は、糖尿病腎症である。
(2) 直近5回の国民健康・栄養調査結果によると、「糖尿病が強く疑われる者」において、糖尿病の治療を受けている者の割合は9割を超えている。
(3) 直近5回の国民健康・栄養調査結果によると、「糖尿病が強く疑われる者」の割合は、70歳以上よりも50歳台で多い。
(4) 健康日本21（第二次）の目標の「合併症の減少」の対象疾患として、糖尿病網膜症が取り上げられている。
(5) 健康日本21（第二次）の目標に、「糖尿病の年齢調整死亡率の減少」がある。

12 都道府県知事は、飲食物の製造・販売に従事する者が特定の感染症に感染した場合に、飲食物に直接接触する業務への就業制限を講ずることができる。これに該当する感染症として、**誤っている**のはどれか。1つ選べ。
(1) コレラ
(2) 腸管出血性大腸菌感染症
(3) E型肝炎
(4) パラチフス
(5) 細菌性赤痢

13 わが国の社会保障における4つの柱（社会保険、社会福祉、公的扶助、保健医療・公衆衛生）に関する記述である。最も適当なのはどれか。1つ選べ。
(1) 雇用保険は、保健医療・公衆衛生である。
(2) 医療保険は、公的扶助である。
(3) 年金は、社会保険である。
(4) 生活保護は、社会福祉である。
(5) 介護保険は、保健医療・公衆衛生である。

14 医療計画に関する記述である。最も適当なのはどれか。1つ選べ。
(1) 地域保健法が根拠法である。
(2) 治療または予防に係る事業の5疾病の1つに、高血圧症がある。
(3) 医療の確保に必要な5事業の1つに、災害時における医療がある。
(4) 国が策定する。
(5) 一次医療圏を設定する。

15 わが国の労働者のメンタルヘルス対策に関する記述である。**誤っている**のはどれか。1つ選べ。
　(1) 労働安全衛生法では、事業者は、1か月間の時間外労働が80時間を超えた労働者に対して、その情報を通知しなければならない。
　(2) ラインケアとは、管理監督者が労働者のメンタル不調の早期発見等に努めることである。
　(3) 各都道府県の産業保健総合支援センターは、メンタルヘルスに関する相談事業を行っている。
　(4) 対策の基本として、労働者が自身のストレスに気づくことが重視されている。
　(5) 全ての事業所において、労働者のストレスチェックを定期的に行わなければならない。

16 学校保健に関する記述である。最も適当なのはどれか。1つ選べ。
　(1) 教職員は、対象に含まれない。
　(2) 学校医が、上水道やプールなどの定期的な環境衛生検査を行う。
　(3) 学校保健委員会は、教育委員会に設置される。
　(4) 定期健康診断の項目に、栄養状態が含まれる。
　(5) 学校設置者が、学校感染症による出席停止の指示を行う。

17 ヒトの細胞に関する記述である。最も適当なのはどれか。1つ選べ。
　(1) ミトコンドリアは、ミトコンドリア独自のDNAをもつ。
　(2) ゴルジ体では、遺伝情報の翻訳が行われる。
　(3) リソソームは、たんぱく質の合成を行う。
　(4) 脂質二重膜は、リン脂質の疎水性部分が外側にある。
　(5) 細胞周期は、G1期→M期→G2期→S期の順に進行する。

18 アミノ酸、たんぱく質および脂質に関する記述である。最も適当なのはどれか。1つ選べ。
　(1) トリプトファンは、分枝アミノ酸である。
　(2) βシートは、たんぱく質の三次構造である。
　(3) 飽和脂肪酸は、分子内に炭素-炭素の二重結合をもつ。
　(4) トリグリセリドは、複合脂質である。
　(5) アラキドン酸は、エイコサノイドの合成材料である。

19 生体エネルギー源と代謝に関する記述である。最も適当なのはどれか。1つ選べ。
　(1) ヒトは、独立栄養生物である。
　(2) クレアチンリン酸は、高エネルギーリン酸化合物である。
　(3) ATPの産生は、同化の過程で起こる。
　(4) 電子伝達系では、二酸化炭素が産生される。
　(5) 脱共役たんぱく質（UCP）は、ATPの産生を促進する。

20 アミノ酸、糖質および脂質の代謝に関する記述である。最も適当なのはどれか。1つ選べ。
　(1) リンゴ酸は、尿素回路の中間代謝物である。
　(2) ペントースリン酸回路は、ミトコンドリアに存在する。
　(3) グルコース-6-ホスファターゼは、筋肉に存在する。
　(4) 脂肪酸合成は、リボソームで行われる。
　(5) β酸化は、ミトコンドリアで行われる。

21 情報伝達物質に関する記述である。最も適当なのはどれか。1つ選べ。
  (1) アセチルコリンは、交感神経節後線維と消化管平滑筋の接合部で分泌される。
  (2) ドーパミンは、黒質の神経細胞で産生される。
  (3) 副腎皮質刺激ホルモン（ACTH）は、下垂体後葉から分泌される。
  (4) 卵胞刺激ホルモン（FSH）は、卵巣から分泌される。
  (5) アドレナリンは、副腎皮質から分泌される。

22 疾患に伴う変化に関する記述である。最も適当なのはどれか。1つ選べ。
  (1) 発赤は、炎症の4徴候（Celsusの4徴候）に含まれる。
  (2) 乾酪壊死は、クローン病でみられる。
  (3) アポトーシスは、炎症を引き起こす。
  (4) 扁平上皮化生は、食道でみられる。
  (5) 良性腫瘍は、悪性腫瘍に比べて異型性が強い。

23 疾患の治療に関する記述である。最も適当なのはどれか。1つ選べ。
  (1) C型肝炎に対する抗ウイルス療法は、原因療法である。
  (2) 急性胆のう炎に対する胆のう摘出術は、保存療法である。
  (3) 早期胃がんに対する手術療法は、対症療法である。
  (4) 輸血療法の後に、交差適合試験が実施される。
  (5) 生体腎移植は、わが国では禁止されている。

24 糖尿病の合併症に関する記述である。**誤っている**のはどれか。1つ選べ。
  (1) 高浸透圧高血糖状態は、急性合併症である。
  (2) 糖尿病網膜症の初期にみられる自覚症状は、失明である。
  (3) 浮腫は、腎症の症状である。
  (4) 起立性低血圧は、神経障害の症状である。
  (5) 急性心筋梗塞は、大血管障害である。

25 消化器系の構造と機能に関する記述である。最も適当なのはどれか。1つ選べ。
  (1) 胃底部は、胃体部と幽門部の間にある。
  (2) セクレチンは、胃酸分泌を促進する。
  (3) 肝洞様毛細血管（類洞）は、肝小葉と肝小葉の間を走行する。
  (4) 直接ビリルビンは、水溶性である。
  (5) α-アミラーゼは、マルトースをグルコースに分解する。

26 上部消化管疾患に関する記述である。最も適当なのはどれか。1つ選べ。
  (1) わが国では、食道がんは、中部食道に比べて下部食道に多い。
  (2) 胃食道逆流症では、下部食道括約筋機能の亢進がみられる。
  (3) 早期胃がんでは、ボールマン（Borrmann）分類が用いられる。
  (4) ヘリコバクター・ピロリ菌感染は、萎縮性胃炎を起こす。
  (5) 早期ダンピング症候群は、インスリンの過剰分泌で起こる。

27 循環器系の構造と機能に関する記述である。最も適当なのはどれか。1つ選べ。
(1) 僧帽弁は、2枚の弁尖からなる。
(2) 3本の冠状動脈が、大動脈から分枝する。
(3) 心電図のP波は、心室の興奮を示す。
(4) 安静時の心拍出量は、成人で約20L/分である。
(5) ANP（心房性ナトリウム利尿ペプチド）は、血管を収縮させる。

28 循環器疾患に関する記述である。最も適当なのはどれか。1つ選べ。
(1) 褐色細胞腫は、本態性高血圧の原因となる。
(2) 新規発症した狭心症は、安定狭心症である。
(3) 急性心筋梗塞では、血中クレアチンキナーゼ（CK）値が上昇する。
(4) 下肢の閉塞性動脈硬化症は、肺塞栓のリスク因子である。
(5) 脚気心は、ビタミンB_6欠乏で起こる。

29 腎臓の構造と機能に関する記述である。最も適当なのはどれか。1つ選べ。
(1) 尿細管は、糸球体とボーマン嚢で構成される。
(2) ヘンレ係蹄は、遠位尿細管と集合管との間に存在する。
(3) 健常成人の1日当たりの糸球体濾過量は、約1.5Lである。
(4) クレアチニンは、糸球体で濾過される。
(5) イヌリンは、尿細管で再吸収される。

30 腎・尿路系疾患に関する記述である。最も適当なのはどれか。1つ選べ。
(1) 急性糸球体腎炎の多くは、A群β溶血性連鎖球菌感染が関与する。
(2) 血圧値は、ネフローゼ症候群の診断基準に含まれる。
(3) 出血性ショックは、腎後性の急性腎障害（AKI）の原因になる。
(4) 慢性腎不全では、低リン血症がみられる。
(5) 末期腎不全の合併症に、二次性副甲状腺機能低下症がある。

31 ホルモンと内分泌疾患に関する記述である。最も適当なのはどれか。1つ選べ。
(1) 黄体形成ホルモン（LH）は、排卵を抑制する。
(2) ドーパミンは、プロラクチンの分泌を抑制する。
(3) 抗利尿ホルモン不適合分泌症候群（SIADH）では、高ナトリウム血症がみられる。
(4) 先端巨大症では、血中成長ホルモン値が低値である。
(5) クッシング病では、血中副腎皮質刺激ホルモン（ACTH）値が低下する。

32 神経系の構造と機能に関する記述である。最も適当なのはどれか。1つ選べ。
(1) 飲水中枢は、視床にある。
(2) 橋は、中脳と延髄の間にある。
(3) 錐体路の神経線維の多くは、胸髄で交叉する。
(4) 顔面神経は、舌の運動を支配する。
(5) 交感神経の興奮は、瞳孔を縮小させる。

33 呼吸器系の構造と機能に関する記述である。最も適当なのはどれか。1つ選べ。
(1) 声帯は、咽頭にある。
(2) Ⅰ型肺胞細胞は、肺サーファクタントを産生する。
(3) 動脈血二酸化炭素分圧は、パルスオキシメータで測定する。
(4) 機能的残気量は、残気量と予備呼気量の和である。
(5) ヘモグロビンの酸素解離曲線は、pHが上昇すると右方向に移動する。

34 呼吸器疾患に関する記述である。最も適当なのはどれか。1つ選べ。
(1) COPDでは、呼気時に口すぼめ呼吸がみられる。
(2) 重度に進行したCOPDでは、呼吸性アルカローシスがみられる。
(3) アトピー型の気管支喘息は、成人以降に発症することが多い。
(4) 気管支喘息の治療には、β遮断薬を用いる。
(5) 間質性肺炎では、閉塞性障害がみられる。

35 運動器系の構造と機能に関する記述である。最も適当なのはどれか。1つ選べ。
(1) 骨の主な有機質成分は、ケラチンである。
(2) 骨吸収は、骨芽細胞によって行われる。
(3) 関節液は、ヒアルロン酸を含む。
(4) 骨格筋のうち、速筋は遅筋に比べてミオグロビンを多く含む。
(5) 筋原線維の主な構成成分は、コラーゲンである。

36 運動器疾患に関する記述である。最も適当なのはどれか。1つ選べ。
(1) 原発性骨粗鬆症は、脆弱性骨折がない場合には、骨密度が若年成人平均値（YAM）の80％以下で診断される。
(2) 骨軟化症では、血清カルシウム値は基準範囲内である。
(3) 変形性関節症の早期治療は、手術療法を基本とする。
(4) 栄養不良に伴うサルコペニアは、一次性サルコペニアである。
(5) ロコモティブシンドロームの判定には、「2ステップテスト」が用いられる。

37 生殖器の構造・機能および生殖器疾患に関する記述である。最も適当なのはどれか。1つ選べ。
(1) 精巣のセルトリ細胞は、ウォルフ管を発育させる物質を分泌する。
(2) PSAは、卵巣がんの腫瘍マーカーである。
(3) 閉経後の乳がんのリスク因子に、肥満がある。
(4) 子宮筋腫は、エストロゲン非依存性疾患である。
(5) 子宮頸がんの原因で最も多いのは、性器クラミジア感染である。

38 貧血に関する記述である。最も適当なのはどれか。1つ選べ。
(1) 鉄欠乏性貧血では、出血傾向がみられる。
(2) 悪性貧血では、内因子の作用が増強している。
(3) 再生不良性貧血では、白血球数が増加する。
(4) 溶血性貧血では、黄疸がみられる。
(5) 腎性貧血では、血中エリスロポエチン値が上昇する。

39 血液疾患に関する記述である。最も適当なのはどれか。1つ選べ。
(1) 喫煙者では、ヘモグロビン濃度が低下する。
(2) 血友病では、プロトロンビン時間が短縮する。
(3) 特発性血小板減少性紫斑病（ITP）には、ヘリコバクター・ピロリ菌感染が関与する。
(4) 播種性血管内凝固症候群（DIC）では、フィブリン分解産物（FDP）が減少する。
(5) 急性白血病では、赤血球数が増加する。

40 免疫グロブリンに関する記述である。最も適当なのはどれか。1つ選べ。
(1) IgA は、胎盤を通過する。
(2) IgD は、免疫グロブリンの中で分子量が最も大きい。
(3) IgE は、I型アレルギー反応に関わる。
(4) IgG は、肥満細胞で産生される。
(5) IgM は、自然免疫に関わる。

41 免疫・アレルギー疾患に関する記述である。最も適当なのはどれか。1つ選べ。
(1) 乳児の食物アレルギーの原因は、そばが最も多い。
(2) 全身性エリテマトーデスは、男性に多い。
(3) 関節リウマチでは、蝶形紅斑がみられる。
(4) 強皮症では、レイノー現象がみられる。
(5) シェーグレン症候群では、唾液分泌が増加する。

42 感染症に関する記述である。最も適当なのはどれか。1つ選べ。
(1) 不顕性感染は、病原性の低い病原体による感染をいう。
(2) E型肝炎は、イノシシ肉の生食で起こる。
(3) デング熱は、新興感染症である。
(4) オウム病の病原体は、リケッチアである。
(5) 梅毒の病原体は、クラミジアである。

43 大豆および大豆加工品に関する記述である。最も適当なのはどれか。1つ選べ。
(1) 大豆の吸水速度は、小豆よりも遅い。
(2) 大豆たんぱく質の第一制限アミノ酸は、リシンである。
(3) 大豆油に含まれる主な脂肪酸は、リノール酸である。
(4) 大豆のレクチンは、乳化剤として利用されている。
(5) 濃縮大豆たんぱく質のたんぱく質含量は、分離大豆たんぱく質より多い。

44 果実類に関する記述である。最も適当なのはどれか。1つ選べ。
(1) バナナは、追熟に伴いでんぷんが増加する。
(2) 日本なしの石細胞は、リグニンを多く含む。
(3) りんごの主な多糖類は、アガロペクチンである。
(4) 赤肉種のメロンの主な色素は、アントシアニンである。
(5) アボカドは、不飽和脂肪酸より飽和脂肪酸を多く含む。

45 鶏卵に関する記述である。最も適当なのはどれか。1つ選べ。
　(1) ハウユニットは、濃厚卵白の高さを直径で除して算出する。
　(2) 完全に凝固する温度は、卵白より卵黄の方が高い。
　(3) 卵黄は、ビタミンCを多く含む。
　(4) 卵黄のたんぱく質の大部分は、脂質と結合したリポたんぱく質である。
　(5) リゾチームは、鉄結合性のたんぱく質である。

46 調味料に関する記述である。最も適当なのはどれか。1つ選べ。
　(1) グラニュー糖の甘味度は、温度が低くなるほど高くなる。
　(2) 減塩しょうゆの食塩濃度は、約16％である。
　(3) 醸造酢は、酢酸を水で希釈して調味したものである。
　(4) みその麹歩合は、大豆量から麹量を差し引いた値である。
　(5) 5′-グアニル酸ナトリウムは、核酸系のうま味物質である。

47 食品に含まれるビタミン及びプロビタミンに関する記述である。最も適当なのはどれか。1つ選べ。
　(1) エルゴステロールは、紫外線によりコレカルシフェロールに変換される。
　(2) L-デヒドロアスコルビン酸は、抗酸化作用をもつ。
　(3) シアノコバラミンは、分子内に銅を含む。
　(4) β-カロテンは、水溶性の色素である。
　(5) リボフラビンは、紫外線に対して不安定である。

48 牛乳に含まれる主な炭水化物の構造式として、最も適当なのはどれか。1つ選べ。

(1)

(2)

(3)

(4)

(5)

49 食品成分とその三次機能の組合せである。最も適当なのはどれか。1つ選べ。
(1) リン酸化オリゴ糖カルシウム―――血中コレステロールを減らす。
(2) 難消化性オリゴ糖――――――――歯を丈夫で健康にする。
(3) 大豆イソフラボン――――――――おなかの調子を整える。
(4) 植物ステロール―――――――――骨の健康を保つ。
(5) 茶カテキン―――――――――――体脂肪を減らす。

50 食品の変質に関する記述である。最も適当なのはどれか。1つ選べ。
(1) 油脂の酸敗は、光により抑制される。
(2) 過酸化物価は、油脂の酸敗で生じるアルデヒド量の指標である。
(3) りんごの切断面の褐変は、ポリフェノールオキシダーゼの触媒作用が関与している。
(4) ヒスタミンは、ヒスチジンの脱アミノ反応により生成する。
(5) わが国では、γ線照射による殺菌が認められている。

51 細菌性食中毒に関する記述である。最も適当なのはどれか。1つ選べ。
(1) 黄色ブドウ球菌は、ベロ毒素を産生する。
(2) ボツリヌス菌は、偏性嫌気性菌である。
(3) カンピロバクターによる食中毒は、主に煮込み料理で発生する。
(4) 腸管出血性大腸菌による食中毒の潜伏期間は、3～8時間程度である。
(5) わが国におけるセレウス菌による食中毒は、主に下痢型である。

52 ノロウイルスとそれによる食中毒に関する記述である。最も適当なのはどれか。1つ選べ。
(1) エンベロープ型ウイルスである。
(2) 二枚貝の中腸腺で増殖する。
(3) 不活化には、75℃で2分間の加熱が有効である。
(4) 不活化には、次亜塩素酸ナトリウムによる消毒が有効である。
(5) 食中毒の潜伏期間は、4～7日程度である。

53 食中毒の原因となる寄生虫と、その原因食品の組合せである。最も適当なのはどれか。1つ選べ。
(1) アニサキス――――――――――――鯉
(2) サルコシスティス・フェアリー―――馬肉
(3) 無鉤条虫―――――――――――――豚肉
(4) クドア・セプテンプンクタータ―――さわがに
(5) 肝吸虫――――――――――――――ほたるいか

54 食品中の有害物質に関する記述である。最も適当なのはどれか。1つ選べ。
(1) デオキシニバレノールは、りんごを汚染するかび毒である。
(2) ベンゾ[a]ピレンは、ヘテロサイクリックアミンの1つである。
(3) アクリルアミドは、アスパラギンと還元糖の反応によって生成する。
(4) N-ニトロソアミンは、アミノ酸とクレアチンの反応によって生成する。
(5) ダイオキシンは、水溶性が高いため生物濃縮されにくい。

55 食品添加物とその用途の組合せである。最も適当なのはどれか。1つ選べ。

(1) グルコノデルタラクトン————豆腐用凝固剤
(2) ソルビン酸カリウム————————酸化防止剤
(3) ステビア抽出物————————栄養強化剤
(4) ナイシン————————————甘味料
(5) イマザリル————————————保存料

56 食品表示基準に基づく一般用加工食品の表示に関する記述である。最も適当なのはどれか。1つ選べ。

(1) 100g 当たりの熱量が 25 kcal の場合は、「0」と表示することができる。
(2) たんぱく質は、「低い旨」の強調表示に関する基準値がある。
(3) 飽和脂肪酸の量の表示は、推奨されている。
(4) 食品添加物は、使用量が少ない順に表示しなくてはならない。
(5) 大豆を原材料に含む場合は、アレルゲンとしての表示が義務づけられている。

57 あるトマトジュースの表示である（図）。図の a ～ c に該当する数値の組合せとして、最も適当なのはどれか。1つ選べ。

```
        a        b        c
(1)    40———— 7 ———— 0
(2)    40———— 7 ———— 0.2
(3)    40———— 11 ———— 0
(4)    48———— 7 ———— 0.2
(5)    48———— 11 ———— 0
```

●品名：トマトジュース（濃縮トマト還元）
●原材料名：トマト（輸入又は国産）
●内容量：200 ml
　以下省略

栄養成分表示（1本/200 ml 当たり）	
エネルギー	a kcal
たんぱく質	2 g
脂質	0 g
炭水化物	9 g
－糖質	b g
－食物繊維	2 g
ナトリウム	70 mg
（食塩相当量	c g ）

●食塩は使用しておりません。

図　トマトジュースの表示

58 特別用途食品および保健機能食品に関する記述である。最も適当なのはどれか。1つ選べ。

(1) 特別用途食品（とろみ調整用食品）は、特別用途食品の類型である病者用食品の1つである。
(2) 栄養機能食品は、特別用途食品の1つである。
(3) 特定保健用食品（規格基準型）は、規格基準を満たせば国の許可は不要である。
(4) 機能性表示食品は、安全性や機能性の根拠に関する情報を厚生労働省に届け出る必要がある。
(5) 機能性表示食品の対象には、生鮮食品が含まれる。

59 食品の加工法に関する記述である。最も適当なのはどれか。1つ選べ。
　(1) 精密ろ過は、主に高分子化合物の濃縮に用いられる。
　(2) ヘキサン抽出は、水溶性成分の抽出に用いられる。
　(3) 超臨界抽出は、コーヒーの脱カフェインに用いられる。
　(4) エクストルーダー加工は、液状食品の粉末化に用いられる。
　(5) 超高圧処理は、はるさめの製造に用いられる。

60 食品加工に利用される酵素とその基質の組合せである。最も適当なのはどれか。1つ選べ。
　(1) カタラーゼ————————————β-グルカン
　(2) ペクチナーゼ———————————イヌリン
　(3) キモシン————————————カゼイン
　(4) グルコースイソメラーゼ———スクロース
　(5) トランスグルタミナーゼ———ナリンギン

61 食品とその製造に関与する微生物の組合せである。最も適当なのはどれか。1つ選べ。
　(1) ビール————麹かび
　(2) 漬物————————乳酸菌
　(3) ヨーグルト———枯草菌
　(4) 清酒————————青かび
　(5) 糸引き納豆———酵母

62 食品の保存性を高める方法に関する記述である。最も適当なのはどれか。1つ選べ。
　(1) 紫外線照射は、食品の中心部まで殺菌することができる。
　(2) 牛乳の高温短時間殺菌は、120〜150℃で2〜4秒間行われる。
　(3) CA貯蔵では、酸素濃度を20％程度に維持する。
　(4) パーシャルフリージングは、−10〜−15℃の範囲で行われる。
　(5) フリーズドライでは、食品中の水分は氷から水蒸気となる。

63 食べ物の官能評価に関する記述である。最も適当なのはどれか。1つ選べ。
　(1) 嗜好型官能評価では、客観的に試料の差や品質を判断させる。
　(2) 3点識別法は、3種類の試料を2個ずつ組み合わせて提示し、特性の強さを判断させる方法である。
　(3) シェッフェの一対比較法は、2種類の試料の一方を2個、他方を1個組み合わせて提示し、異なる1個を選ばせる方法である。
　(4) SD（セマンティック・ディファレンシャル）法は、相反する形容詞対を用いて試料の特性を評価させる方法である。
　(5) 順位法は、試料の特性の強さや好ましさを数値尺度で評価させる方法である。

64 加熱調理器具に関する記述である。最も適当なのはどれか。1つ選べ。
　(1) アルミニウム鍋は、耐熱ガラス鍋より保温性が高い。
　(2) ステンレス鍋は、鉄鍋より熱が伝わりやすい。
　(3) 土鍋は、電気コンロで使用できる。
　(4) アルマイト鍋は、電子レンジで使用できる。
　(5) 鉄ほうろう鍋は、電磁調理器では使用できない。

65 魚介類の調理に関する記述である。最も適当なのはどれか。1つ選べ。
　(1) 生のひらめの肉質は、生のかつおに比べて軟らかい。
　(2) 筋形質たんぱく質の少ない魚は、煮ると身がしまって硬くなる。
　(3) 霜ふりは、魚に10％程度の食塩を振りかけることをいう。
　(4) 煮こごりは、筋原線維たんぱく質がゲル化したものである。
　(5) 魚肉に2〜3％の食塩を加えてすり潰すと、粘りの強いすり身ができる。

66 ゲル化素材を用いたデザートゼリーの調製と物性に関する記述である。最も適当なのはどれか。1つ選べ。
　(1) 粉寒天は、冷水に振り入れて溶解させる。
　(2) 寒天ゲルは、砂糖を添加すると軟らかく仕上がる。
　(3) ゼラチンゲルは、牛乳を添加すると硬く仕上がる。
　(4) ゼラチンゲルは、生のオレンジ果汁を添加すると硬く仕上がる。
　(5) κ-カラギーナンゲルは、室温で融解して容易に崩れる。

67 うどん100g当たりに含まれる食塩相当量および調理による重量変化率を示した（表）。生うどん150gをゆでたとき、ゆでうどんに含まれる食塩相当量（g）として、最も適当なのはどれか。1つ選べ。
　(1) 4.5
　(2) 3.8
　(3) 2.2
　(4) 0.8
　(5) 0.5

表　うどん100g当たりに含まれる食塩相当量および調理による重量変化率[※1]

		食塩相当量（g）	重量変化率（％）
うどん	生	2.5	―
うどん	ゆで	0.3	180[※2]

※1　日本食品標準成分表2020年版（八訂）からの抜粋
※2　調理方法（概要）：10倍量の湯を用いてゆで→湯切り

68 遺伝子多型に関する記述である。**誤っている**のはどれか。1つ選べ。
　(1) 一塩基多型はSNPsと呼ばれる。
　(2) 後天的要因により生じる。
　(3) 出現頻度には人種差がある。
　(4) 生活習慣病の発症要因となる。
　(5) ヒトの集団の1％以上にみられる。

69 レプチンに関する記述である。最も適当なのはどれか。1つ選べ。
　(1) 主に線維芽細胞から分泌される。
　(2) 肥満者では、血中濃度が低下している。
　(3) エネルギー消費を抑制する。
　(4) 摂食を促進する。
　(5) 体脂肪率が上昇すると、レプチン抵抗性が増大する。

70 栄養素の吸収と体内動態に関する記述である。最も適当なのはどれか。1つ選べ。
   (1) フルクトースの吸収には、エネルギーを必要とする。
   (2) 中鎖脂肪酸の吸収には、胆汁酸を必要としない。
   (3) アミノ酸の吸収は、ナトリウムイオンによって抑制される。
   (4) ビタミンAは、アルブミンと結合し吸収される。
   (5) 鉄の吸収は、体内の鉄貯蔵量に影響されない。

71 糖質と他の栄養素との関係に関する記述である。最も適当なのはどれか。1つ選べ。
   (1) 空腹時には、グリセロールはグルコースの合成に利用される。
   (2) 空腹時には、ロイシンは糖新生の材料となる。
   (3) 空腹時には、パルミチン酸はグルコースの合成に利用される。
   (4) 糖質の十分な摂取は、たんぱく質の分解を促進する。
   (5) 糖質摂取量の増加は、ビタミンB_1の必要量を減少させる。

72 脂質代謝に関する記述である。最も適当なのはどれか。1つ選べ。
   (1) 食後は、血中VLDL濃度が低下する。
   (2) 食後は、リポたんぱく質リパーゼが活性化する。
   (3) 食後は、ホルモン感受性リパーゼが活性化する。
   (4) 空腹時は、血中遊離脂肪酸濃度が低下する。
   (5) 空腹時は、肝臓でケトン体合成が抑制される。

73 コレステロール代謝に関する記述である。最も適当なのはどれか。1つ選べ。
   (1) コレステロールは、エネルギー源として利用される。
   (2) コレステロールは、細胞膜の構成成分である。
   (3) コレステロールは、ペプチドホルモンの材料となる。
   (4) コレステロールは、ビタミンDから合成される。
   (5) 細胞内コレステロール量の減少は、HMG-CoA還元酵素活性を抑制する。

74 たんぱく質・アミノ酸の代謝に関する記述である。最も適当なのはどれか。1つ選べ。
   (1) 食後は、組織へのアミノ酸の取り込みが抑制される。
   (2) 空腹時は、エネルギー源としての利用が促進される。
   (3) 空腹時は、体たんぱく質の合成が促進される。
   (4) BCAAは、骨格筋で代謝されない。
   (5) RTP（rapid turnover protein）は、アルブミンに比べ血中半減期が長い。

75 吸収窒素量を求めることとした。摂取窒素量10.0g/日、糞便中窒素量2.4g/日、尿中窒素量1.0g/日、無たんぱく質食摂取時の糞便中窒素量0.4g/日、無たんぱく質食摂取時の尿中窒素量0.2g/日。この場合の吸収窒素量（g/日）として、最も適当なのはどれか。1つ選べ。
   (1) 6.0
   (2) 7.2
   (3) 8.0
   (4) 8.8
   (5) 9.2

76　ビタミンEに関する記述である。最も適当なのはどれか。1つ選べ。
　　(1)　生体内で7-デヒドロコレステロールから合成される。
　　(2)　膜脂質の酸化を抑制する。
　　(3)　ビタミンCにより、ビタミンEラジカルに変換される。
　　(4)　欠乏すると、悪性貧血を引き起こす。
　　(5)　摂取量が必要量を超えると、速やかに尿中へ排泄される。

77　ビタミンB群に関する記述である。最も適当なのはどれか。1つ選べ。
　　(1)　ビタミンB_1は、フラビン酵素の補酵素として働く。
　　(2)　ビタミンB_6は、たんぱく質摂取量の増加に伴い必要量が減少する。
　　(3)　ビタミンB_{12}は、内因子と結合すると吸収が抑制される。
　　(4)　葉酸は、DNAの合成に必要である。
　　(5)　パントテン酸は、生体内でトリプトファンから合成される。

78　血中カルシウム濃度の低下時にみられる生体応答に関する記述である。
　　最も適当なのはどれか。1つ選べ。
　　(1)　カルシウムの腸管吸収率が下がる。
　　(2)　活性型ビタミンDの産生が抑制される。
　　(3)　骨吸収が促進される。
　　(4)　尿細管でのカルシウムの再吸収が抑制される。
　　(5)　カルシトニンの分泌が促進される。

79　微量ミネラルとその欠乏症に関する組合せである。最も適当なのはどれか。1つ選べ。
　　(1)　鉄――――――ヘモクロマトーシス
　　(2)　亜鉛―――――味覚障害
　　(3)　銅――――――ウィルソン病
　　(4)　セレン――――夜盲症
　　(5)　モリブデン――克山病

80　低張性脱水に関する記述である。最も適当なのはどれか。1つ選べ。
　　(1)　血漿ナトリウムイオン濃度が上昇する。
　　(2)　血漿浸透圧が上昇する。
　　(3)　血圧が低下する。
　　(4)　細胞内液量が減少する。
　　(5)　尿量が増加する。

81　20歳、男性。身長160cm、体重60kg、BMI 23.4kg/m²。基礎代謝量0.9kcal/kg/時、安静時代謝量1.0kcal/kg/時。30分間の運動によるエネルギー消費量を測定したところ、150kcalであった。この時のメッツ（METs）として、最も適当なのはどれか。1つ選べ。
　　(1)　2.5
　　(2)　2.8
　　(3)　5.0
　　(4)　5.6
　　(5)　6.4

82 栄養アセスメントに関する記述である。最も適当なのはどれか。1つ選べ。
　⑴　生体電気インピーダンス（BIA）法は、脂肪組織が除脂肪組織より電気を通しやすいことを利用している。
　⑵　上腕三頭筋皮下脂肪厚は、対象者の利き腕で計測する。
　⑶　尿中3-メチルヒスチジン排泄量は、骨格筋量の評価指標として用いられる。
　⑷　レチノール結合たんぱく質は、アルブミンに比べ長期間の栄養状態を反映する。
　⑸　上腕周囲長は、糖質代謝の評価指標として用いられる。

83 糖質の代謝状態のアセスメントに用いる尿検査項目である。最も適当なのはどれか。1つ選べ。
　⑴　尿ビリルビン
　⑵　尿潜血
　⑶　尿ウロビリノーゲン
　⑷　尿ケトン体
　⑸　尿比重

84 25歳、男性。身長165cm、体重60kg、BMI 22.0kg/m^2。移動や立位の多い仕事に従事している。基礎代謝基準値は、24kcal/kg体重/日。この男性の1日当たりの推定エネルギー必要量（kcal）である。最も適当なのはどれか。1つ選べ。
　⑴　1,440
　⑵　2,160
　⑶　2,520
　⑷　2,880
　⑸　3,600

85 日本人の食事摂取基準（2020年版）における、12～14歳女子の成長に伴う組織増加分のエネルギーである（表）。表のaの値として、最も適当なのはどれか。1つ選べ。
　⑴　0.2
　⑵　0.7
　⑶　8.2
　⑷　25
　⑸　63

表　成長に伴う組織増加分のエネルギー（エネルギー蓄積量）

女子（12～14歳）				
			組織増加分	
参照体重 （kg）	基礎代謝基準値 （kcal/kg体重/日）	体重増加量 （kg/年）	エネルギー密度 （kcal/g）	エネルギー蓄積量 （kcal/日）
47.5	29.6	3.0	3.0	a

日本人の食事摂取基準（2020年版）を一部改変

86　日本人の食事摂取基準（2020年版）における高齢者に関する記述である。
　誤っているのはどれか。1つ選べ。
　　(1)　目標とするBMIの範囲の下限値は、64歳以下の成人より高く設定されている。
　　(2)　たんぱく質のDG下限値は、64歳以下の成人と同じ値に設定されている。
　　(3)　ビタミンDのAIは、64歳以下の成人と同じ値に設定されている。
　　(4)　極端なナトリウム制限（減塩）は、多くの栄養素摂取量の低下を招く。
　　(5)　筋たんぱく質の合成において、同化抵抗性が存在すると報告されている。

87　日本人の食事摂取基準（2020年版）における生活習慣病と栄養素に関する記述である。最も適当なのはどれか。1つ選べ。
　　(1)　脂質は、総エネルギー摂取量におけるたんぱく質および炭水化物の残余として、DGが設定されている。
　　(2)　トランス脂肪酸は、冠動脈疾患の発症予防を目的として、DGが設定されている。
　　(3)　ナトリウムは、高血圧及びCKDの重症化予防を目的として、食塩相当量のDGが7g/日未満に設定されている。
　　(4)　カリウムは、高血圧の発症予防を目的として、DGが設定されている。
　　(5)　カルシウムは、フレイル予防を目的として、DGが設定されている。

88　妊娠期の栄養管理に関する記述である。最も適当なのはどれか。1つ選べ。
　　(1)　非妊娠時のBMIが$18.5 \mathrm{kg/m^2}$未満の場合、妊娠中の体重増加量は7〜10kgが推奨されている。
　　(2)　月経による鉄損失がなくなるため、鉄欠乏性貧血は起こりにくい。
　　(3)　尿たんぱく質の検査は、妊娠初期から行う。
　　(4)　キンメダイやメカジキは、積極的な摂取が推奨されている。
　　(5)　ビタミンAの付加量は、妊娠初期の方が妊娠後期より多い。

89　新生児の生理的特徴に関する記述である。最も適当なのはどれか。1つ選べ。
　　(1)　生理的体重減少では、細胞内液の減少が著しい。
　　(2)　外呼吸は、胸式呼吸が中心である。
　　(3)　寒冷環境下では、褐色脂肪細胞による熱産生が起こる。
　　(4)　排尿回数は、成人に比べて少ない。
　　(5)　探索反射は、口に入ってきた物を吸う動きである。

90　「授乳・離乳の支援ガイド」に基づいた離乳後期の離乳食の食べさせ方に関する記述である。最も適当なのはどれか。1つ選べ。
　　(1)　母乳を中止し、離乳食のみとする。
　　(2)　1日2回食に進めていく。
　　(3)　全卵は、食べさせて良い。
　　(4)　はちみつは、食べさせて良い。
　　(5)　手づかみ食べは、させない。

91　5歳児の身体的・生理的特徴に関する記述である。最も適当なのはどれか。1つ選べ。
　　(1)　身長の成長速度は、乳児期と同程度である。
　　(2)　唾液の分泌量は、成人期と同程度である。
　　(3)　体重1kg当たりの水分必要量は、成人期と同程度である。
　　(4)　胃の容量は、成人期と同程度である。
　　(5)　最大尿濃縮能は、成人期と同程度である。

92　ある男子の身長と体重を年1回測定した。それらの記録と、標準体重の値である（表）。この男子が初めて肥満と判定された年齢として、最も適当なのはどれか。1つ選べ。

(1) 8歳
(2) 9歳
(3) 10歳
(4) 11歳
(5) 12歳

表　ある男子の身長・体重の測定値および標準体重

年齢（歳）	7	8	9	10	11	12
身長（cm）	122	129	135	140	145	153
体重（kg）	24	29	36	44	50	57
標準体重（kg）	24	28	31	35	38	44

93　更年期の女性の生理的変化に関する記述である。最も適当なのはどれか。1つ選べ。
(1) インスリン感受性は、上昇する。
(2) プロゲステロンの分泌量は、増加する。
(3) 骨吸収は、抑制される。
(4) 血中LDLコレステロール値は、低下する。
(5) 血中HDLコレステロール値は、低下する。

94　高齢期の生理的変化に関する記述である。最も適当なのはどれか。1つ選べ。
(1) 血中アルブミン濃度は、上昇する。
(2) 血中副甲状腺ホルモン（PTH）濃度は、上昇する。
(3) 血中ホモシステイン濃度は、低下する。
(4) エリスロポエチンの分泌量は、増加する。
(5) 獲得免疫系機能は、亢進する。

95　骨格筋の生理的特徴に関する記述である。最も適当なのはどれか。1つ選べ。
(1) 遅筋は、速筋より無酸素運動に適している。
(2) 遅筋は、速筋よりトリグリセリド含量が少ない。
(3) 遅筋は、速筋よりグリコーゲン含量が多い。
(4) 遅筋は、速筋よりミトコンドリアに富む。
(5) 遅筋は、速筋より疲労しやすい。

96　運動・スポーツと栄養管理に関する記述である。最も適当なのはどれか。1つ選べ。
(1) グリコーゲンローディングは、瞬発力を必要とする短時間の競技に適している。
(2) 運動後のたんぱく質と炭水化物の摂取は、筋損傷の回復に効果的である。
(3) 溶血性貧血の主な原因は、銅の摂取不足である。
(4) 瞬発力を必要とする短時間の競技直前には、高脂肪食を摂取する。
(5) 女性アスリートの3主徴は、葉酸の十分な摂取により予防できる。

97 暑熱環境下における生理的変化に関する記述である。最も適当なのはどれか。1つ選べ。

(1) 皮膚血流量は、減少する。

(2) 皮膚の血管は、収縮する。

(3) 基礎代謝量は、増加する。

(4) アルドステロン分泌量は、減少する。

(5) バソプレシン分泌量は、増加する。

98　栄養教育において用いられる基準・指針等と、食物の階層構造（レベル）の組合せである。**誤っている**のはどれか。1つ選べ。

(1) 日本人の食事摂取基準―――――栄養素レベル

(2) 栄養成分表示―――――――――栄養素レベル

(3) 6つの基礎食品―――――――食品（食材料）レベル

(4) 食事バランスガイド―――――料理（食事）レベル

(5) 米国のMyPlate―――――――栄養素レベル

99　栄養教育では、人間の食行動に注目し、行動科学の理論やモデルを活用して、食行動がより良い方向に変容するように支援を行う。行動科学の理論やモデルを活用した支援として、**最も適切な**のはどれか。1つ選べ。

(1) 管理栄養士自身が過去に経験した成功事例と同じ方法で、栄養教育を行う。

(2) 栄養素や食品に関する知識の習得を重要視して、栄養教育を行う。

(3) 対象のライフステージと準備性に適した行動変容技法を用いて、栄養教育を行う。

(4) 行動科学の理論やモデルについて、それらの構成概念を全て用いることを優先して、栄養教育を行う。

100　図は、減量のため間食を制限しているKさんの行動を、連続的に表したものである。「オペラント条件づけ」の、刺激、反応（行動）、結果（次の刺激）に対応する、図中のA～Jの組合せである。最も適当なのはどれか。1つ選べ。

	刺激	反応	結果
(1)	A	C	G
(2)	A	D	H
(3)	B	E	F
(4)	B	H	I
(5)	B	H	J

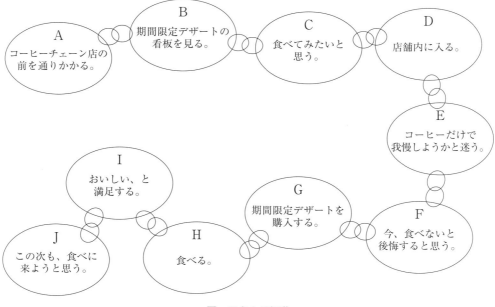

図　Kさんの行動

101 認知症の妻と、その介護者である夫の二人暮らし高齢世帯への支援や取組と、生態学的モデルのレベルの組合せである。最も適当なのはどれか。1つ選べ。

(1) 認知症カフェを運営している同じ境遇の男性が、気軽
に立ち寄るよう夫を誘った。 ──── 個人内レベル

(2) 市の管理栄養士が、市の高齢者福祉プランに食料品買
出し支援強化を含めることを提言した。 ──── 個人間レベル

(3) 遠方に住む息子が、配食サービス事業者を調べて、利
用してみることを勧めた。 ──── 組織レベル

(4) 住民ボランティアグループが、市が養成する認知症サ
ポーターとして見守り活動を開始した。 ──── 地域レベル

(5) 夫が、災害時に備えた食品ストックのガイドブックを
読み、買い物の参考にした。 ──── 政策レベル

102 定期健診で血糖値が高いと指摘され、気にしている社員から、「甘い物を控えたいが、職場の給湯コーナーにいつも菓子が置かれていて、つい食べ過ぎてしまう。」と相談を受けた。認知行動療法を用いた効果的な支援として、**最も適切な**のはどれか。1つ選べ。

(1) 給湯コーナーに菓子を置かないよう、部署で相談するように勧める。

(2) 菓子を食べた時は、どれくらいの量を食べたか記録をつけるように勧める。

(3) 菓子を食べ過ぎずに、我慢できた時のことを思い出してもらう。

(4) 菓子を控えることにより検査値が改善された時の、自分の気持ちを想像してもらう。

103 減量に苦戦している中年女性を対象とした、支援内容と行動変容技法の組合せである。最も適当なのはどれか。1つ選べ。

(1) 自宅のテーブルの上に置いてある菓子を、片付けるよう
に勧める。 ──── 行動置換

(2) 入浴後に、ビールの代わりに無糖の炭酸水を飲むことを
勧める。 ──── 刺激統制

(3) 友人からの菓子のお裾分けを断る練習をするように勧め
る。 ──── 認知再構成

(4) 健康管理アプリで、毎日の体重を入力することを勧める。──── セルフモニタリング

(5) 菓子を食べ過ぎた時は、そのような日もあると自分に言
い聞かせるように勧める。 ──── ソーシャルスキルトレーニング

104 「食品は、家族で週末にまとめ買いをしているが、つい買い過ぎて無駄にしてしまう。」と悩んでいる人に対する、買い過ぎを防ぐための働きかけである。意思決定バランスの考え方を用いた支援として、最も適当なのはどれか。1つ選べ。

(1) 子どもと家にある食品をチェックし、消費量と購入量のバランスを確認するように勧める。

(2) 家族全員が空腹でない時に、買い物へ行くことを勧める。

(3) 子どもの前で、週末の買い出しで買い過ぎないと宣言するように勧める。

(4) 必要な分だけ購入して無駄を出さないことが、子どもにどのような影響を与えるか、考えてみる
ように勧める。

(5) 購入食品のリストを作り、買い物でどれくらいのお金を使っているか、記録してみることを勧め
る。

105 社員食堂に勤務する管理栄養士が、減塩メニューの利用者を増やすために、ナッジを活用するフレームワークである「EAST」の「T：Timely（タイムリー）」を用いた取組を考えた。最も適当なのはどれか。1つ選べ。
　(1) 減塩メニューを、「数量限定」と書いて販売する。
　(2) 減塩メニューに、「みんなに選ばれています。」と書かれたPOPをつける。
　(3) 健診の案内に合わせて、減塩メニューのキャンペーンを打つ。
　(4) 単品メニューは変えずに、日替わり定食の主菜だけを減塩メニューにする。
　(5) 全てのメニューを、減塩メニューにする。

106 K市では、ソーシャルマーケティングの考え方を活用して、食品ロスを減らすための普及啓発活動を行うことにした。ターゲット集団を、市内在住の子育て世代に定めた場合のチャネルとして、**最も適切な**のはどれか。1つ選べ。
　(1) テレビコマーシャル
　(2) 地域のスーパーマーケットの電子版チラシ
　(3) 市の公式アカウントから発信するSNS
　(4) 市の広報（紙媒体）

107 肥満児童に対する個別指導の内容と目標の種類の組合せである。最も適当なのはどれか。1つ選べ。
　(1) 毎朝体重を記録する。————————————結果目標
　(2) 家族が甘い飲み物を買い置きしない。——————行動目標
　(3) 肥満度を改善する。————————————学習目標
　(4) 継続的に月1回の頻度で指導を行う。——————実施目標
　(5) 希望があれば、保護者にも個別カウンセリングを行う。———環境目標

108 K高校陸上部において、競技力向上のための栄養教育を行うことになった。栄養教育プログラムを6W2Hで整理した。Whatに該当するものとして、最も適当なのはどれか。1つ選べ。
　(1) 陸上部の部員
　(2) 補食の摂り方
　(3) 調理実習室の活用
　(4) 各部員の競技記録の更新
　(5) 体験型学習の実施

109 地域在住高齢者を対象に、低栄養予防のための栄養教育を行った。形成的評価に用いる指標である。最も適当なのはどれか。1つ選べ。
　(1) 主食・主菜・副菜を組み合わせた食事をする頻度
　(2) 栄養教育を行うスタッフの、事前研修への出席状況
　(3) BMIの変化
　(4) 食事を準備するスキル
　(5) 食事について相談できる友人の数

110 栄養教育プログラムの経済評価に関する記述である。最も適当なのはどれか。1つ選べ。
　(1) 費用効用分析では、得られた効果を金額に換算して評価する。
　(2) 費用便益分析では、質を調整した生存年数（quality-adjusted life years：QALY）を指標として評価する。
　(3) 費用便益分析では、総費用よりも総便益が小さいほど、経済的に有益であったと評価する。
　(4) 費用効果分析では、一定の効果（1単位）を得るために要した費用を評価する。
　(5) 費用効果分析では、栄養教育プログラムを1回実施するのに必要な費用を評価する。

111 診療報酬および介護報酬と算定可能な対象者の組合せである。最も適当なのはどれか。1つ選べ。

(1) 入院栄養食事指導料―――――――血中ヘモグロビン濃度11g/dLの鉄欠乏性貧血患者

(2) 摂食障害入院医療管理加算―――BMI 18.0kg/m²の者

(3) 栄養改善加算―――――――――食事摂取量が50％の者

(4) 経口維持加算―――――――――誤嚥なく経口摂取できている者

(5) 再入所時栄養連携加算―――――他の介護保険施設に転所した後、再入所した者

112 臨床栄養で用いられる「P」を含む略語と、「P」に該当する英単語の組合せである。最も適当なのはどれか。1つ選べ。

(1) COPD―――――patient

(2) PEM―――――process

(3) PEG―――――protein

(4) PNI―――――problem

(5) TPN―――――parenteral

113 50歳、男性。たんぱく質摂取量は50g/日、24時間尿中尿素窒素排泄量は6gであった。尿中尿素窒素以外の窒素損失量を4g/日とした場合の窒素出納値（g）として、最も適当なのはどれか。1つ選べ。

(1) 8

(2) 6

(3) 2

(4) − 2

(5) − 6

114 経鼻胃管にて、1.0kcal/mLの半消化態栄養剤（常温）を100mL/時で200mL投与したところ、下痢が生じた。その対策に関する記述である。最も適当なのはどれか。1つ選べ。

(1) 1時間で200mLを投与する。

(2) 脂肪含有量の多い経腸栄養剤に変更する。

(3) 2.0kcal/mLの経腸栄養剤に変更する。

(4) 20mL/時で投与する。

(5) 4℃にして投与する。

115 中心静脈栄養法において、50％ブドウ糖基本輸液700mL（1,400kcal）、総合アミノ酸輸液製剤400mL（100kcal、窒素量4g）、20％脂肪乳剤100mL（200kcal）を投与した。この時のNPC/N比である。最も適当なのはどれか。1つ選べ。

(1) 100

(2) 106

(3) 125

(4) 400

(5) 425

116　85歳、男性。BMI 14.8kg/m²。ADL 全介助。自宅で同じ年齢の妻から介護を受けている。寿司が好きであったが、現在は嚥下障害のためミキサー食と栄養補助食品を摂取している。体重は半年間で5kg減少した。本人、妻とも自宅生活の継続を望んでおり、経管栄養は希望していない。この患者に初めて居宅療養管理指導を行うことになった。指導内容として、**最も適切な**のはどれか。1つ選べ。

　(1)　一時的に胃瘻を造設することを勧める。

　(2)　ミキサー食にエネルギーを付加する方法を指導する。

　(3)　好きな寿司を食べさせるように指導する。

　(4)　栄養補助食品を中止するように指導する。

117　急性心不全で緊急入院した患者に対し、集中治療室で利尿薬投与による加療が行われた。入院4日目、症状は軽快し、一般病棟に転棟して経口摂取が開始された。入院日から4日目までの臨床症状の変化をモニタリングした結果として、最も適当なのはどれか。1つ選べ。

```
         項目            入院日      4日目
```

　(1)　Japan Coma Scale────Ⅱ-20────Ⅲ-100

　(2)　起座呼吸────────なし────あり

　(3)　体重（kg）──────55────52

　(4)　頸静脈怒張────────なし────あり

　(5)　心拍数（回/分）────60────120

118　50歳、男性。血圧 158/105mmHg。職場の健康診断で要精査となり、外来受診。同日、外来栄養食事指導を受けた。エネルギー摂取量 2,800kcal/日、食塩摂取量 16g/日、ラーメンが好きで週5回食べているとのことであった。エネルギー摂取量および食塩摂取量の過剰と評価し、1日当たりの食事摂取量の目安について指導した。この時の SOAP と記載内容の組合せとして、最も適当なのはどれか。1つ選べ。

　(1)　S────血圧 158/105mmHg

　(2)　O────エネルギー摂取量 2,800kcal/日、食塩摂取量 16g/日

　(3)　A────1日当たりの食事摂取量の目安について指導する。

　(4)　P────ラーメンが好きで週5回食べている。

　(5)　P────エネルギー摂取量および食塩摂取量の過剰と評価した。

119　たんぱく質・エネルギー栄養障害患者に栄養管理を開始し、1週間後に栄養状態を評価したところ、栄養状態の改善がみられた。この時の栄養アセスメントの結果である。最も適当なのはどれか。1つ選べ。

　(1)　上腕三頭筋皮下脂肪厚の増加

　(2)　上腕筋囲の増加

　(3)　血清アルブミン値の上昇

　(4)　血清トランスサイレチン値の上昇

　(5)　血中 CRP 値の上昇

120　口内炎を繰り返す患者である。ビタミンB₂欠乏が疑われ、医師より栄養食事指導の依頼があった。ビタミンB₂を多く含む食品・料理である。最も適当なのはどれか。1つ選べ。

　(1)　蒸しじゃがいも　1個（可食部100g）

　(2)　調整豆乳　1杯（200g）

　(3)　キャベツ油いため　1皿（100g）

　(4)　キウイフルーツ　1個（可食部100g）

　(5)　牛乳　1杯（200g）

121　50歳、女性。事務職。身長150cm、体重80kg、BMI 35.6kg/m²。肥満に関連した運動器疾患のある初診外来患者である。この患者の外来での栄養管理として、最も適当なのはどれか。1つ選べ。

(1)　1か月で10kgの減量を目標とする。

(2)　除脂肪体重を減らす。

(3)　エネルギー摂取量は、15kcal/kg目標体重/日とする。

(4)　たんぱく質摂取量は、0.8g/kg目標体重/日とする。

(5)　脂肪エネルギー比率は、25％Eとする。

122　80歳、女性。2型糖尿病。身長140cm、体重45kg、BMI 23.0kg/m²。血液検査値は、HbA1c 6.8％。活動は軽労作。この患者の1日当たりの指示エネルギー量（kcal）とたんぱく質量（g）の組合せである。最も適当なのはどれか。1つ選べ。

	エネルギー （kcal/日）	たんぱく質 （g/日）
(1)	1,000	45
(2)	1,000	65
(3)	1,200	45
(4)	1,400	45
(5)	1,400	65

123　消化器疾患の栄養管理に関する記述である。最も適当なのはどれか。1つ選べ。

(1)　胃食道逆流症では、炭水化物を制限する。

(2)　胃・十二指腸潰瘍では、たんぱく質を制限する。

(3)　たんぱく漏出性胃腸症では、たんぱく質を制限する。

(4)　胆のう炎では、脂肪を制限する。

(5)　胆石症では、炭水化物を制限する。

124　32歳、男性。クローン病。事務職。身長168cm、体重56kg、BMI 19.8kg/m²、標準体重62kg。血液検査値は、アルブミン3.8g/dL、CRP 2.6mg/dL。この患者の寛解導入期の1日当たりの目標栄養量である。最も適当なのはどれか。1つ選べ。

(1)　エネルギーは、2,200kcalとする。

(2)　たんぱく質は、60gとする。

(3)　脂肪は、70gとする。

(4)　食物繊維は、30gとする。

(5)　飲水量を含めて、水分は1,000mLとする。

125　55歳、男性。慢性膵炎（代償期）。事務職。身長172cm、体重65kg、BMI 22.0kg/m²。血液検査値は、CRP 0.8mg/dL、アミラーゼ120U/L（基準値：32〜104U/L）。この患者の1日当たりの目標栄養量の組合せである。最も適当なのはどれか。1つ選べ。

	エネルギー （kcal/日）	たんぱく質 （g/日）	脂肪 （g/日）
(1)	1,400	60	50
(2)	1,400	75	20
(3)	2,000	60	40
(4)	2,000	75	20
(5)	2,000	90	40

126 45歳、男性。システムエンジニア。身長175cm、体重90kg、BMI 29.4kg/m²、目標とする体重67kg。血圧 151/98mmHg。空腹時血液検査値は、LDL コレステロール 207mg/dL、トリグリセリド 170mg/dL。他に異常は認められない。この患者の1日当たりの目標栄養量は、エネルギー 1,800kcal、食塩6g 未満とした。その他の目標栄養量の組合せとして、最も適当なのはどれか。1つ選べ。

	たんぱく質 （g/日）	脂肪 （g/日）	飽和脂肪酸 （％E）
(1)	50	25	6
(2)	50	45	8
(3)	80	25	6
(4)	80	25	8
(5)	80	45	6

127 脳梗塞の入院患者。ワルファリンによる薬物治療が開始となり、併せて栄養食事指導を行うことになった。薬物との相互作用の観点から注意すべき食品として、最も適当なのはどれか。1つ選べ。
- (1) みかん
- (2) カリフラワー
- (3) 牛乳
- (4) コーヒー
- (5) 青汁

128 腎疾患の病態と栄養管理に関する記述である。最も適当なのはどれか。1つ選べ。
- (1) IgA 腎症は、尿細管への IgA の沈着を特徴とする。
- (2) 慢性腎不全が進行すると、血中 $1\alpha,25$-ジヒドロキシビタミンD値が上昇する。
- (3) 糖尿病腎症第4期では、エネルギー摂取量を25～35kcal/kg 目標体重/日とする。
- (4) 血液透析では、リン摂取量を 2,000mg/日以上とする。
- (5) 急性糸球体腎炎では、回復期に水分を制限する。

129 65歳、男性。膜性腎症によるネフローゼ症候群。身長165cm、体重65kg、標準体重60kg。血圧112/64mmHg。空腹時血液検査値は、アルブミン 2.0g/dL、HbA1c 5.4％、LDL コレステロール 200mg/dL、カリウム 3.5mEq/L。尿たんぱく 4.0g/日。全身に浮腫があり、利尿薬を使用している。この患者の1日当たりの目標栄養量に関する記述である。最も適当なのはどれか。1つ選べ。
- (1) エネルギーは、20kcal/kg 標準体重とする。
- (2) 脂肪エネルギー比率は、35％Eとする。
- (3) たんぱく質は、0.8g/kg 標準体重とする。
- (4) 食塩は、3g 未満とする。
- (5) カリウムは、2,000mg 未満とする。

130 40歳、女性。腹膜透析患者。BMI 22.0kg/m²、標準体重50kg。腹膜吸収グルコースのエネルギー量は、300kcal/日。この患者の食事における目標栄養量の組合せである。最も適当なのはどれか。1つ選べ。

	エネルギー （kcal/日）	たんぱく質 （g/日）
(1)	1,400	30
(2)	1,400	50
(3)	1,700	30
(4)	1,700	50
(5)	1,700	70

131 甲状腺疾患の病態と栄養管理に関する記述である。最も適当なのはどれか。1つ選べ。
(1) バセドウ病では、血中甲状腺ホルモン値が低値である。
(2) バセドウ病では、エネルギーは15〜20kcal/kg標準体重/日とする。
(3) 橋本病では、血中総コレステロール値が低下する。
(4) 橋本病では、浮腫を認める。
(5) 橋本病では、TSH受容体抗体陽性となる。

132 29歳、女性。身長155cm、体重26kg、BMI 10.8kg/m²。神経性やせ症と診断され、精神科に通院していた。最近食事を全く摂らなくなり、動けなくなったため、救急搬送され入院となった。この患者における入院中の栄養管理に関する記述である。最も適当なのはどれか。1つ選べ。
(1) 経管栄養は、禁忌である。
(2) エネルギーは、2,000kcal/日から開始する。
(3) たんぱく質は、制限する。
(4) 嗜好食品は、禁止する。
(5) 血清カリウム値を、モニタリングする。

133 72歳、男性。COPDの外来患者。独居。体重41kg、BMI 16.0kg/m²。間接熱量計による安静時エネルギー消費量1,050kcal/日。外来栄養食事指導を行うこととなり、1日の栄養摂取量を評価したところ、エネルギー1,350kcal、たんぱく質45gであった。食事は毎食コンビニエンスストアで購入している。この男性に、補食として1品追加購入するよう指導した。補食の例として、最も適当なのはどれか。1つ選べ。
(1) 即席春雨スープ（1個、調理後約200g）
(2) フライドポテト（100g入り）
(3) カスタードシュークリーム（1個100g）
(4) レモンシャーベット（1個200g）
(5) ところてん（1個150g）

134 消化器の切除術と、術後の栄養管理において注意すべき合併症の組合せである。最も適当なのはどれか。1つ選べ。
(1) 舌部分切除術—————イレウス
(2) 食道全摘術—————脂肪吸収障害
(3) 幽門側胃切除術—————腹部膨満感
(4) 膵頭十二指腸切除術———逆流性食道炎
(5) 回盲部切除術—————嚥下障害

135 褥瘡の予防および栄養管理に関する記述である。最も適当なのはどれか。1つ選べ。
(1) 発生リスクは、ブレーデンスケールで評価する。
(2) 重症度は、NYHA分類で評価する。
(3) エネルギー摂取量は、20kcal/kg体重/日とする。
(4) たんぱく質摂取量は、2.5g/kg体重/日とする。
(5) 飲水を含む水分摂取量は、前日尿量以下とする。

136 メープルシロップ尿症患者の病態および栄養管理に関する記述である。最も適当なのはどれか。1つ選べ。

(1) アルカローシスを呈する。
(2) 血中ロイシン値は高値を示す。
(3) エネルギー摂取量を制限する。
(4) 乳糖除去ミルクを使用する。
(5) 尿中ホモシスチン排泄量をモニタリングする。

137 ヘルスプロモーションに関する記述である。**誤っている**のはどれか。1つ選べ。

(1) 国際栄養会議で初めて提唱された。
(2) 人々が主体的に健康をコントロールするプロセスをいう。
(3) ヘルスプロモーションの概念は、健康日本21の基盤となっている。
(4) 戦略の1つとして、アドボカシー（唱道）がある。
(5) アプローチの1つとして、地域活動の強化が含まれる。

138 国民健康・栄養調査（国民栄養調査）結果の栄養素等摂取量の年次推移を図に示した。図のa〜dに該当する組合せとして、最も適当なのはどれか。1つ選べ。

	a	b	c	d
(1)	脂質	動物性たんぱく質	炭水化物	エネルギー
(2)	脂質	動物性たんぱく質	エネルギー	炭水化物
(3)	エネルギー	脂質	動物性たんぱく質	炭水化物
(4)	動物性たんぱく質	脂質	エネルギー	炭水化物
(5)	動物性たんぱく質	脂質	炭水化物	エネルギー

図　栄養素等摂取量の推移

1人1日当たり平均値
1960年を100とした場合

139 わが国の食料需給・食料問題に関する記述である。最も適当なのはどれか。1つ選べ。
(1) フードバランスシート（食料需給表）には、国民が実際に摂取した食料の栄養量が示されている。
(2) 品目別自給率は、重量ベースで算出されている。
(3) 最近10年間のカロリーベースの総合食料自給率は、生産額ベースより高い。
(4) 輸入食品を含めた潜在的供給能力を、食料自給力という。
(5) 食料品が入手困難となる社会状況を、フードファディズムという。

140 公衆栄養施策とその根拠法の組合せである。最も適当なのはどれか。1つ選べ。
(1) 乳幼児の健康診査の実施──────────医療法
(2) 市町村保健センターの設置─────────健康増進法
(3) 特定健康診査・特定保健指導の実施───高齢者の医療の確保に関する法律
(4) 学校給食実施基準の策定─────────食育基本法
(5) 食事摂取基準の策定───────────食品表示法

141 栄養士法に関する記述である。最も適当なのはどれか。1つ選べ。
(1) 栄養指導員について規定されている。
(2) 栄養教諭の免許取得について規定されている。
(3) 食品衛生監視員の任命について規定されている。
(4) 食生活改善推進員の育成について規定されている。
(5) 管理栄養士名簿を、厚生労働省に備えることについて規定されている。

142 健康日本21（第二次）の目標のうち、最終評価で「悪化している」と判定された項目である。最も適当なのはどれか。1つ選べ。
(1) 肥満傾向にある子どもの割合の減少
(2) 低栄養傾向（BMI 20以下）の高齢者の割合の増加の抑制
(3) 20歳代女性のやせの者の割合の減少
(4) 食塩摂取量の減少
(5) 共食の増加（食事を1人で食べる子どもの割合の減少）

143 国民健康・栄養調査に関する記述である。最も適当なのはどれか。1つ選べ。
(1) 前身である国民栄養調査は、関東大震災の発生を機に始まった。
(2) 調査対象地区は、都道府県知事が定める。
(3) 腹囲の計測の対象は、40歳以上である。
(4) 栄養摂取状況調査は、3日間実施する。
(5) 個人の摂取量は、世帯全体の摂取量に世帯員ごとの摂取割合を乗じて算出する。

144 食事バランスガイドに関する記述である。最も適当なのはどれか。1つ選べ。
(1) 厚生労働省と文部科学省が合同で策定した。
(2) 対象者の性別、年齢、身体活動レベルによって、摂取の目安「つ（SV）」数が異なる。
(3) 「つ（SV）」は、80 kcalを基準としている。
(4) 主食、副菜、主菜、汁物、果物の5つの料理区分で構成されている。
(5) コマの軸は、菓子・嗜好飲料を示している。

145 公衆栄養活動に関係する国際的な取組に関する記述である。最も適当なのはどれか。1つ選べ。
   (1) 東京栄養サミット 2021 では、栄養不良の二重負荷を踏まえた議論が行われた。
   (2) 「栄養に関する行動の 10 年」は、2021 年に開始された。
   (3) NCDs の予防と対策のためのグローバル戦略は、国連食糧農業機関（FAO）が策定した。
   (4) Global Nutrition Targets 2025 は、国連世界食糧計画（WFP）が設定した。
   (5) ユニバーサル・ヘルス・カバレッジ（UHC）とは、先進医療を推進することをいう。

146 食事調査における変動および誤差に関する記述である。最も適当なのはどれか。1つ選べ。
   (1) 日間変動は、個人間変動の一種である。
   (2) 集団の平均摂取量の推定では、調査対象者の数を増やすと偶然誤差が小さくなる。
   (3) 選択バイアスは、調査対象者の数を増やすことで軽減できる。
   (4) 情報バイアスは、偶然誤差の一種である。
   (5) エネルギー摂取量は、BMI が高い者ほど過大申告しやすい。

147 食物摂取頻度調査法に関する記述である。最も適当なのはどれか。1つ選べ。
   (1) 対象者の記憶に依存する。
   (2) 地域住民を対象とした調査では、食事記録法（秤量法）に比べて、対象者の負担が大きい。
   (3) 他の食事調査法の精度を評価する際の基準に用いられる。
   (4) 食品リストは、寄与率が低い食品で構成される。
   (5) 妥当性は、一定期間を空けた後に同じ対象者に同じ調査をすることで検証できる。

148 残差法により総エネルギー調整ビタミンC摂取量を求めるため、集団におけるビタミンC摂取量と総エネルギー摂取量から回帰直線を作成した（図）。A〜Eさんのうち、総エネルギー調整ビタミンC摂取量が最も多い者である。最も適当なのはどれか。1つ選べ。

　⑴　Aさん
　⑵　Bさん
　⑶　Cさん
　⑷　Dさん
　⑸　Eさん

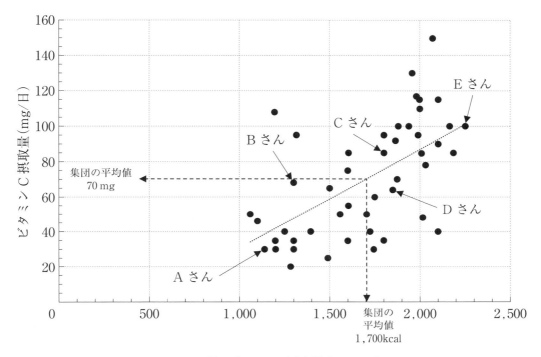

総エネルギー摂取量（kcal／日）

図　ビタミンC摂取量と総エネルギー摂取量

149 日本人の食事摂取基準（2020年版）を用いた、成人集団の食事摂取状況の評価に関する記述である。最も適当なのはどれか。1つ選べ。

　⑴　エネルギーの摂取不足の評価では、BMIの平均値が目標とするBMIの下限値以下であることを確認する。
　⑵　EARが設定されている栄養素の摂取不足の評価では、摂取量がEARを下回る者の割合を算出する。
　⑶　AIが設定されている栄養素の摂取不足の評価では、摂取量がAIを下回る者の割合を算出する。
　⑷　RDAが設定されている栄養素の過剰摂取の評価では、摂取量がRDAを上回る者の割合を算出する。
　⑸　生活習慣病の発症予防を目的とした評価では、摂取量の平均値がDG以下であることを確認する。

150　公衆栄養アセスメントに用いる情報と、その出典の組合せである。最も適当なのはどれか。1つ選べ。

(1) 授乳期の栄養方法—————————国民健康・栄養調査
(2) 小学生の肥満傾向児の割合————学校保健統計調査
(3) 特定保健指導の実施率————————国民生活基礎調査
(4) 介護が必要になった原因—————患者調査
(5) 死因別死亡率—————————————国勢調査

151　地域支援事業に関する記述である。誤っているのはどれか。1つ選べ。

(1) 実施主体は市町村である。
(2) 柱の1つに、介護予防・日常生活支援総合事業がある。
(3) 居宅療養管理指導が含まれる。
(4) 地域ケア会議が含まれる。
(5) 配食サービスが含まれる。

152　「避難所における食事提供の計画・評価のために当面の目標とする栄養の参照量」に関する記述である。最も適当なのはどれか。1つ選べ。

(1) 摂取不足を回避すべき栄養素として、炭水化物の摂取量が示されている。
(2) 摂取不足を回避すべき栄養素として、ビタミンCの摂取量が示されている。
(3) 過剰摂取を回避すべき栄養素として、脂質の摂取量が示されている。
(4) 高齢者において配慮が必要な栄養素として、カルシウムの摂取量が示されている。
(5) 成長期の子どもにおいて配慮が必要な栄養素として、ビタミンDの摂取量が示されている。

153　特定給食施設の設置者が、利用者の適切な栄養管理のために、積極的に取り組むことである。誤っているのはどれか。1つ選べ。

(1) 利用者の身体状況を定期的に把握できる仕組みづくり
(2) 利用者の栄養課題を多職種で共有するシステムづくり
(3) 利用者が容易に栄養情報にアクセスできる環境づくり
(4) 衛生管理に必要な機器の整備
(5) 利用者への財務諸表の公開

154　健康増進法に基づき、管理栄養士を配置しなければならない特定給食施設である。最も適当なのはどれか。1つ選べ。

(1) 昼食100食を提供している保育所
(2) 朝食、昼食、夕食をそれぞれ100食提供している介護老人福祉施設
(3) 朝食、昼食、夕食をそれぞれ200食提供している介護老人保健施設
(4) 朝食、昼食、夕食をそれぞれ250食提供している病院
(5) 朝食300食、昼食400食、夕食300食を提供している工場の従業員食堂

155　入院時食事療養(Ⅰ)を算定している病院における給食に関する記述である。最も適当なのはどれか。1つ選べ。

(1) 食事療養の内容は、医師を含む会議で検討する。
(2) 食事箋は、管理栄養士が発行する。
(3) 夕食の配膳時間は、午後5時とする。
(4) 特別食加算は、患者の自己負担による。
(5) 食堂加算は、1食につき50円を算定できる。

156 給食経営管理におけるサブシステムとその内容の組合せである。最も適当なのはどれか。1つ選べ。

(1) 栄養・食事管理―――――厨房のドライシステム化
(2) 品質管理―――――――調味濃度の標準化
(3) 生産管理―――――――給与栄養目標量の設定
(4) 人事管理―――――――始業時の調理従事者の健康チェック
(5) 施設・設備管理――――大量調理機器の減価償却費の確認

157 給食業務を外部委託している保育所が自ら実施すべき業務である。**誤っている**のはどれか。1つ選べ。

(1) 栄養基準を作成すること。
(2) 調理従事者に対して、定期的に検便を実施すること。
(3) 毎回、検食を実施すること。
(4) 喫食状況を把握すること。
(5) 嗜好調査を実施すること。

158 社員食堂へのヘルシーメニュー導入を目的とした活動内容と、マーケティングプロセスに関する組合せである。最も適当なのはどれか。1つ選べ。

(1) 年齢や業務内容で利用者集団を細分化する。――――――プロモーション戦略
(2) 利用者集団の中から売りたい対象者層を定める。―――流通戦略
(3) 他のメニューとの違いや価値を明確にする。――――――ポジショニング
(4) 利用者が入手しやすい価格を設定する。―――――――ターゲティング
(5) ヘルシーメニューの導入を告知する。――――――――セグメンテーション

159 ある社員食堂では、日替わり定食を5日間サイクルで、同価格で提供している。3か月間の日替わり定食のメニュー別売上高を、ABC分析で評価した。この評価を踏まえた取組として、最も適当なのはどれか。1つ選べ。

(1) 新規メニューの開発のため、Aグループのメニューから利用者の嗜好を把握する。
(2) 売れ残り防止のため、Aグループのメニューの次回予定食数を減らす。
(3) 売上食数増加のため、Aグループのメニューを新しいメニューに入れ替える。
(4) 総原価抑制のため、Cグループのメニューの食材料を安価なものに変更する。
(5) 食堂利用率増加のため、Cグループのメニューの提供頻度を増やす。

160 食品構成表に関する記述である。最も適当なのはどれか。1つ選べ。

(1) 使用頻度の高い食品を示したものである。
(2) 一定期間における実施献立の食品使用量の合計値を、食品群別に示したものである。
(3) 一定期間における1人1日当たりの提供量の目安を、食品群別に示したものである。
(4) 100g当たりのエネルギー及び栄養素の量を、食品群別に示したものである。
(5) 利用者の食形態の基準を示したものである。

161 給食の品質管理における品質の種類と評価方法・評価項目の組合せである。最も適当なのはどれか。1つ選べ。

(1) 設計品質―――――――調理機器のレイアウト
(2) 設計品質―――――――提供時の温度
(3) 適合（製造）品質―――損益分岐点
(4) 適合（製造）品質―――検食
(5) 総合品質―――――――調理従事者の満足度

162 回転釜を用いた、じゃがいもの煮物に関する記述である。最も適当なのはどれか。1つ選べ。
 (1) じゃがいもは、洗浄後、水切りせずに釜に投入する。
 (2) 少量調理と比較して、じゃがいもに対するだし汁の割合を少なくする。
 (3) 煮汁が沸騰した後も、強火を保つ。
 (4) 加熱のムラを防ぐため、絶えず撹拌する。
 (5) 調味料は、消火後に加える。

163 食材料管理に関する記述である。最も適当なのはどれか。1つ選べ。
 (1) 貯蔵食品は、当日使用する量を毎回発注する。
 (2) 納品された食品は、献立表と照合しながら確認する。
 (3) 納品時の品温は、納入業者が測定する。
 (4) 生鮮食品は、納品時の包装された状態で、原材料用冷蔵庫に保管する。
 (5) 貯蔵食品の在庫量は、食品受払簿により管理する。

164 1日の食数が500食の特定給食施設において、ある月の期首在庫金額は12万円、食材料費の期間支払金額は348万円、期末在庫金額は15万円であった。この月（30日）の1食当たりの食材料費（円）として、最も適当なのはどれか。1つ選べ。
 (1) 214
 (2) 222
 (3) 230
 (4) 232
 (5) 250

165 一定食数を提供する給食施設における労働生産性（生産食数/労働時間）の向上につながる取組として、**誤っている**のはどれか。1つ選べ。
 (1) 調理機器の稼働率を上げる。
 (2) 調理作業の標準化を行う。
 (3) 調理技術の向上を図る。
 (4) カット野菜を導入する。
 (5) 生産品目を増やす。

166 ユニット型介護老人福祉施設におけるユニットのレイアウト（図）である。ユニットには介護職員が配置され、ミニキッチンがある。この施設での食事の提供方式として、**最も適切な**のはどれか。1つ選べ。

(1) 中央配膳方式
(2) パントリー配膳方式
(3) バイキング方式
(4) 弁当配食方式

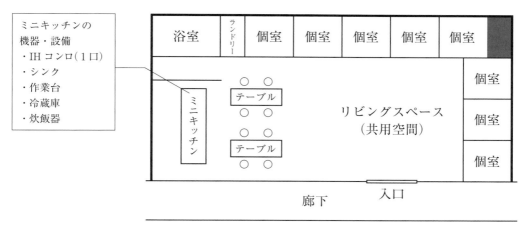

図　ユニットのレイアウト

167 利用者に提供するためのメニューとして、かぼちゃのマヨネーズサラダを試作した。試作工程中の温度を、大量調理施設衛生管理マニュアルの基準に照らして確認したところ（図）、工程の見直しが必要なことが分かった。その根拠とした温度記録として、**最も適当な**のはどれか。1つ選べ。

(1) (a)
(2) (b)
(3) (c)
(4) (d)
(5) (e)

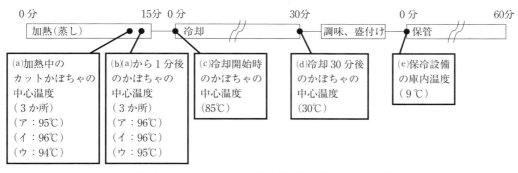

図　かぼちゃのマヨネーズサラダ試作工程中の温度記録

168 ある病院の給食部門では、クックサーブシステムにクックチルシステムとクックフリーズシステム
　　を組み合わせた運営方式を採用している。保冷設備と保存・保管温度の組合せとして、最も適当なのは
　　どれか。1つ選べ。
　　(1) 検収室の食肉保管用冷蔵庫————————————————　8℃
　　(2) 検収室の殻付卵保管用冷蔵庫——————————————　12℃
　　(3) 検収室の冷凍食品保管用冷凍庫—————————————　−10℃
　　(4) クックチルシステムで提供する料理の保管用冷蔵庫————　4℃
　　(5) クックフリーズシステムで提供する料理の保管用冷凍庫———　−15℃

169 給食施設におけるインシデントレポートに関する記述である。最も適当なのはどれか。1つ選べ。
　　(1) 調理従事者に危害が及んだ事故について記載する。
　　(2) インシデントの当事者ではなく、施設責任者が作成する。
　　(3) 報告者の責任を問うために活用する。
　　(4) 分析結果を調理従事者の研修に活用する。
　　(5) 利用者の喫食率を高めるために活用する。

170 病院における災害用備蓄食品に関する記述である。最も適当なのはどれか。1つ選べ。
　　(1) 1か所にまとめて保管する。
　　(2) 専用の大型冷蔵庫を準備する。
　　(3) 1日分を準備する。
　　(4) 要配慮者に対応できる備蓄食品を準備する。
　　(5) 備蓄食品を活用した献立は、災害発生直後に作成する。

　次の文を読み「171」、「172」、「173」に答えよ。

　K社健康保険組合の管理栄養士である。
　対象者は、50歳、既婚男性、喫煙習慣なし。職場の健診で、特定保健指導の積極的支援を2年連続受け
ることになった。
　前年の積極的支援では、週末の運動によって、6か月後に体重が6kg減少した。しかし、その2か月後
に部署異動があり、接待での飲酒機会が週1回以上となった。さらに、家での飲酒も毎日、缶ビール2本
（1本200kcal）に増えた。ビール以外の飲酒はない。部署異動から4か月後に健診を受けたところ、昨
年の健診時とほぼ同じ体重になっていた。
　今年の健診結果は、身長172cm、体重80kg、BMI 27.0kg/m^2、運動は実施していない。

171 今年の初回面談で、対象者は初めに「体重が戻った理由は自分でも分かっています。運動をすれば今
　　回も減らせると思います。」と話した。これに対する応答である。**最も適切な**のはどれか。1つ選べ。
　　(1) ご自分で行動目標を立てて、ご自分でチェックをするのが良さそうですね。
　　(2) 何をすればよいか分かっていらっしゃるようですね。それを行う上で、不安や心配はありますか。
　　(3) 戻った体重はほとんど脂肪です。今回は、前回のようには体重は減りませんよ。
　　(4) 運動よりも食事の方が大切です。食生活の改善方法を一緒に考えましょう。

172 目標体重について、対象者から、最終的に前回達成した体重まで減らしたいという希望もあり、まず
　　「3か月で−3kg」と設定した。目標達成のための計画である。**最も適切な**のはどれか。1つ選べ。
　　(1) 家で飲む缶ビールを1本に減らす。
　　(2) 家で飲む缶ビールをやめる。
　　(3) 接待時の飲酒量を控えめにして、3メッツの運動を週2時間行う。
　　(4) 週2日は休肝日とし、4メッツの運動を週4時間行う。

173　初回面談から1か月後、継続支援の面談を行ったところ、対象者は計画どおり取り組めていた。体重は初回面談時から変化していない。この時の支援である。**最も適切な**のはどれか。1つ選べ。

　(1)　現在の取組状況の問題点を指摘し、改善策を話し合う。

　(2)　現在の取組に対して、今後期待される成果を説明する。

　(3)　現在の取組を称賛した上で、取組を継続するよう励ます。

　(4)　現在の取組を称賛した上で、行動目標の追加を話し合う。

次の文を読み「174」、「175」に答えよ。

　Kクリニックに勤務する管理栄養士である。

　大学2年生の学生がクリニックを受診してきた。学生は、20歳、女性。中学生の時から新体操部に所属している。審美系スポーツでは、体型が重要と考えており、食事摂取を常に控えるようにしてきた。最近、普段の生活において、立ちくらみや息切れ等の症状がみられた。鉄欠乏性貧血と診断され、鉄剤投与を受けた。1日の食事内容は、表のとおりである。

　身長160cm、体重45kg、BMI 17.6kg/m^2。

表　1日の食事記録

朝食	昼食	夕食
おにぎり（1個） コーンスープ ヨーグルト	栄養飲料（ゼリータイプ） サラダチキン キャベツ千切り ドレッシング	ご飯（100g） 納豆 焼きのり 大根ひき肉あんかけ りんごジュース

174　薬物治療により、症状は改善してきた。この学生に栄養食事指導を行うことになった。指導方針として、**最も適切な**のはどれか。1つ選べ。

　(1)　エネルギー摂取量を増やす。

　(2)　たんぱく質摂取量を増やす。

　(3)　鉄摂取量を増やす。

　(4)　水分摂取量を増やす。

175　栄養食事指導の結果、体重は1.5kg増加し、体調が悪い日はなくなり、パフォーマンスが向上してきたと感じていた。この学生から「どうしても選手に選ばれたい。これ以上、体重は増やしたくない。」と相談があった。助言として、**最も適切な**のはどれか。1つ選べ。

　(1)　体重が増えないように、練習量を増やしましょう。

　(2)　体調不良が改善したので、食事指導は終わりにしましょう。

　(3)　パフォーマンスも良くなったと感じているのですね。もう少し今の食事を続けてみましょう。

　(4)　もう少し体重を増やしたほうが、表現力も上がると思いますよ。

次の文を読み「176」、「177」、「178」に答えよ。

K産科病院に勤務する管理栄養士である。

患者は、36歳、初産婦、会社員。現在、妊娠8週目。激しい嘔吐を繰り返すようになり、食事がほとんど食べられなくなったため入院となった。

身長165cm、体重56kg、妊娠前体重59kg。血圧110/70mmHg。空腹時の血液検査値は、クレアチニン0.8mg/dL、尿素窒素30mg/dL、血糖80mg/dL。たんぱく尿（−）、尿中ケトン体（2＋）。

176　入院当日の栄養投与方法として、**最も適切な**のはどれか。1つ選べ。
　　(1)　中心静脈栄養
　　(2)　末梢静脈栄養
　　(3)　経鼻胃管による経腸栄養
　　(4)　流動食による経口栄養

177　入院1週間後には、軽い吐き気はあるものの、激しい嘔吐はおさまり退院となった。退院後の食事のアドバイスである。**最も適切な**のはどれか。1つ選べ。
　　(1)　食事をしっかり食べて、間食は控えましょう。
　　(2)　職場で決まった時間に食べられない分は、自宅で食べるようにしましょう。
　　(3)　食事は、食べられるときに食べましょう。少量ずつ数回に分けても良いですよ。
　　(4)　3食ともに、主食、主菜、副菜を揃えた食事にしましょう。

178　退院後、順調に回復した。時々、つわりの症状があるものの、体重は60kgとなり、現在は妊娠12週目となった。本人は、自身の体重の増え方が少ないことを気にして、栄養相談のために来院した。表は、本人が持参した食事メモである。患者への助言として、**最も適切な**のはどれか。1つ選べ。
　　(1)　主食の量が足りませんね。1回量を増やしましょう。
　　(2)　果物はお好きではないですか。1日に1回果物を摂りましょう。
　　(3)　乳製品が少ないですね。間食に牛乳を取り入れましょう。
　　(4)　まだ12週目ですから、体重の増え方は、このくらいで大丈夫ですよ。今の食生活を続けましょう。

表　食事メモ

朝食	昼食	夕食	間食
トースト（6枚切1枚） いちごジャム オレンジジュース ヨーグルト	おにぎり（1個） 卵焼き シューマイ（2個） 唐揚げ（2個） レタス	ご飯（茶碗1杯） 鶏肉の照り焼き プチトマト（2個） 冷奴	シュークリーム（1個） シャーベット（1個）

次の文を読み「179」、「180」、「181」に答えよ。

K病院に勤務する管理栄養士である。

患者は、9歳2か月、女児。健診で肥満を指摘され、心配した母親が女児を連れて来院した。

初診時、身長135cm、体重44kg、肥満度41.8％。腹囲81cm。血圧114/70mmHg。空腹時の血液検査値は、血糖90mg/dL、AST17U/L、ALT29U/L、non-HDLコレステロール130mg/dL、トリグリセリド115mg/dL。家族歴なし。

原発性肥満と診断され、医師から1日の指示エネルギー量を2,000kcal、たんぱく質エネルギー比率を20％E、脂肪エネルギー比率を25～30％E、カルシウム量を750mgとして、栄養食事指導を行うよう指示があった。放課後や休日は外遊びをよくしているが、スポーツクラブなどには所属していない。

179 母親から、女児の普段の食事内容を聞き取った（表）。医師からの指示内容を踏まえ、優先すべき改善項目である。**最も適切な**のはどれか。1つ選べ。
　(1)　エネルギー量
　(2)　たんぱく質量
　(3)　脂質量
　(4)　カルシウム量

表　患者の普段の食事内容

朝食	昼食（給食）	間食（午後4時）	夕食	間食（午後8時）
ご飯（150g） 焼きのり 即席味噌汁 （粉末タイプ1袋）	ご飯 （おかわり1回） 八宝菜 鯵の南蛮漬け フルーツ白玉 牛乳（1本）	アイスクリーム （1カップ） ポテトチップス （小1袋）	ご飯（150g） 照り焼きチキン（100g） フライドポテト（35g） ミニトマト（3個） 大根とわかめの味噌汁（1杯） みかん（小2個） 麦茶（コップ1杯）	牛乳（コップ1杯）

180 設問179の結果をもとに、次回の受診までに、まず取り組んでもらう具体的な内容である。**最も適切**なのはどれか。1つ選べ。
　(1)　朝食のご飯はパンにし、給食のおかわりはやめましょう。
　(2)　朝食に大豆製品を追加し、給食のおかわりはやめましょう。
　(3)　朝食に牛乳を追加し、給食のおかわりはやめましょう。
　(4)　間食のお菓子をやめて、果物にしましょう。

181 2か月後に再診した時の身長は137cm、体重は44kgであった。指導の際、母親は、「頑張っていますが、体重は減りません。」と話した。これに対する管理栄養士の発言である。**最も適切な**のはどれか。1つ選べ。
　(1)　食べすぎが原因です。食事量を減らしましょう。
　(2)　運動不足が原因です。運動量を増やしましょう。
　(3)　合併症が心配です。検査を受けてみてください。
　(4)　肥満は改善されてきています。今の取組を続けましょう。

次の文を読み「182」、「183」、「184」に答えよ。

Kクリニックに勤務する管理栄養士である。外来栄養食事指導を行っている。

患者は、81歳、男性。独居。10年前に2型糖尿病を発症している。前院で経口血糖降下薬を処方されていたが、服用を忘れることが多く、食事は自由に摂取していた。血糖コントロールは不良で、最近は低血糖症状もみられることから、当クリニックへ紹介された。インスリン療法を開始することになり、毎食前のインスリン注射の指導を医師から受けた。明らかな糖尿病合併症はない。

身長165cm、体重53.1kg、BMI 19.5kg/m²。

血液検査値は、血糖（食後2時間）132mg/dL、HbA1c 8.3％。

182 インスリン療法開始前の栄養食事指導を行うに当たり、事前に撮ってもらった写真と聞き取りから2日間の食生活を確認した（図）。優先すべき指導内容として、**最も適切な**のはどれか。1つ選べ。

（1） 炭酸飲料や菓子は控える。

（2） ビールは控える。

（3） 3食とも主食を摂る。

（4） 毎日続けられる運動を始める。

183 1か月後に栄養食事指導を行った。患者は先月の指導内容を守っており、体重53.8kg、HbA1c 7.9％であった。体調が良くなったことから、買い物の前に30分散歩するようになり、風呂上がりに低血糖症状を起こすようになった。その時の指導内容として、**最も適切な**のはどれか。1つ選べ。

（1） インスリン投与量を減らす。

（2） 入浴前に補食を摂る。

（3） 3食とも主食量を増やす。

（4） 散歩時間を減らす。

1日目（普段の日のパターン）				2日目（特別な日：友人宅を訪問）			
生活	時	食事		生活	時	食事	
（起床）	6			（起床）	6		
	7	朝食	トースト（6枚切1枚） マーガリン コーヒー（クリーム入り）		7	朝食	コーヒー（クリーム入り）
	8			テレビ	8		
					9		サイダー（350mL 1缶）
	10		せんべい（2枚）		10		
テレビ	12	昼食	せんべい（2枚）		12	昼食	握り寿司（1人前） 吸物（1杯）、みかん（1個） ビール（350mL 2缶）
	14		サイダー（350mL 1缶）	友人宅	14		アイスクリーム（1個）
					15		饅頭（1個）、せんべい（5枚） コーヒー（クリーム入り）
買い物 (徒歩30分)	16						
入浴	18			入浴	18		
	19	夕食	ご飯（1杯）、焼き魚（惣菜1切） 即席豚汁（1杯） 煮物（惣菜1パック） ビール（350mL 1缶）		19	夕食	サイダー（350mL 1缶）
テレビ				テレビ	21		ミニあんぱん（1個）
	22		コーラ（350mL 1缶）				
（就寝）	23			（就寝）	23		

図　食生活の記録

184 さらに1か月後に栄養食事指導を行った。体重53.6kg、HbA1c 7.7％であり、最近は低血糖にならなくなった。患者から「低血糖にならなくなったので、久しぶりに旅行に行こうと思います。旅行中に注意することはありますか。」と聞かれた。その時のアドバイスとして、**最も適切な**のはどれか。1つ選べ。

　（1）　アルコールは控えた方が良いですね。
　（2）　パンとご飯は普段の量と同じにしましょう。
　（3）　炭酸飲料やお菓子は控えた方が良いですね。
　（4）　旅行先でも散歩は続けましょう。

　次の文を読み「185」、「186」、「187」に答えよ。

　K病院に勤務する管理栄養士である。
　患者は、72歳、男性。独居。
　1か月前から労作時の呼吸苦が出現した。1週間前から呼吸苦の増強とともに、食欲不振、下痢、下肢の浮腫が加わり、弁膜症による慢性心不全の急性増悪と診断され緊急入院となった。
　身長160cm、体重50kg、BMI 19.5kg/m²。発熱なし。
　空腹時の血液検査値は、BNP（脳性ナトリウム利尿ペプチド）840 pg/mL（基準値18.4 pg/mL 未満）、LDLコレステロール 98 mg/dL、アルブミン 2.8 g/dL。eGFR 68 mL/分/1.73 m²、酸素飽和度93％。

185　この患者の消化器症状（下痢）の原因として、**最も適切な**のはどれか。1つ選べ。

　（1）　感染性腸炎
　（2）　たんぱく漏出性胃腸症
　（3）　バクテリアルトランスロケーション
　（4）　過敏性腸症候群

186　入院2日目、バイタルサインは安定し呼吸苦と消化器症状が改善してきたため、静脈栄養法に加え、経腸栄養法を開始することとした。静脈ルートを確保する目的として、静脈栄養法では200 kcal/日（1,000 mL）が投与されており、経腸栄養法で800 kcal/日を追加することとした。使用する栄養剤として、**最も適切な**のはどれか。1つ選べ。

　（1）　希釈した半消化態栄養剤（0.5 kcal/mL）
　（2）　半消化態栄養剤（1.0 kcal/mL）
　（3）　半消化態栄養剤（2.0 kcal/mL）
　（4）　成分栄養剤（1.0 kcal/mL）

187 入院6日目、心不全症状は改善し、消化器症状も消失した。退院に向けて栄養食事指導を行うことになり、入院前の普段の食事内容を聞き取った（表）。この食事内容を基に改善点を指摘した。その内容として、**最も適切な**のはどれか。1つ選べ。

　(1) 鶏唐揚げを焼き魚にする。
　(2) 野菜の摂取量を増やす。
　(3) レトルト粥をご飯に変える。
　(4) 冷奴を半分に減らす。

表　患者の普段の食事内容

朝食 （午前7時）	昼食 （正午）	間食 （午後3時）	夕食 （午後6時）
レトルト粥（250g） たくあん（2枚） 緑茶（1杯）	レトルト粥（250g） コロッケ（1個） 鶏唐揚げ（50g×2個） 味噌汁（1杯） 野菜ジュース（200mL） ゼリー（1個）	クッキー（2枚） カフェオレ（1杯）	レトルト粥（250g） 餃子（5個） 冷奴（200g） 枝豆（20g） 日本酒（1合）

次の文を読み「188」、「189」、「190」に答えよ。

　K病院の消化器内科病棟に配置されている管理栄養士である。
　患者は、75歳、男性。C型慢性肝炎で、10年前より通院加療していた。摂食機能に問題はない。最近、朝方の全身倦怠感が強くなり受診したところ、精査目的で入院となった。
　入院時、身長165cm、体重55kg、BMI 20.2kg/m²。標準体重60kg。浮腫（－）、腹水（－）。空腹時の血液検査値は、アルブミン2.7g/dL、血糖90mg/dL、AST 65U/L、ALT 50U/L、アンモニア65μg/dL（基準値30～80μg/dL）。

188 精査の結果、肝硬変、重症度はChild-Pugh分類のCと診断され、早朝の呼吸商は低下していた。この患者の優先すべき栄養療法である。**最も適切な**のはどれか。1つ選べ。
　(1) たんぱく質制限
　(2) 食塩制限
　(3) 鉄の付加
　(4) LES（late evening snack）の導入

189 この患者における、1日当たりの指示エネルギー量と指示たんぱく質量の組合せである。**最も適切**なのはどれか。1つ選べ。

	エネルギー （kcal/日）	たんぱく質 （g/日）
(1)	1,500	35
(2)	1,500	70
(3)	2,100	35
(4)	2,100	70

190　毎日モニタリングしていたところ、患者との意思疎通が困難となり、患者の食事摂取量は著しく低下してきた。血液検査値は、アルブミン 2.5 g/dL、血糖 92 mg/dL、AST 68 U/L、ALT 52 U/L、アンモニア 106 μg/dL であった。この状況での栄養管理として、**最も適切な**のはどれか。1 つ選べ。

　　(1)　投与する総エネルギー量を減らす。
　　(2)　分割食にする。
　　(3)　肝不全用経腸栄養剤の投与を開始する。
　　(4)　末梢静脈栄養を開始する。

次の文を読み「191」、「192」に答えよ。

　200 床の K 病院に勤務する管理栄養士である。給食は直営によりクックサーブ方式で運営されている。この病院では、毎食 20 食分の全粥を作っている。調理師から、全粥の出来上がりを一定にするにはどうしたらよいかとの相談を受けた。

191　全粥の調理の標準化による適合（製造）品質の向上に向けて、検討を行うこととした。加える水の量のほかに、重視すべき管理項目として、**最も適切な**のはどれか。1 つ選べ。

　　(1)　室温・湿度
　　(2)　沸騰までの時間
　　(3)　中心温度
　　(4)　出来上がり重量

192　表は、見直した調理作業指示書（20 食分）である。1 食分の米を 50 g としたときの「④加える水」の量（kg）である。最も適当なのはどれか。1 つ選べ。

　　(1)　6.0
　　(2)　6.4
　　(3)　7.2
　　(4)　8.4
　　(5)　8.8

　　表　全粥の調理作業指示書（20 食分）

米と水の配合の重量比率	1：6
沸騰継続時の水の蒸発量（g/分）	40

＜作業手順＞
①米を計量する。
②洗米する。
③寸胴鍋に洗米した米を入れる。
④加える水を計量する。
⑤寸胴鍋に計量した水を入れ、30分間米を浸漬する。
⑥寸胴鍋に蓋をして加熱する。
⑦沸騰したら、蓋をとり、弱火で30分間沸騰を継続させる。
⑧最後に蓋をして10分間蒸らす。
⑨計量して盛り付ける。

次の文を読み「193」、「194」、「195」に答えよ。

K社健康保険組合の管理栄養士である。

K社では男性の高血圧症の者の割合が高い。その原因の一つに食塩の過剰摂取が考えられた。そこで、男性社員の食塩摂取量の減少を目的として、利用率の高い社員食堂において、減塩メニューの充実による食環境整備と減塩教育を行うことになった。

7〜10月の4か月間を実施期間とし、実施前後に食塩摂取量を把握して評価することとした。A事業所（男性200人）を介入群（食環境整備および減塩教育）、同じ地域で、年齢構成、就業状況および規模が近似したB事業所（男性180人）を比較群（減塩教育のみ）とした。

193 介入効果を検証するために、K社健康保険組合、A事業所及びB事業所の管理栄養士3人で、食塩摂取量の変化を調べた。対象者と調査者の負担が少なく、かつ、より高い精度で食塩摂取量を推定するための調査法である。**最も適切**なのはどれか。1つ選べ。
 (1) ナトリウムを多く含む食品の過去1か月間の摂取頻度について、チェックシートに記入してもらう。
 (2) 7日間毎日、飲食した全てのものの写真をスマートフォンで送付してもらう。
 (3) 3日間の面接による24時間食事思い出し法を実施する。
 (4) 2日間の随時尿中ナトリウム値及びクレアチニン値を測定する。

194 取組実施前後の食塩摂取量の変化量について、A事業所、B事業所とも正規分布であることを確認した上で、結果を示した（表）。統計学的な有意水準は両側5％とする。取組の効果の評価として、最も適当なのはどれか。1つ選べ。
 (1) 両事業所とも、摂取量に有意な変化はみられなかった。
 (2) 両事業所とも、摂取量は有意に減少した。
 (3) A事業所は、摂取量が有意に減少した。
 (4) B事業所は、摂取量が有意に減少した。
 (5) 両事業所とも、変化を判断できなかった。

表 取組実施前後の食塩摂取量の変化量（g/日）

	人数[1]	変化量[2]の平均値	変化量[2]の平均値の95％信頼区間
A事業所	170	−0.54	−0.98〜−0.10
B事業所	155	−0.35	−0.91〜0.21

[1] 実施前後の食塩摂取量を把握できた者
[2] 変化量＝実施後の摂取量−実施前の摂取量

195 取組実施前後の食塩摂取量の変化量を、両事業所間で比較するに当たり、考慮すべき評価デザインの限界である。**最も適切**なのはどれか。1つ選べ。
 (1) 群間で対象者の生活背景が異なっている可能性があること。
 (2) 群間で調査の協力率に差があること。
 (3) 介入期間後も効果が継続するかを調べていないこと。
 (4) 実施前後で季節が異なること。

次の文を読み「196」、「197」に答えよ。

　K大学に勤務する、管理栄養士の資格を持つ教員である。K大学では、不定愁訴を有する学生が多く、学生の朝食摂取状況を把握することになった。学生1,000人（家族と同居の学生500人と一人暮らしの学生500人）に対して自記式質問紙調査を実施した。調査の結果、1,000人中400人が朝食を欠食していることが明らかとなった。表は、居住形態別に、朝食欠食の理由をまとめたものである。

表　朝食欠食の理由（複数回答）

	全員 （400人）		家族と同居の学生 （100人）		一人暮らしの学生 （300人）	
	人	%	人	%	人	%
食欲がない	214	53.5	52	52.0	162	54.0
食べる必要性を感じない	199	49.8	50	50.0	149	49.7
ダイエットのため	166	41.5	68	68.0	98	32.7
準備するのが面倒	241	60.3	10	10.0	231	77.0
お金の節約のため	226	56.5	25	25.0	201	67.0

196　調査結果を踏まえて、より多くの学生が朝食を摂取するための方法を検討した。朝食摂取の自己効力感の向上を目的とした栄養教育の対象者と、その内容に関する記述である。**最も適切なの**はどれか。1つ選べ。
　（1）　家族と同居の学生に対し、教員が朝食を欠食することによる健康への悪影響について話をする。
　（2）　家族と同居の学生に対し、朝食を食べてダイエットに成功した学生が、その体験談を紹介する。
　（3）　一人暮らしの学生に対し、かつて朝食を欠食していた学生が、朝食を毎日食べられるようになった工夫を話す。
　（4）　一人暮らしの学生に対し、朝食を毎日食べることで以前よりも健康的になった自分を想像してもらう。

197　朝食欠食者全員を集めて栄養教育を行った後、全員を対象に評価を行った。評価において、朝食欠食者を減らす上で重視すべき影響評価の指標である。**最も適切なの**はどれか。1つ選べ。
　（1）　朝食欠食と肥満に関する知識の変化
　（2）　朝食摂取の必要性を感じている人数の変化
　（3）　準備できる朝食のレパートリー数の変化
　（4）　不定愁訴の頻度の変化

次の文を読み「198」、「199」、「200」に答えよ。

　K事業所の社員食堂を運営している給食受託会社の管理栄養士である。K事業所の男性社員はデスクワークが1日の大半を占めており、他の事業所より、特に肥満（1度：BMI 25以上30kg/m²未満）の者の割合が高い。これまで社員を対象に様々な栄養情報を提供してきたが、男性社員の健康への関心は薄い。そこで、食環境整備を行うこととした。初めに、K事業所の20～60歳台男性社員の利用率が高い社員食堂において、男性社員（1,100人）のメニューの選択状況を、売上食数から把握した（表）。

表　K事業所の社員食堂における20～60歳台男性社員のメニュー選択状況（上位5位）

提供メニュー	1位	2位	3位	4位	5位
定食（ご飯200g、主菜（肉または魚）、副菜小鉢2つのセット）					○
カレーライス		○			
カツ丼				○	
ミニカツ丼	○				
和麺（そば・うどん）			○		
ラーメン	○				
サラダ					
野菜小鉢					
ご飯大盛り（＋100g）			○	○	
麺大盛り（＋100g）					

※複数○がついているものは、それらを組み合わせて食べていることを示す。

198　表の調査結果から読み取れる、優先して取り組むべき問題である。**最も適切な**のはどれか。1つ選べ。
  (1) 食塩の摂取量が多い。
  (2) 脂質の摂取量が多い。
  (3) 炭水化物の摂取量が多い。
  (4) たんぱく質の摂取量が多い。

199　課題解決に向けて、社員食堂において定食の選択を増やすための取組を行うこととした。ナッジを用いた取組内容として、**最も適切な**のはどれか。1つ選べ。
  (1) 定食のプライスカードに、目立つようにエネルギー量を表示する。
  (2) 定食を"即出しランチ"と名付け、待ち時間を短縮した優先レーンで提供する。
  (3) 定食を"ヘルシーランチ"と名付け、副菜小鉢を2つとも野菜料理にする。
  (4) 定食の選択者には、ご飯大盛りを無料とする。

200 この取組を約 6 か月間継続したところ、定食の食数は着実に増加してきた。そこで、健康管理部門と連携して、会社の健康課題である肥満解消に向けた効果を調べることにした。職員健診の場を利用して、全男性社員を対象に、取組前後における食堂の利用状況に関するアンケート調査を行った。以前は定食をほとんど利用していなかった者に限定して、データ分析を行った。**最も適切な**のはどれか。1 つ選べ。

(1) 新たに定食を利用するようになった者における、メニュー選択の変更に伴う摂取エネルギーの変化量を算出する。

(2) BMI の低下が特に大きかった 10 名の調査票を抽出して、メニューの選択状況を詳細に調べる。

(3) 定食の利用頻度で 2 群に分け、取組前の健診時からの体重の変化量を比較する。

(4) 取組前の健診時の肥満の有無で層別化して、定食の利用頻度で 2 群に分け、BMI の分布の変化を比較する。

第 34 回（令和 2 年）〜第 37 回（令和 5 年）
管理栄養士国家試験

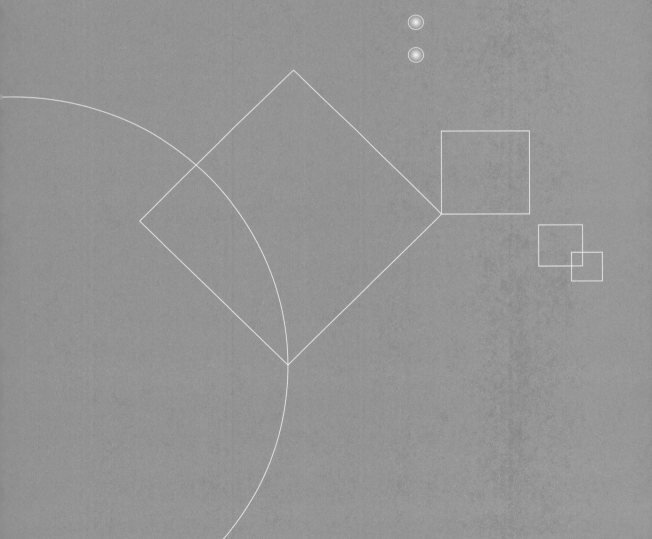

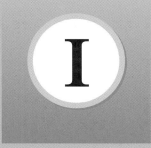

社会・環境と健康

1 社会と健康

1 減塩教室における PDCA サイクル　　　第 36 回 問題 1　解答集 ➡ p. 31

減塩教室における PDCA サイクルのうち、A（Act）に該当するものである。最も適当なのはどれか。1つ選べ。
(1) アンケートにより参加者の満足度の集計を行った。
(2) 参加する対象者の選定を行った。
(3) 評価項目を定めた。
(4) 参加者の要望を受けて新たなプログラムを検討した。
(5) 開催中にスタッフによる指導内容を記録した。

2 一次、二次および三次予防　　　第 37 回 問題 1　解答集 ➡ p. 31

一次、二次および三次予防に関する記述である。最も適当なのはどれか。1つ選べ。
(1) 住民を対象とするがん検診は、一次予防である。
(2) ヒトパピローマウイルス（HPV）ワクチン接種は、二次予防である。
(3) 脳梗塞発症後の機能回復訓練は、二次予防である。
(4) 職場におけるストレスチェックは、三次予防である。
(5) 精神障害者に対する社会復帰支援は、三次予防である。

3 熱中症とその予防・治療　　　第 37 回 問題 2　解答集 ➡ p. 31

熱中症とその予防・治療に関する記述である。最も適当なのはどれか。1つ選べ。
(1) 予防のための指標として、湿球黒球温度（WBGT）がある。
(2) 意識障害がみられたら、熱中症 I 度と判定する。
(3) 起座呼吸（起坐呼吸）がみられたら、熱中症 II 度と判定する。
(4) めまい、立ちくらみがみられたら、熱中症 III 度と判定する。
(5) 熱痙攣の発症直後には、電解質を含まない水を与える。

4 健康の社会的決定要因　　　第 36 回 問題 2　解答集 ➡ p. 31

WHO「健康の社会的決定要因」の内容に関する記述である。**誤っている**のはどれか。1つ選べ。
(1) 社会的地位が低いほど、平均寿命は長くなる。
(2) ストレスの多い環境は、早世のリスクを高める。
(3) 仕事に対してコントロールができる人ほど、健康状態が良好である。
(4) アルコールやたばこへの依存は、社会的環境の影響を受ける。
(5) 健康的な食品の確保は、政治的問題である。

5　公害の発生地域と原因物質　　　第35回 問題1　解答集 ➡p. 31

公害の発生地域と原因物質の組合せである。最も適当なのはどれか。1つ選べ。
(1)　阿賀野川下流地域———ヒ素
(2)　神通川下流地域———カドミウム
(3)　四日市市臨海地域———アスベスト
(4)　宮崎県土呂久地区———メチル水銀
(5)　水俣湾沿岸地域———鉛

6　上・下水道および水質　　　第34回 問題10　解答集 ➡p. 31

上・下水道および水質に関する記述である。最も適当なのはどれか。1つ選べ。
(1)　急速ろ過法では、薬品は用いられない。
(2)　末端の給水栓では、消毒に用いた塩素が残留してはならない。
(3)　水道水の水質基準では、一般細菌は検出されてはならない。
(4)　活性汚泥法は、嫌気性微生物による下水処理法である。
(5)　生物化学的酸素要求量が高いほど、水質は汚濁している。

7　水道法に基づく上水道の水質基準　　　第36回 問題3　解答集 ➡p. 32

水道法に基づく上水道の水質基準に関する記述である。最も適当なのはどれか。1つ選べ。
(1)　末端の給水栓では、消毒に用いた塩素が残留してはならない。
(2)　生物化学的酸素要求量（BOD）についての基準値が定められている。
(3)　一般細菌は、「1mL の検水で形成される集落数が100以下」となっている。
(4)　総トリハロメタンは、「検出されないこと」となっている。
(5)　臭気は、「無いこと」となっている。

8　上水道および水質　　　第37回 問題3　解答集 ➡p. 32

上水道および水質に関する記述である。最も適当なのはどれか。1つ選べ。
(1)　クリプトスポリジウムは、塩素消毒で死滅する。
(2)　水道水の水質基準では、一般細菌は「検出されないこと」となっている。
(3)　水道水の水質基準では、pH の基準値が定められている。
(4)　水道水の水質基準では、水銀の量に関して「検出されないこと」となっている。
(5)　生物化学的酸素要求量が低いほど、水質は汚濁している。

3　健康、疾病、行動に関わる統計資料

9　わが国の保健統計指標と調査名　　第 36 回 問題 16　　解答集 ➡ p. 32

わが国の保健統計指標と調査名の組合せである。最も適当なのはどれか。1 つ選べ。
(1)　食中毒発生件数―――国民健康・栄養調査
(2)　純再生産率――――――人口動態調査
(3)　死因別死亡率―――――国勢調査
(4)　通院者率―――――――患者調査
(5)　糖尿病の医療費―――国民生活基礎調査

10　わが国の人口指標　　第 34 回 問題 2　　解答集 ➡ p. 32

わが国の人口指標のうち、最近減少しているものである。最も適当なのはどれか。1 つ選べ。
(1)　合計特殊出生率
(2)　65 歳以上人口に占める 75 歳以上人口の割合
(3)　従属人口指数
(4)　粗死亡率（全死因）
(5)　年齢調整死亡率（全死因）

11　わが国の出生に関連する保健統計の定義と傾向　　第 35 回 問題 2　　解答集 ➡ p. 32

わが国の出生に関連する保健統計の定義と最近 5 年間の傾向に関する記述である。最も適当なのはどれか。1 つ選べ。
(1)　合計特殊出生率は、15～49 歳の女性の年齢別出生率をもとに算出されている。
(2)　総再生産率は、母親世代の死亡率を考慮している。
(3)　純再生産率は、1.00 を超えている。
(4)　合計特殊出生率は、2.00 を超えている。
(5)　第 1 子出生時の母親の平均年齢は、35 歳を超えている。

12　女性の人口と出生の状況　　　第37回 問題4　解答集 →p.33

ある年のA地域とB地域における年齢階級別（15〜49歳）の女性の人口と出生の状況を表に示した。両地域の比較に関して、この表から読み取れる内容である。最も適当なのはどれか。1つ選べ。

(1)　A地域で15〜19歳と20〜24歳の出生率が高いのは、子育てしやすい環境による。
(2)　B地域で40〜44歳と45〜49歳の出生率が高いのは、晩婚化の影響による。
(3)　総再生産率は、A地域で高い。
(4)　純再生産率は、A地域で高い。
(5)　合計特殊出生率は、B地域で高い。

表　ある年のA地域とB地域における年齢階級別（15〜49歳）の女性の人口と出生の状況

年齢階級	A地域			B地域		
	女性の人口（人）	出生数（人）	年齢別出生率の合計[※1]	女性の人口（人）	出生数（人）	年齢別出生率の合計[※1]
15〜19歳	3,000	10	0.017	30,000	50	0.008
20〜24歳	3,000	90	0.150	30,000	550	0.092
25〜29歳	2,500	190	0.380	30,000	2,250	0.375
30〜34歳	3,000	240	0.400	32,500	3,150	0.485
35〜39歳	3,500	150	0.214	37,500	2,175	0.290
40〜44歳	4,500	45	0.050	40,000	525	0.066
45〜49歳	4,500	0	0.000	40,000	25	0.003
合計	24,000	725	1.211	240,000	8,725	1.318[※2]

※1　例えば15〜19歳の値は、（母の年齢別出生数÷年齢別女性の人口）の15〜19歳の合計である。
※2　掲載の数値は四捨五入のため、合計が合わない。

13　人口および死亡の状況　　　第36回 問題4　解答集 →p.33

ある年のA地域とB地域における人口および死亡の状況を示した（表）。A地域とB地域の比較として、最も適当なのはどれか。1つ選べ。

(1)　人口に占める0〜39歳の割合は、A地域で高い。
(2)　人口に占める65歳以上の割合は、A地域で低い。
(3)　死亡数は、B地域で多い。
(4)　粗死亡率は、B地域で低い。
(5)　年齢調整死亡率は、B地域で高い。

表　A地域とB地域における年齢階級別人口、死亡数、基準集団における期待死亡数

年齢階級	基準集団	A地域			B地域		
	年齢階級別人口（千人）	年齢階級別人口（千人）	死亡数（人）	基準集団における期待死亡数（人）	年齢階級別人口（千人）	死亡数（人）	基準集団における期待死亡数（人）
0〜39歳	40,000	200	100	20,000	300	150	20,000
40〜64歳	40,000	200	100	20,000	300	150	20,000
65歳以上	20,000	600	1,200	40,000	400	800	40,000
合計	100,000	1,000	1,400	80,000	1,000	1,100	80,000

年齢調整死亡率（直接法）に関する記述である。最も適当なのはどれか。 1 つ選べ。
(1) 要因の曝露群と非曝露群の死亡率の比によって算出する。
(2) 要因の曝露群と非曝露群の死亡率の差によって算出する。
(3) 基準人口の年齢別死亡率を用いて算出する。
(4) 標準化死亡比として表す。
(5) 基準人口の年齢構成によって、数値は変化する。

図は女性の部位別悪性新生物の年齢調整死亡率の経年変化を示している。①～④に当てはまる部位として
正しい組合せはどれか。 1 つ選べ。

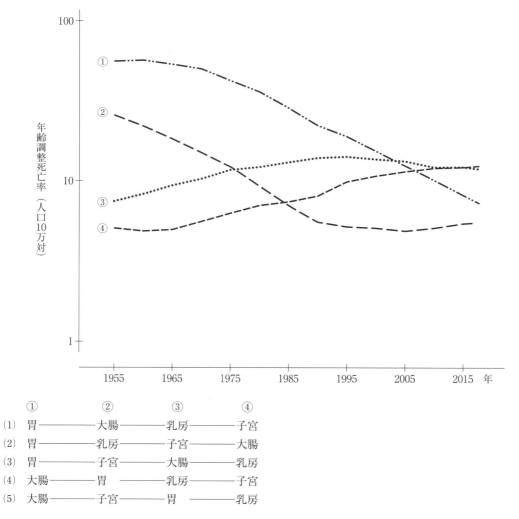

図　部位別にみた悪性新生物の年齢調整死亡率（人口 10 万対）の推移

	①	②	③	④
(1)	胃	大腸	乳房	子宮
(2)	胃	乳房	子宮	大腸
(3)	胃	子宮	大腸	乳房
(4)	大腸	胃	乳房	子宮
(5)	大腸	子宮	胃	乳房

16　平均寿命、平均余命および健康寿命　　　第 35 回 問題 3　解答集 ➡p. 33

平均寿命、平均余命および健康寿命に関する記述である。最も適当なのはどれか。1 つ選べ。

(1)　平均寿命は、その年に死亡した者の年齢を平均して算出する。

(2)　平均余命は、ある年齢の者のその後の生存年数の実測値である。

(3)　健康寿命は、人口動態統計を用いて算出する。

(4)　平均寿命が短くなるほど、健康寿命は延びる。

(5)　悪性新生物による死亡がなくなれば、平均寿命は延びる。

17　わが国の平均寿命　　　第 37 回 問題 5　解答集 ➡p. 34

わが国の平均寿命に関する記述である。最も適当なのはどれか。1 つ選べ。

(1)　0 歳の死亡率が低下すると、平均寿命は短くなる。

(2)　平均寿命は、各年齢に対して算出される。

(3)　平均寿命は、全ての年齢の死亡状況を集約したものである。

(4)　平均寿命は、WHO で採用している障害調整生存年数（DALYs）を用いて算出される。

(5)　健康日本 21（第二次）では、平均寿命について、健康寿命の増加分を上回る延びを目指している。

4　健康状態・疾病の測定と評価

18　疫学研究の方法に関する説明と名称　　　第 36 回 問題 5　解答集 ➡p. 34

疫学研究の方法に関する説明と名称の組合せである。最も適当なのはどれか。1 つ選べ。

(1)　特定の一時点において、曝露要因と疾病の有無との
　　　相関関係を分析する。　　　　　　　　　　——横断研究

(2)　現在の疾病の有無と過去の曝露要因の有無との関係
　　　について分析する。　　　　——ランダム化比較対照試験（RCT）

(3)　現在、疾病 A を有さない集団を追跡し、曝露要因の
　　　有無と疾病 A の発生との関連を分析する。　　——症例対照研究

(4)　対象者を介入群と非介入群に無作為に分け、要因へ
　　　の曝露と疾病の発生との因果関係を検討する。　——コホート研究

(5)　複数の分析疫学研究の結果を量的に総合評価する。——生態学的研究

19　ランダム化比較試験　　　第 34 回 問題 4　解答集 ➡p. 34

ランダム化比較試験に関する記述である。最も適当なのはどれか。1 つ選べ。

(1)　利益相反の関係にある企業の商品は評価できない。

(2)　無作為割り付けを行う前に、インフォームド・コンセントを得る。

(3)　介入群は患者集団から、対照群は一般集団から無作為抽出する。

(4)　参加者の希望により、割り付け後でも群の変更ができる。

(5)　未知の交絡因子を制御しにくい。

20

スクリーニング検査の評価指標 第35回 問題5 解答集 ➡p.34

疾病Aのスクリーニング検査の評価指標に関する記述である。最も適当なのはどれか。1つ選べ。
(1) 敏感度は、検査で陽性である者のうち、疾病Aがある者の割合である。
(2) 特異度は、検査で陰性である者のうち、疾病Aがない者の割合である。
(3) 陽性反応的中度は、検査を行う集団における疾病Aの有病率の影響を受ける。
(4) カットオフ値を高くすれば、敏感度と特異度は高くなる。
(5) ROC曲線は、縦軸を敏感度、横軸を（1－偽陽性率）として描く。

スクリーニングテストの陽性反応的中度 第36回 問題6 解答集 ➡p.34

疾病Aの有病率が10％である1,000人の集団を対象に、疾病Aのスクリーニングテストを行った。疾病Aを有する者で陽性反応になった者は90人、疾病Aを有しない者で陰性反応になった者は720人となった。このスクリーニングテストの陽性反応的中度を求めた。最も適当なのはどれか。1つ選べ。
(1) 0.10
(2) 0.33
(3) 0.67
(4) 0.80
(5) 0.90

対象集団の有病率とスクリーニングの精度 第37回 問題6 解答集 ➡p.35

対象集団の有病率とスクリーニングの精度に関する記述である。最も適当なのはどれか。1つ選べ。
(1) 有病率が高くなると、敏感度は低くなる。
(2) 有病率が高くなると、特異度は高くなる。
(3) 有病率が高くなると、偽陽性率は高くなる。
(4) 有病率が低くなると、陽性反応的中度は低くなる。
(5) 有病率が低くなると、陰性反応的中度は低くなる。

5 生活習慣（ライフスタイル）の現状と対策

生物心理社会モデル 第35回 問題6 解答集 ➡p.35

健康の「生物心理社会モデル」に関する記述である。**誤っている**のはどれか。1つ選べ。
(1) 生物医学的側面を考慮する。
(2) 疾病の原因の解明を含む。
(3) 対象者のニーズに応える。
(4) 疾病を単一要因により説明する。
(5) 栄養ケア・マネジメントの基礎となる概念である。

24　NCD　　　第 35 回 問題 7　　解答集 ➡ p. 35

NCD に関する記述である。最も適当なのはどれか。1 つ選べ。

(1)　遺伝的要因は、影響しない。

(2)　わが国の死因別死亡割合は、約 4 割である。

(3)　麻しんは、含まれる。

(4)　COPD は、含まれる。

(5)　発展途上国では、健康課題とはなっていない。

25　健康日本 21（第二次）における健康寿命　　　第 34 回 問題 1　　解答集 ➡ p. 35

健康日本 21（第二次）における健康寿命に関する記述である。**誤っている**のはどれか。1 つ選べ。

(1)　「日常生活に制限のない期間」を指す。

(2)　健康寿命の増加分を上回る平均寿命の増加を目標としている。

(3)　健康寿命は、女性の方が男性よりも長い。

(4)　都道府県格差の縮小を目標としている。

(5)　社会環境の整備によって、地域格差が縮小される。

26　身体活動・運動の現状　　　第 34 回 問題 5　　解答集 ➡ p. 35

最近の国民健康・栄養調査に示された身体活動・運動の現状に関する記述である。正しいのはどれか。1 つ選べ。

(1)　「運動習慣のある者」の割合は、20 歳以上では女性の方が男性より高い。

(2)　「運動習慣のある者」の割合は、65 歳以上は 20〜64 歳より高い。

(3)　健康日本 21（第二次）における「運動習慣者の割合の増加」の目標値は、すでに達成している。

(4)　1 日の平均歩数は、65 歳以上は 20〜64 歳より多い。

(5)　20 歳以上の男性における 1 日の平均歩数は、10 年間で増加してきている。

27　健康づくりのための身体活動基準 2013　　　第 36 回 問題 7　　解答集 ➡ p. 36

「健康づくりのための身体活動基準 2013」の内容に関する記述である。最も適当なのはどれか。1 つ選べ。

(1)　身体活動量の増加でリスクを低減できるものとして、認知症は含まれない。

(2)　身体活動と運動を合わせて、生活活動と定義している。

(3)　18〜64 歳においては、3 メッツ以上の身体活動を毎日 60 分、週に 10 メッツ・時行うことが推奨されている。

(4)　65 歳以上においては、強度を問わず、身体活動を毎日 100 分以上行うことが推奨されている。

(5)　身体活動を推進するための社会環境整備には、職場づくりについての視点は含まれない。

身体活動に関する記述である。最も適当なのはどれか。1 つ選べ。
(1) 身体活動の増加は、大腸がんの発症リスクを低減する。
(2) 国民健康・栄養調査によると、20 歳以上の 1 日の歩数の平均値は、男女とも平成 22 年以降 8,000 歩を超えている。
(3) 国民健康・栄養調査では、運動習慣のある者の定義を「1 回 60 分以上の運動を週 4 回以上実施し、1 年以上継続している者」としている。
(4) 「健康づくりのための身体活動基準 2013」では、18 歳未満に対して、世代共通の方向性に加えて、定量的な身体活動の基準が定められている。
(5) 身体活動の強度の指標として用いられるメッツ（METs）は、身体活動時のエネルギー消費量を基礎代謝量で除した値である。

喫煙に関する記述である。最も適当なのはどれか。1 つ選べ。
(1) 特定保健指導対象者の選定・階層化の項目として、喫煙の有無は考慮されていない。
(2) WHO のたばこ規制枠組条約（FCTC）には、たばこの価格政策が含まれる。
(3) 健康増進法に基づく、多数の者が利用する施設等における喫煙の禁止等に関して、罰則規定は設けられていない。
(4) 35 歳以上の者に対する禁煙治療が公的医療保険の適用となる条件に、ブリンクマン指数は含まれない。
(5) 健康日本 21（第二次）において、COPD の死亡率の減少が目標になっている。

たばこ規制枠組条約に関する記述である。**誤っている**のはどれか。1 つ選べ。
(1) 21 世紀になって発効した。
(2) 国際労働機関（ILO）により策定された。
(3) 受動喫煙防止が盛り込まれている。
(4) たばこ広告の禁止が盛り込まれている。
(5) たばこ包装への警告表示が盛り込まれている。

飲酒に関する記述である。最も適当なのはどれか。1 つ選べ。
(1) 健康日本 21（第二次）では、「生活習慣病のリスクを高める飲酒量」を、1 日当たりの純アルコール量で男女とも 40 g 以上としている。
(2) 健康日本 21（第二次）では、妊娠中に飲酒する者をなくすことを目標としている。
(3) アルコール依存症の発症リスクは、飲酒開始年齢と関係がない。
(4) 1 日平均飲酒量が増加するほど、血圧は低下する。
(5) アルコールには、身体依存はない。

32　睡眠と休養　　第34回 問題6　解答集 ➡p. 37

睡眠と休養に関する記述である。最も適当なのはどれか。1つ選べ。

(1) 家に帰ったらできる限り早く眠るようにすることは、積極的休養である。
(2) 健康づくりのための休養指針では、他者との出会いやきずなの重要性が示されている。
(3) 最近の国民健康・栄養調査によると、「睡眠で休養が十分にとれていない者」の割合は約50％である。
(4) 健康づくりのための睡眠指針では、アルコール摂取による睡眠導入が推奨されている。
(5) 健康づくりのための睡眠指針では、1日9時間以上の睡眠をとることが推奨されている。

6　主要疾患の疫学と予防対策

33　わが国のがん（悪性新生物）　　第36回 問題9　解答集 ➡p. 37

わが国のがん（悪性新生物）に関する記述である。最も適当なのはどれか。1つ選べ。

(1) 2000年以降、がんの年齢調整死亡率は増加傾向にある。
(2) 全国がん登録は、がん死亡の全数把握を目的としている。
(3) 健康増進法に基づいて実施されるがん検診は、都道府県の事業である。
(4) 2019年国民生活基礎調査によると、乳がん検診の受診率は60％を超えた。
(5) 都道府県は、がん対策推進計画を策定しなければならない。

34　乳がん　　第35回 問題9　解答集 ➡p. 37

乳がんに関する記述である。最も適当なのはどれか。1つ選べ。

(1) わが国の女性の最近5年間の年齢調整死亡率は、胃がんより低い。
(2) 授乳は、発症リスクを高める。
(3) 主な発症要因として、ウイルス感染がある。
(4) 法に基づく市町村事業としての検診では、20歳以上を対象とする。
(5) 法に基づく市町村事業としての検診では、マンモグラフィが推奨されている。

35　わが国の循環器疾患　　第36回 問題10　解答集 ➡p. 37

わが国の循環器疾患に関する記述である。最も適当なのはどれか。1つ選べ。

(1) I度高血圧は、「収縮期血圧130-139mmHg かつ/または拡張期血圧80-89mmHg」と定義されている。
(2) くも膜下出血は、脳内出血の1つである。
(3) 最近10年間の死亡率は、脳内出血が脳梗塞を上回っている。
(4) 糖尿病は、虚血性心疾患の危険因子である。
(5) non-HDL コレステロール低値は、虚血性心疾患の危険因子である。

循環器疾患の疫学に関する記述である。最も適当なのはどれか。1つ選べ。

(1) 高血圧症のリスク因子として、カリウムの過剰摂取がある。
(2) 脳梗塞のリスク因子として、血清総コレステロールの低値がある。
(3) 虚血性心疾患のリスク因子として、血清LDLコレステロールの低値がある。
(4) 健康日本21（第二次）では、脳血管疾患・虚血性心疾患のリスク因子として、高血圧、脂質異常症、喫煙、糖尿病を挙げている。
(5) 最近10年間のわが国の虚血性心疾患による年齢調整死亡率は、米国よりも高い。

最近のわが国の脳血管疾患の年齢調整死亡率に関する記述である。正しいのはどれか。1つ選べ。

(1) 上昇傾向である。
(2) 心疾患に比べて高い。
(3) 男性の方が女性より低い。
(4) 脳内出血は、1950年代に比べ低下している。
(5) くも膜下出血は脳内出血より高い。

わが国の成人の肥満とメタボリックシンドロームに関する記述である。最も適当なのはどれか。1つ選べ。

(1) 平成22年以降の国民健康・栄養調査結果では、肥満者の割合は、男女とも30歳台にピークがある。
(2) BMI 35kg/m^{2}以上を、高度肥満と定義する。
(3) メタボリックシンドロームの診断基準では、空腹時血糖値は100mg/dL以上である。
(4) メタボリックシンドロームの診断基準には、LDLコレステロールが含まれる。
(5) 特定健康診査・特定保健指導の対象者は、30～74歳である。

最近のわが国の糖尿病に関する記述である。正しいのはどれか。1つ選べ。

(1) 国民健康・栄養調査では、「糖尿病が強く疑われる者」の数は約4,000万人である。
(2) 国民健康・栄養調査では、「糖尿病が強く疑われる者」の割合は、70歳以上は50歳代より高い。
(3) 国民健康・栄養調査では、「糖尿病が強く疑われる者」のうち治療を受けている者の割合は90％以上である。
(4) 患者調査では、患者数は女性の方が男性より多い。
(5) 人口動態統計では、死因順位は10位以内である。

40　高齢者の健康および骨・関節疾患　第 36 回 問題 11　解答集 ➡p. 38

高齢者の健康および骨・関節疾患に関する記述である。**誤っている**のはどれか。1つ選べ。

(1)　健康日本 21（第二次）の目標設定においては、高齢者の BMI 20.0 kg/m² 以下を「低栄養傾向」としている。

(2)　健康日本 21（第二次）の目標では、ロコモティブシンドロームを認知している国民の割合を増加させることとしている。

(3)　ロコモティブシンドロームは、運動器の障害が原因で要介護になるリスクの高い状態のことである。

(4)　骨粗鬆症の予防には、やせの防止が重要である。

(5)　変形性膝関節症は、男性に多い疾患である。

41　感染症法により届け出る疾患　第 34 回 問題 11　解答集 ➡p. 38

感染症法により、医師の診断後、直ちに保健所長を通じて都道府県知事へ届け出る疾患である。正しいのはどれか。1つ選べ。

(1)　梅毒

(2)　E 型肝炎

(3)　クリプトスポリジウム症

(4)　後天性免疫不全症候群

(5)　クロイツフェルト・ヤコブ病

42　検疫の対象となる感染症　第 35 回 問題 10　解答集 ➡p. 38

検疫法により検疫の対象となる感染症である。正しいのはどれか。1つ選べ。

(1)　ジカウイルス感染症

(2)　麻しん

(3)　風しん

(4)　コレラ

(5)　腸管出血性大腸菌感染症

43　1〜5 類感染症　第 37 回 問題 11　解答集 ➡p. 39

感染症法における 1〜5 類感染症に関する記述である。最も適当なのはどれか。1つ選べ。

(1)　コレラは、1 類感染症である。

(2)　痘そうは、2 類感染症である。

(3)　細菌性赤痢は、3 類感染症である。

(4)　ペストは、4 類感染症である。

(5)　結核は、5 類感染症である。

44　児童虐待　第 35 回 問題 11　解答集 ➡p. 39

児童虐待のうち、ネグレクトに該当する記述である。最も適当なのはどれか。1つ選べ。

(1)　暴言を浴びせる。

(2)　わいせつな行為をする。

(3)　体罰を加える。

(4)　食事を与えない。

(5)　目の前で、父親が母親に暴力を振るう。

7 保健・医療・福祉の制度

45 わが国の社会保障における 4 つの柱　　第 37 回 問題 13　解答集→p.39

わが国の社会保障における 4 つの柱（社会保険、社会福祉、公的扶助、保健医療・公衆衛生）に関する記述である。最も適当なのはどれか。1 つ選べ。
(1) 予防接種を行うのは、保健医療・公衆衛生である。
(2) 高齢者に年金を給付するのは、社会福祉である。
(3) 生活保護は、社会保険である。
(4) 社会的弱者を援護育成するのは、公的扶助である。
(5) 医療機関での現物給付を行うのは、社会福祉である。

46 わが国の医療保険制度　　第 35 回 問題 12　解答集→p.39

わが国の医療保険制度に関する記述である。最も適当なのはどれか。1 つ選べ。
(1) 保険給付の対象となる者を、保険者という。
(2) 被用者保険の対象には、自営業者が含まれる。
(3) 医療機関受診の際には、現物給付が原則である。
(4) 正常な分娩に対して、適用される。
(5) 75 歳以上の者は、保険料を支払う必要がない。

47 医療保険制度　　第 34 回 問題 13　解答集→p.39

わが国の医療保険制度に関する記述である。正しいのはどれか。1 つ選べ。
(1) 75 歳以上の患者では、窓口負担金の割合は収入にかかわらず同一である。
(2) 後期高齢者医療制度の財源の約 1 割は、高齢者本人の保険料である。
(3) 原則として償還払い給付である。
(4) 保険料率は、保険者にかかわらず同一である。
(5) 被用者保険と国民健康保険では、受診時の自己負担割合が異なる。

48 国民医療費　　第 34 回 問題 15　解答集→p.39

最近の国民医療費に関する記述である。正しいのはどれか。1 つ選べ。
(1) 国民医療費は、後期高齢者医療給付分を含む。
(2) 国民医療費は、正常な妊娠や分娩に要する費用を含む。
(3) 1 人当たりの国民医療費は、年間約 20 万円である。
(4) 65 歳以上の 1 人当たり国民医療費は、65 歳未満の約 2 倍である。
(5) 傷病分類別医科診療医療費が最も高い疾患は、新生物である。

49 医療制度　　第 34 回 問題 14　解答集→p.40

わが国の医療制度に関する記述である。**誤っている**のはどれか。1 つ選べ。
(1) 医療計画は、国が策定する。
(2) 基準病床数は、医療計画に含まれる。
(3) 災害時における医療の確保は、医療計画に含まれる。
(4) 三次医療圏とは、最先端または高度な医療を提供する医療圏を指す。
(5) 20 床以上の病床を有する医療施設を病院という。

50 医療と福祉に関する事業等とその根拠法　第35回 問題14　解答集 ➡p.40

医療と福祉に関する事業等とその根拠法の組合せである。正しいのはどれか。1つ選べ。
(1) がん検診―――――高齢者の医療の確保に関する法律
(2) 特定健康診査―――介護保険法
(3) 地域支援事業―――地域保健法
(4) 難病患者支援―――障害者総合支援法
(5) 生活機能評価―――健康増進法

51 わが国の医療計画　第36回 問題13　解答集 ➡p.40

わが国の医療計画に関する記述である。最も適当なのはどれか。1つ選べ。
(1) 地域保健法に基づいて策定される。
(2) 市町村単位で策定される。
(3) 「がん」、「脳卒中」、「心筋梗塞等の心血管疾患」、「糖尿病」、「精神疾患」の5疾病の治療と予防に係る事業が含まれる。
(4) 災害時における医療の確保は事業計画に含まれない。
(5) 三次医療圏は、感染症病床の整備を図るべき地域的単位として定義されている。

52 わが国のデータヘルス計画　第37回 問題14　解答集 ➡p.40

わが国のデータヘルス計画に関する記述である。**誤っている**のはどれか。1つ選べ。
(1) 医療法に基づいて策定される。
(2) 保険者がレセプトのデータを分析し、活用する。
(3) 被保険者の QOL の改善に役立てる。
(4) 医療費の適正化を目指している。
(5) 保健事業計画の策定に役立てる。

53 地域保健　第36回 問題12　解答集 ➡p.40

地域保健に関する記述である。最も適当なのはどれか。1つ選べ。
(1) 保健所は、医療法に基づいて設置されている。
(2) 都道府県型の保健所は、800 か所以上ある。
(3) 市町村保健センターは、広域的、専門的かつ技術的拠点と位置づけられている。
(4) 医師以外の者も、保健所長になることができる。
(5) 環境衛生の監視は、市町村保健センターの業務である。

54 地域保健　第37回 問題15　解答集 ➡p.41

地域保健に関する記述である。最も適当なのはどれか。1つ選べ。
(1) 都道府県以外は、保健所を設置できない。
(2) 結核発生時の接触者健康診断は、保健所の業務である。
(3) 医療機関の監視は、市町村保健センターの業務である。
(4) 食品衛生の監視は、市町村保健センターの業務である。
(5) 人口動態統計に関する業務は、市町村保健センターによって行われる。

55 　**市町村保健センター**　　　　　　　　　　第 35 回 問題 13　解答集 ➡p. 41

市町村保健センターに関する記述である。最も適当なのはどれか。1つ選べ。
(1) 設置については、健康増進法に規定されている。
(2) 全国に約 500 か所設置されている。
(3) 保健センター長は、医師でなければならない。
(4) 飲食店の営業許可を行う。
(5) 対人保健サービスを提供する。

56 　**母子保健**　　　　　　　　　　　　　　　第 34 回 問題 16　解答集 ➡p. 41

母子保健に関する記述である。正しいのはどれか。1つ選べ。
(1) 母子健康手帳の省令様式には、乳児の食事摂取基準が含まれる。
(2) 未熟児に対する養育医療の給付は、都道府県が行う。
(3) 1 歳 6 か月児健康診査の目的には、う歯の予防が含まれる。
(4) 乳幼児突然死症候群の予防対策には、うつぶせ寝の推進が含まれる。
(5) 先天性代謝異常等検査による有所見者発見数が最も多い疾患は、フェニルケトン尿症である。

57 　**母子保健**　　　　　　　　　　　　　　　第 36 回 問題 15　解答集 ➡p. 41

母子保健に関する記述である。最も適当なのはどれか。1つ選べ。
(1) 母子健康手帳は、児の出生届出時に交付される。
(2) 母子健康手帳には、WHO の定めた身体発育曲線が用いられている。
(3) 未熟児に対する養育医療の給付は、市町村が行う。
(4) 先天性代謝異常等検査は、1 歳 6 か月児健康診査で実施される。
(5) 歯・口腔の診査は、3 歳児健康診査から開始される。

58 　**児童虐待**　　　　　　　　　　　　　　　第 37 回 問題 12　解答集 ➡p. 41

児童虐待防止法において、児童虐待と規定されている行為である。**誤っている**のはどれか。1つ選べ。
(1) 身体的虐待
(2) 性的虐待
(3) ネグレクト
(4) 心理的虐待
(5) 経済的虐待

59 　**介護保険制度**　　　　　　　　　　　　　第 35 回 問題 15　解答集 ➡p. 41

介護保険制度に関する記述である。最も適当なのはどれか。1つ選べ。
(1) 保険料は、18 歳から徴収される。
(2) 住宅改修は、介護給付の対象とならない。
(3) 施設サービスは、予防給付の対象とならない。
(4) 認知症対応型共同生活介護（グループホーム）は、居宅における生活への復帰を目的とした施設である。
(5) 要介護 1 と認定された者は、予防給付の対象となる。

60 介護保険制度 第36回 問題14 解答集 ➡p. 42

介護保険制度に関する記述である。最も適当なのはどれか。1つ選べ。
(1) 「要介護2」は、予防給付の対象となる。
(2) 利用者が自らの意思に基づいて、利用するサービスを選択し決定することができる。
(3) 要介護認定は、介護支援専門員が行う。
(4) 施設サービスは、予防給付により行われる。
(5) 通所介護（デイサービス）は、施設サービスに含まれる。

61 介護保険制度 第37回 問題16 解答集 ➡p. 42

介護保険制度に関する記述である。最も適当なのはどれか。1つ選べ。
(1) 保険者は、国である。
(2) 被保険者は、30歳以上の者である。
(3) 要介護状態は、介護の必要の程度に応じて区分される。
(4) 要介護認定は、主治医により行われる。
(5) 要介護度に応じて利用するサービスについて、利用者自身が選択・決定することはできない。

62 作業環境管理 第34回 問題12 解答集 ➡p. 42

労働衛生における作業環境管理である。最も適当なのはどれか。1つ選べ。
(1) 産業医の選任
(2) 耳栓の使用
(3) 給食従事者の検便
(4) 生産設備の自動化
(5) 適正部署への配置転換

63 作業管理 第35回 問題16 解答集 ➡p. 42

労働衛生の3管理における作業管理である。最も適当なのはどれか。1つ選べ。
(1) 排気装置の設置
(2) 健康診断の実施
(3) 衛生管理者の選任
(4) 労働時間の制限
(5) 労働衛生教育の実施

64 「持続可能な開発」を示した文書 第34回 問題9 解答集 ➡p. 42

「持続可能な開発目標（SDGs）」に先立ち、地球規模の環境問題に対する行動原則として、「持続可能な開発」を示した文書である。最も適当なのはどれか。1つ選べ。
(1) モントリオール議定書
(2) 京都議定書
(3) リオ宣言
(4) バーゼル条約
(5) ワシントン条約

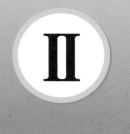

Ⅱ

人体の構造と機能及び
疾病の成り立ち

出題のねらい（管理栄養士国家試験出題基準より）

○人体の構造や機能についての系統的な理解を問う。
○主要疾患の成因、病態、診断及び治療についての知識を問う。

1 人体の構造

解答集 →p. 43

1　ヒトの細胞　　　第36回 問題17

ヒトの細胞に関する記述である。最も適当なのはどれか。1つ選べ。
(1) 平滑筋細胞は、随意筋を構成する。
(2) 脂肪細胞は、レプチンを分泌する。
(3) 肥満細胞は、IgEを産生する。
(4) 形質細胞は、T細胞から分化する。
(5) マクロファージは、好中球から分化する。

2　器官・組織とその内腔を被う上皮細胞　　　第34回 問題17

器官・組織とその内腔を被う上皮細胞の組合せである。最も適当なのはどれか。1つ選べ。
(1) 食道―――――移行上皮
(2) 胃―――――重層扁平上皮
(3) 小腸―――――線毛上皮
(4) 血管―――――単層扁平上皮
(5) 肺胞―――――円柱上皮

3　ヒトの細胞の構造と機能　　　第35回 問題17

ヒトの細胞の構造と機能に関する記述である。最も適当なのはどれか。1つ選べ。
(1) 細胞膜には、コレステロールが含まれる。
(2) 核では、遺伝情報の翻訳が行われる。
(3) プロテアソームでは、たんぱく質の合成が行われる。
(4) リボソームでは、グリコーゲンの合成が行われる。
(5) ゴルジ体では、酸化的リン酸化が行われる。

4　線毛を持つ上皮で内腔が覆われる器官　　　第37回 問題17

線毛を持つ上皮で内腔が覆われる器官である。最も適当なのはどれか。1つ選べ。
(1) 血管
(2) 気管
(3) 食道
(4) 小腸
(5) 膀胱

2 アミノ酸・たんぱく質・糖質・脂質・核酸の構造と機能

5 アミノ酸と糖質 第 34 回 問題 18 解答集 ➡p. 43

アミノ酸と糖質に関する記述である。最も適当なのはどれか。1つ選べ。

(1) 人のたんぱく質を構成するアミノ酸は、主にD型である。
(2) アルギニンは、分枝アミノ酸である。
(3) チロシンは、側鎖に水酸基をもつ。
(4) グルコースの分子量は、ガラクトースの分子量と異なる。
(5) グリコーゲンは、β-1,4 グリコシド結合をもつ。

6 アミノ酸とたんぱく質 第 35 回 問題 18 解答集 ➡p. 43

アミノ酸とたんぱく質に関する記述である。最も適当なのはどれか。1つ選べ。

(1) ロイシンは、芳香族アミノ酸である。
(2) γ-アミノ酪酸（GABA）は、神経伝達物質として働く。
(3) αヘリックスは、たんぱく質の一次構造である。
(4) たんぱく質の二次構造は、ジスルフィド結合により形成される。
(5) たんぱく質の四次構造は、1本のポリペプチド鎖により形成される。

7 糖質 第 36 回 問題 18 解答集 ➡p. 44

糖質に関する記述である。最も適当なのはどれか。1つ選べ。

(1) ガラクトースは、非還元糖である。
(2) フルクトースは、ケトン基をもつ。
(3) スクロースは、グルコース2分子からなる。
(4) アミロースは、分枝状構造をもつ。
(5) グリコーゲンは、ヘテロ多糖である。

8 脂肪酸 第 37 回 問題 18 解答集 ➡p. 44

脂肪酸に関する記述である。最も適当なのはどれか。1つ選べ。

(1) 脂肪酸は、カルボキシ基を持つ。
(2) 脂肪酸は、二重結合が多くなるほど酸化を受けにくい。
(3) カプリル酸は、長鎖脂肪酸である。
(4) リノール酸は、体内で合成される。
(5) オレイン酸は、飽和脂肪酸である。

9 ホスファチジルコリン（レシチン） 第 35 回 問題 19 解答集 ➡p. 44

ホスファチジルコリン（レシチン）に関する記述である。最も適当なのはどれか。1つ選べ。

(1) 単純脂質である。
(2) ミトコンドリアで合成される。
(3) 胆汁に含まれる。
(4) 骨基質の主要な有機成分である。
(5) トリプシンで分解される。

10　核酸とその分解産物　　　　　　　　第 34 回 問題 19　解答集 ➡ p. 44

核酸とその分解産物に関する記述である。最も適当なのはどれか。1つ選べ。
(1) 核酸は、ペプチドに分解される。
(2) ヌクレオチドは、構成糖として六炭糖を含む。
(3) シトシンは、プリン塩基である。
(4) アデニンの最終代謝産物は、尿酸である。
(5) 尿酸の排泄は、アルコールの摂取により促進される。

11　ヒトの mRNA　　　　　　　　　　　　第 36 回 問題 19　解答集 ➡ p. 44

ヒトの mRNA に関する記述である。最も適当なのはどれか。1つ選べ。
(1) 核小体で生成される。
(2) チミンを含む。
(3) コドンをもつ。
(4) プロモーター領域をもつ。
(5) mRNA の遺伝情報は、核内で翻訳される。

12　核酸の構造と機能　　　　　　　　　　第 37 回 問題 19　解答集 ➡ p. 44

核酸の構造と機能に関する記述である。最も適当なのはどれか。1つ選べ。
(1) DNA の構成糖は、リボースである。
(2) ヒストンは、DNA と複合体を形成する。
(3) クロマチンの主成分は、RNA である。
(4) mRNA は、アミノ酸と結合する部位を持つ。
(5) イントロンは、転写されない。

3　生体エネルギーと代謝

13　生体エネルギーと代謝　　　　　　　　第 36 回 問題 20　解答集 ➡ p. 45

生体エネルギーと代謝に関する記述である。最も適当なのはどれか。1つ選べ。
(1) 電子伝達系は、コエンザイム A（CoA）を含む。
(2) 電子伝達系では、二酸化炭素が産生される。
(3) 脱共役たんぱく質（UCP）は、熱産生を抑制する。
(4) ATP 合成酵素は、基質レベルのリン酸化を触媒する。
(5) クレアチンリン酸は、高エネルギーリン酸化合物である。

14　生体エネルギーと酵素　　　　　　　　第 34 回 問題 20　解答集 ➡ p. 45

生体エネルギーと酵素に関する記述である。最も適当なのはどれか。1つ選べ。
(1) クレアチンリン酸は、ATP の加水分解に用いられる。
(2) 酸化的リン酸化による ATP 合成は、細胞質ゾルで行われる。
(3) 脱共役たんぱく質（UCP）は、ミトコンドリア内膜に存在する。
(4) アイソザイムは、同じ一次構造をもつ。
(5) 酵素は、触媒する化学反応の活性化エネルギーを増大させる。

15　酵素　　第 35 回 問題 20　解答集 ➡p. 45

酵素に関する記述である。最も適当なのはどれか。1つ選べ。

(1) アポ酵素は、単独で酵素活性をもつ。
(2) 酵素たんぱく質のリン酸化は、酵素活性を調節する。
(3) 律速酵素は、他の酵素の活性を調節する酵素である。
(4) リパーゼは、脂肪酸を分解する。
(5) プロテインホスファターゼは、グリコーゲンを分解する。

16　酵素　　第 37 回 問題 20　解答集 ➡p. 45

酵素に関する記述である。最も適当なのはどれか。1つ選べ。

(1) 酵素は、化学反応の活性化エネルギーを増大させる。
(2) 競合阻害では、反応の最大速度（Vmax）は低下する。
(3) 競合阻害物質は、活性部位に結合する。
(4) ミカエリス定数（Km）は、親和性の高い基質で大きくなる。
(5) トリプシノーゲンは、リン酸化により活性化される。

4　アミノ酸・たんぱく質・糖質・脂質の代謝

17　アミノ酸・たんぱく質・糖質の代謝　　第 34 回 問題 21　解答集 ➡p. 45

アミノ酸・たんぱく質・糖質の代謝に関する記述である。最も適当なのはどれか。1つ選べ。

(1) アスパラギン酸は、アミノ基転移反応によりピルビン酸になる。
(2) ロイシンは、糖原性アミノ酸である。
(3) ペントースリン酸回路は、ミトコンドリアに存在する。
(4) グルコース-6-ホスファターゼは、筋肉に存在する。
(5) グリコーゲンは、加リン酸分解されるとグルコース 1-リン酸を生じる。

18　アミノ酸・糖質・脂質の代謝　　第 35 回 問題 21　解答集 ➡p. 45

アミノ酸・糖質・脂質の代謝に関する記述である。最も適当なのはどれか。1つ選べ。

(1) ドーパミンは、グルタミン酸から生成される。
(2) バリンは、糖原性アミノ酸である。
(3) ヒスタミンは、チロシンの脱炭酸反応によって生成される。
(4) ペントースリン酸回路は、NADH を生成する。
(5) コレステロールは、生体のエネルギー源になる。

19　糖質代謝　　第 37 回 問題 21　解答集 ➡p. 46

糖質代謝に関する記述である。最も適当なのはどれか。1つ選べ。

(1) グリセロールは、グリコーゲンの分解により生じる。
(2) ヘキソキナーゼは、グルコースを基質とする。
(3) グルコース輸送体4（GLUT4）は、肝細胞に存在する。
(4) アラニンは、筋肉でグルコースに変換される。
(5) ロイシンは、糖原性アミノ酸である。

脂質の代謝に関する記述である。最も適当なのはどれか。1つ選べ。

(1) アラキドン酸は、一価不飽和脂肪酸である。

(2) オレイン酸は、体内で合成できない。

(3) 腸管から吸収された中鎖脂肪酸は、門脈に入る。

(4) キロミクロンは、肝臓から分泌される。

(5) LDL は、HDL から生成される。

5　個体のホメオスタシスと　その調節機構

個体の恒常性に関する記述である。最も適当なのはどれか。1つ選べ。

(1) 副交感神経の興奮は、消化管運動を抑制する。

(2) 膵液の分泌は、内分泌である。

(3) 血糖値が上昇すると、グルカゴンの分泌が促進される。

(4) 自然免疫は、抗原特異的である。

(5) 体液性免疫は、抗体が関与する。

恒常性（ホメオスタシス）に関する記述である。最も適当なのはどれか。1つ選べ。

(1) 感覚神経は、自律神経である。

(2) 生体にストレスが加わると、副交感神経が優位に活性化される。

(3) ヒトの概日リズム（サーカディアンリズム）は、約12時間である。

(4) 体温調節の中枢は、視床下部にある。

(5) 代謝性アシドーシスが生じると、呼吸が抑制される。

個体の恒常性（ホメオスタシス）に関する記述である。最も適当なのはどれか。1つ選べ。

(1) 体の水分は、全体重の30％になるように保たれる。

(2) 動脈血の pH は、7.0になるように保たれる。

(3) 交感神経と心筋の間の神経伝達物質は、アセチルコリンである。

(4) コルチゾールが副腎皮質刺激ホルモン放出ホルモン(CRH)の分泌を抑制するのは、負のフィードバック機構による。

(5) 体温の日内変動では、早朝が最も高い。

24 **酸塩基平衡**　　　　　　　　　　　　　　　第 37 回 問題 22　

酸塩基平衡に関する記述である。最も適当なのはどれか。1つ選べ。

(1) 血液の pH は、7.0±0.05 に維持されている。

(2) 呼吸性アシドーシスでは、腎臓から水素イオン（H^+）の排泄が促進される。

(3) 代謝性アシドーシスでは、呼吸数が減少する。

(4) 腎機能が低下すると、腎臓での重炭酸イオンの再吸収が促進される。

(5) ケトン体が増加すると、代謝性アルカローシスになる。

6 加齢・疾患に伴う変化

25 **炎症と腫瘍**　　　　　　　　　　　　　　　第 35 回 問題 23　

炎症と腫瘍に関する記述である。最も適当なのはどれか。1つ選べ。

(1) 急性炎症では、血管透過性は低下する。

(2) 慢性炎症でみられる浸潤細胞は、主に好中球である。

(3) 肉芽組織は、組織の修復過程で形成される。

(4) 良性腫瘍は、悪性腫瘍と比べて細胞の分化度が低い。

(5) 肉腫は、上皮性の悪性腫瘍である。

26 **炎症と腫瘍**　　　　　　　　　　　　　　　第 36 回 問題 23　

炎症と腫瘍に関する記述である。最も適当なのはどれか。1つ選べ。

(1) 肥大は、炎症の徴候に含まれる。

(2) 線維化は、炎症の慢性期より急性期で著しい。

(3) 肉芽腫は、良性腫瘍である。

(4) 肉腫は、上皮性腫瘍である。

(5) 悪性腫瘍は、浸潤性に増殖する。

27 **疾患に伴う変化**　　　　　　　　　　　　　第 37 回 問題 23　解答集 ➡p. 47

疾患に伴う変化に関する記述である。最も適当なのはどれか。1つ選べ。

(1) 壊死は、炎症を引き起こす。

(2) 急性炎症では、血管透過性は低下する。

(3) 腸上皮化生は、小腸で見られる。

(4) 播種は、良性腫瘍の進展様式である。

(5) 植物状態では、脳幹の機能が失われている。

28　症候　　　　第34回 問題25　解答集 ➡p.47

症候に関する記述である。最も適当なのはどれか。1つ選べ。
(1) 浮腫は、血漿膠質浸透圧の上昇により出現する。
(2) 鮮血便は、上部消化管からの出血により出現する。
(3) 腹水は、右心不全により出現する。
(4) 吐血は、呼吸器からの出血である。
(5) JCS（Japan Coma Scale）は、認知機能の指標である。

29　症候　　　　第36回 問題24　解答集 ➡p.47

症候に関する記述である。最も適当なのはどれか。1つ選べ。
(1) ショックでは、血圧が上昇している。
(2) JCS（Japan Coma Scale）は、呼吸機能の指標である。
(3) チアノーゼは、血中還元ヘモグロビン濃度が低下した時にみられる。
(4) 吐血は、気道からの出血である。
(5) 黄疸は、血中ビリルビン濃度の上昇による。

30　臨床検査　　　　第34回 問題24　解答集 ➡p.47

臨床検査に関する記述である。最も適当なのはどれか。1つ選べ。
(1) 心電図検査は、画像検査である。
(2) X線検査は、生理機能検査である。
(3) 超音波検査は、妊娠中には禁忌である。
(4) スパイロメトリは、拘束性肺障害の診断に用いられる。
(5) 核磁気共鳴イメージング（MRI）検査では、放射線被曝がある。

31　臨床検査　　　　第35回 問題24　解答集 ➡p.47

臨床検査に関する記述である。最も適当なのはどれか。1つ選べ。
(1) C反応性たんぱく質（CRP）の血中濃度は、炎症があると低下する。
(2) 血中尿素窒素は、たんぱく質の異化亢進で減少する。
(3) 胆道が閉塞すると、血中で間接ビリルビンが優位に増加する。
(4) 臓器移植では、ヒト白血球型抗原（HLA）の適合を判定する。
(5) 75g経口ブドウ糖負荷試験は、糖尿病網膜症の有無を判断するために行う。

32　臨床検査　　　　第37回 問題24　解答集 ➡p.48

臨床検査に関する記述である。最も適当なのはどれか。1つ選べ。
(1) 溶血性貧血による高ビリルビン血症では、直接ビリルビンが優位になる。
(2) 血中CRP値は、炎症で低下する。
(3) 抗GAD（抗グルタミン酸脱炭酸酵素）抗体は、自己抗体である。
(4) 腹部エコー検査は、妊娠中の女性には禁忌である。
(5) MRI検査は、X線を利用して画像を得る。

33 治療の種類 第35回 問題25 解答集 ➡p. 48

治療の種類に関する記述である。**誤っている**のはどれか。1つ選べ。

(1) 胃がんに対する胃全摘は、根治療法である。
(2) がん性疼痛に対するモルヒネ投与は、緩和療法である。
(3) C型肝炎に対する抗ウイルス療法は、原因療法である。
(4) 急性胆嚢炎に対する胆嚢摘出は、保存療法である。
(5) 発熱に対する解熱鎮痛薬の投与は、対症療法である。

34 治療 第36回 問題25 解答集 ➡p. 48

治療に関する記述である。最も適当なのはどれか。1つ選べ。

(1) 自己血輸血は、緊急手術で行われる。
(2) 自己血輸血では、GVHD（移植片対宿主病）がみられる。
(3) 血液透析では、腹膜を用いる。
(4) 白血球除去療法は、過敏性腸症候群の患者に行う。
(5) LDL吸着療法（LDLアフェレーシス）は、家族性高コレステロール血症の患者に行う。

35 治療 第37回 問題25 解答集 ➡p. 48

治療に関する記述である。最も適当なのはどれか。1つ選べ。

(1) 発熱の患者に対する解熱鎮痛薬投与は、原因療法である。
(2) 交差適合試験は、輸血の後に行う。
(3) 早期胃がんに対する手術療法は、対症療法である。
(4) 放射線治療では、正常細胞は影響を受けない。
(5) 緩和ケアは、がんの診断初期から行う。

9 栄養障害と代謝疾患

36 栄養・代謝に関わるホルモン・サイトカイン 第34回 問題26 解答集 ➡p. 48

栄養・代謝に関わるホルモン・サイトカインに関する記述である。最も適当なのはどれか。1つ選べ。

(1) グレリンは、脂肪細胞から分泌される。
(2) GLP-1（グルカゴン様ペプチド-1）は、空腹時に分泌が増加する。
(3) アディポネクチンの分泌は、メタボリックシンドロームで増加する。
(4) グルカゴンは、グリコーゲン分解を抑制する。
(5) アドレナリンは、脂肪細胞での脂肪分解を促進する。

栄養・代謝に関する生理活性物質とその働きの組合せである。最も適当なのはどれか。1つ選べ。
(1)　成長ホルモン―――血糖低下
(2)　グレリン――――――摂食抑制
(3)　ガストリン―――――下部食道括約筋弛緩
(4)　インスリン―――――グリコーゲン分解
(5)　アドレナリン――――脂肪分解

ホルモンの分泌と働きに関する記述である。最も適当なのはどれか。1つ選べ。
(1)　ソマトスタチンは、インスリン分泌を促進する。
(2)　グルカゴンは、糖新生を抑制する。
(3)　アディポネクチンは、インスリン抵抗性を増大させる。
(4)　レプチンは、食欲を抑制する。
(5)　血中グレリン値は、空腹時に低下する。

肥満症の診断基準に必須な健康障害である。**誤っている**のはどれか。1つ選べ。
(1)　脂質異常症
(2)　高血圧
(3)　閉塞性睡眠時無呼吸症候群（OSAS）
(4)　COPD（慢性閉塞性肺疾患）
(5)　変形性関節症

先天性代謝異常症に関する記述である。最も適当なのはどれか。1つ選べ。
(1)　糖原病Ⅰ型では、高血糖性の昏睡を生じやすい。
(2)　フェニルケトン尿症では、チロシンが体内に蓄積する。
(3)　ホモシスチン尿症では、シスチンが体内に蓄積する。
(4)　メープルシロップ尿症では、分枝アミノ酸の摂取制限が行われる。
(5)　ガラクトース血症では、メチオニン除去ミルクが使用される。

10 消 化 器 系

消化器系の構造と機能に関する記述である。最も適当なのはどれか。1つ選べ。
(1)　食道は、胃の幽門に続く。
(2)　ガストリンは、胃酸分泌を抑制する。
(3)　肝臓は、消化酵素を分泌する。
(4)　肝臓は、尿素を産生する。
(5)　肝臓は、カイロミクロンを分泌する。

42 消化器系の構造と機能

第 37 回 問題 27 　解答集 ➡p. 49

消化器系の構造と機能に関する記述である。最も適当なのはどれか。1つ選べ。
(1) 味蕾は、全ての舌乳頭に存在する。
(2) 膵液は、回腸に分泌される。
(3) S状結腸は、回腸と上行結腸の間にある。
(4) 迷走神経の興奮は、胃酸の分泌を促進する。
(5) GLP-1 は、胃内容物の排出を促進する。

43 消化管

第 35 回 問題 27 　解答集 ➡p. 50

消化管に関する記述である。最も適当なのはどれか。1つ選べ。
(1) 食道は、気管の腹側を通る。
(2) 胃底部は、胃体部よりも幽門側にある。
(3) 十二指腸には、腸間膜が付着する。
(4) 回腸は、十二指腸と空腸の間にある。
(5) S状結腸は、下行結腸と直腸の間にある。

44 消化器系

第 36 回 問題 27 　解答集 ➡p. 50

消化器系に関する記述である。最も適当なのはどれか。1つ選べ。
(1) 味覚は、三叉神経により伝えられる。
(2) 食道は、分節運動により食べ物を胃に運ぶ。
(3) 胃酸分泌は、セクレチンにより促進される。
(4) 胆汁酸は、主に回腸で吸収される。
(5) 排便の中枢は、腰髄にある。

45 消化器系がんとそのリスク因子

第 35 回 問題 28 　解答集 ➡p. 50

消化器系がんとそのリスク因子の組合せである。最も適当なのはどれか。1つ選べ。
(1) 食道がん————アスベスト
(2) 胃がん————アフラトキシン
(3) 肝細胞がん———ヒトパピローマウイルス
(4) 膵がん————喫煙
(5) 結腸がん————EB ウイルス

46 消化器疾患と、頻度の高い原因

第 36 回 問題 28 　解答集 ➡p. 50

消化器疾患と、頻度の高い原因の組合せである。最も適当なのはどれか。1つ選べ。
(1) 食道がん———カンジダ
(2) 胃潰瘍———サルモネラ
(3) 慢性肝炎———ヘリコバクター・ピロリ
(4) 胆石症———B 型肝炎ウイルス
(5) 急性膵炎———アルコール

肝疾患の検査に関する記述である。最も適当なのはどれか。1つ選べ。
(1) アルコール性肝炎では、血清 γ-GT 値は低下する。
(2) ウイルス性慢性肝炎は、B型肝炎ウイルスによるものが最も多い。
(3) 肝硬変では、血清コリンエステラーゼ値は上昇する。
(4) 非代償期の肝硬変では、血液中の BCAA 値が上昇する。
(5) NASH の確定診断には、肝生検が必要である。

11　循環器系

循環器系の構造と機能に関する記述である。最も適当なのはどれか。1つ選べ。
(1) 僧帽弁を通る血液は、動脈血である。
(2) 肺静脈を流れる血液は、静脈血である。
(3) 左心室の壁厚は、右心室の壁厚より薄い。
(4) 交感神経の興奮は、心拍数を低下させる。
(5) アンジオテンシン II は、血圧を低下させる。

循環器系の構造と機能に関する記述である。最も適当なのはどれか。1つ選べ。
(1) 心筋は、平滑筋である。
(2) 冠状動脈は、上行大動脈から分岐する。
(3) 肺動脈を流れる血液は、動脈血である。
(4) 動脈の容量は、静脈の容量より大きい。
(5) リンパ（リンパ液）は、鎖骨下動脈に流入する。

循環器系の構造と機能に関する記述である。最も適当なのはどれか。1つ選べ。
(1) 左心室の壁厚は、右心室の壁厚よりも薄い。
(2) 洞房結節は、左心房にある。
(3) 胸管は、右鎖骨下動脈に流入する。
(4) 門脈を流れる血液は、動脈血である。
(5) 血圧上昇により大動脈弓の圧受容体が刺激されると、心拍数は低下する。

循環器系に関する記述である。最も適当なのはどれか。1つ選べ。
(1) 心臓血管中枢は、小脳にある。
(2) 三尖弁は、左心房と左心室の間にある。
(3) 洞房結節は、左心房にある。
(4) 静脈の容量は、動脈の容量より大きい。
(5) 心電図の QRS 波は、心房の興奮を示す。

52 　**循環器疾患**　　　　　　　　　　第 36 回 問題 30　　解答集 ➡p. 51

循環器疾患に関する記述である。最も適当なのはどれか。1つ選べ。
(1) 仮面高血圧では、家庭血圧は正常である。
(2) 狭心症では、心筋壊死が生じる。
(3) 深部静脈血栓症は、肺塞栓のリスク因子である。
(4) 右心不全では、肺うっ血が生じる。
(5) ラクナ梗塞は、太い血管の閉塞による脳梗塞である。

53 　**循環器疾患**　　　　　　　　　　第 37 回 問題 30　　解答集 ➡p. 51

循環器疾患に関する記述である。最も適当なのはどれか。1つ選べ。
(1) 狭心症では、心筋壊死が生じる。
(2) 腎血管性高血圧は、本態性高血圧である。
(3) 心室細動は、致死性不整脈である。
(4) 右心不全では、肺水腫が生じる。
(5) 心不全では、血中 BNP（脳性ナトリウム利尿ペプチド）値が低下する。

54 　**高血圧**　　　　　　　　　　　　第 35 回 問題 30　　解答集 ➡p. 51

高血圧に関する記述である。最も適当なのはどれか。1つ選べ。
(1) レニン分泌の増加は、血圧を上昇させる。
(2) 副交感神経の興奮は、血圧を上昇させる。
(3) 孤立性収縮期高血圧は、若年者に多い。
(4) 仮面高血圧は、診察室血圧が高血圧で、家庭血圧が正常であるものをいう。
(5) 二次性高血圧は、本態性高血圧よりも患者数が多い。

12 腎・尿路系

55 　**腎・尿路系の構造と機能**　　　　第 34 回 問題 30　　解答集 ➡p. 52

腎・尿路系の構造と機能に関する記述である。最も適当なのはどれか。1つ選べ。
(1) 集合管は、ネフロンに含まれる。
(2) アンジオテンシンⅡは、アルドステロンの分泌を抑制する。
(3) アルドステロンは、腎実質から分泌される。
(4) バソプレシンの分泌は、血漿浸透圧の上昇により減少する。
(5) 心房性ナトリウム利尿ペプチド（ANP）は、ナトリウム排泄を促進する。

56 　**腎・尿路系の構造と機能**　　　　第 35 回 問題 31　　解答集 ➡p. 52

腎・尿路系の構造と機能に関する記述である。最も適当なのはどれか。1つ選べ。
(1) 糸球体を流れる血液は、静脈血である。
(2) ボーマン嚢は、糸球体の中にある。
(3) 尿細管は、腎盂から膀胱までの尿路である。
(4) 原尿は、膀胱に溜まる尿である。
(5) 尿の浸透圧の変動は、血漿の浸透圧の変動より大きい。

腎・尿路系の構造と機能に関する記述である。最も適当なのはどれか。1つ選べ。
(1)　クレアチニンは、糸球体で濾過される。
(2)　イヌリンは、尿細管で再吸収される。
(3)　ヘンレ係蹄は、遠位尿細管と集合管との間に存在する。
(4)　レニンは、尿管から分泌される。
(5)　エリスロポエチンは、膀胱から分泌される。

腎・尿路系の構造と機能に関する記述である。最も適当なのはどれか。1つ選べ。
(1)　赤血球は、糸球体基底膜を通過する。
(2)　1 日当たりの糸球体濾過量は、約 1.5L である。
(3)　eGFR の算出には、24 時間蓄尿が必要である。
(4)　尿の pH の変動は、血液の pH の変動より大きい。
(5)　レニンの分泌は、循環血漿量が減少すると抑制される。

腎疾患に関する記述である。最も適当なのはどれか。1つ選べ。
(1)　高血圧は、ネフローゼ症候群の診断基準に含まれる。
(2)　ネフローゼ症候群では、血清 LDL コレステロール値は低下する。
(3)　糖尿病性腎症病期分類での早期腎症期は、顕性アルブミン尿陽性である。
(4)　慢性腎不全では、低リン血症がみられる。
(5)　腹膜透析液のグルコース濃度は、血中のグルコース濃度より高い。

13　内　分　泌　系

内分泌器官と分泌されるホルモンの組合せである。最も適当なのはどれか。1つ選べ。
(1)　下垂体前葉————メラトニン
(2)　下垂体後葉————黄体形成ホルモン
(3)　甲状腺————カルシトニン
(4)　副腎皮質————ノルアドレナリン
(5)　副腎髄質————レプチン

ホルモンと分泌部位の組合せである。最も適当なのはどれか。1つ選べ。
(1)　成長ホルモン————視床下部
(2)　オキシトシン————下垂体後葉
(3)　プロラクチン————甲状腺
(4)　ノルアドレナリン————副腎皮質
(5)　アルドステロン————副腎髄質

62　腎臓に作用するホルモン　　第36回 問題32　解答集 ➡p.53

腎臓に作用するホルモンに関する記述である。最も適当なのはどれか。1つ選べ。

(1) バソプレシンは、水の再吸収を抑制する。

(2) カルシトニンは、カルシウムの再吸収を促進する。

(3) 副甲状腺ホルモン（PTH）は、カルシウムの再吸収を促進する。

(4) 心房性ナトリウム利尿ペプチド（ANP）は、ナトリウムの再吸収を促進する。

(5) アルドステロンは、カリウムの再吸収を促進する。

63　内分泌疾患　　第34回 問題32　解答集 ➡p.53

内分泌疾患に関する記述である。最も適当なのはどれか。1つ選べ。

(1) 抗利尿ホルモン不適合分泌症候群（SIADH）では、高ナトリウム血症がみられる。

(2) バセドウ病では、血清甲状腺刺激ホルモン（TSH）値の上昇がみられる。

(3) 原発性甲状腺機能低下症では、血清クレアチンキナーゼ（CK）値の上昇がみられる。

(4) クッシング症候群では、低血糖がみられる。

(5) 原発性アルドステロン症では、高カリウム血症がみられる。

64　内分泌疾患の主な症候　　第35回 問題33　解答集 ➡p.53

内分泌疾患の主な症候に関する記述である。最も適当なのはどれか。1つ選べ。

(1) クッシング症候群では、テタニーがみられる。

(2) 甲状腺機能亢進症では、低体温がみられる。

(3) 褐色細胞腫では、低血糖がみられる。

(4) アジソン病では、血中コルチゾールの低下がみられる。

(5) 尿崩症では、高張尿がみられる。

65　内分泌疾患と血液検査所見　　第36回 問題33　解答集 ➡p.53

内分泌疾患と血液検査所見の組合せである。最も適当なのはどれか。1つ選べ。

(1) バセドウ病――――――――――甲状腺刺激ホルモン（TSH）受容体抗体の陽性

(2) 橋本病――――――――――LDL コレステロール値の低下

(3) 原発性アルドステロン症―――レニン値の上昇

(4) クッシング症候群―――――――カリウム値の上昇

(5) 褐色細胞腫――――――――カテコールアミン値の低下

66　内分泌疾患とホルモン　　第37回 問題33　解答集 ➡p.53

内分泌疾患とホルモンに関する記述である。最も適当なのはどれか。1つ選べ。

(1) 尿崩症では、バソプレシンの分泌が増加する。

(2) 原発性副甲状腺機能亢進症では、血清リン値が低下する。

(3) 原発性アルドステロン症では、血漿レニン活性が上昇する。

(4) アジソン病では、コルチゾールの分泌が増加する。

(5) 褐色細胞腫では、カテコールアミンの分泌が減少する。

14 神 経 系

神経系の構造と機能に関する記述である。最も適当なのはどれか。1つ選べ。
(1) くも膜は、脳の表面に密着している。
(2) 体温調節中枢は、視床にある。
(3) 呼吸中枢は、中脳にある。
(4) 排便反射の中枢は、仙髄にある。
(5) 錐体路は、体性感覚の伝達を行う。

交感神経の興奮で起こる反応である。最も適当なのはどれか。1つ選べ。
(1) 瞳孔は、縮小する。
(2) 気管支は、収縮する。
(3) 肝臓のグリコーゲン分解は、抑制される。
(4) 皮膚の血管は、拡張する。
(5) 発汗する。

迷走神経に関する記述である。最も適当なのはどれか。1つ選べ。
(1) 脊髄神経である。
(2) 副交感神経線維を含む。
(3) 興奮により、胃酸分泌が抑制される。
(4) 興奮により、心拍数が増加する。
(5) 興奮により、胆嚢が弛緩する。

神経疾患に関する記述である。最も適当なのはどれか。1つ選べ。
(1) パーキンソン病では、筋緊張低下がみられる。
(2) レビー小体型認知症は、ウイルス感染により起こる。
(3) 脳血管性認知症では、感情失禁がみられる。
(4) アルツハイマー病では、症状が階段状に進行する。
(5) アルツハイマー病では、まだら認知症がみられる。

15 呼 吸 器 系

71 呼吸器系の構造と機能　　　第 34 回 問題 34　解答集 ➡ p.54

呼吸器系の構造と機能に関する記述である。最も適当なのはどれか。1つ選べ。

(1) 左気管支は、右気管支より垂直に近い。

(2) 外肋間筋は、呼気時に収縮する。

(3) 肺胞膜を介してのガス拡散能は、二酸化炭素より酸素が高い。

(4) 二酸化炭素は、血液中で重炭酸イオンになる。

(5) 静脈血の酸素飽和度は、約 97 ％ である。

72 呼吸器系の構造と機能　　　第 37 回 問題 35　解答集 ➡ p.54

呼吸器系の構造と機能に関する記述である。最も適当なのはどれか。1つ選べ。

(1) 右肺は、2 葉からなる。

(2) 気管支平滑筋は、副交感神経の興奮で弛緩する。

(3) 横隔膜は、呼気時に収縮する。

(4) 肺活量は、1 回換気量と予備吸気量と予備呼気量の和である。

(5) 外呼吸は、末梢組織における酸素と二酸化炭素のガス交換である。

73 肺の構造、呼吸機能および酸素の運搬　　　第 35 回 問題 35　解答集 ➡ p.55

肺の構造、呼吸機能および酸素の運搬に関する記述である。最も適当なのはどれか。1つ選べ。

(1) 右肺は、2 葉からなる。

(2) 肺静脈には、静脈血が流れている。

(3) 肺胞で行われるガス交換を、内呼吸という。

(4) 動脈血の酸素飽和度は、約 40 ％ である。

(5) ヘモグロビンの酸素解離曲線は、血液 pH が低下すると右方向に移動する。

74 呼吸器疾患　　　第 36 回 問題 35　解答集 ➡ p.55

呼吸器疾患に関する記述である。最も適当なのはどれか。1つ選べ。

(1) 肺がんは、女性に多い。

(2) 気管支喘息は、閉塞性肺障害を呈する。

(3) COPD の病期は、X 線所見で分類する。

(4) アスペルギルス肺炎は、ウイルスが原因である。

(5) ツベルクリン反応は、肺がんの検査である。

75 COPD（慢性閉塞性肺疾患）　　　第 34 回 問題 35　解答集 ➡ p.55

COPD（慢性閉塞性肺疾患）に関する記述である。最も適当なのはどれか。1つ選べ。

(1) わが国では、女性に多い。

(2) 吸気時に、口すぼめ呼吸がみられる。

(3) 樽状胸郭がみられる。

(4) 動脈血中の酸素分圧は、上昇する。

(5) 病期分類には、肺活量が用いられる。

16 運動器（筋・骨格）系

76 運動器系 　　　　　　　　　　　　第34回 問題36 　解答集 ➡ p. 55

運動器系に関する記述である。最も適当なのはどれか。1つ選べ。
(1) 骨の主な有機質成分は、コラーゲンである。
(2) 頸椎は、12個で構成される。
(3) 橈骨は、下腿の骨である。
(4) 骨格筋は、平滑筋である。
(5) 白筋は、持続的な収縮に適している。

77 運動器 　　　　　　　　　　　　　第35回 問題36 　解答集 ➡ p. 55

運動器に関する記述である。最も適当なのはどれか。1つ選べ。
(1) 腰椎は、6個である。
(2) 舌運動は、舌咽神経支配である。
(3) 咬筋は、顔面神経支配である。
(4) 筋が収縮する際は、筋小胞体からカリウムイオンが放出される。
(5) 筋収縮のエネルギーは、ATPの分解による。

78 運動器系 　　　　　　　　　　　　第36回 問題36 　解答集 ➡ p. 55

運動器系に関する記述である。最も適当なのはどれか。1つ選べ。
(1) 骨軟化症は、ビタミンAの欠乏で生じる。
(2) 骨基質は、破骨細胞によって産生される。
(3) 骨型アルカリフォスファターゼ（BAP）は、骨吸収マーカーである。
(4) 尿中デオキシピリジノリンは、骨形成マーカーである。
(5) YAM（若年成人平均値）は、骨粗鬆症の診断に用いられる。

79 運動器系 　　　　　　　　　　　　第37回 問題36 　解答集 ➡ p. 56

運動器系に関する記述である。**誤っている**のはどれか。1つ選べ。
(1) 日光曝露の不足は、くる病の原因である。
(2) 高リン血症は、骨軟化症の原因である。
(3) 糖尿病は、骨折のリスク因子である。
(4) 脊椎椎体は、骨粗鬆症における骨折の好発部位である。
(5) DXA（DEXA）法は、骨密度の評価に用いられる。

80 骨粗鬆症 　　　　　　　　　　　　第34回 問題37 　解答集 ➡ p. 56

骨粗鬆症に関する記述である。最も適当なのはどれか。1つ選べ。
(1) 骨芽細胞は、骨吸収に働く。
(2) カルシトニンは、骨吸収を促進する。
(3) エストロゲンは、骨形成を抑制する。
(4) 尿中デオキシピリジノリンは、骨形成マーカーである。
(5) YAM（若年成人平均値）は、骨密度の評価に用いられる。

81 サルコペニア 　　第34回 問題23　解答集 ➡p.56

サルコペニアに関する記述である。最も適当なのはどれか。1つ選べ。

(1) 加齢による場合は、二次性サルコペニアという。
(2) サルコペニアは、内臓脂肪量で評価する。
(3) 筋肉量は、増加する。
(4) 握力は、増大する。
(5) 歩行速度は、遅くなる。

17 生殖器系

82 前立腺 　　第37回 問題37　解答集 ➡p.56

前立腺に関する記述である。最も適当なのはどれか。1つ選べ。

(1) 前立腺は、腹膜腔内に位置する。
(2) 前立腺から、テストステロンが分泌される。
(3) 前立腺肥大により、排尿障害が生じる。
(4) 前立腺がんでは、血清 PSA 値が低下する。
(5) 前立腺がんの進行は、アンドロゲンによって抑制される。

83 女性生殖器疾患と妊娠合併症 　　第34回 問題38　解答集 ➡p.56

女性生殖器疾患と妊娠合併症に関する記述である。最も適当なのはどれか。1つ選べ。

(1) 子宮頸がんは、腺がんが多い。
(2) ヒトパピローマウイルス（HPV）ワクチンは、子宮体がんの予防に用いる。
(3) 閉経後の肥満は、乳がんのリスク因子である。
(4) 妊娠高血圧症候群の重症度は、浮腫の有無で分類する。
(5) 妊娠中に発症した明らかな糖尿病を、妊娠糖尿病という。

84 妊娠、分娩および乳汁分泌 　　第35回 問題37　解答集 ➡p.56

妊娠、分娩および乳汁分泌に関する記述である。最も適当なのはどれか。1つ選べ。

(1) 妊娠0週0日は、受精卵が着床した日である。
(2) ヒト絨毛性ゴナドトロピン（hCG）は、黄体を退縮させる。
(3) インスリンは、母体から胎児へ移行する。
(4) オキシトシンは、子宮筋を収縮させる。
(5) プロラクチンは、射乳を起こす。

85 妊娠糖尿病 　　第36回 問題37　解答集 ➡p.56

妊娠糖尿病に関する記述である。最も適当なのはどれか。1つ選べ。

(1) 「空腹時血糖 126mg/dL 以上」が、診断基準に含まれる。
(2) 「HbA1c 6.5% 以上」が、診断基準に含まれる。
(3) 「妊娠糖尿病の家族歴」が、診断基準に含まれる。
(4) 経口血糖降下薬によって治療する。
(5) 分娩後の2型糖尿病のリスクになる。

18 血液・凝固系

86 血液系 第37回 問題38 解答集 ➡ p.57

血液系に関する記述である。最も適当なのはどれか。1つ選べ。
(1) 末梢血中の赤血球は、核を持つ。
(2) 好中球は、抗体を産生する。
(3) 単球が血管外へ遊走すると、形質細胞となる。
(4) フィブリンは、トロンビンによりフィブリノーゲンに変換される。
(5) PAI-1 は、脂肪細胞で産生される。

87 赤血球 第35回 問題38 解答集 ➡ p.57

赤血球に関する記述である。最も適当なのはどれか。1つ選べ。
(1) 赤血球は、中央が膨らんだ円盤状の構造をもつ。
(2) ABO 血液型がO型の場合、赤血球の表面にはA抗原とB抗原が発現している。
(3) 赤血球の寿命は、約1か月である。
(4) 網赤血球は、寿命を終えた赤血球である。
(5) 低酸素環境下で、赤血球数は増加する。

88 血球 第36回 問題38 解答集 ➡ p.57

血球に関する記述である。最も適当なのはどれか。1つ選べ。
(1) 赤血球には、ミトコンドリアが存在する。
(2) 好中球は、抗体を産生する。
(3) B細胞は、胸腺で成熟する。
(4) 好酸球は、アレルギー反応に関与する。
(5) 血小板には、核が存在する。

89 血液疾患 第34回 問題39 解答集 ➡ p.57

血液疾患に関する記述である。最も適当なのはどれか。1つ選べ。
(1) 鉄欠乏性貧血では、総鉄結合能（TIBC）が低下する。
(2) 悪性貧血は、内因子の欠如で起こる。
(3) 腎性貧血では、エリスロポエチン産生が亢進する。
(4) 特発性血小板減少性紫斑病（ITP）では、ビタミンK欠乏がみられる。
(5) 血友病では、ハプトグロビンが低下する。

90 血液疾患 第35回 問題39 解答集 ➡ p.57

血液疾患に関する記述である。最も適当なのはどれか。1つ選べ。
(1) 血友病では、プロトロンビン時間（PT）が短縮する。
(2) 再生不良性貧血では、骨髄が過形成を示す。
(3) 悪性貧血では、内因子の作用が増強する。
(4) 鉄欠乏性貧血では、総鉄結合能（TIBC）が低下する。
(5) 播種性血管内凝固症候群（DIC）では、フィブリン分解産物（FDP）が増加する。

91　血液疾患　　　第 36 回 問題 39　p. 57

血液疾患に関する記述である。最も適当なのはどれか。1つ選べ。

(1)　再生不良性貧血では、造血幹細胞が増加している。
(2)　多発性骨髄腫では、低カルシウム血症が起こる。
(3)　悪性貧血は、エリスロポエチン産生低下によって起こる。
(4)　急性白血病では、出血傾向がみられる。
(5)　成人 T 細胞白血病は、ヒト免疫不全ウイルス（HIV）によって起こる。

92　血液疾患　　　第 37 回 問題 39　p. 57

25 歳、女性。易疲労感があり来院した。血液検査結果で WBC 1,060/μL、RBC 186 万/μL、Hb 5.8 g/dL、血小板 8 万/μL、網赤血球 1‰（基準値 2～27‰）、MCV 91.3 fL（基準値 80～98 fL）、MCH 31.1 pg（基準値 28～32 pg）、MCHC 34.1 %（基準値 30～36 %）、Cr 0.6 mg/dL、総ビリルビン 0.3 mg/dL であった。考えられる疾患として、**最も適切な**のはどれか。1つ選べ。

(1)　鉄欠乏性貧血
(2)　ビタミン B$_{12}$ 欠乏性貧血
(3)　再生不良性貧血
(4)　溶血性貧血

19 免疫、アレルギー

93　免疫と生体防御　　　第 34 回 問題 40　p. 58

免疫と生体防御に関する記述である。最も適当なのはどれか。1つ選べ。

(1)　溶血性貧血は、Ⅲ型アレルギーの機序で起こる。
(2)　ツベルクリン反応は、Ⅱ型アレルギーの機序で起こる。
(3)　形質細胞は、液性免疫を担う。
(4)　IgA は、免疫グロブリンの中で最も血中濃度が高い。
(5)　IgG は、5 量体である。

94　免疫・生体防御　　　第 35 回 問題 40　p. 58

免疫・生体防御に関する記述である。最も適当なのはどれか。1つ選べ。

(1)　唾液は、分泌型 IgA を含む。
(2)　B 細胞は、胸腺で成熟する。
(3)　T 細胞は、免疫グロブリンを産生する。
(4)　アナフィラキシーショックは、IgG が関与する。
(5)　ワクチン接種による免疫は、受動免疫である。

95　免疫

第 36 回 問題 40　解答集 ➡ p.58

免疫に関する記述である。最も適当なのはどれか。1つ選べ。
(1)　消化管粘膜には、非特異的防御機構が認められる。
(2)　IgG による免疫は、非特異的防御機構である。
(3)　IgA は、Ⅰ型アレルギーに関与する。
(4)　IgM は、胎盤を通過する。
(5)　血漿中に最も多く存在する抗体は、IgE である。

96　免疫及びアレルギー

第 37 回 問題 40　解答集 ➡ p.58

免疫及びアレルギーに関する記述である。最も適当なのはどれか。1つ選べ。
(1)　抗体は、マクロファージにより産生される。
(2)　分泌型 IgA は、消化管の免疫を担う。
(3)　自己免疫性溶血性貧血は、Ⅰ型アレルギーの機序で起こる。
(4)　ツベルクリン反応は、Ⅲ型アレルギーの機序で起こる。
(5)　アナフィラキシーショックは、Ⅳ型アレルギーにより発症する。

97　免疫・アレルギー疾患

第 34 回 問題 41　解答集 ➡ p.58

免疫・アレルギー疾患に関する記述である。最も適当なのはどれか。1つ選べ。
(1)　強皮症では、胃食道逆流症がみられる。
(2)　全身性エリテマトーデス（SLE）は、男性に多い。
(3)　関節リウマチでは、蝶形紅斑がみられる。
(4)　シェーグレン症候群では、涙液分泌の増加がみられる。
(5)　食物依存性運動誘発アナフィラキシーは、IgA 依存性である。

98　自己免疫疾患とその特徴的な症候

第 35 回 問題 41　解答集 ➡ p.58

自己免疫疾患とその特徴的な症候の組合せである。最も適当なのはどれか。1つ選べ。
(1)　強皮症―――――――――――食道蠕動の亢進
(2)　シェーグレン症候群―――――涙液分泌の増加
(3)　バセドウ病――――――――――徐脈
(4)　橋本病――――――――――――皮膚の湿潤
(5)　全身性エリテマトーデス―――蝶形紅斑

99　自己免疫疾患

第 36 回 問題 41　解答集 ➡ p.59

自己免疫疾患に関する記述である。最も適当なのはどれか。1つ選べ。
(1)　全身性エリテマトーデスは、男性に多い。
(2)　全身性エリテマトーデスは、日光浴で寛解する。
(3)　1 型糖尿病では、インスリン分泌が亢進する。
(4)　強皮症では、レイノー現象がみられる。
(5)　シェーグレン症候群では、唾液分泌が増加する。

| 100 | 食物アレルギー | 第37回 問題41 | 解答集 ➡p.59 |

食物アレルギーに関する記述である。最も適当なのはどれか。1つ選べ。

(1) Ⅱ型アレルギーによって発症する。
(2) 乳糖不耐症は、食物アレルギーである。
(3) 口腔アレルギー症候群は、食物アレルギーの特殊型である。
(4) 食物経口負荷試験は、自宅で行う。
(5) アナフィラキシーショックでは、抗ヒスタミン薬の投与が第一選択である。

20 感 染 症

| 101 | 感染症 | 第34回 問題42 | 解答集 ➡p.59 |

感染症に関する記述である。最も適当なのはどれか。1つ選べ。

(1) わが国の肝細胞がんの原因として、B型肝炎ウイルスが最も多い。
(2) 黄色ブドウ球菌は、グラム陰性球菌である。
(3) 結核は、新興感染症である。
(4) レジオネラ感染症の原因は、生の鶏肉の摂取である。
(5) カンジダ症は、消化管に起こる。

| 102 | 感染症 | 第35回 問題42 | 解答集 ➡p.59 |

感染症に関する記述である。最も適当なのはどれか。1つ選べ。

(1) ニューモシスチス肺炎は、ウイルス感染症である。
(2) ツツガムシ病は、日和見感染症である。
(3) 再興感染症は、同一患者に繰り返し発症する感染症である。
(4) 不顕性感染は、原因となる病原体が不明の感染症である。
(5) 垂直感染は、母体から児へ伝播する感染様式である。

| 103 | 感染症 | 第36回 問題42 | 解答集 ➡p.59 |

感染症に関する記述である。最も適当なのはどれか。1つ選べ。

(1) 日和見感染とは、感染しても発症しないことである。
(2) 潜伏期とは、発症してから治癒するまでの期間である。
(3) ポリメラーゼ連鎖反応（PCR）法は、病原体由来のDNAを検出する。
(4) 垂直感染とは、病原体が輸血によって伝播する感染様式である。
(5) 耐性菌とは、薬物に対して感受性をもつ細菌である。

| 104 | 感染症 | 第37回 問題42 | 解答集 ➡p.59 |

感染症に関する記述である。最も適当なのはどれか。1つ選べ。

(1) 宿主は、感染症の原因となる微生物である。
(2) 潜伏期は、症状が改善した後でも病原体が残存している期間である。
(3) 不顕性感染とは、感染しても症状が現れない感染をいう。
(4) 結核は、新興感染症である。
(5) 再興感染症とは、同一患者に繰り返し発症する感染症をいう。

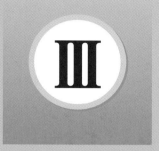

食べ物と健康

1　人と食べ物

1　食料と環境　　　　　　　第 34 回 問題 43　　解答集 ➡p. 61

食料と環境に関する記述である。最も適当なのはどれか。1つ選べ。
- (1)　食物連鎖の過程で、生物濃縮される栄養素がある。
- (2)　食品ロスの増加は、環境負荷を軽減させる。
- (3)　地産地消の推進によって、フードマイレージが増加する。
- (4)　食料の輸入拡大によって、トレーサビリティが向上する。
- (5)　フードバンク活動とは、自然災害に備えて食品を備蓄することである。

2　食料と環境　　　　　　　第 36 回 問題 43　　解答集 ➡p. 61

食料と環境に関する記述である。最も適当なのはどれか。1つ選べ。
- (1)　フードマイレージには、海外から自国までの移動距離は含まれない。
- (2)　地産地消により、フードマイレージは増加する。
- (3)　わが国のフードマイレージは、米国に比べて低い。
- (4)　食品ロスとは、本来食べられるにもかかわらず捨てられる食品のことをいう。
- (5)　わが国の家庭における食品ロス率は、15％を超える。

3　人間と食品　　　　　　　第 37 回 問題 43　　解答集 ➡p. 61

人間と食品に関する記述である。最も適当なのはどれか。1つ選べ。
- (1)　人間は、食物連鎖の二次消費者に位置している。
- (2)　個人の食嗜好は、幼児期から高齢期に至るまで変化しない。
- (3)　わが国の生産額ベースの総合食料自給率は、2000 年以降約 60〜70％で推移している。
- (4)　フードマイレージは、地産地消が進むと大きくなる。
- (5)　食品ロスは、生産された食料のうち不可食部の廃棄を示している。

2　食品の分類、成分及び物性

4　粉類とその原料　　　　　　第 34 回 問題 44　　解答集 ➡p. 61

粉類とその原料の組合せである。正しいのはどれか。1つ選べ。
- (1)　上新粉————もち米
- (2)　白玉粉————うるち米
- (3)　道明寺粉————大豆
- (4)　はったい粉————大麦
- (5)　きな粉————小麦

5　穀類の加工品

第36回 問題44　解答集 ➡p.61

穀類の加工品に関する記述である。最も適当なのはどれか。1つ選べ。

(1) ビーフンは、うるち米を主原料として製造される。
(2) 生麩は、とうもろこしでんぷんを主原料として製造される。
(3) ポップコーンは、とうもろこしの甘味種を主原料として製造される。
(4) オートミールは、大麦をローラーで押しつぶして製造される。
(5) ライ麦パンは、グルテンを利用して製造される。

6　糖・甘味類と構成糖

第34回 問題48　解答集 ➡p.61

糖・甘味類と構成糖の組合せである。正しいのはどれか。1つ選べ。

(1) マルトース————グルコースとフルクトース
(2) ラクトース————グルコースとガラクトース
(3) スクロース————グルコースとグルコース
(4) トレハロース————フルクトースとフルクトース
(5) ソルビトール————ガラクトースとガラクトース

7　砂糖および甘味類

第36回 問題45　解答集 ➡p.62

砂糖および甘味類に関する記述である。最も適当なのはどれか。1つ選べ。

(1) 黒砂糖は、分蜜糖である。
(2) 車糖は、ざらめ糖より結晶粒子が大きい。
(3) 異性化糖は、セルラーゼによって得られる。
(4) キシリトールは、キシロースを還元して得られる。
(5) サッカリンは、甘草に含まれる。

8　豆類とその加工品

第36回 問題46　解答集 ➡p.62

豆類とその加工品に関する記述である。最も適当なのはどれか。1つ選べ。

(1) 大豆は、小豆よりでんぷん含量が多い。
(2) グリーンピースは、緑豆の未熟種子である。
(3) つぶしあんは、煮た小豆をつぶして皮を除いたものである。
(4) 豆腐は、にがりから生成する酸で凝固させたものである。
(5) 凍り豆腐は、豆腐を凍結後に低温で乾燥させたものである。

9　野菜類

第34回 問題45　解答集 ➡p.62

野菜類に関する記述である。最も適当なのはどれか。1つ選べ。

(1) だいこんの根部は、葉部よりも100g当たりのビタミンC量が多い。
(2) 根深ねぎは、葉ねぎよりも100g当たりのβ-カロテン量が多い。
(3) れんこんは、はすの肥大した塊根を食用としたものである。
(4) たけのこ水煮における白濁沈殿は、リシンの析出による。
(5) ホワイトアスパラガスは、遮光して栽培したものである。

10 　野菜類の成分

第 37 回 問題 44　解答集 ➡p. 62

野菜類の成分に関する記述である。最も適当なのはどれか。1つ選べ。

(1) ほうれんそうのシュウ酸は、腸管でのカルシウムの吸収を促進する。
(2) にんじんのβ-カロテンは、光照射によって色調が変化する。
(3) なすのナスニンは、金属イオンに対するキレート作用で退色する。
(4) だいこんのイソチオシアネート類は、リポキシゲナーゼの作用で生成する。
(5) きゅうりのノナジエナールは、ミロシナーゼの作用で生成する。

11 　果実類

第 35 回 問題 43　解答集 ➡p. 62

果実類に関する記述である。最も適当なのはどれか。1つ選べ。

(1) りんごの切断面は、リポキシゲナーゼによって褐変する。
(2) バナナは、ジベレリン処理によって追熟が促進する。
(3) 西洋なしは、非クライマクテリック型の果実である。
(4) 日本なしは、果肉に石細胞を含む。
(5) いちじくは、アクチニジンを含む。

12 　藻類

第 35 回 問題 44　解答集 ➡p. 62

藻類に関する記述である。最も適当なのはどれか。1つ選べ。

(1) わかめは、緑藻類である。
(2) あまのりの青色色素は、フィコシアニンである。
(3) てんぐさを熱水で抽出すると、ゼラチンが得られる。
(4) こんぶの主なうま味成分は、グアニル酸である。
(5) 干しこんぶ表面の白い粉の主成分は、フルクトースである。

13 　畜肉

第 34 回 問題 46　解答集 ➡p. 63

畜肉に関する記述である。最も適当なのはどれか。1つ選べ。

(1) 主要な赤色色素は、アスタキサンチンである。
(2) 脂肪は、常温（20〜25℃）で固体である。
(3) 死後硬直が始まると、筋肉の pH は上昇する。
(4) 筋たんぱく質の構成割合は、筋形質（筋漿）たんぱく質が最も多い。
(5) 筋基質（肉基質）たんぱく質の割合は、魚肉に比べ低い。

14 　食肉(生)の部位

第 34 回 問題 64　解答集 ➡p. 63

食肉（生）の部位に関する記述である。最も適当なのはどれか。1つ選べ。

(1) 鶏肉において、「むね」は「ささ身」より脂質の割合が低い。
(2) 鶏肉において、「もも」は「むね」より脂質の割合が高い。
(3) 豚肉において、「ばら」は「ヒレ」より脂質の割合が低い。
(4) 牛肉において、「ヒレ」は「肩ロース」より脂質の割合が高い。
(5) 牛肉において、「サーロイン」は「ヒレ」より脂質の割合が低い。

15 魚介類　　第 36 回 問題 47　 ➡p.63

魚介類に関する記述である。最も適当なのはどれか。1つ選べ。
(1) まぐろの普通肉は、その血合肉よりミオグロビン含量が多い。
(2) 春獲りのかつおは、秋獲りのかつおより脂質含量が多い。
(3) かきは、ひらめよりグリコーゲン含量が多い。
(4) とびうおのうま味成分は、主にグアニル酸である。
(5) 海水魚のトリメチルアミン量は、鮮度低下に伴って減少する。

16 魚介類　　第 37 回 問題 45　 ➡p.63

魚介類に関する記述である。最も適当なのはどれか。1つ選べ。
(1) はまちの若年魚は、ぶりである。
(2) 春獲りのかつおは、戻りがつおと呼ばれる。
(3) 辛子めんたいこは、まだらの卵巣の塩蔵品である。
(4) キャビアは、にしんの卵巣の塩蔵品である。
(5) からすみは、ぼらの卵巣の塩蔵品である。

17 牛乳　　第 35 回 問題 45　 ➡p.63

牛乳に関する記述である。最も適当なのはどれか。1つ選べ。
(1) 炭水化物の大部分は、マルトースである。
(2) β-ラクトグロブリンは、乳清に含まれている。
(3) カゼインは、pH 6.6 に調整すると凝集沈殿する。
(4) 脂質中のトリグリセリドの割合は、約 15 % である。
(5) 市販の牛乳は、生乳に水を添加して製造する。

18 牛乳の成分　　第 37 回 問題 46　 ➡p.64

牛乳の成分に関する記述である。最も適当なのはどれか。1つ選べ。
(1) 乳糖は、全糖質の約 5 % を占める。
(2) 脂肪酸組成では、不飽和脂肪酸より飽和脂肪酸が多い。
(3) カゼインホスホペプチドは、カルシウムの吸収を阻害する。
(4) 乳清たんぱく質は、全たんぱく質の約 80 % を占める。
(5) β-ラクトグロブリンは、人乳にも含まれる。

19 鶏卵　　第 34 回 問題 47　解答集 ➡p.64

鶏卵に関する記述である。最も適当なのはどれか。1つ選べ。
(1) 卵殻の主成分は、たんぱく質である。
(2) 卵白は、脂質を約 30 % 含む。
(3) 卵白のたんぱく質では、リゾチームの割合が最も高い。
(4) 卵黄のリン脂質では、レシチンの割合が最も高い。
(5) 卵黄の水分含量は、卵白に比べて多い。

鶏卵に関する記述である。最も適当なのはどれか。1つ選べ。
(1) オボトランスフェリンは、起泡性に優れる。
(2) アビジンは、ナイアシンと強く結合する。
(3) ホスビチンは、たんぱく質分解酵素である。
(4) 脂溶性ビタミンは、卵黄より卵白に多く含まれる。
(5) 卵白は古くなると、pHが低下する。

油脂類に関する記述である。最も適当なのはどれか。1つ選べ。
(1) 豚脂の融点は、牛脂より高い。
(2) やし油の飽和脂肪酸の割合は、なたね油より高い。
(3) ファットスプレッドの油脂含量は、マーガリンより多い。
(4) サラダ油の製造では、キュアリング処理を行う。
(5) 硬化油の製造では、不飽和脂肪酸の割合を高める処理を行う。

嗜好飲料に関する記述である。最も適当なのはどれか。1つ選べ。
(1) 紅茶は、不発酵茶である。
(2) 煎茶の製造における加熱処理は、主に釜炒りである。
(3) 茶のうま味成分は、カフェインによる。
(4) コーヒーの褐色は、主にアミノカルボニル反応による。
(5) ココアの製造では、カカオ豆に水を加えて磨砕する。

3 食品の機能

食品に含まれるたんぱく質に関する記述である。最も適当なのはどれか。1つ選べ。
(1) 大豆に含まれる主なたんぱく質は、カゼインである。
(2) 米に含まれる主なたんぱく質は、グルテニンである。
(3) コラーゲンは、冷水によく溶ける。
(4) グリシニンは、等電点において溶解度が最大となる。
(5) オボアルブミンは、変性すると消化されやすくなる。

食品の脂質に関する記述である。最も適当なのはどれか。1つ選べ。
(1) 大豆油のけん化価は、やし油より高い。
(2) パーム油のヨウ素価は、いわし油より高い。
(3) オレイン酸に含まれる炭素原子の数は、16である。
(4) 必須脂肪酸の炭化水素鎖の二重結合は、シス型である。
(5) ドコサヘキサエン酸は、炭化水素鎖に二重結合を8つ含む。

25 　まぐろや青魚から摂取される n-3 系脂肪酸　　第 37 回 問題 48　解答集 ➡p. 65

主にまぐろや青魚から摂取される n-3 系脂肪酸である。この脂肪酸の構造式として、最も適当なのはどれか。1 つ選べ。

(1)

(2)

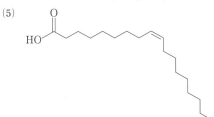

(3)

(4)

(5)

26 　ビタミン含有量　　第 34 回 問題 50　解答集 ➡p. 65

食品 100 g 当たりのビタミン含有量に関する記述である。最も適当なのはどれか。1 つ選べ。

(1)　精白米のビタミン B_1 含有量は、玄米より多い。

(2)　糸引き納豆のビタミン K 含有量は、ゆで大豆より多い。

(3)　鶏卵白のビオチン含有量は、鶏卵黄より多い。

(4)　乾燥大豆のビタミン E 含有量は、大豆油より多い。

(5)　鶏むね肉のビタミン A 含有量は、鶏肝臓より多い。

食品中のビタミンに関する記述である。最も適当なのはどれか。1つ選べ。

(1) β-クリプトキサンチンは、プロビタミンAである。
(2) ビタミン B_2 は、光に対して安定である。
(3) アスコルビン酸は、他の食品成分の酸化を促進する。
(4) γ-トコフェロールは、最もビタミンE活性が高い。
(5) エルゴステロールに紫外線が当たることで、ビタミンKが生成される。

食品中の水に関する記述である。最も適当なのはどれか。1つ選べ。

(1) 純水の水分活性は、100である。
(2) 結合水は、食品成分と共有結合を形成している。
(3) 塩蔵では、結合水の量を減らすことで保存性を高める。
(4) 中間水分食品は、生鮮食品と比較して非酵素的褐変が抑制される。
(5) 水分活性が極めて低い場合には、脂質の酸化が促進される。

可食部100g当たりの標準的な栄養成分含有量に関する記述である。最も適当なのはどれか。1つ選べ。

(1) 薄力粉のたんぱく質含有量は、強力粉より多い。
(2) 乾燥小豆の脂質含有量は、乾燥大豆より多い。
(3) ラードの飽和脂肪酸含有量は、なたね油より多い。
(4) 生しいたけのビタミンD含有量は、乾しいたけより多い。
(5) 柿のビタミン B_{12} 含有量は、牡蠣より多い。

食品成分とその分析方法の組合せである。最も適当なのはどれか。1つ選べ。

(1) たんぱく質————ケルダール法
(2) 脂質—————————プロスキー法
(3) 脂肪酸——————カールフィッシャー法
(4) 炭水化物—————原子吸光光度法
(5) ナトリウム———ガスクロマトグラフ法

食品に含まれる色素に関する記述である。最も適当なのはどれか。1つ選べ。

(1) β-クリプトキサンチンは、アルカリ性で青色を呈する。
(2) フコキサンチンは、プロビタミンAである。
(3) クロロフィルは、酸性条件下で加熱するとクロロフィリンになる。
(4) テアフラビンは、酵素による酸化反応で生成される。
(5) ニトロソミオグロビンは、加熱するとメトミオクロモーゲンになる。

食品と主な色素成分の組合せである。最も適当なのはどれか。1つ選べ。

(1) 紅鮭 ——————

(2) トマト ——————

(3) なす ——————

(4) にんじん ——————

(5) ブルーベリー ——————

食品とその呈味成分に関する記述である。最も適当なのはどれか。1つ選べ。

(1) 柿の渋味成分は、オイゲノールである。
(2) たこのうま味成分は、ベタインである。
(3) ヨーグルトの酸味成分は、酒石酸である。
(4) コーヒーの苦味成分は、ナリンギンである。
(5) とうがらしの辛味成分は、チャビシンである。

食品の物性に関する記述である。最も適当なのはどれか。1つ選べ。

(1) 大豆油は、非ニュートン流体である。
(2) コンデンスミルクは、擬塑性流動を示す。
(3) メレンゲは、チキソトロピーを示す。
(4) 水ようかんは、キセロゲルである。
(5) マヨネーズは、油中水滴（W/O）型エマルションである。

食品と主な香気・におい成分の組合せである。最も適当なのはどれか。1つ選べ。
(1)　もも———————ヌートカトン
(2)　淡水魚———————桂皮酸メチル
(3)　発酵バター———————レンチオニン
(4)　干ししいたけ———————γ-ウンデカラクトン
(5)　にんにく———————ジアリルジスルフィド

食品の三次機能により期待される作用に関する記述である。最も適当なのはどれか。1つ選べ。
(1)　食品の胃内滞留時間の短縮により、食後血糖値の上昇を緩やかにする。
(2)　α-グルコシダーゼの阻害により、インスリンの分泌を促進する。
(3)　アンジオテンシン変換酵素の阻害により、アレルギー症状を緩和する。
(4)　カルシウムの可溶化により、カルシウムの体内への吸収を促進する。
(5)　エストロゲン様作用により、う歯の発生を抑制する。

4　食品の安全性

食品衛生法に関する記述である。正しいのはどれか。1つ選べ。
(1)　食品衛生とは、食品、医薬部外品、器具および容器包装を対象とする飲食に関する衛生をいう。
(2)　天然香料とは、動植物から得られた物又はその混合物で、食品の着香の目的で使用される添加物をいう。
(3)　農林水産大臣は、販売の用に供する食品の製造や保存の方法につき基準を定めることができる。
(4)　乳製品の製造又は加工を行う営業者は、その施設ごとに食品衛生監視員を置かなければならない。
(5)　食中毒患者を診断した医師は、直ちに最寄りの検疫所長にその旨を届け出なければならない。

食品安全委員会に関する記述である。最も適当なのはどれか。1つ選べ。
(1)　農林水産省に設置されている。
(2)　食品衛生法により設置されている。
(3)　食品に含まれる有害物質のリスク管理を行う。
(4)　食品添加物の一日摂取許容量（ADI）を設定する。
(5)　リスクコミュニケーションには参加しない。

39　食品の変質　　　　　第34回 問題54　解答集 ➡p.67

食品の変質に関する記述である。最も適当なのはどれか。1つ選べ。

(1) ヒスタミンは、ヒアルロン酸の分解によって生成する。
(2) 水分活性の低下は、微生物による腐敗を促進する。
(3) 過酸化物価は、油脂から発生する二酸化炭素量を評価する。
(4) ビタミンEの添加は、油脂の自動酸化を抑制する。
(5) 油脂中の遊離脂肪酸は、プロテアーゼによって生成する。

40　食品成分の変質　　　　　第36回 問題51　解答集 ➡p.68

食品成分の変質に関する記述である。最も適当なのはどれか。1つ選べ。

(1) ヒスタミンは、ヒスチジンの重合反応によって生成される。
(2) 飽和脂肪酸は、多価不飽和脂肪酸よりも自動酸化が進行しやすい。
(3) 硫化水素は、でんぷんの変質で発生する。
(4) 過酸化物価は、油脂の酸化における初期の指標となる。
(5) K値は、生鮮食品中におけるアミノ酸の分解の指標となる。

41　食品の変質　　　　　第37回 問題51　解答集 ➡p.68

食品の変質に関する記述である。最も適当なのはどれか。1つ選べ。

(1) 細菌による食品の腐敗は、水分活性の低下により促進される。
(2) 揮発性塩基窒素は、たんぱく質の変質が進行すると減少する。
(3) K値は、ATP関連物質中におけるイノシンの割合が増加すると低下する。
(4) 酸価は、油脂中の遊離脂肪酸量が増加すると低下する。
(5) 過酸化物価は、油脂の自動酸化の初期に上昇する。

42　食中毒の原因　　　　　第34回 問題55　解答集 ➡p.68

食中毒の原因となる細菌およびウイルスに関する記述である。最も適当なのはどれか。1つ選べ。

(1) リステリア菌は、プロセスチーズから感染しやすい。
(2) サルモネラ菌は、偏性嫌気性の細菌である。
(3) 黄色ブドウ球菌は、7.5％食塩水中で増殖できる。
(4) ボツリヌス菌の毒素は、100℃、30分の加熱で失活しない。
(5) ノロウイルスは、カキの中腸腺で増殖する。

43　細菌性およびウイルス性食中毒　　　　　第36回 問題53　解答集 ➡p.68

細菌性およびウイルス性食中毒に関する記述である。最も適当なのはどれか。1つ選べ。

(1) カンピロバクターは、鶏の消化管内には生息していない。
(2) エルシニア・エンテロコリチカは、5℃で増殖できない。
(3) 黄色ブドウ球菌の毒素は、煮沸で容易に不活化される。
(4) ノロウイルスは、60℃ 30分間の加熱で容易に不活化される。
(5) E型肝炎ウイルスは、野生のシカの肉を生食することで感染する。

44　細菌性食中毒　　　第 35 回 問題 53　解答集 →p. 68

細菌性食中毒に関する記述である。最も適当なのはどれか。1つ選べ。
(1)　サルモネラ菌は、神経性の毒素を産生する。
(2)　黄色ぶどう球菌による食中毒の潜伏期間は、2〜7日間である。
(3)　ウェルシュ菌による食中毒の主症状は、血便である。
(4)　カンピロバクター感染症は、ギラン・バレー症候群の原因となる。
(5)　腸管出血性大腸菌は、100℃ 3分間の煮沸では殺菌できない。

45　細菌性食中毒　　　第 37 回 問題 52　解答集 →p. 68

細菌性食中毒に関する記述である。最も適当なのはどれか。1つ選べ。
(1)　カンピロバクター食中毒の潜伏期間は、1〜5時間程度である。
(2)　サルモネラ食中毒の原因食品は、主に発酵食品である。
(3)　ウェルシュ菌は、好気的条件で増殖しやすい。
(4)　セレウス菌の嘔吐毒であるセレウリドは、耐熱性である。
(5)　乳児ボツリヌス症の原因食品は、主に粉乳である。

46　ボツリヌス菌　　　第 36 回 問題 52　解答集 →p. 69

ボツリヌス菌とそれによる食中毒に関する記述である。最も適当なのはどれか。1つ選べ。
(1)　通性嫌気性の細菌である。
(2)　高圧蒸気による 120℃ 20分間の加熱で死滅しない。
(3)　主な感染源は、生鮮魚介類である。
(4)　潜伏期間は、一般に 10日程度である。
(5)　毒素は、末梢神経を麻痺させる。

47　ノロウイルスとそれによる食中毒　　　第 35 回 問題 54　解答集 →p. 69

ノロウイルスとそれによる食中毒に関する記述である。最も適当なのはどれか。1つ選べ。
(1)　数十から数百個のウイルス量で感染する。
(2)　食中毒が多く発生する時期は、夏季である。
(3)　ヒトからヒトへ感染しない。
(4)　食中毒の予防には、75℃ 1分間の加熱が推奨されている。
(5)　主に二枚貝の貝柱に濃縮される。

48　自然毒食中毒と毒素　　　第 34 回 問題 56　解答集 →p. 69

自然毒食中毒と、その原因となる毒素の組合せである。正しいのはどれか。1つ選べ。
(1)　下痢性貝毒による食中毒―――――テトロドトキシン
(2)　シガテラ毒による食中毒―――――リナマリン
(3)　スイセンによる食中毒――――――イボテン酸
(4)　イヌサフランによる食中毒―――――ソラニン
(5)　ツキヨタケによる食中毒―――――イルジン S

49　自然毒食中毒と、その原因となる毒素　　第37回 問題53　解答集 ➡ p.69

自然毒食中毒と、その原因となる毒素の組合せである。最も適当なのはどれか。1つ選べ。
(1)　フグによる食中毒――――――パリトキシン
(2)　ムール貝による食中毒―――――サキシトキシン
(3)　トリカブトによる食中毒―――――リナマリン
(4)　スイセンによる食中毒――――ソラニン
(5)　ツキヨタケによる食中毒―――――アコニチン

50　経口感染症、人畜共通感染症および寄生虫症　　第37回 問題54　解答集 ➡ p.70

経口感染症、人畜共通感染症および寄生虫症に関する記述である。**誤っている**のはどれか。1つ選べ。
(1)　コレラの主症状は、激しい下痢である。
(2)　リステリア症は、人畜共通感染症である。
(3)　トキソプラズマは、猫の糞便から感染する。
(4)　有鉤条虫は、主にサケ・マスの生食から感染する。
(5)　サルコシスティスは、−20℃ 48時間以上の凍結で死滅する。

51　寄生虫とその感染源　　第35回 問題55　解答集 ➡ p.70

寄生虫とその感染源の組合せである。最も適当なのはどれか。1つ選べ。
(1)　アニサキス――――――コイ
(2)　クドア――――――ヒラメ
(3)　サルコシスティス―――――マス
(4)　トキソプラズマ―――――ホタルイカ
(5)　有鉤条虫――――――アユ

52　アニサキスとそれによる食中毒　　第36回 問題54　解答集 ➡ p.70

アニサキスとそれによる食中毒に関する記述である。最も適当なのはどれか。1つ選べ。
(1)　主な感染源は、生のかきである。
(2)　食材を食酢で処理することで、容易に死滅する。
(3)　食材を5℃で冷蔵することで、容易に死滅する。
(4)　幼虫移行症である。
(5)　最終宿主は、ヒトである。

53　食品に含まれる物質　　第34回 問題57　解答集 ➡ p.70

食品に含まれる物質に関する記述である。**誤っている**のはどれか。1つ選べ。
(1)　アフラトキシンM群は、牛乳から検出されるカビ毒である。
(2)　フモニシンは、トウモロコシから検出されるカビ毒である。
(3)　アクリルアミドは、アミノカルボニル反応によって生じる。
(4)　ヘテロサイクリックアミンは、アミロペクチンの加熱によって生じる。
(5)　牛肉は、トランス脂肪酸を含有する。

食品中の有害物質に関する記述である。最も適当なのはどれか。1つ選べ。
(1) アフラトキシンを生産するカビ類は、主に亜寒帯に生息している。
(2) デオキシニバレノールは、主に貝類に蓄積される。
(3) 放射性物質であるヨウ素131は、主に骨に沈着する。
(4) キンメダイは、メチル水銀を蓄積するため、妊婦に対する注意が示されている。
(5) ベンゾ［a］ピレンは、生野菜に多く含まれている。

放射性物質に関する記述である。最も適当なのはどれか。1つ選べ。
(1) 食品摂取を介しての被曝は、外部被曝といわれる。
(2) わが国における食品中の放射性物質の基準値は、プルトニウムが対象である。
(3) ヨウ素131の物理学的半減期は、約8日である。
(4) ストロンチウム90は、筋肉に集積しやすい。
(5) わが国ではじゃがいもの発芽防止に、ベータ線の照射が用いられている。

食品添加物に関する記述である。最も適当なのはどれか。1つ選べ。
(1) 生涯を通じて週に1日摂取しても健康に影響が出ない量を、一日摂取許容量（ADI）という。
(2) 無毒性量は、ヒトに対する毒性試験の結果をもとに設定される。
(3) 指定添加物は、天然由来の添加物を含まない。
(4) サッカリンナトリウムは、甘味づけの目的で添加される。
(5) エリソルビン酸は、細菌の増殖抑制の目的で添加される。

食品添加物に関する記述である。最も適当なのはどれか。1つ選べ。
(1) アスパルテームは、分子内にアラニンを含んでいる。
(2) ソルビン酸には、強い殺菌作用がある。
(3) 亜硝酸イオンは、ミオグロビンの発色に関与している。
(4) コチニール色素の主色素は、アントシアニンである。
(5) ナイシンは、酸化防止剤として用いられる。

食品添加物に関する記述である。最も適当なのはどれか。1つ選べ。
(1) 一日摂取許容量（ADI）は、厚生労働省が設定する。
(2) 無毒性量（NOAEL）は、ヒトに対する毒性試験の結果に基づいて設定される。
(3) 輸入した柑橘類をばら売りする場合、添加された防かび剤の表示は省略できる。
(4) 調味を目的に添加されたアミノ酸類は、一括名での表示が可能である。
(5) 着色料である赤色2号は、既存添加物に分類される。

59　食品添加物の使用　　　　　　　　　　第 34 回 問題 58　解答集 ➡ p. 71

わが国における食品添加物の使用に関する記述である。正しいのはどれか。1つ選べ。

(1)　ソルビン酸カリウムは、殺菌料として使用される。
(2)　食用赤色2号は、鮮魚介類の着色に使用される。
(3)　亜硫酸ナトリウムは、漂白剤として使用される。
(4)　亜硝酸イオンの最大残存量の基準は、食肉製品より魚卵の方が高い。
(5)　アスパルテームは、「L−アスパラギン酸化合物」と表示する。

5　食品の表示と規格基準

60　一般用加工食品の表示　　　　　　　　第 34 回 問題 59　解答集 ➡ p. 71

食品表示基準に基づく一般用加工食品の表示に関する記述である。正しいのはどれか。1つ選べ。

(1)　原材料名は、50音順に表示しなくてはならない。
(2)　期限表示として、製造日を表示しなくてはならない。
(3)　灰分の含有量を表示しなくてはならない。
(4)　食物繊維の含有量を表示する場合は、糖類の含有量を同時に表示しなくてはならない。
(5)　落花生を原材料に含む場合は、含有する旨を表示しなくてはならない。

61　一般用加工食品の表示　　　　　　　　第 35 回 問題 58　解答集 ➡ p. 72

食品表示基準に基づく一般用加工食品の表示に関する記述である。**誤っている**のはどれか。1つ選べ。

(1)　品質の劣化が極めて少ないものは、消費期限または賞味期限の表示を省略することができる。
(2)　飽和脂肪酸の量の表示は、推奨されている。
(3)　100 g 当たりのナトリウム量が 5 mg 未満の食品には、食塩を含まない旨の強調表示ができる。
(4)　栄養機能食品では、原材料の栄養成分量から得られた計算値を、機能成分の栄養成分表示に用いることができる。
(5)　卵を原材料に含む場合は、アレルゲンの表示が義務づけられている。

62　食品表示基準に基づく一般用加工食品の表示　　第 36 回 問題 57　解答集 ➡ p. 72

食品表示基準に基づく一般用加工食品の表示に関する記述である。**誤っている**のはどれか。1つ選べ。

(1)　消費期限は、未開封で、定められた方法により保存した場合において有効である。
(2)　使用した食品添加物は、原材料と明確に区別して表示する。
(3)　加工助剤は、食品添加物の表示が免除される。
(4)　原材料として食塩を使用していない場合も、食塩相当量の表示が必要である。
(5)　原材料として砂糖を使用していない場合は、糖類の含有量にかかわらずノンシュガーと表示することができる。

食品表示基準に基づく一般用加工食品の表示に関する記述である。最も適当なのはどれか。1つ選べ。
(1) 品質が急速に劣化しやすい食品には、賞味期限を表示しなければならない。
(2) 食物繊維量は、表示が推奨されている。
(3) 食塩相当量の表示値は、グルタミン酸ナトリウムに由来するナトリウムを含まない。
(4) 大麦を原材料に含む場合は、アレルゲンとしての表示が義務づけられている。
(5) 分別生産流通管理された遺伝子組換え農作物を主な原材料とする場合は、遺伝子組換え食品に関する
　　表示を省略することができる。

わが国における食品の規格基準に関する記述である。最も適当なのはどれか。1つ選べ。
(1) トランス脂肪酸は、バターから検出されてはならない。
(2) パツリンは、りんご果汁から検出されてはならない。
(3) シアン化合物は、生あんから検出されてはならない。
(4) ヒ素は、ひじきから検出されてはならない。
(5) カドミウムは、米から検出されてはならない。

特別用途食品および保健機能食品に関する記述である。最も適当なのはどれか。1つ選べ。
(1) 特別用途食品（総合栄養食品）は、健康な成人を対象としている。
(2) 特定保健用食品（規格基準型）では、申請者が関与成分の疾病リスク低減効果を医学的・栄養学的に
　　示さなければならない。
(3) 栄養機能食品では、申請者が消費者庁長官に届け出た表現により栄養成分の機能を表示できる。
(4) 機能性表示食品では、申請者は最終製品に関する研究レビュー（システマティックレビュー）で機能
　　性の評価を行うことができる。
(5) 機能性表示食品は、特別用途食品の1つである。

特別用途食品および保健機能食品に関する記述である。最も適当なのはどれか。1つ選べ。
(1) 特別用途食品としての表示には、国の許可は不要である。
(2) 栄養機能食品としての表示には、国の許可が必要である。
(3) 機能性表示食品としての表示には、国の許可が必要である。
(4) 機能性表示食品には、「食生活は、主食、主菜、副菜を基本に、食事のバランスを。」と表示しなくて
　　はならない。
(5) 特定保健用食品の審査では、関与成分に関する研究レビュー（システマティックレビュー）で機能性
　　を評価する。

67 特別用途食品および保健機能食品　　　　第37回 問題59　　解答集 ➡p.73

特別用途食品および保健機能食品に関する記述である。最も適当なのはどれか。1つ選べ。

(1) 特定保健用食品以外の特別用途食品には、許可証票（マーク）は定められていない。

(2) 特別用途食品（総合栄養食品）には、「食生活は、主食、主菜、副菜を基本に、食事のバランスを。」と表示しなくてはならない。

(3) 特定保健用食品（条件付き）は、規格基準を満たすことを条件として個別審査を経ることなく許可される。

(4) 機能性表示食品には、妊産婦を対象に開発された食品がある。

(5) 機能性表示食品は、安全性や機能性の根拠に関する情報を消費者庁のウェブサイトで確認することができる。

68 特定保健用食品の関与成分と保健の用途　　　　第35回 問題60　　解答集 ➡p.73

特定保健用食品の関与成分と保健の用途の組合せである。**誤っている**のはどれか。1つ選べ。

(1) サーデンペプチド————————血圧が高めの方に適した食品

(2) キトサン————————カルシウムの吸収を促進する食品

(3) ガラクトオリゴ糖————————お腹の調子を整える食品

(4) 茶カテキン————————体脂肪が気になる方に適した食品

(5) リン酸化オリゴ糖カルシウム————歯の健康維持に役立つ食品

69 特定保健用食品の関与成分と保健の用途に関する表示　　第36回 問題59　　解答集 ➡p.73

特定保健用食品の関与成分と保健の用途に関する表示の組合せである。**誤っている**のはどれか。1つ選べ。

(1) サーデンペプチド————————ミネラルの吸収を助ける食品

(2) γ-アミノ酪酸（GABA）————————血圧が高めの方に適した食品

(3) 難消化性デキストリン————————血糖値が気になる方に適した食品

(4) 低分子化アルギン酸ナトリウム————おなかの調子を整える食品

(5) キトサン————————コレステロールが高めの方に適した食品

70 栄養成分と栄養機能表示　　　　第34回 問題60　　解答集 ➡p.73

栄養機能食品として表示が認められている栄養成分と栄養機能表示の組合せである。正しいのはどれか。1つ選べ。

(1) n-3系脂肪酸————「動脈硬化や認知症の改善を助ける栄養素です」

(2) カルシウム————「将来の骨粗鬆症の危険度を減らす栄養素です」

(3) 鉄————「赤血球を作るのに必要な栄養素です」

(4) ビタミンE————「心疾患や脳卒中の予防を助ける栄養素です」

(5) ビタミンC————「風邪の予防が期待される栄養素です」

栄養機能食品として表示が認められている栄養成分と栄養機能表示の組合せである。**誤っている**のはどれか。1つ選べ。

(1) カリウム —————「正常な血圧を保つのに必要な栄養素です」

(2) 鉄—————————「赤血球を作るのに必要な栄養素です」

(3) ビタミン B₁———「炭水化物からのエネルギー産生と皮膚や粘膜の健康維持を助ける栄養素です」

(4) ビタミンD———「骨粗鬆症になるリスクの低減を助ける栄養素です」

(5) ビタミンK———「正常な血液凝固能を維持する栄養素です」

6 食品の生産・加工・保存・流通と栄養

食品の加工に関する記述である。最も適当なのはどれか。1つ選べ。

(1) 納豆の製造では、酢酸菌を発酵に利用する。

(2) こんにゃくの製造では、グルコマンナンのゲル化作用を利用する。

(3) かまぼこの製造では、魚肉に塩化マグネシウムを加えてすり潰す。

(4) 豆腐の製造では、豆乳に水酸化カルシウムを加えて凝固させる。

(5) 干し柿の製造では、タンニンの水溶化により渋味を除去する。

食品加工に利用される酵素とその働きに関する記述である。最も適当なのはどれか。1つ選べ。

(1) α-アミラーゼは、マルトースをグルコースに分解する。

(2) インベルターゼは、スクロースをグルコースとフルクトースに分解する。

(3) ラクターゼは、でんぷんをグルコースに分解する。

(4) リパーゼは、RNA をイノシン酸に分解する。

(5) ヘスペリジナーゼは、カゼインをアミノ酸に分解する。

食品加工に利用される酵素とその利用に関する組合せである。最も適当なのはどれか。1つ選べ。

(1) パパイン————————————みかん缶詰製造における白濁原因物質の除去

(2) キモシン——————————————味噌製造における大豆たんぱく質の分解

(3) ペクチナーゼ————————————転化糖製造におけるショ糖の分解

(4) トランスグルタミナーゼ———かまぼこ製造におけるゲル形成の向上

(5) グルコースイソメラーゼ———柑橘果汁製造における苦味の除去

75 穀類の加工品　　第 35 回 問題 61　解答集 →p. 74

穀類の加工品に関する記述である。最も適当なのはどれか。1 つ選べ。
(1) アルファ化米は、炊飯した米を冷却後、乾燥させたものである。
(2) 無洗米は、精白後に残る米表面のぬかを取り除いたものである。
(3) 薄力粉のたんぱく質含量は、12～13 ％である。
(4) 発酵パンは、ベーキングパウダーにより生地を膨らませる。
(5) コーンスターチは、とうもろこしを挽き割りにしたものである。

76 食品とその加工方法　　第 37 回 問題 61　解答集 →p. 75

食品とその加工方法に関する記述である。最も適当なのはどれか。1 つ選べ。
(1) うどんの製造に、かん水を使用する。
(2) パンは、麹かびを利用して膨化させ製造する。
(3) こんにゃくの製造に、水酸化カルシウムを使用する。
(4) きなこは、豆乳を加熱して表面にできた膜を乾燥後に粉砕して製造する。
(5) コーングリッツは、とうもろこしを湿式粉砕して製造する。

77 畜肉の加工および加工品　　第 35 回 問題 62　解答集 →p. 75

畜肉の加工および加工品に関する記述である。最も適当なのはどれか。1 つ選べ。
(1) ドメスティックソーセージは、ドライソーセージに比べて保存性が高い。
(2) ベーコンは、主に鶏肉を塩漬し、くん煙したものである。
(3) ボンレスハムは、細切れの畜肉につなぎ材料等を混合し、圧力をかけたものである。
(4) コンビーフは、牛肉を塩漬し、煮熟後にほぐし、調味して容器に詰めたものである。
(5) ビーフジャーキーは、細切れの牛肉を塩漬し、調味してケーシングに詰めたものである。

78 発酵食品とその製造に関わる微生物　　第 36 回 問題 61　解答集 →p. 75

発酵食品とその製造に関わる微生物の組合せである。最も適当なのはどれか。1 つ選べ。
(1) ワイン　　　　　枯草菌
(2) ビール　　　　　麦角菌
(3) 食酢　　　　　　乳酸菌
(4) 糸引き納豆　　　酵母
(5) 味噌　　　　　　こうじかび

79 加工食品で利用されている多糖類とその原料　　第 37 回 問題 62　解答集 →p. 75

加工食品で利用されている多糖類とその原料に関する組合せである。最も適当なのはどれか。1 つ選べ。
(1) アガロース　　　　　あまのり
(2) アルギン酸　　　　　昆布
(3) ペクチン　　　　　　てんぐさ
(4) カラギーナン　　　　りんご
(5) グルコマンナン　　　きく芋

食品の保存に関する記述である。最も適当なのはどれか。1 つ選べ。
(1) ブランチング処理により、酵素は活性化する。
(2) 最大氷結晶生成帯を短時間で通過させると、品質の低下は抑制される。
(3) 塩蔵では、食品の浸透圧は低下する。
(4) CA 貯蔵では、二酸化炭素を大気より低濃度にする。
(5) 酸を用いた保存では、無機酸が用いられる。

食品の保存に関する記述である。最も適当なのはどれか。1 つ選べ。
(1) 冷凍におけるグレーズは、食品の酸化を防ぐ効果がある。
(2) 冷蔵における低温障害は、主に畜肉で発生する。
(3) 水産物の缶詰では、主に低温殺菌が用いられている。
(4) ガス置換による保存・貯蔵では、空気を酸素に置換する。
(5) わが国において、放射線の照射は、殺菌のために許可されている。

食品の保存に関する記述である。最も適当なのはどれか。1 つ選べ。
(1) グレーズ処理は、pH を低下させる保存法である。
(2) 青果物の品温を 20℃から 10℃に下げると、呼吸量は 1/2〜1/3 に抑制される。
(3) CA 貯蔵では、二酸化炭素濃度を 15〜20 ％に上昇させる。
(4) 熱燻法は、冷燻法に比べて保存性が高い。
(5) 食肉の缶詰の殺菌には、主に低温殺菌が用いられる。

食品の保存法と保存性を高めるための加工法に関する記述である。最も適当なのはどれか。1 つ選べ。
(1) 冷凍食品では、冷却時に−1〜−5℃の温度帯を緩慢に通過させて−20℃にすることで品質が良好に保持される。
(2) パーシャルフリージングでは、一般的にたんぱく質の変性が急速に進む。
(3) ショ糖を用いる糖蔵では、浸透圧が低下する。
(4) 冷燻法による燻製食品は、熱燻法で製造された製品に比べて保存性が劣る。
(5) 容器包装に密封した常温流通食品のうち、pH が 4.6 を超え、かつ、水分活性が 0.94 を超えるものは、120℃ 4 分間以上の加熱により殺菌する。

食品の容器・包装に関する記述である。最も適当なのはどれか。1 つ選べ。
(1) ガラスは、プラスチックに比べて化学的安定性が低い。
(2) 生分解プラスチックは、微生物によって分解されない。
(3) ラミネート包材は、単一の素材から作られる。
(4) 無菌充填包装では、包装後の加熱殺菌は不要である。
(5) 真空包装は、嫌気性微生物の生育を阻止する。

| 85 | 容器包装 | 第36回 問題63 | 解答集 ➡p.76 |

容器包装に関する記述である。最も適当なのはどれか。1つ選べ。
(1) アルミニウムは、ラミネート材料として利用されている。
(2) セロハンは、防湿性が高い。
(3) ガラスは、ガス遮断性が低い。
(4) 無菌包装では、包装後に殺菌処理を行う。
(5) ガス置換包装では、容器内の空気を酸素に置換する。

| 86 | 調理器具・機器 | 第35回 問題64 | 解答集 ➡p.76 |

調理器具・機器に関する記述である。最も適当なのはどれか。1つ選べ。
(1) 三徳包丁は、代表的な和包丁である。
(2) 両刃の包丁は、片刃のものより、かつらむきに適している。
(3) 平底の鍋は、丸底のものより電磁調理器に適している。
(4) 蒸し器内の水蒸気の温度は、120℃以上である。
(5) 家庭用冷凍庫の庫内は、−5℃前後になるように設定されている。

7 食事設計と栄養・調理

| 87 | 嗜好性を高めるための調理 | 第35回 問題65 | 解答集 ➡p.77 |

嗜好性を高めるための調理に関する記述である。最も適当なのはどれか。1つ選べ。
(1) 煮魚では、魚臭を抑えるために、魚を低温の煮汁とともに加熱して沸騰させる。
(2) でんぷん糊液では、とろみを増すために、でんぷんをあらかじめデキストリン化する。
(3) フルクトースを多く含む果物では、甘味を増すために冷やす。
(4) みそ汁では、うま味を増すために、みそを入れてから長時間加熱する。
(5) きんとんでは、色よく仕上げるために、さつまいもの皮を薄くむく。

| 88 | 鶏卵を用いた調理・加工 | 第34回 問題65 | 解答集 ➡p.77 |

鶏卵を用いた調理・加工に関する記述の組合せである。最も適当なのはどれか。1つ選べ。
(1) 半熟卵————水に卵を入れて火にかけ、沸騰してから12分間加熱する。
(2) 落とし卵————卵白の凝固を促進するために、沸騰水に塩と酢を添加する。
(3) 卵豆腐————すだちを防ぐために、卵液を100℃まで急速に加熱する。
(4) メレンゲ——泡立てやすくするために、最初に砂糖を卵白に加える。
(5) マヨネーズ——エマルションの転相を防ぐために、一度に全ての油を卵黄に加える。

89 食品の硬さを調整するための調理　　第 37 回 問題 64　解答集 ➡ p.77

食品の硬さを調整するための調理に関する記述である。最も適当なのはどれか。1つ選べ。
(1) じゃがいもは、軟らかくするために 65℃ に保ちながらゆでる。
(2) さつまいもは、軟らかくするためにミョウバン入りの水でゆでる。
(3) れんこんは、歯ごたえを良くするために重曹入りの水でゆでる。
(4) だいこんの千切りは、歯ごたえを良くするために塩水に浸す。
(5) 鯉は、歯ごたえを良くするために、そぎ切りにして氷水に漬ける。

90 飲み物の調理　　第 34 回 問題 66　解答集 ➡ p.77

飲み物の調理に関する記述である。最も適当なのはどれか。1つ選べ。
(1) アイスティーのクリームダウンを防ぐために、急速に冷却する。
(2) 緑茶のタンニンをより多く抽出するために、茶葉に冷水を注ぐ。
(3) コーヒーのカフェイン量を減らすために、サイフォン式で抽出する。
(4) 赤じそジュースの赤色を鮮やかにするために、重曹を添加する。
(5) ホットミルクの皮膜形成を防ぐために、撹拌せず加熱する。

91 酢による食品の色の変化　　第 35 回 問題 66　解答集 ➡ p.77

酢による食品の色の変化に関する記述である。最も適当なのはどれか。1つ選べ。
(1) ほうれんそうは、緑色から黄褐色になる。
(2) 赤たまねぎは、赤紫色から青色になる。
(3) れんこんは、白色から黄色になる。
(4) にんじんは、橙赤色から黄色になる。
(5) 牛肉は、暗赤色から鮮赤色になる。

92 調理による食品の色の変化　　第 37 回 問題 65　解答集 ➡ p.78

調理による食品の色の変化に関する記述である。最も適当なのはどれか。1つ選べ。
(1) ほうれんそうは、短時間ゆでると黄褐色になる。
(2) カリフラワーは、重曹とともにゆでると白色になる。
(3) マッシュルームの切り口は、長時間放置すると黄色になる。
(4) 乾燥のりは、火であぶると赤色が濃くなる。
(5) さばの普通筋は、酢じめすると白色になる。

93 食塩の調理特性　　第 36 回 問題 64　解答集 ➡ p.78

食塩の調理特性に関する記述である。**誤っている**のはどれか。1つ選べ。
(1) 切ったりんごを食塩水につけて、褐変を防止する。
(2) 小麦粉生地に添加して、粘弾性を低下させる。
(3) 野菜にふりかけて、脱水させる。
(4) ひき肉に添加して、こねた時の粘着性を増加させる。
(5) 魚にふりかけて、臭い成分を除去する。

94 食品の栄養成分と調理 第37回 問題66 解答集 ➡p.78

食品の栄養成分と調理に関する記述である。**誤っている**のはどれか。1つ選べ。
(1) 野菜のカロテンは、油炒めにより消化管からの吸収が良くなる。
(2) こまつなのカリウムは、ゆでることにより多くはゆで汁に溶出する。
(3) さつまいものでんぷんは、65℃付近で加熱を続けると高分子化する。
(4) 牛乳のアミノ酸は、小麦粉生地の焼き過程で糖と結合する。
(5) 魚肉のたんぱく質は、食塩を加えてこねた後に加熱するとゲル化する。

95 食品の安全性を高めるための調理 第36回 問題65 解答集 ➡p.78

食品の安全性を高めるための調理に関する記述である。最も適当なのはどれか。1つ選べ。
(1) じゃがいもは、ソラニンを無毒化するために、十分に加熱する。
(2) フライドポテトは、アクリルアミドの生成を抑制するために、揚げる温度を高くする。
(3) ジャムは、防腐効果を高めるために、砂糖濃度を低くする。
(4) あさりは、砂出しのために、水道水に浸す。
(5) 海水魚は、食中毒予防のために、水道水で洗浄する。

96 味の相互作用 第36回 問題66 解答集 ➡p.78

味の相互作用に関する記述である。最も適当なのはどれか。1つ選べ。
(1) だし汁のうま味は、少量の食塩を加えると弱まる。
(2) ぜんざいの甘味は、少量の食塩を加えると弱まる。
(3) 昆布とかつお節の混合だしは、単独よりもうま味が弱い。
(4) 甘味を繰り返し感じ続けると、甘味を強く感じるようになる。
(5) 塩辛い食品を食べた後では、水に甘味を感じる。

97 代表的な料理の献立の構成 第35回 問題67 解答集 ➡p.78

代表的な料理の献立の構成に関する記述である。最も適当なのはどれか。1つ選べ。
(1) 会席料理では、最初に飯と汁が供される。
(2) 精進料理では、煮干しだしの汁が供される。
(3) 西洋料理の正餐では、最初に魚料理（ポワソン）が供される。
(4) ビュッフェでは、主食、主菜、副菜が順番に供される。
(5) 中国料理では、菜と点心が供される。

98 伝統的な料理の配膳 第36回 問題67 解答集 ➡p.79

伝統的な料理の配膳に関する記述である。最も適当なのはどれか。1つ選べ。
(1) 日本料理の日常食では、喫食者から見て、飯を右側、汁物を左側に置く。
(2) 日本料理の日常食では、喫食者から見て、主菜を飯の奥に置く。
(3) 西洋料理では、喫食者から見て、肉用ナイフを皿の手前に置く。
(4) 西洋料理では、喫食者から見て、スープスプーンを皿の右側に置く。
(5) 中国料理の宴席では、料理はあらかじめ小皿に盛り付けて各個人に供する。

日本食品標準成分表 2015 年版（七訂）に新たに収載されたものである。正しいのはどれか。1 つ選べ。

(1) アミノ酸組成によるたんぱく質の値
(2) トリアシルグリセロール当量の値
(3) 利用可能炭水化物（単糖当量）の値
(4) 調理による重量変化率
(5) 「kcal」及び「kJ」の 2 種類の単位によるエネルギー値

表は、日本食品標準成分表 2020 年版（八訂）からの抜粋である。「ゆで」による重量変化率が 150 ％のモロヘイヤについて、調理前の可食部重量が 50 g のとき、ゆでた後のビタミンC量（mg）として、最も適当なのはどれか。1 つ選べ。

(1) 6
(2) 8
(3) 17
(4) 33
(5) 49

表　ビタミンC含有量
（可食部100g 当たり）

	ビタミンC
	mg
モロヘイヤ	
茎葉、生	65
茎葉、ゆで	11

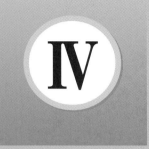

基礎栄養学

出題のねらい（管理栄養士国家試験出題基準より）

○栄養の基本的概念及びその意義についての理解を問う。

○エネルギー、栄養素の代謝とその生理的意義についての理解を問う。

1 栄養の概念

1 栄養素とその過剰摂取による健康障害　　第 36 回 問題 68　解答集 ➡p. 80

栄養素とその過剰摂取による健康障害の組合せである。最も適当なのはどれか。1 つ選べ。
(1) ビタミン E―――――頭蓋内圧亢進
(2) ビタミン B_1―――――血液凝固障害
(3) ビタミン B_2―――――胎児奇形
(4) カルシウム――――――尿路結石
(5) マグネシウム―――――高血圧症

2 栄養学の歴史上の人物　　第 37 回 問題 68　解答集 ➡p. 80

栄養学の歴史上の人物と、関連する事柄の組合せである。最も適当なのはどれか。1 つ選べ。
(1) ルブネル（Rubner M）――――――――呼吸が燃焼と同じ現象であることを証明
(2) クレブス（Krebs HA）――――――――たんぱく質の窒素定量法を開発
(3) ケルダール（Kjeldahl J）―――――――食事誘発性熱産生（DIT）を提唱
(4) アトウォーター（Atwater WO）―――消化吸収率を考慮した栄養素の生理的熱量を提唱
(5) ラボアジェ（Lavoisier AL）―――――クエン酸回路を発見

3 遺伝形質　　第 35 回 問題 68　解答集 ➡p. 80

遺伝形質に関する記述である。最も適当なのはどれか。1 つ選べ。
(1) 遺伝子多型は、遺伝子変異の発生頻度が集団の 1 ％未満である。
(2) 遺伝子多型は、食習慣の影響を受けて生じる。
(3) 遺伝子多型の出現頻度は、人種による差異がない。
(4) β_3 アドレナリン受容体遺伝子の変異は、肥満のリスクを高める。
(5) 倹約（節約）遺伝子は、積極的にエネルギーを消費するように変異した遺伝子である。

2 食物の摂取

4 食欲の調節　　第 35 回 問題 69　解答集 ➡p. 80

食欲の調節に関する記述である。最も適当なのはどれか。1 つ選べ。
(1) 摂食中枢は、大脳皮質に存在する。
(2) 血中遊離脂肪酸の増加は、満腹中枢を刺激する。
(3) 血糖値の上昇は、摂食中枢を刺激する。
(4) レプチンの分泌量は、体脂肪量の影響を受ける。
(5) グレリンは、食欲を抑制する。

| 5 | 食欲と日内リズム | 第 34 回 問題 68 | 解答集 ➡p. 80 |

食欲と日内リズムに関する記述である。最も適当なのはどれか。1つ選べ。
(1) 食経験は、食欲の形成に影響しない。
(2) 血中遊離脂肪酸濃度の上昇は、食欲を抑制する。
(3) レプチンは、摂食を促進する。
(4) 食事のサイクルは、日内リズムに影響しない。
(5) 視床下部の視交叉上核は、日内リズムを調節する。

| 6 | 食欲を促進する要因 | 第 36 回 問題 69 | 解答集 ➡p. 80 |

食欲を促進する要因である。最も適当なのはどれか。1つ選べ。
(1) 満腹中枢の興奮
(2) 血中グルコース濃度の上昇
(3) 血中遊離脂肪酸濃度の上昇
(4) レプチン分泌量の増加
(5) 胃壁の伸展

3 栄養素の消化・吸収と体内動態

| 7 | 消化酵素 | 第 34 回 問題 69 | 解答集 ➡p. 80 |

消化酵素に関する記述である。最も適当なのはどれか。1つ選べ。
(1) α-アミラーゼは、チモーゲンとして分泌される。
(2) トリプシンは、エキソ型酵素である。
(3) 膵リパーゼの働きは、胆汁酸によって抑制される。
(4) ペプシンの至適 pH は、弱アルカリ性である。
(5) スクラーゼは、膜消化に関わる。

| 8 | 管腔内消化の調節 | 第 35 回 問題 70 | 解答集 ➡p. 80 |

管腔内消化の調節に関する記述である。最も適当なのはどれか。1つ選べ。
(1) 胃相とは、食物が胃に入る前に起こる胃液分泌の変化をいう。
(2) 消化管運動は、交感神経系により促進される。
(3) ガストリンは、ペプシノーゲンの分泌を抑制する。
(4) コレシストキニンは、膵リパーゼの分泌を促進する。
(5) セクレチンは、胃酸の分泌を促進する。

栄養素の吸収・移送の仕組みに関する組合せである。最も適当なのはどれか。1つ選べ。

　　　　　栄養素　　　　　微絨毛膜での吸収方式　　　　主な移送経路
(1) グルコース――――――促進拡散――――――リンパ管
(2) 長鎖脂肪酸――――――促進拡散――――――門脈
(3) コレステロール――――単純拡散――――――門脈
(4) アミノ酸――――――――能動輸送――――――門脈
(5) ビタミン B_{12}―――――能動輸送――――――リンパ管

消化吸収率に関する記述である。**誤っている**のはどれか。1つ選べ。
(1) 消化吸収率とは、摂取した栄養素が吸収された割合を示す。
(2) 消化吸収率は、調理の影響を受ける。
(3) 消化吸収率は、同時に摂取する食品成分の影響を受ける。
(4) 見かけの消化吸収率は、摂取量から糞中内因性排泄量を差し引いて求める。
(5) 真の消化吸収率は、見かけの消化吸収率より高い。

たんぱく質の真の消化吸収率を求めるために出納試験を行い、以下の結果を得た。摂取窒素量 10.0 g/日、糞便中窒素量 2.5 g/日、尿中窒素量 2.0 g/日、無たんぱく質食摂取時の糞便中窒素量（糞便中内因性窒素量）1.0 g/日。たんぱく質の真の消化吸収率（％）として、最も適当なのはどれか。1つ選べ。
(1) 55
(2) 65
(3) 75
(4) 85
(5) 95

4　炭水化物の栄養

糖質の代謝に関する記述である。最も適当なのはどれか。1つ選べ。
(1) 糖質の摂取量増加は、ビタミン B_6 の必要量を増加させる。
(2) グルコースは、脂肪酸に変換されない。
(3) グルコースは、可欠アミノ酸に変換されない。
(4) ペントースリン酸回路は、リボース 5 -リン酸を生成する。
(5) 赤血球には、解糖系が存在しない。

13　糖質の代謝

第 35 回 問題 71　解答集 →p. 81

糖質の代謝に関する記述である。最も適当なのはどれか。1つ選べ。
(1)　解糖系は、酸素の供給を必要とする。
(2)　赤血球における ATP の産生は、クエン酸回路で行われる。
(3)　グルクロン酸経路（ウロン酸経路）は、ATP を産生する。
(4)　ペントースリン酸回路は、脂質合成が盛んな組織で活発に働く。
(5)　糖質の摂取は、血中遊離脂肪酸値を上昇させる。

14　糖質代謝

第 36 回 問題 71　解答集 →p. 81

糖質代謝に関する記述である。最も適当なのはどれか。1つ選べ。
(1)　空腹時は、筋肉への血中グルコースの取り込みが亢進する。
(2)　空腹時は、肝臓でのグリコーゲン分解が抑制される。
(3)　空腹時は、グリセロールからのグルコース合成が亢進する。
(4)　食後は、乳酸からのグルコース合成が亢進する。
(5)　食後は、GLP-1（グルカゴン様ペプチド-1）の分泌が抑制される。

15　食後の糖質代謝

第 37 回 問題 71　解答集 →p. 81

食後の糖質代謝に関する記述である。最も適当なのはどれか。1つ選べ。
(1)　脂肪組織へのグルコースの取り込みが亢進する。
(2)　肝臓グリコーゲンの分解が亢進する。
(3)　グルコース・アラニン回路によるグルコースの合成が亢進する。
(4)　脂肪酸からのグルコース合成が亢進する。
(5)　グルカゴンの分泌が亢進する。

16　血糖とその調節

第 34 回 問題 71　解答集 →p. 81

血糖とその調節に関する記述である。最も適当なのはどれか。1つ選べ。
(1)　筋肉グリコーゲンは、血糖維持に利用される。
(2)　インスリンは、筋肉への血中グルコースの取り込みを抑制する。
(3)　健常者の血糖値は、食後約 3 時間で最高値となる。
(4)　糖新生は、筋肉で行われる。
(5)　アドレナリンは、肝臓グリコーゲンの分解を促進する。

17　血糖の調節

第 35 回 問題 72　解答集 →p. 81

血糖の調節に関する記述である。最も適当なのはどれか。1つ選べ。
(1)　食後には、グルカゴンは、筋肉へのグルコースの取り込みを促進する。
(2)　食後には、インスリンは、肝臓のグリコーゲン分解を促進する。
(3)　食後には、単位重量当たりのグリコーゲン貯蔵量は、肝臓よりも筋肉で多い。
(4)　空腹時には、トリグリセリドの分解で生じたグリセロールは、糖新生に利用される。
(5)　急激な無酸素運動時のグルコース生成は、主にグルコース・アラニン回路による。

難消化性の炭水化物の生理作用に関する記述である。最も適当なのはどれか。1つ選べ。

(1)　キシリトールは、う蝕（虫歯）を予防する。

(2)　フラクトオリゴ糖は、食後の血糖値上昇を促進する。

(3)　グアーガム酵素分解物は、腸内の pH を上昇させる。

(4)　ポリデキストロースは、腸内有用菌の増殖を抑制する。

(5)　ラクツロースを過剰に摂取すると、便秘を引き起こす。

5　脂質の栄養

空腹時の脂質代謝に関する記述である。最も適当なのはどれか。1つ選べ。

(1)　脂肪組織では、リポたんぱく質リパーゼの活性が上昇する。

(2)　脂肪組織では、トリグリセリドの分解が抑制される。

(3)　肝臓では、脂肪酸の合成が促進される。

(4)　肝臓では、エネルギー源としてケトン体を利用する。

(5)　筋肉では、エネルギー源として脂肪酸を利用する。

絶食時の脂質代謝に関する記述である。最も適当なのはどれか。1つ選べ。

(1)　血中のキロミクロンが増加する。

(2)　脂肪組織では、ホルモン感受性リパーゼ活性が低下する。

(3)　血中の遊離脂肪酸が減少する。

(4)　筋肉では、エネルギー源としての脂肪酸の利用が抑制される。

(5)　血中のケトン体が増加する。

脂質の代謝に関する記述である。最も適当なのはどれか。1つ選べ。

(1)　ホルモン感受性リパーゼの活性は、インスリンにより亢進する。

(2)　脂肪細胞内のトリグリセリドは、主にリポたんぱく質リパーゼにより分解される。

(3)　食後は、肝臓でケトン体の産生が促進する。

(4)　カイロミクロンは、小腸上皮細胞で合成される。

(5)　VLDL のトリグリセリド含有率は、カイロミクロンより高い。

脂質代謝に関する記述である。最も適当なのはどれか。1つ選べ。

(1)　空腹時は、ホルモン感受性リパーゼ活性が上昇する。

(2)　空腹時は、肝臓での脂肪酸合成が亢進する。

(3)　食後は、肝臓でのケトン体産生が亢進する。

(4)　食後は、血中のキロミクロンが減少する。

(5)　食後は、リポたんぱく質リパーゼ活性が低下する。

23 コレステロール

第 35 回 問題 75　　解答集 →p. 82

コレステロールに関する記述である。最も適当なのはどれか。1つ選べ。
(1) エストロゲンは、血中 LDL コレステロール値を上昇させる。
(2) コレステロールの合成は、フィードバック阻害を受けない。
(3) HDL は、レシチンコレステロールアシルトランスフェラーゼ（LCAT）の作用によりコレステロールを取り込む。
(4) コレステロールは、ペプチドホルモンの前駆体である。
(5) 胆汁酸は、胆嚢で産生される。

24 脂質の栄養

第 34 回 問題 75　　解答集 →p. 82

脂質の栄養に関する記述である。最も適当なのはどれか。1つ選べ。
(1) 脂肪酸の利用が高まると、ビタミン B_1 の必要量が増加する。
(2) パルミチン酸は、必須脂肪酸である。
(3) エイコサペンタエン酸（EPA）は、リノール酸から合成される。
(4) エイコサノイドは、アラキドン酸から合成される。
(5) α-リノレン酸は、n-6 系脂肪酸である。

25 脂肪酸

第 36 回 問題 75　　解答集 →p. 82

脂肪酸に関する記述である。最も適当なのはどれか。1つ選べ。
(1) パルミチン酸は、必須脂肪酸である。
(2) オレイン酸は、多価不飽和脂肪酸である。
(3) アラキドン酸は、リノール酸から生成される。
(4) エイコサペンタエン酸は、n-6 系不飽和脂肪酸である。
(5) ドコサヘキサエン酸は、エイコサノイドの前駆体である。

26 胆汁酸の代謝

第 37 回 問題 75　　解答集 →p. 82

胆汁酸の代謝に関する記述である。最も適当なのはどれか。1つ選べ。
(1) 胆汁酸は、コレステロールから合成される。
(2) 胆汁酸は、胆嚢で合成される。
(3) 腸管内に分泌された胆汁酸は、主に十二指腸で再吸収される。
(4) 腸内細菌の作用を受けて生成された胆汁酸を、一次胆汁酸という。
(5) コール酸は、二次胆汁酸に分類される。

たんぱく質とアミノ酸の代謝に関する記述である。最も適当なのはどれか。1つ選べ。
(1)　過剰なたんぱく質の摂取は、アミノ酸の異化を抑制する。
(2)　ロイシンは、体たんぱく質の合成を抑制する。
(3)　インスリンは、体たんぱく質の合成を抑制する。
(4)　絶食時には、体たんぱく質の合成が抑制される。
(5)　アルブミンは、トランスサイレチンより代謝回転速度が速い。

たんぱく質とアミノ酸の代謝に関する記述である。最も適当なのはどれか。1つ選べ。
(1)　空腹時は、体たんぱく質合成が亢進する。
(2)　食後は、血中アミノ酸濃度が低下する。
(3)　たんぱく質の摂取量が増加すると、ビタミン B_6 の要求量が減少する。
(4)　たんぱく質の過剰摂取は、アミノ酸の異化を亢進する。
(5)　糖質を十分に摂取すると、たんぱく質の要求量が増加する。

たんぱく質・アミノ酸の体内代謝に関する記述である。最も適当なのはどれか。1つ選べ。
(1)　たんぱく質の摂取が不足すると、筋たんぱく質量が増加する。
(2)　たんぱく質の摂取が不足すると、急速代謝回転たんぱく質の血中濃度が上昇する。
(3)　たんぱく質の摂取が不足すると、ビタミン B_6 の必要量が増加する。
(4)　たんぱく質の過剰摂取時は、尿中への排泄窒素量が増加する。
(5)　たんぱく質の過剰摂取時は、窒素出納が負になる。

食品たんぱく質の評価に関する記述である。最も適当なのはどれか。1つ選べ。
(1)　アミノ酸評点パターンは、食品中の不可欠アミノ酸量を示す。
(2)　生物価は、食品たんぱく質の化学的評価法の一つである。
(3)　制限アミノ酸がない食品のアミノ酸価は、100である。
(4)　無たんぱく質食の摂取時には、尿中に窒素は排泄されない。
(5)　摂取窒素量が排泄窒素量を上回ると、窒素出納は負になる。

食品たんぱく質の評価に関する記述である。最も適当なのはどれか。1つ選べ。
(1)　アミノ酸価は、食品たんぱく質の生物学的評価法の1つである。
(2)　たんぱく質効率（PER）は、窒素出納を指標として求める。
(3)　生物価は、体重変化を指標として求める。
(4)　正味たんぱく質利用率（NPU）は、生物価に消化吸収率を乗じて求める。
(5)　無たんぱく質食の摂取時は、尿中への窒素排泄がみられない。

32 摂取するたんぱく質の量と質　　第35回 問題73　解答集 ➡p.83

摂取するたんぱく質の量と質に関する記述である。最も適当なのはどれか。1つ選べ。
(1) 飢餓時には、窒素出納が正になる。
(2) 過剰なたんぱく質の摂取は、アミノ酸の異化を亢進する。
(3) たんぱく質効率（PER）は、生物価に消化吸収率を加味する。
(4) アミノ酸価は、摂取エネルギー量に影響される。
(5) 可欠アミノ酸は、体たんぱく質合成に利用されない。

7 ビタミンの栄養

33 脂溶性ビタミン　　第34回 問題76　解答集 ➡p.83

脂溶性ビタミンに関する記述である。最も適当なのはどれか。1つ選べ。
(1) ビタミンAは、消化管からのカルシウム吸収を促進する。
(2) カロテノイドは、抗酸化作用をもつ。
(3) ビタミンDは、血液凝固に関与している。
(4) ビタミンEは、核内受容体に結合する。
(5) ビタミンKは、視覚機能に関与している。

34 脂溶性ビタミン　　第35回 問題76　解答集 ➡p.83

脂溶性ビタミンに関する記述である。最も適当なのはどれか。1つ選べ。
(1) 吸収された脂溶性ビタミンは、門脈に流れる。
(2) ビタミンAは、遺伝子発現を調節する。
(3) ビタミンDは、腸内細菌により合成される。
(4) ビタミンEは、膜脂質の酸化を促進する。
(5) ビタミンKは、血液凝固を抑制する。

35 脂溶性ビタミン　　第36回 問題76　解答集 ➡p.83

脂溶性ビタミンに関する記述である。最も適当なのはどれか。1つ選べ。
(1) ビタミンAは、血液凝固因子の活性化に必要である。
(2) ビタミンDは、小腸で活性型に変換される。
(3) 活性型ビタミンDは、カルシウムの小腸での吸収を抑制する。
(4) ビタミンEは、過酸化脂質の生成を促進する。
(5) ビタミンKは、骨形成に必要である。

36 水溶性ビタミン　　第34回 問題77　解答集 ➡p.84

水溶性ビタミンに関する記述である。最も適当なのはどれか。1つ選べ。
(1) ビタミンB_2は、内因子と結合して吸収される。
(2) ナイアシンは、メチオニンから合成される。
(3) 葉酸は、分子中にコバルトを含む。
(4) ビオチンは、コエンザイムA（CoA）の構成成分である。
(5) ビタミンCは、ビタミンEラジカルをビタミンEに変換する。

水溶性ビタミンに関する記述である。最も適当なのはどれか。1つ選べ。
(1)　ビタミン B_1 は、ピルビン酸をアセチル CoA に変換する反応の補酵素である。
(2)　ビタミン B_6 必要量は、たんぱく質摂取量の影響を受けない。
(3)　ナイアシンは、グルタミン酸から合成される。
(4)　ビタミン B_{12} は、主に空腸で吸収される。
(5)　ビタミン C は、還元型ビタミン E を酸化型に変換する。

水溶性ビタミンに関する記述である。最も適当なのはどれか。1つ選べ。
(1)　ビタミン B_1 の要求量は、たんぱく質摂取量に比例する。
(2)　ビタミン B_2 の補酵素型は、ピリドキサールリン酸である。
(3)　ビタミン B_{12} は、分子内にモリブデンを含有する。
(4)　葉酸は、核酸合成に必要である。
(5)　ビオチンの吸収は、アビジンにより促進される。

水溶性ビタミンと、それが関与する生体内代謝の組合せである。最も適当なのはどれか。1つ選べ。
(1)　ビタミン B_1 ————アミノ基転移反応
(2)　ビタミン B_2 ————一炭素単位代謝
(3)　ナイアシン————炭酸固定反応
(4)　パントテン酸———血液凝固因子合成
(5)　ビタミン C ————コラーゲン合成

ビタミンの消化・吸収および代謝に関する記述である。最も適当なのはどれか。1つ選べ。
(1)　ビタミン A は、脂質と一緒に摂取すると吸収率が低下する。
(2)　ビタミン K は、腸内細菌により合成される。
(3)　ビタミン B_1 は、組織飽和量に達すると尿中排泄量が減少する。
(4)　吸収されたビタミン B_2 は、キロミクロンに取り込まれる。
(5)　ビタミン B_6 の吸収には、内因子が必要である。

8　ミネラルの栄養

ミネラルに関する記述である。最も適当なのはどれか。1つ選べ。
(1)　骨の主成分は、シュウ酸カルシウムである。
(2)　血中カルシウム濃度が上昇すると、骨吸収が促進する。
(3)　骨中マグネシウム量は、体内マグネシウム量の約 10 % である。
(4)　モリブデンが欠乏すると、克山病が発症する。
(5)　フッ素のう歯予防効果は、歯の表面の耐酸性を高めることによる。

42 微量ミネラル 第36回 問題79 解答集 →p.84

微量ミネラルに関する記述である。最も適当なのはどれか。1つ選べ。

(1) 鉄は、グルタチオンペルオキシダーゼの構成成分である。

(2) 亜鉛は、甲状腺ホルモンの構成成分である。

(3) 銅は、スーパーオキシドジスムターゼ（SOD）の構成成分である。

(4) セレンは、シトクロムの構成成分である。

(5) クロムは、ミオグロビンの構成成分である。

43 カルシウムとリン 第36回 問題78 解答集 →p.84

カルシウムとリンに関する記述である。最も適当なのはどれか。1つ選べ。

(1) 体内カルシウムの約10%は、血液中に存在する。

(2) 血中カルシウム濃度の低下は、骨吸収を抑制する。

(3) カルシウムの小腸での吸収は、リンにより促進される。

(4) リンは、体内に最も多く存在するミネラルである。

(5) リンは、核酸の構成成分である。

44 鉄 第35回 問題78 解答集 →p.85

鉄に関する記述である。最も適当なのはどれか。1つ選べ。

(1) 鉄は、汗に含まれる。

(2) 鉄の吸収率は、ヘム鉄よりも非ヘム鉄の方が高い。

(3) 非ヘム鉄は、3価鉄として吸収される。

(4) 貯蔵鉄は、トランスフェリンと結合している。

(5) ヘモクロマトーシスは、鉄の欠乏症である。

45 鉄代謝と栄養 第37回 問題78 解答集 →p.85

鉄代謝と栄養に関する記述である。最も適当なのはどれか。1つ選べ。

(1) ヘム鉄は、植物性食品に含まれる。

(2) 非ヘム鉄は、二価鉄に還元されて吸収される。

(3) 体内総鉄量に占める機能鉄の割合は、貯蔵鉄より低い。

(4) 鉄は、主にトランスフェリンと結合して貯蔵される。

(5) 鉄欠乏では、血中ヘモグロビン値が血中フェリチン値より先に低下する。

9 水・電解質の栄養的意義

46 体水分 第34回 問題79 解答集 →p.85

体水分に関する記述である。最も適当なのはどれか。1つ選べ。

(1) 成人の体重当たりの体水分量は、女性に比べ男性の方が少ない。

(2) 低張性脱水では、血圧が低下する。

(3) 浮腫では、細胞間液（間質液）量が変化しない。

(4) 血漿アルブミン濃度が低下すると、膠質浸透圧が上昇する。

(5) バソプレシンは、尿細管での水の再吸収を抑制する。

47　**体水分**　　　　　　　　　　　　　　第 35 回 問題 79　解答集 ➡ p. 85

体水分に関する記述である。最も適当なのはどれか。1つ選べ。
(1) 体重1kg当たりの水分量は、体脂肪率が高い者の方が低い者より多い。
(2) 成人の体水分の分布は、細胞内液よりも細胞外液の方が多い。
(3) 栄養素1g当たりの代謝水は、脂質が最も多い。
(4) 不可避尿量は、飲水量に影響される。
(5) 水分必要量は、不可避尿量と等しい。

48　**水と電解質**　　　　　　　　　　　　第 37 回 問題 79　解答集 ➡ p. 85

水と電解質に関する記述である。最も適当なのはどれか。1つ選べ。
(1) 代謝水は、栄養素の代謝により失われる水である。
(2) 不感蒸泄は、発汗により失われる水である。
(3) 不可避水分摂取量は、不可避尿量と等しい。
(4) 低張性脱水では、細胞外液から細胞内液へ水が移動する。
(5) 細胞内液では、カリウムイオン濃度よりナトリウムイオン濃度が高い。

49　**電解質**　　　　　　　　　　　　　　第 34 回 問題 80　解答集 ➡ p. 85

電解質に関する記述である。最も適当なのはどれか。1つ選べ。
(1) カリウムイオン濃度は、細胞内液より細胞外液の方が高い。
(2) 不感蒸泄では、電解質の喪失が起こる。
(3) 低張性脱水では、ナトリウムを含まない水を補給する。
(4) 重炭酸イオンは、血液の酸塩基平衡の調節に関わる。
(5) 血中ナトリウムイオン濃度が上昇すると、血漿浸透圧が低下する。

50　**電解質**　　　　　　　　　　　　　　第 36 回 問題 80　解答集 ➡ p. 85

電解質に関する記述である。最も適当なのはどれか。1つ選べ。
(1) 電解質の分布は、細胞外液と細胞内液で同じである。
(2) 血液のpHは、炭酸・重炭酸緩衝系によって調節されている。
(3) 血液のpHは、6.35〜6.45の範囲に調節されている。
(4) アルカローシスは、血液が正常範囲から酸性に傾く状態である。
(5) 血中ナトリウム濃度の上昇は、血漿浸透圧を低下させる。

10 エネルギー代謝

51 エネルギー代謝

第36回 問題81　解答集 ⮕p.85

エネルギー代謝に関する記述である。最も適当なのはどれか。1つ選べ。

(1) 1日当たりのエネルギー消費量は、基礎代謝より食事誘発性熱産生（DIT）によるものが多い。
(2) 食事誘発性熱産生（DIT）量は、糖質で100 kcal を摂取した時より、たんぱく質で100 kcal を摂取した時の方が多い。
(3) 食事誘発性熱産生（DIT）により発生したエネルギーは、筋肉の運動に利用される。
(4) 安静時における単位重量当たりのエネルギー消費量は、骨格筋より脂肪組織が多い。
(5) 単位重量当たりに産生される熱エネルギー量は、褐色脂肪組織より白色脂肪組織が多い。

52 エネルギー消費量

第35回 問題80　解答集 ⮕p.85

エネルギー消費量に関する記述である。最も適当なのはどれか。1つ選べ。

(1) 基礎代謝量は、体脂肪率に比例する。
(2) 安静時代謝量は、基礎代謝量より高い。
(3) メッツ（METs）は、1日のエネルギー消費量を基礎代謝量の倍数で表したものである。
(4) 身体活動レベル（PAL）は、身体活動の種類（歩く、走る等）ごとのエネルギー消費量を示す指標である。
(5) 食事誘発性熱産生（DIT）は、1日のエネルギー消費量に含まれない。

53 基礎代謝量

第37回 問題80　解答集 ⮕p.86

基礎代謝量に関する記述である。最も適当なのはどれか。1つ選べ。

(1) 同じ体重の場合、体脂肪量が多いほど高くなる。
(2) 体表面積が大きいほど低くなる。
(3) 体重当たりの基礎代謝量は、加齢とともに高くなる。
(4) 発熱に伴い低くなる。
(5) 低栄養状態で低くなる。

54 総エネルギー消費量(kcal)の計算式

第34回 問題81　解答集 ⮕p.86

20歳、体重50 kg の女性が、3.0 メッツの運動を1時間行った。その1時間の総エネルギー消費量（kcal）の計算式である。正しいのはどれか。1つ選べ。

身体活動レベル（PAL）は1.75、基礎代謝基準値は22.1（kcal/kg 体重/日）、安静時代謝量は基礎代謝量の1.2倍とする。

(1) $22.1 \times 50 \times 3.0 \times 1/24$
(2) $22.1 \times 1.2 \times 3.0 \times 1/24$
(3) $22.1 \times 50 \times 1.2 \times 3.0 \times 1/24$
(4) $22.1 \times 1.75 \times 3.0 \times 1/24$
(5) $22.1 \times 50 \times 1.75 \times 3.0 \times 1/24$

エネルギー代謝とその測定法に関する記述である。最も適当なのはどれか。1つ選べ。

(1) 物理的燃焼値と生理的燃焼値の差は、たんぱく質より糖質が大きい。

(2) 呼吸商は、消費された酸素量を排出された二酸化炭素量で除して求める。

(3) 糖質のみが燃焼した時の呼吸商は、0.7である。

(4) 間接法は、身体から放散される熱量を測定する方法である。

(5) 二重標識水法は、安定同位体を用いる方法である。

非たんぱく質呼吸商を求めるために呼気分析を行い、以下の結果を得た。酸素消費量 A（L：リットル）、二酸化炭素排出量 B（L）、たんぱく質の燃焼による酸素消費量 C（L）、たんぱく質の燃焼による二酸化炭素排出量 D（L）。非たんぱく質呼吸商を求めるための計算式として、最も適当なのはどれか。1つ選べ。

(1) B/A

(2) (B−D)/(A−C)

(3) (B+D)/(A+C)

(4) (A−C)/(B−D)

(5) (A+C)/(B+D)

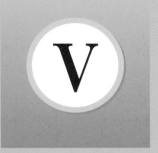

応用栄養学

1 栄養ケア・マネジメント

1　栄養ケア・マネジメントの基本的構造　　　第 37 回 問題 82　　解答集 ➡p. 87

栄養ケア・マネジメントの基本的構造である（図）。a〜c に入る用語の組合せとして、最も適当なのはどれか。1つ選べ。

	a	b	c
(1)	モニタリング	実施・チェック	評価
(2)	モニタリング	評価	実施・チェック
(3)	評価	実施・チェック	モニタリング
(4)	実施・チェック	評価	モニタリング
(5)	実施・チェック	モニタリング	評価

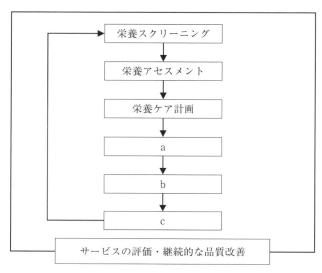

図　栄養ケア・マネジメントの基本的構造

2　栄養ケア・マネジメント　　　第 35 回 問題 82　　解答集 ➡p. 87

栄養ケア・マネジメントに関する記述である。最も適当なのはどれか。1つ選べ。

(1) 栄養スクリーニングは、PDCA サイクルの C（check）にあたる。
(2) 栄養アセスメントでは、血液検査データを用いない。
(3) 栄養ケア計画の目標設定には、優先順位をつけない。
(4) モニタリングでは、栄養に関するリスクを有する者を抽出する。
(5) 栄養ケア計画の見直しには、経過評価を参照する。

3　栄養スクリーニング　　　第 37 回 問題 83　　解答集 ➡p. 87

栄養スクリーニングに関する記述である。**誤っている**のはどれか。1つ選べ。

(1) 低コストの方法を用いる。
(2) 侵襲性が低い方法を用いる。
(3) 敏感度が高い方法を用いる。
(4) SGA では、採血が必要である。
(5) 簡易栄養状態評価表（MNA®）は、体重変化を含む。

4 　　**栄養アセスメントに用いる血液成分**　　　　第 34 回 問題 82　　解答集 ➡p. 87

栄養アセスメントに用いる、半減期が約 20 日の血液成分である。最も適当なのはどれか。1 つ選べ。
(1) レチノール結合たんぱく質
(2) トランスサイレチン
(3) トランスフェリン
(4) アルブミン
(5) ヘモグロビン

5 　　**栄養アセスメント**　　　　　　　　　　　第 36 回 問題 82　　解答集 ➡p. 87

栄養アセスメントに関する記述である。最も適当なのはどれか。1 つ選べ。
(1) ウエスト周囲長の測定は、皮下脂肪蓄積量の推定に用いる。
(2) 生体指標は、食事摂取状況を反映しない。
(3) 尿中クレアチニン排泄量は、全身の筋肉量と相関する。
(4) 高張性脱水では、血漿浸透圧が低下している。
(5) 窒素出納が負の時は、体たんぱく質量が増加している。

6 　　**栄養アセスメント**　　　　　　　　　　　第 34 回 問題 83　　解答集 ➡p. 87

栄養アセスメントに関する記述である。最も適当なのはどれか。1 つ選べ。
(1) 食事記録法による食事調査では、肥満度が高い者ほど過大申告しやすい。
(2) 内臓脂肪面積は、肩甲骨下部皮下脂肪厚で評価する。
(3) 上腕筋面積は、体重と上腕三頭筋皮下脂肪厚で算出する。
(4) 尿中クレアチニン排泄量は、筋肉量を反映する。
(5) 窒素出納が負の時は、体たんぱく質量が増加している。

7 　　**栄養アセスメントに用いる指標**　　　　　第 36 回 問題 83　　解答集 ➡p. 87

栄養アセスメントに用いる指標のうち、半減期が約 3 日の血液成分である。最も適当なのはどれか。1 つ選べ。
(1) レチノール結合たんぱく質
(2) トランスサイレチン
(3) トランスフェリン
(4) アルブミン
(5) ヘモグロビン

2 食事摂取基準

8 日本人の食事摂取基準(2015 年版)の策定の基本的事項　第 34 回 問題 84　解答集 →p. 87

日本人の食事摂取基準（2015 年版）における策定の基本的事項に関する記述である。正しいのはどれか。1 つ選べ。
(1) 対象者に、生活習慣病のリスクを有する者は含まれない。
(2) 対象とする摂取源に、ドリンク剤は含まれない。
(3) 示された数値の信頼度は、栄養素間で差はない。
(4) 望ましい摂取量は、個人間で差はない。
(5) エネルギー収支バランスの指標に、成人では BMI（kg/m^2）を用いる。

9 日本人の食事摂取基準(2020 年版)における栄養素の指標　第 35 回 問題 84　解答集 →p. 88

日本人の食事摂取基準（2020 年版）における栄養素の指標に関する記述である。**誤っている**のはどれか。1 つ選べ。
(1) RDA は、個人での摂取不足の評価に用いる。
(2) 摂取量が AI を下回っていても、当該栄養素が不足しているかを判断できない。
(3) UL には、サプリメント由来の栄養素を含まない。
(4) DG の設定で対象とした生活習慣病に、CKD が含まれる。
(5) DG の算定に、エビデンスレベルが付された。

10 日本人の食事摂取基準(2020 年版)の栄養素の指標　第 37 回 問題 84　解答集 →p. 88

日本人の食事摂取基準（2020 年版）の栄養素の指標に関する記述である。最も適当なのはどれか。1 つ選べ。
(1) EAR は、AI を基に算定する。
(2) RDA は、動物実験の結果を根拠に算定する。
(3) AI は、症例報告を根拠に算定する。
(4) UL は、サプリメント由来の栄養素を対象としない。
(5) DG は、生活習慣病の発症予防を目的としている。

11 日本人の食事摂取基準(2020 年版)の基本的事項　第 35 回 問題 85　解答集 →p. 88

日本人の食事摂取基準(2020 年版)の基本的事項に関する記述である。最も適当なのはどれか。1 つ選べ。
(1) 糖類の EAR が設定されている。
(2) EAR の算定の根拠として用いられた数値は、全ての年齢区分で観察されたものである。
(3) フレイル予防が、策定に考慮されている。
(4) 高齢者の年齢区分は、70 歳以上とした。
(5) 短期間の食事の基準を示すものである。

12 日本人の食事摂取基準(2020年版)における栄養素の基準の設定　第35回 問題86　解答集 ➡ p.88

日本人の食事摂取基準（2020年版）における栄養素の基準の設定に関する記述である。最も適当なのはどれか。1つ選べ。

(1) たんぱく質のDGの下限は、全ての年齢区分で同じである。

(2) 総脂質のDGの上限の設定には、飽和脂肪酸のDGが考慮されている。

(3) ビタミンDのAIの設定には、紫外線曝露の影響が考慮されていない。

(4) ビタミンB_1のEARは、要因加算法で算定されている。

(5) 葉酸のEARは、食事性葉酸（ポリグルタミン酸型）で設定されている。

13　推定エネルギー必要量(EER)　第35回 問題83　解答集 ➡ p.88

30歳、体重50kgの女性。生活の大部分が座位で、静的な活動が中心である。基礎代謝基準値は、22kcal/kg体重/日。この女性の推定エネルギー必要量（EER）である。最も適当なのはどれか。1つ選べ。

(1) 1,100kcal/日

(2) 1,320kcal/日

(3) 1,650kcal/日

(4) 1,925kcal/日

(5) 2,200kcal/日

14 日本人の食事摂取基準(2015年版)と日本食品標準成分表2015年版(七訂)　第34回 問題85　解答集 ➡ p.88

日本人の食事摂取基準（2015年版）と日本食品標準成分表2015年版（七訂）で、定義（対象とする化学物質の範囲）が異なる栄養素である。正しいのはどれか。1つ選べ。

(1) ビタミンA

(2) ビタミンD

(3) ビタミンE

(4) ビタミンK

(5) ビタミンC

15　日本人の食事摂取基準(2020年版)におけるEAR　第36回 問題84　解答集 ➡ p.88

日本人の食事摂取基準（2020年版）において、集団内の半数の者で体内量が飽和している摂取量をもってEARとしたビタミンである。最も適当なのはどれか。1つ選べ。

(1) ビタミンA

(2) ビタミンB_1

(3) ナイアシン

(4) ビタミンB_{12}

(5) 葉酸

16　日本人の食事摂取基準(2020年版)における EAR の算定根拠　第 37 回 問題 85　解答集 ➡p. 88

日本人の食事摂取基準（2020年版）において、集団内の半数の者に不足または欠乏の症状が現れうる摂取量を EAR の算定根拠とした栄養素である。最も適当なのはどれか。1つ選べ。
(1)　たんぱく質
(2)　ビタミン B₂
(3)　ナイアシン
(4)　カルシウム
(5)　鉄

17　日本人の食事摂取基準(2020年版)における小児　第 35 回 問題 87　解答集 ➡p. 88

日本人の食事摂取基準（2020年版）における小児に関する記述である。最も適当なのはどれか。1つ選べ。
(1)　1〜2歳児の参照体重は、国民健康・栄養調査の中央値である。
(2)　3歳児の基礎代謝基準値は、1歳児より大きい。
(3)　1〜5歳児の身体活動レベル（PAL）は、1区分である。
(4)　小児（1〜17歳）の脂質の DG（％エネルギー）は、成人（18歳以上）より高い。
(5)　3〜5歳児のビタミン A の UL には、性差はない。

18　日本人の食事摂取基準(2015年版)における EAR の策定根拠　第 34 回 問題 86　解答集 ➡p. 89

日本人の食事摂取基準（2015年版）における、成人の推定平均必要量（EAR）の策定根拠に関する記述である。正しいのはどれか。1つ選べ。
(1)　ビタミン B₁ は、尿中にビタミン B₁ の排泄量が増大し始める摂取量から算定された。
(2)　ナイアシンは、尿中にナイアシン代謝産物の排泄量が増大し始める摂取量から算定された。
(3)　ビタミン C は、壊血病を予防できる摂取量から算定された。
(4)　カルシウムは、骨粗鬆症を予防できる摂取量から算定された。
(5)　鉄は、出納試験で平衡状態を維持できる摂取量から算定された。

19　日本人の食事摂取基準(2020年版)における成人の食塩相当量の目標量　第 36 回 問題 85　解答集 ➡p. 89

日本人の食事摂取基準（2020年版）における成人の食塩相当量の目標量に関する記述である。最も適当なのはどれか。1つ選べ。
(1)　WHO が推奨している量とした。
(2)　日本高血圧学会が推奨している量とした。
(3)　国民健康・栄養調査における摂取量の中央値とした。
(4)　WHO が推奨している量と国民健康・栄養調査における摂取量の中央値との中間値とした。
(5)　健康日本 21（第二次）の目標値とした。

3 成長、発達、加齢

20　成長・発達　　　　　　　　　　　　第 34 回 問題 87　解答集 ➡p. 89

成長・発達に関する記述である。最も適当なのはどれか。1つ選べ。
(1) 精神機能の変化の過程を、成長という。
(2) 身長が伸びる過程を、発達という。
(3) 臓器発育は、一定の速度で進む。
(4) 身長が急激に伸びる時期は、成人までに2回存在する。
(5) 体重1kg当たりの体水分量は、新生児期より学童期で多い。

21　成長・発達　　　　　　　　　　　　第 35 回 問題 88　解答集 ➡p. 89

成長・発達に関する記述である。最も適当なのはどれか。1つ選べ。
(1) 成長とは、各組織が機能的に成熟する過程をいう。
(2) 血中IgG濃度は、生後3～6か月頃に最低値になる。
(3) 咀嚼機能は、1歳までに完成する。
(4) 運動機能の発達では、微細運動が粗大運動に先行する。
(5) 頭囲と胸囲が同じになるのは、3歳頃である。

22　成長による身体的変化　　　　　　　　第 37 回 問題 86　解答集 ➡p. 89

成長による身体的変化に関する記述である。最も適当なのはどれか。1つ選べ。
(1) 身長は、幼児期に発育急進期がある。
(2) 脳重量は、6歳頃に成人の90％以上になる。
(3) 肺重量は、12歳頃に成人のレベルになる。
(4) 胸腺重量は、思春期以後に増大する。
(5) 子宮重量は、10歳頃に成人のレベルになる。

23　加齢に伴う体水分量の変化とその調整　　第 36 回 問題 86　解答集 ➡p. 89

加齢に伴う体水分量の変化とその調整に関する記述である。最も適当なのはどれか。1つ選べ。
(1) 体重に対する細胞外液量の割合は、新生児が成人より高い。
(2) 体重に対する細胞内液量の割合は、高齢者が成人より高い。
(3) 体重1kg当たりの不感蒸泄量は、乳児が成人より少ない。
(4) 体重1kg当たりの水分必要量は、幼児が成人より少ない。
(5) 口渇感は、高齢者が成人より鋭敏である。

4 妊娠期、授乳期の栄養管理

24 妊娠期の母体の変化　　　　第36回 問題87　解答集 →p.89

妊娠期の母体の変化に関する記述である。最も適当なのはどれか。1つ選べ。
(1) 血中ヘモグロビン値は、低下する。
(2) 基礎代謝量は、低下する。
(3) 腎血流量は、減少する。
(4) インスリン感受性は、増大する。
(5) 膀胱容量は、増大する。

25 妊娠中期における鉄のEAR・RDAの付加量　　第37回 問題88　解答集 →p.90

日本人の食事摂取基準（2020年版）において、要因加算法によって求めた妊娠中期における鉄のEAR・RDAの付加量である（表）。このときに前提とした吸収率（%）として、最も適当なのはどれか。1つ選べ。
(1) 3
(2) 15
(3) 34
(4) 40
(5) 84

表　要因加算法によって求めた妊娠中期における鉄の合計必要量・EAR（付加量）・RDA（付加量）

胎児中への鉄貯蔵量、臍帯・胎盤中への鉄貯蔵量、循環血液量の増加に伴う鉄需要量の合計（mg/期）	合計必要量※ （mg/日）	EAR（付加量） （mg/日）	RDA（付加量） （mg/日）
250	2.68	6.7	8.0

日本人の食事摂取基準（2020年版）を一部改変

※合計必要量：妊娠中期の胎児中への鉄貯蔵量、臍帯・胎盤中への鉄貯蔵量、循環血液量の増加に伴う鉄需要量の合計を妊娠中期の日数（280日/3）で除して求めた。

26 妊娠期の生理的変化　　　　第34回 問題88　解答集 →p.90

妊娠期の生理的変化に関する記述である。最も適当なのはどれか。1つ選べ。
(1) インスリン抵抗性は、低下する。
(2) 腸管のカルシウム吸収率は、低下する。
(3) 血清アルブミン値は、低下する。
(4) 循環血液量は、減少する。
(5) 血清トリグリセリド値は、低下する。

27 妊娠期・授乳期の生理的変化

第 35 回 問題 89 解答集 ➡p.90

妊娠期・授乳期の生理的変化に関する記述である。最も適当なのはどれか。1つ選べ。

(1) 血漿フィブリノーゲン値は、妊娠期には低下する。

(2) 糸球体濾過量は、妊娠期には減少する。

(3) 体たんぱく質の蓄積量は、妊娠期には低下する。

(4) インスリン感受性は、妊娠期には上昇する。

(5) 尿中カルシウム排泄量は、授乳期には減少する。

28 授乳期の母体の生理的特徴

第 36 回 問題 88 解答集 ➡p.90

授乳期の母体の生理的特徴に関する記述である。最も適当なのはどれか。1つ選べ。

(1) エネルギー必要量は、非妊娠時に比べ低下する。

(2) 血中プロゲステロン濃度は、妊娠期に比べ上昇する。

(3) プロラクチンは、分娩後の子宮収縮を促す。

(4) 吸啜刺激は、オキシトシン分泌を促進する。

(5) 尿中カルシウム排泄量は、非妊娠時に比べ増加する。

29 母乳と調乳

第 36 回 問題 89 解答集 ➡p.90

母乳と調乳に関する記述である。最も適当なのはどれか。1つ選べ。

(1) 人乳は、牛乳よりカゼイン含量が多い。

(2) 人乳は、牛乳より飽和脂肪酸含量が多い。

(3) 初乳は、成熟乳より分泌型 IgA を多く含む。

(4) エンテロバクター・サカザキ（坂崎菌）の死滅に必要な調乳温度は、50〜60℃である。

(5) 家庭での1回分の調乳では、終末殺菌法を用いる。

30 母乳成分

第 37 回 問題 87 解答集 ➡p.90

単位重量当たりで、成乳（成熟乳）に比べ初乳に多く含まれる母乳成分である。**誤っている**のはどれか。
1つ選べ。

(1) ラクトフェリン

(2) IgA

(3) リゾチーム

(4) ラクトース

(5) ビタミン A

31 妊娠期の栄養

第 34 回 問題 89 解答集 ➡p.90

妊娠期の栄養に関する記述である。最も適当なのはどれか。1つ選べ。

(1) 胎児の神経管閉鎖障害の発症リスクを低減させるために、妊娠前からビタミン C を付加的に摂取する。

(2) 妊娠悪阻は、ウェルニッケ脳症の原因になる。

(3) β-カロテンの大量摂取は、胎児奇形をもたらす。

(4) 妊娠中の低体重は、産後の乳汁産生不足の原因にならない。

(5) 鉄の需要は、妊娠初期に比べ後期に低下する。

5　新生児期、乳児期の栄養管理

32　新生児期・乳児期の生理的特徴　　　第 34 回 問題 90　解答集 ➡p. 90

新生児期・乳児期の生理的特徴に関する記述である。最も適当なのはどれか。1つ選べ。

(1)　生理的体重減少は、生後数日で起こる。

(2)　生理的黄疸は、生後1か月頃に出現する。

(3)　第一乳臼歯が生えるのは、生後5か月頃である。

(4)　糸球体濾過量は、生後6か月頃に成人と同程度となる。

(5)　呼吸数は、生後6か月頃に成人と同程度となる。

33　新生児期・乳児期の生理的特徴　　　第 35 回 問題 90　解答集 ➡p. 90

新生児期・乳児期の生理的特徴に関する記述である。最も適当なのはどれか。1つ選べ。

(1)　新生児の唾液アミラーゼ活性は、成人より高い。

(2)　生後3か月頃の乳児では、細胞外液が細胞内液より多い。

(3)　溢乳は、下部食道括約筋の未熟が原因の1つである。

(4)　乳歯は、生後3か月頃に生え始める。

(5)　母乳栄養児は、人工栄養児よりビタミンKの欠乏になりにくい。

34　出生による胎児循環から新生児循環への変化　　　第 37 回 問題 89　解答集 ➡p. 90

出生による胎児循環から新生児循環への変化に関する記述である。最も適当なのはどれか。1つ選べ。

(1)　肺胞は、縮小する。

(2)　肺静脈は、萎縮する。

(3)　動脈管は、拡張する。

(4)　左心房内圧は、低下する。

(5)　卵円孔は、閉鎖する。

35　離乳の進め方　　　第 34 回 問題 91　解答集 ➡p. 91

離乳の進め方に関する記述である。最も適当なのはどれか。1つ選べ。

(1)　探索反射が活発になってきたら、離乳食を開始する。

(2)　離乳食を開始したら、母乳をフォローアップミルクに置き換える。

(3)　離乳食開始後1か月頃には、1日3回食にする。

(4)　生後7〜8か月頃（離乳中期）には、舌でつぶせる固さの食事を与える。

(5)　離乳期には、手づかみ食べをさせない。

36　離乳食　　　第 36 回 問題 90　解答集 ➡p. 91

生後7，8か月を目安に開始する離乳食である。最も適当なのはどれか。1つ選べ。

(1)　果汁などの液体

(2)　なめらかにすりつぶした状態のもの

(3)　舌でつぶせる固さのもの

(4)　歯ぐきでつぶせる固さのもの

(5)　歯ぐきで噛める固さのもの

6 幼児期、学童期、思春期の栄養管理

37 幼児期、学童期の栄養 第 34 回 問題 92 解答集 ➡p. 91

幼児期、学童期の栄養に関する記述である。最も適当なのはどれか。1つ選べ。
(1) 1歳半までに、咀嚼機能は完成する。
(2) 幼児期には、間食を好きなだけ摂取させる。
(3) 学童期の基礎代謝基準値（kcal/kg 体重/日）は、幼児期より低い。
(4) 学童期の肥満は、成人期の肥満と関連しない。
(5) 学童期のたんぱく質の目標量は、25〜30％E である。

38 幼児期・学童期における栄養 第 35 回 問題 91 解答集 ➡p. 91

幼児期・学童期における栄養に関する記述である。最も適当なのはどれか。1つ選べ。
(1) 最近 10 年間の学校保健統計調査では、小学生の肥満傾向児の出現率は 2％未満である。
(2) 最近 10 年間の学校保健統計調査では、小学生のう歯の者の割合は増加している。
(3) カウプ指数による肥満判定基準は、男女で異なる。
(4) 日本人の食事摂取基準（2020 年版）では、10〜11 歳の飽和脂肪酸の DG は、10％エネルギー以下である。
(5) 日本人の食事摂取基準（2020 年版）では、カルシウムの RDA は、6〜7 歳で最も多い。

39 幼児期・学童期のやせと肥満 第 37 回 問題 90 解答集 ➡p. 91

幼児期・学童期のやせと肥満に関する記述である。最も適当なのはどれか。1つ選べ。
(1) 幼児期の肥満は、二次性肥満が多い。
(2) 幼児期の肥満では、厳しいエネルギー制限を行う。
(3) 小児メタボリックシンドロームの診断基準では、腹囲の基準が男女で異なる。
(4) 学童期では、肥満度−20％以下を痩身傾向児と判定する。
(5) 学童期には、内臓脂肪の蓄積は見られない。

40 成長期 第 36 回 問題 91 解答集 ➡p. 91

成長期に関する記述である。最も適当なのはどれか。1つ選べ。
(1) 幼児身体発育曲線で、3歳児の身長を評価する場合は、仰臥位で測定した値を用いる。
(2) カウプ指数による肥満判定の基準は、1〜3 歳で同じである。
(3) カルシウムの1日当たりの体内蓄積量は、男女ともに 12〜14 歳で最も多い。
(4) 永久歯が生えそろうのは、7〜9 歳である。
(5) 基礎代謝基準値（kcal/kg 体重/日）は、思春期が幼児期より高い。

7 成人期の栄養管理

41 高血圧予防　　第 36 回 問題 93　解答集 ➡ p. 91

高血圧予防のために、健常者に対して積極的な摂取が推奨される栄養素である。**誤っている**のはどれか。
1 つ選べ。
(1) 食物繊維
(2) カリウム
(3) カルシウム
(4) マグネシウム
(5) ヨウ素

42 生活習慣病の重症化予防を目的とした摂取量　　第 37 回 問題 92　解答集 ➡ p. 91

日本人の食事摂取基準（2020 年版）において、生活習慣病の重症化予防を目的とした摂取量を設定した栄養素である。最も適当なのはどれか。1 つ選べ。
(1) たんぱく質
(2) 飽和脂肪酸
(3) コレステロール
(4) 食物繊維
(5) カリウム

43 更年期女性の生理的変化　　第 34 回 問題 93　解答集 ➡ p. 92

更年期女性の生理的変化に関する記述である。最も適当なのはどれか。1 つ選べ。
(1) 血中黄体形成ホルモン値は、低下する。
(2) 血中プロゲステロン値は、低下する。
(3) 血中エストロゲン値は、上昇する。
(4) 血中 LDL コレステロール値は、低下する。
(5) 骨密度は、上昇する。

44 更年期の女性の生理的変化　　第 35 回 問題 92　解答集 ➡ p. 92

更年期の女性の生理的変化に関する記述である。最も適当なのはどれか。1 つ選べ。
(1) インスリン感受性は、上昇する。
(2) 骨密度は、増加する。
(3) 血中 HDL コレステロール値は、上昇する。
(4) 血中エストロゲン値は、上昇する。
(5) 血中卵胞刺激ホルモン（FSH）値は、上昇する。

45　更年期の女性にみられる生理的変化　　第 36 回 問題 92　解答集 ➡p. 92

更年期の女性にみられる生理的変化に関する記述である。最も適当なのはどれか。1つ選べ。
(1) 黄体形成ホルモン（LH）分泌量は、減少する。
(2) 卵胞刺激ホルモン（FSH）分泌は、亢進する。
(3) 一酸化窒素合成は、亢進する。
(4) 骨形成は、骨吸収を上回る。
(5) 血中 LDL コレステロール値は、低下する。

46　更年期の生理的変化　　第 37 回 問題 91　解答集 ➡p. 92

更年期の生理的変化に関する記述である。減少または低下するものとして、最も適当なのはどれか。1つ選べ。
(1) 性腺刺激ホルモン放出ホルモンの分泌量
(2) プロゲステロンの分泌量
(3) 卵胞刺激ホルモン（FSH）の分泌量
(4) 黄体形成ホルモン（LH）の分泌量
(5) 血中 LDL コレステロール値

8　高齢期の栄養管理

47　高齢期で増加・亢進する項目　　第 35 回 問題 93　解答集 ➡p. 92

成人期と比較して高齢期で増加・亢進する項目である。最も適当なのはどれか。1つ選べ。
(1) 肺残気率
(2) 腸管運動
(3) 除脂肪体重
(4) 細胞内液量
(5) ペプシン活性

48　高齢期の生理的変化　　第 34 回 問題 94　解答集 ➡p. 92

高齢期の生理的変化に関する記述である。最も適当なのはどれか。1つ選べ。
(1) 細胞内液量に対する細胞外液量の比は、高くなる。
(2) 肺活量は、増加する。
(3) 免疫機能は、亢進する。
(4) 筋たんぱく質代謝は、亢進する。
(5) 胃酸分泌量は、増加する。

49　高齢期の身体的・生理的変化　　第 37 回 問題 93　解答集 ➡ p. 92

成人期と比較した高齢期の身体的・生理的変化に関する記述である。最も適当なのはどれか。1つ選べ。

(1)　除脂肪量は、増加する。
(2)　筋たんぱく質の同化作用は、減弱する。
(3)　肺活量は、増加する。
(4)　唾液分泌量は、増加する。
(5)　インスリン抵抗性は、減弱する。

50　高齢期の生理的特徴　　第 35 回 問題 94　解答集 ➡ p. 92

成人期と比較した高齢期の生理的特徴に関する記述である。最も適当なのはどれか。1つ選べ。

(1)　塩味の閾値は、低下する。
(2)　食後の筋たんぱく質合成量は、低下する。
(3)　食品中のビタミン B_{12} 吸収率は、上昇する。
(4)　腸管からのカルシウム吸収率は、上昇する。
(5)　腎血流量は、増加する。

51　IADL（手段的日常生活動作）を評価するための項目　第 36 回 問題 94　解答集 ➡ p. 92

IADL（手段的日常生活動作）を評価するための項目である。最も適当なのはどれか。1つ選べ。

(1)　食事
(2)　更衣
(3)　入浴
(4)　買い物
(5)　排泄

52　誤嚥しやすいもの　　第 34 回 問題 95　解答集 ➡ p. 93

嚥下機能が低下している高齢者において、最も誤嚥しやすいものはどれか。1つ選べ。

(1)　緑茶
(2)　ミルクゼリー
(3)　魚のムース
(4)　野菜ペースト

53　栄養アセスメント　　第 36 回 問題 95　解答集 ➡ p. 93

85 歳、女性。身長 148 cm、体重 38 kg、BMI 17.3 kg/m²。食事は自立している。塩味を感じにくくなり、濃い味を好むようになった。この 3 か月は、食事中にむせることが増え、食欲が低下し、体重が 2 kg 減少。歩行速度の低下もみられる。この女性の栄養アセスメントの結果である。最も適当なのはどれか。1つ選べ。

(1)　エネルギー量は、充足している。
(2)　除脂肪体重は、増加している。
(3)　筋力は、維持している。
(4)　嚥下機能は、低下している。
(5)　塩味の閾値は、低下している。

54　**老年症候群にみられる症候と、その評価法**　　第 37 回 問題 94　　解答集 ➡p. 93

老年症候群にみられる症候と、その評価法の組合せである。最も適当なのはどれか。1つ選べ。

(1)　嚥下機能障害―――BI（Barthel Index）
(2)　うつ―――――――DESIGN-R®
(3)　褥瘡―――――――FIM
(4)　転倒―――――――RSST
(5)　認知機能障害―――MMSE

9　運動・スポーツと栄養管理

55　**運動**　　第 35 回 問題 95　　解答集 ➡p. 93

運動に関する記述である。最も適当なのはどれか。1つ選べ。

(1)　骨格筋は、不随意筋である。
(2)　遅筋のミトコンドリアは、速筋より少ない。
(3)　インスリン抵抗性は、有酸素運動で改善する。
(4)　骨格筋の瞬発的な収縮の主なエネルギー源は、遊離脂肪酸である。
(5)　速筋は、遅筋より持久力に優れる。

56　**習慣的な持久的運動による生理的変化**　　第 36 回 問題 96　　解答集 ➡p. 93

習慣的な持久的運動による生理的変化に関する記述である。最も適当なのはどれか。1つ選べ。

(1)　インスリン抵抗性は、増大する。
(2)　血中 HDL コレステロール値は、低下する。
(3)　安静時血圧は、上昇する。
(4)　骨密度は、低下する。
(5)　最大酸素摂取量は、増加する。

57　**身体活動時における骨格筋のエネルギー供給**　　第 37 回 問題 95　　解答集 ➡p. 93

身体活動時における骨格筋のエネルギー供給に関する記述である。最も適当なのはどれか。1つ選べ。

(1)　クレアチンリン酸の分解によるエネルギー供給は、酸素を必要とする。
(2)　筋グリコーゲンは、グルコースに変換されて、血中に放出される。
(3)　高強度（最大酸素摂取量の 85％以上）の運動では、糖質が主なエネルギー供給源になる。
(4)　脂質のみが燃焼した時の呼吸商は、1.0 である。
(5)　無酸素運動では、筋肉中の乳酸が減少する。

58　**健康づくりのための身体活動基準 2013**　　第 34 回 問題 96　　解答集 ➡p. 93

健康づくりのための身体活動基準 2013 に関する記述である。正しいのはどれか。1つ選べ。

(1)　対象者に、65 歳以上は含まれない。
(2)　対象者に、血圧が保健指導レベルの者は含まれない。
(3)　推奨する身体活動の具体的な量は、示されていない。
(4)　かなりきついと感じる強度の運動が、推奨されている。
(5)　身体活動の増加で、認知症のリスクは低下する。

10 環境と栄養管理

59 **ストレス時（抵抗期）の生体反応** 第 35 回 問題 96 解答集 ➡ p. 94

ストレス時（抵抗期）の生体反応に関する記述である。最も適当なのはどれか。1つ選べ。
(1) エネルギー消費量は、低下する。
(2) たんぱく質の異化は、抑制される。
(3) 脂肪の合成は、亢進する。
(4) 糖新生は、抑制される。
(5) ビタミンCの需要は、増加する。

60 **ストレス応答の抵抗期** 第 37 回 問題 96 解答集 ➡ p. 94

ストレス応答の抵抗期に関する記述である。最も適当なのはどれか。1つ選べ。
(1) エネルギー代謝は、低下する。
(2) 窒素出納は、正に傾く。
(3) 糖新生は、亢進する。
(4) 脂肪分解量は、減少する。
(5) 尿中カルシウム排泄量は、減少する。

61 **特殊環境下での生理的変化** 第 34 回 問題 97 解答集 ➡ p. 94

特殊環境下での生理的変化に関する記述である。最も適当なのはどれか。1つ選べ。
(1) 高温環境下では、皮膚血管は収縮する。
(2) 低温環境下では、ビタミン B_1 の必要量が減少する。
(3) 低温環境下では、血圧は低下する。
(4) 低圧環境下では、動脈血の酸素分圧は低下する。
(5) 無重力環境下では、尿中カルシウム排泄量が減少する。

62 **特殊環境下での生理的変化** 第 36 回 問題 97 解答集 ➡ p. 94

特殊環境下での生理的変化に関する記述である。最も適当なのはどれか。1つ選べ。
(1) 高温環境では、皮膚血管が収縮する。
(2) 低温環境では、基礎代謝量が低下する。
(3) 低温環境では、アドレナリン分泌が抑制される。
(4) 低圧環境では、肺胞内酸素分圧が低下する。
(5) 無重力環境では、循環血液量が増加する。

63 **特殊環境における生体反応** 第 37 回 問題 97 解答集 ➡ p. 94

特殊環境における生体反応に関する記述である。最も適当なのはどれか。1つ選べ。
(1) 低温環境では、熱産生が低下する。
(2) 高温環境では、アルドステロン分泌量が減少する。
(3) 低圧環境では、食欲が亢進する。
(4) 高圧環境では、肺胞内の酸素分圧が低下する。
(5) 無重力環境では、骨吸収が亢進する。

災害発生後24時間以内に、被災者に対して優先的に対応すべき栄養上の問題である。最も適当なのはどれか。1つ選べ。

(1) エネルギー摂取量の不足
(2) たんぱく質摂取量の不足
(3) 水溶性ビタミン摂取量の不足
(4) 脂溶性ビタミン摂取量の不足
(5) ミネラル摂取量の不足

Ⅰ 社会・環境と健康

Ⅱ 人体の構造と機能及び疾病の成り立ち

Ⅲ 食べ物と健康

Ⅳ 基礎栄養学

Ⅴ 応用栄養学

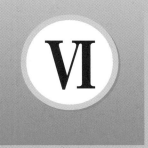

栄養教育論

1 栄養教育のための理論的基礎

1　急性アルコール中毒に関する教育　　第35回 問題98　解答集 ➡p. 95

新入社員研修において、急性アルコール中毒に関する教育を担当することになった。ヘルスビリーフモデルの「罹患性の認知」に基づいた支援である。最も適当なのはどれか。1つ選べ。
(1) 急性アルコール中毒で辛い経験をした社員の例を話す。
(2) アルコール・ハラスメントについて話し合いをさせる。
(3) 急性アルコール中毒で、救急搬送された際の医療費について教える。
(4) アルコールパッチテストの結果を、個別に返却し説明する。
(5) 飲酒は適量までとすることのメリットについて考えさせる。

2　トランスセオレティカルモデルに基づいた指導　　第34回 問題98　解答集 ➡p. 95

「牛乳は苦手だけど、明日から残さず飲もうと思います」と話す、小学生Aさんへの給食指導である。トランスセオレティカルモデルに基づいた指導として、最も適当なのはどれか。1つ選べ。
(1) 牛乳に含まれる主な栄養素について説明する。
(2) 牛乳を残さず飲めるようになったら、家族がどう思うかを考えさせる。
(3) 牛乳を飲むと、体にどのような影響が出るかを考えさせる。
(4) 牛乳を残した日は、好きなゲームを我慢すると決めるように勧める。
(5) 牛乳を残さず飲むことを、担任の先生と約束するように勧める。

3　トランスセオレティカルモデルに基づいた支援　　第36回 問題98　解答集 ➡p. 95

妊娠8週の妊婦。妊娠前からBMI 18.5kg/m^{2}未満であるが、妊娠中の適正な体重増加にほとんど関心がない。トランスセオレティカルモデルに基づいた支援として、最も適当なのはどれか。1つ選べ。
(1) 少しずつ食べる量を増やす工夫について説明する。
(2) 母体のやせが胎児に及ぼす影響を考えてもらう。
(3) 体重を増やすと目標宣言をして、夫に協力を求めるように勧める。
(4) 毎日体重を測ってグラフ化することを勧める。
(5) 自分にとってのストレスと、その対処方法を考えてもらう。

4　計画的行動理論における行動のコントロール感を高める働きかけ　第36回 問題99　解答集 ➡p. 95

K保育園で、4歳児に対する野菜摂取量の増加を目的とした食育を行った。計画的行動理論における行動のコントロール感を高める働きかけである。最も適当なのはどれか。1つ選べ。
(1) 野菜をたくさん食べると、風邪をひきにくくなると説明する。
(2) 給食の時間に野菜を残さず食べるよう、声掛けをしてまわる。
(3) 野菜を食べることの大切さについて、家庭に食育だよりを配布する。
(4) 5歳児クラスの野菜嫌いだった子が、野菜を食べられるようになった例を話す。
(5) 給食の野菜を全部食べたら、シールをもらえるというルールを作る。

5 結果期待を高めるための支援　　　　　第34回 問題99　解答集 ➡p.96

社会的認知理論に基づいて、便秘で悩んでいる中学生に野菜摂取を促す支援を行った。結果期待を高めるための支援である。最も適当なのはどれか。1つ選べ。

(1) 便秘が続くことにより生じる、身体への悪影響を説明する。
(2) 野菜摂取が便秘に及ぼす好影響を、図示して説明する。
(3) 食べた野菜の量と種類を、1週間記録することを勧める。
(4) 家族に、野菜料理を増やすように頼むことを勧める。
(5) 便秘が解消できた人が、身近にいないかを尋ねる。

6 社会的認知理論の構成概念と、それを活用した取組　第37回 問題98　解答集 ➡p.96

高血圧対策として、社員の食塩摂取量の減少を目指した取組を行うことになった。社会的認知理論の構成概念と、それを活用した取組の組合せである。最も適当なのはどれか。1つ選べ。

(1) 結果期待————社員食堂の定食を、全て減塩メニューに変更する。
(2) 観察学習————減塩によるメリットを、社員食堂の卓上メモで周知する。
(3) 自己制御————減塩によって高血圧が改善した社員の体験談を、社内ウェブサイトに掲載する。
(4) 自己効力感———減塩醤油の試供品を配布し、家庭で使ってもらう。
(5) 観察学習————血圧の記録表を、社員全員に配布する。

7 保護者へのソーシャルサポート　　　　　第35回 問題99　解答集 ➡p.96

子どもが野菜を食べないことを心配して、市の保健センターに相談に来た保護者へのソーシャルサポートのうち、評価的サポートに該当するものである。最も適当なのはどれか。1つ選べ。

(1) 保健センターで開催されている食育講習会の参加手続きを手伝う。
(2) 新鮮な野菜を使った料理を提供している親子食事会の案内を手渡す。
(3) 地域の農家が新鮮な野菜を家庭に届けてくれる取組を紹介する。
(4) 「お子さんの食生活について、一生懸命考えておられる証拠ですよ」と声がけをする。
(5) 「毎日の食事づくりは、ストレスになりますね」と共感する。

8 ソーシャルサポートの内容とサポートの種類　第37回 問題99　解答集 ➡p.96

特定保健指導で、野菜摂取量を増やすという行動目標を立てた単身赴任男性である。この男性に対し、家族が行うソーシャルサポートの内容とサポートの種類の組合せである。最も適当なのはどれか。1つ選べ。

(1) 冷凍のヘルシー弁当を手配する。————————情報的サポート
(2) 男性向けの野菜料理の本を購入して渡す。————情報的サポート
(3) 市販の惣菜をアレンジして野菜を増やす方法を教える。———評価的サポート
(4) 毎月、野菜を使った常備菜を作りに行く。————情動的サポート
(5) 毎週、励ましのメールを送る。————————道具的サポート

9

イノベーション普及理論　　　　　　第35回 問題100　解答集 ➡ p.96

食品会社に勤める管理栄養士が、新しい減塩調味料の販売促進方法を企画した。その企画内容と、イノベーション普及理論に基づく普及に必要な条件の組合せである。最も適当なのはどれか。1つ選べ。
(1) 既存の商品よりナトリウムの低減割合が高いことをラベルに記載する。――――適合性
(2) 新商品を使った減塩教室を開催する。――――――――――――――――試用可能性
(3) 減塩商品利用者のニーズから生まれた商品であることを宣伝する。――――可観測性
(4) 1回使用量の調整ができる新容器を採用する。――――――――――――比較優位性
(5) モニターを募集し、新商品の感想をSNSで発信してもらう。――――――複雑性

イノベーション普及理論の観察可能性（可観測性） 第37回 問題100　解答集 ➡ p.96

企業の管理栄養士が、中高年向けの新しい食事管理アプリを開発し、販売することになった。イノベーション普及理論の観察可能性（可観測性）に当たる内容として、最も適当なのはどれか。1つ選べ。
(1) 従来の食事管理アプリより、利用料金が安い。
(2) 食事管理アプリの試用体験会を実施する。
(3) 毎日の食事内容の入力が簡単である。
(4) 画面の文字が大きく、見やすい。
(5) スマートフォンで利用でき、仲間に見せられる。

11

参加者の行動とヘルスリテラシー　　　　第36回 問題100　解答集 ➡ p.97

健康教室への参加者が、ある効能をうたった、いわゆる健康食品に関する情報をインターネットで調べた。これに続く参加者の行動とヘルスリテラシーのレベルの組合せである。最も適当なのはどれか。1つ選べ。
(1) 自分と同年代の人の体験談を読んで、自分にも当てはまるか、考えた。――――機能的ヘルスリテラシー
(2) 健康教室の参加者と一緒に、情報の信頼性について議論した。――――機能的ヘルスリテラシー
(3) 説明文書をよく読んで、確実に理解するようにした。――――相互作用的（伝達的）ヘルスリテラシー
(4) その食品に関して集めた情報を家族に伝えた。――――批判的ヘルスリテラシー
(5) 本当に効果があるのかを疑って、さらに情報を集めた。――――批判的ヘルスリテラシー

栄養カウンセリング　　　　　　　第34回 問題100　解答集 ➡ p.97

栄養カウンセリングを行う上で、管理栄養士に求められる態度と倫理に関する記述である。最も適当なのはどれか。1つ選べ。
(1) クライアントの外見で、行動への準備性を判断する。
(2) クライアントの課題を解決するための答えを、最初に提示する。
(3) クライアントの情報を匿名化すれば、SNSに投稿できる。
(4) 管理栄養士が、主導権を持つ。
(5) 管理栄養士が、自らの心身の健康管理に努める。

13　栄養カウンセリングにおけるラポールの形成　　第36回 問題101　解答集 ➡p.97

肥満児童の母親が、仕事からの帰宅時間が遅く、子どもが母親を待っている間にお菓子を食べ過ぎてしまうと悩んでいる。栄養カウンセリングにおいて、ラポールを形成するための発言である。**最も適切な**のはどれか。1つ選べ。

(1) 不在時に、お子さんがお菓子を食べ過ぎてしまうのは仕方のないことですよ。

(2) 不在時に、お子さんがお菓子を食べ過ぎてしまうのは心配ですね。

(3) 職場の上司に、帰宅時間を早めたいと相談してみてはいかがですか。

(4) お菓子の買い置きをやめることはできませんか。

14　栄養カウンセリング　　第37回 問題101　解答集 ➡p.97

「減量のために間食を控えたいと思っていますが、介護によるストレスのせいか、なかなかやめられません。でも、なんとか間食をやめたいんです。」と話す肥満の中年女性への栄養カウンセリングである。クライアントの訴えたい内容を受け止めて、受容的態度を示す管理栄養士の発言として、**最も適切な**のはどれか。1つ選べ。

(1) そんなに深刻にならなくても、大丈夫ですよ。

(2) 介護のストレスが、とても大変なんですね。

(3) なんとか間食を控えて減量したいと、思っていらっしゃるのですね。

(4) そういうことはありますよね。

15　動機づけ面接におけるチェンジトーク　　第36回 問題102　解答集 ➡p.97

妊娠をきっかけに、食生活を改善しようと考えているが、飲酒だけはやめられない妊婦に対する、動機づけ面接におけるチェンジトークを促すための質問である。**誤っている**のはどれか。1つ選べ。

(1) どうしてお酒をやめられないのですか。

(2) このまま飲酒を続けたら、どのようになると考えていますか。

(3) お酒を飲まずにいられた日もありますね。それはどのような日でしたか。

(4) お酒を飲まない生活には、どのようなメリットがあると思いますか。

(5) もしお酒をやめたら、ご家族はどのように思われるでしょうか。

16　動機づけ面接のチェンジトーク　　第37回 問題102　解答集 ➡p.97

営業職の男性に対する栄養カウンセリングである。動機づけ面接のチェンジトークに該当する男性の発言として、最も適当なのはどれか。1つ選べ。

(1) 仕事が忙しくて、食生活を改善できる気がしません。

(2) 仕事帰りに、居酒屋に寄ることが唯一の楽しみなんです。

(3) 仕事で、食事が不規則になるのは仕方ないですよね。

(4) 忙しい中でも、できることを考えてみると良いのですよね。

(5) 家族のためにも、今は仕事を頑張ろうと思っています。

特定健康診査の結果、動機付け支援の対象となった勤労男性に対する初回面接である。面接を始めたところ、「会社に言われたから来た」と言い、口数は少ない。面接の進め方として、**最も適切な**のはどれか。1つ選べ。

(1) 検査結果に基づいて、生活習慣改善の必要性を強く訴える。

(2) 開かれた質問を繰り返し、何とか話をしてもらう。

(3) 閉ざされた質問を取り入れて、発言を促す。

(4) 相手が話してくれるまで、笑顔で待ち続ける。

食事療法に消極的だった糖尿病患者の男性が、糖尿病を患っていた父親の死をきっかけに、食事療法に真剣に取り組むようになった。半年後に HbA1c の改善がみられたときの本人の発言である。オペラント強化の社会的強化を示す発言として、最も適当なのはどれか。1つ選べ。

(1) この半年頑張れたので、これからもやれると自信がつきました。

(2) ご褒美に、欲しかったゴルフ用品を買おうと思っています。

(3) これからは時々、適量の範囲で晩酌もしようと思います。

(4) 子どもたちにも、「よく頑張っているね。」と言われます。

(5) 昼食は、糖尿病の食事療法を行っている同僚と一緒に食べるようにします。

肥満を改善するための支援内容と行動変容技法の組合せである。最も適当なのはどれか。1つ選べ。

(1) 家の冷蔵庫に減量目標を貼るように勧める。―――――――――ソーシャルスキルトレーニング

(2) 食べる量を決めて、盛りつけるように勧める。――――――――オペラント強化

(3) くじけそうになったら、まだやれると自分を励ますよう――――認知再構成
に勧める。

(4) 食後にお菓子を食べたくなったら、歯を磨くように勧め――――ストレスマネジメント
る。

(5) 目標体重まで減量できた時の褒美を考えるように勧める。―――行動置換

地域在住高齢者を対象とした、ロコモティブシンドローム予防のための支援内容と行動変容技法の組合せである。最も適当なのはどれか。1つ選べ。

(1) 毎日 30 分散歩すると目標を決めて、周囲の人に言うように勧める。―――セルフモニタリング

(2) 朝食後に、お茶の代わりに牛乳を飲むように勧める。―――――――――行動契約

(3) 冷蔵庫に、豆腐や乳製品など、たんぱく質源の食品の常備を勧める。―――行動置換

(4) カレンダーに食事摂取と運動のチェック欄を作るよう提案する。――――刺激統制

(5) 運動を始めると、自分にどのような影響があるかを考えてもらう。――――意思決定バランス

21 **行動変容技法の刺激統制**　　　第 34 回 問題 102　解答集 ➡p. 98

健康のために、飲酒量を減らしたいと考える男性社員の行動のうち、行動変容技法の刺激統制に該当する
ものである。最も適当なのはどれか。1つ選べ。
(1)　飲酒量を減らすことで得られるメリットを思い出す。
(2)　お酒を控えていることを職場の同僚に話す。
(3)　適度な飲酒量をスマートフォンの待受画面に表示しておく。
(4)　飲み会に誘われたときの断り方を考えておく。
(5)　飲みたくなったら、ノンアルコール飲料にして我慢する。

22 **行動変容技法を活用した支援**　　　第 35 回 問題 103　解答集 ➡p. 98

菓子の摂取を減らすことが困難だと感じている女性社員に支援を行うことになった。行動変容技法の反応
妨害・拮抗を活用した支援である。最も適当なのはどれか。1つ選べ。
(1)　菓子を1か月間控えることができた時のご褒美を考えるように勧める。
(2)　同僚からの菓子の差し入れを断る練習をするように勧める。
(3)　夕食後に菓子を食べたくなったら、シャワーを浴びるように勧める。
(4)　菓子を買いたくなった時は、栄養成分表示を見るように勧める。
(5)　菓子を食べ過ぎたら、翌日はやめようと考えればよいと勧める。

23 **支援内容と行動変容技法**　　　第 37 回 問題 103　解答集 ➡p. 99

飲酒量を減らすことを目的とした、中年男性への栄養教育である。支援内容と行動変容技法の組合せとし
て、最も適当なのはどれか。1つ選べ。
(1)　会社の飲み会で、飲酒量が多い人の隣には座らないよ──── ソーシャルスキルトレーニング
　　　うに提案する。
(2)　お酒を飲みたくなったら、喉が渇いているだけだと自──── 自己強化
　　　分に言い聞かせることを提案する。
(3)　お酒を飲みに行く以外に、同僚とのコミュニケーショ──── 結果期待
　　　ンを図る方法を考えてもらう。
(4)　週1回の休肝日にお酒を飲んだら、次の休肝日まで趣──── オペラント強化
　　　味のオンラインゲームをやらないことを提案する。
(5)　お酒を飲まないデメリットと、お酒を飲むデメリット──── ストレスマネジメント
　　　を比べてもらう。

24 **意思決定バランスの考え方を用いた支援**　　　第 36 回 問題 104　解答集 ➡p. 99

高血圧で減塩が必要だが、気にせず醤油をかけて食べる習慣がある中年男性に対する支援である。意思決
定バランスの考え方を用いた支援として、最も適当なのはどれか。1つ選べ。
(1)　家で使っている醤油を、減塩醤油に替えるように勧める。
(2)　食卓に、醤油を置かないように提案する。
(3)　「かけすぎ注意」と書いた紙を、醤油さしに貼ってもらう。
(4)　これまでどおり醤油をかけて食べ続けると、家族がどのように思うかを考えてもらう。
(5)　1日何回、料理に醤油をかけたかを記録してもらう。

配偶者の在宅勤務がストレスとなり、食べ過ぎてしまうと話す女性に対するストレスマネジメントである。情動焦点コーピングを用いた支援として、最も適当なのはどれか。1 つ選べ。

(1)　どのようなときに、ストレスを感じるかを考えてもらう。

(2)　同じような状況の人の対処方法を調べるように勧める。

(3)　趣味を楽しむ時間を作るように勧める。

(4)　レンタルオフィスの利用を、配偶者に促してみるように勧める。

(5)　間食を買い過ぎないように勧める。

K 大学の学生食堂では、全メニューに小鉢 1 個がついている。小鉢の種類には、肉料理、卵料理、野菜料理、果物・デザートがあり、販売ラインの最後にある小鉢コーナーから選択することになっている。ナッジを活用した、学生の野菜摂取量を増やす取組として、最も適切なのはどれか。1 つ選べ。

(1)　食堂の入口に「野菜は 1 日 350 g」と掲示する。

(2)　小鉢コーナーの一番手前に、野菜の小鉢を並べる。

(3)　小鉢は全て野菜料理とする。

(4)　小鉢の種類別に選択数をモニタリングする。

減量を目的とした支援内容である。ナッジの考え方を活用した支援として、最も適当なのはどれか。1 つ選べ。

(1)　減量することのメリットを考えてもらう。

(2)　減量に成功したときのご褒美を考えてもらう。

(3)　食べたものを記録してもらう。

(4)　ご飯茶碗を小さくすることを勧める。

(5)　栄養成分表示を見て、食品を選ぶように勧める。

K 市の介護予防教室を修了した高齢者が、定期的に体操を行うセルフヘルプグループを立ち上げた。その組織活動を発展させていくために市の管理栄養士が行った活動である。組織をエンパワメントする支援として、最も適切なのはどれか。1 つ選べ。

(1)　他地域で同様の活動を行う組織の様子を紹介し、自分たちの特徴と課題を考えるように促した。

(2)　市民の集まる場で、体操の様子を披露する機会を作り、発表してもらった。

(3)　次年度の活動を考える会議で、話し合いの進行役を担った。

(4)　体操に加え、食生活に関する活動を進めてもらうために、情報提供を行った。

29　グループダイナミクス効果が期待できる取組　第36回 問題106　解答集 ➡p. 100

産院の「プレママ教室」において、適正な体重増加に向けて、参加者のグループダイナミクス効果が期待できる取組である。**最も適切な**のはどれか。1つ選べ。

(1)　産院に通う出産経験者の体験談を聞いてもらう。

(2)　教室の修了生に参加してもらい、個別に参加者の相談に乗ってもらう。

(3)　参加者同士で、行動目標の実践に向けた話し合いをしてもらう。

(4)　各参加者に行動目標を自己決定させ、取り組んでもらう。

30　ソーシャルキャピタルの醸成につながる取組　第34回 問題103　解答集 ➡p. 100

認知症高齢者を支えるためのソーシャルキャピタルの醸成につながる取組である。**最も適切な**のはどれか。1つ選べ。

(1)　地域の保健センターが、認知症に関する情報発信を活発に行った。

(2)　地域のコンビニエンスストアが、管理栄養士監修の弁当の宅配を始めた。

(3)　地域の栄養教室を修了したボランティアが、高齢者の食事会を開催した。

(4)　地域の病院が、在宅患者訪問栄養食事指導のためのスタッフを増やした。

2　栄養教育マネジメント

31　プリシード・プロシードモデルに基づいたアセスメント　第35回 問題105　解答集 ➡p. 100

地域の生産者や関係機関と連携した小学生への食育を計画している。プリシード・プロシードモデルに基づくアセスメント内容とその項目の組合せである。最も適当なのはどれか。1つ選べ。

(1)　地域の食文化の学習が必要だと考えている保護者の割合―――――行動と生活習慣

(2)　地域の産物を給食で提供することに関心がある流通業者の有無―――準備要因

(3)　地域の生産者の協力を得た授業の実践状況―――――――――――強化要因

(4)　児童の体験活動が可能な地域の農地の有無――――――――――実現要因

(5)　農業体験学習をしたことがある児童の割合―――――――――――教育戦略

32　プリシード・プロシードモデルに基づくアセスメント　第37回 問題106　解答集 ➡p. 100

小学生の野菜嫌いを改善するための取組を行うことになり、プリシード・プロシードモデルに基づくアセスメントを行った。準備要因のアセスメント項目として、最も適当なのはどれか。1つ選べ。

(1)　野菜に興味を示す児童の割合

(2)　野菜に触れる授業の回数

(3)　便秘気味の児童の割合

(4)　家庭で野菜料理を意識して食べさせている保護者の割合

(5)　農業体験ができる地域の農園の数

宅配弁当会社に勤務する管理栄養士が、ソーシャルマーケティングの考え方を活用して、利用者への栄養教育用パンフレットを作成することになった。事前に調査を行い、利用者全体の状況を把握した。次に行うこととして、最も適当なのはどれか。1つ選べ。

⑴ 利用者の中のどの集団を栄養教育の対象とするかを決定する（ターゲティング）。

⑵ 利用者の特性別に栄養教育のニーズを把握し、利用者を細分化する（セグメンテーション）。

⑶ 対象となる利用者に、パンフレットがどのように価値付けされるかを検討する（ポジショニング）。

⑷ パンフレットの作成に、マーケティング・ミックス（4P）を活用する。

⑸ 利用者への栄養教育前に、パンフレットをスタッフ間で試用して改善する（プレテスト）。

ソーシャルマーケティングの考え方を活用して、カフェテリア方式の社員食堂を通じた社員の健康づくりに取り組むことになった。マーケティング・ミックスの4Pにおいて、プロダクト（Product）を「ヘルシーメニューを選択」とした場合、プライス（Price）に該当する取組である。最も適当なのはどれか。1つ選べ。

⑴ ヘルシーメニューの試食イベントを開催する。

⑵ ヘルシーメニューのお勧めの点を食堂内に掲示する。

⑶ ヘルシーメニューを選ぶと、ドリンクがつくサービスを導入する。

⑷ ヘルシーメニューの栄養成分を、社内ネットに掲示する。

⑸ ヘルシーメニューを予約すると、待たずに受け取れるようにする。

大学において、成人の学生を対象に、毎年、年度始めに「適正飲酒教室」を開催してきたが、参加者が少ないという課題があった。そこで、ソーシャルマーケティングを活用して、参加者増加を目指すこととした。マーケティング・ミックスの4Pとその働きかけの組合せである。最も適当なのはどれか。1つ選べ。

⑴ プロダクト（Product）——————大学生に人気のあるエリアで開催する。

⑵ プライス（Price）————————参加者に土産として、無糖の飲料を配る。

⑶ プライス（Price）————————短時間で終わる内容にする。

⑷ プレイス（Place）————————居酒屋でのお金の節約方法を教えますと宣伝する。

⑸ プロモーション（Promotion）———オンラインでの参加を可能とする。

妊婦を対象とした栄養・食生活支援の取組と、生態学的モデルのレベルの組合せである。最も適当なのはどれか。1つ選べ。

⑴ 経済的に困窮している妊婦に、妊婦の友人がフードバ———個人内レベル
　　ンクへの登録を勧めた。

⑵ 病院のスタッフ間で、体重増加不良の妊婦には栄養相———個人間レベル
　　談を勧めることを意思統一した。

⑶ 母子健康手帳交付時に、市ではメールで栄養相談を受———組織レベル
　　け付けていることを伝えた。

⑷ 病院の管理栄養士が、産科外来で配布するための妊娠———地域レベル
　　中の食事ガイドを作成した。

⑸ 自治体の食育推進計画に、妊婦の栄養対策の実施と目———政策レベル
　　標値を含めた。

37 　**特定保健指導におけるアセスメント項目と質問内容**　　第 36 回 問題 108　　解答集 ➡p. 101

配偶者の死後、食生活に不安を感じている 60 歳の男性に、特定保健指導を行うことになった。アセスメント項目と質問内容の組合せである。最も適当なのはどれか。1 つ選べ。
(1)　既往歴――――主観的体調
(2)　食知識――――自分で作ることができる料理
(3)　食スキル―――1 日当たりの食費の目安
(4)　食態度――――生活の中での食事の優先度
(5)　食行動――――食料品店やスーパーマーケットとの距離

38 　**離乳食教室を企画する場合の目標と内容**　　第 34 回 問題 107　　解答集 ➡p. 101

離乳食教室を企画する場合の、目標とその内容の組合せである。最も適当なのはどれか。1 つ選べ。
(1)　実施目標―――家庭で離乳食レシピブックを参照し、調理する。
(2)　学習目標―――成長・発達に応じた離乳食を調理できるようになる。
(3)　行動目標―――集団指導と調理実習を組み合わせた教室を行う。
(4)　環境目標―――市販のベビーフードの入手法を紹介する。
(5)　結果目標―――負担感を減らすために、家族の協力を増やす。

39 　**栄養教育の目標の種類**　　第 35 回 問題 108　　解答集 ➡p. 101

高校の男子運動部の顧問教員より、部員が補食としてスナック菓子ばかり食べているのが気になると相談を受け、栄養教育を行うことになった。栄養教育の目標の種類とその内容の組合せである。最も適当なのはどれか。1 つ選べ。
(1)　実施目標―――学校内の売店で販売する、おにぎりと果物の品目を増やす。
(2)　学習目標―――食事の悩みがある部員には、個別相談を行う。
(3)　行動目標―――補食として牛乳・乳製品を摂取する。
(4)　環境目標―――体組成をモニタリングする。
(5)　結果目標―――補食の摂り方と競技力の関連を理解する。

40 　**実施目標の項目**　　第 37 回 問題 107　　解答集 ➡p. 101

K 大学で在学生を対象に調査をしたところ、体調不良と朝食内容に関連が見つかった。大学として「朝ごはん教室」を開催することとなり、目標を設定した。実施目標の項目として、最も適当なのはどれか。1 つ選べ。
(1)　体調不良が改善した学生を、50 ％以上にする。
(2)　主食・主菜・副菜を組み合わせた朝食を週 2 回以上食べる学生を、70 ％以上にする。
(3)　学生食堂に対し、朝食の提供日数を週 4 日に増やすよう働きかける。
(4)　次回の教室にも参加したいと思う学生を、80 ％以上にする。
(5)　栄養バランスの良い朝食の必要性を説明できる学生を、80 ％以上にする。

41

減量達成に向けての優先的行動目標　第36回 問題109　解答集 ➡p. 102

減量したいと考え始めた肥満女性に、栄養教育を行うことになった。減量の達成に向けて、優先的に設定すべき行動目標である。**最も適切な**のはどれか。1つ選べ。
(1) 肥満を改善できた同僚の話を聞く。
(2) 昼食は、社員食堂でヘルシーメニューを選ぶ。
(3) 毎日、栄養計算して食事を準備する。
(4) 毎日、体重を測る。

環境目標を設定するためのアセスメント　第34回 問題106　解答集 ➡p. 102

2型糖尿病の患児とその保護者を対象とした栄養教育プログラムの、環境目標を設定するためのアセスメントである。**最も適切な**のはどれか。1つ選べ。
(1) 患児の成長を、身長と体重の記録で調べる。
(2) 家族の病歴を、診療記録で調べる。
(3) 家庭に常備されている飲料の種類を、質問紙で調べる。
(4) 家庭の調理担当者と食事内容を、食事記録で調べる。

43

結果目標を設定する際のアセスメント内容　第35回 問題107　解答集 ➡p. 102

テレワーク期間中に増えた体重を減らしたいと話す会社員を対象とした、栄養教育プログラムを計画している。本人が主体的に取り組むための結果目標を設定する際に、重視するアセスメント内容である。**最も適切な**のはどれか。1つ選べ。
(1) 自宅に体重計があるか。
(2) 体重を何kg減らしたいと考えているか。
(3) 食事や間食を何時に食べているか。
(4) 身体活動量はテレワーク前からどれくらい変化したか。

食育の学習教材　第35回 問題109　解答集 ➡p. 102

保育園児を対象に、「お魚を食べよう」という目的で食育を行った。学習教材とその内容として、**最も適切な**のはどれか。1つ選べ。
(1) ホワイトボードに「さかなは、ちやにくのもとになる」と書いて、説明した。
(2) アジの三枚おろしの実演を見せて、給食でその料理を提供した。
(3) エプロンシアターを用いて、マグロとアジを例に食物連鎖について説明した。
(4) 保育園で魚を飼って、成長を観察した。

45

教材とその活用方法　第37回 問題108　解答集 ➡p. 102

1年生のクラスが3つある小学校において、栄養教諭が、1年生の給食開始に合わせて、食器の並べ方の給食指導を行うことになった。教材とその活用方法として、**最も適切な**のはどれか。1つ選べ。
(1) 説明用のプリントを、給食開始の1週間前に配布し、家で読んでくるように伝える。
(2) 上級生が食器の並べ方を説明している動画を、1週間毎日、配膳前に視聴させる。
(3) 見本となる食器の並べ方の絵を、1週間毎日、配膳前に黒板に掲示する。
(4) 食器の実物を持って、1週間毎日、配膳時にクラスを回り、食器の並べ方を個別に伝える。

46 学習者のモチベーションが高まる学習形態　　第 34 回 問題 108　解答集 ➡ p. 102

交替制勤務があり、生活習慣変容が困難だと感じている者が多い職場において、メタボリックシンドローム改善教室を行うことになった。学習者のモチベーションが高まる学習形態である。**最も適切な**のはどれか。1つ選べ。
(1)　産業医が、食生活、身体活動、禁煙の講義をする。
(2)　管理栄養士が、夜勤明けの食事について、料理カードを使って講義する。
(3)　健診結果が改善した社員から、体験を聞き、話し合う。
(4)　小グループに分かれて、食生活の改善方法を学習する。

47 プログラムの効果を判定するための評価デザイン　第 34 回 問題 109　解答集 ➡ p. 103

K市保健センターにおいて、フレイル予防・改善を目的とする 6 か月間の栄養教育プログラムに取り組むことになった。体重、握力および歩行速度を測定し、リスク者を特定してプログラムへの参加を呼びかけた。プログラムの効果を判定するための評価デザインである。実施可能性と内的妥当性の観点から、**最も適切な**のはどれか。1つ選べ。
(1)　プログラム参加者の中からモデルケースを取り上げ、教育前後のデータを比較する。
(2)　プログラム参加者の、教育前後のデータを比較する。
(3)　プログラム参加者と参加を希望しなかった者の、教育前後の変化量を比較する。
(4)　プログラム参加希望者を無作為に参加群と非参加群に割り付け、教育前後の変化量を比較する。

48 訪問栄養食事指導の事業に対する評価の種類と評価内容　第 35 回 問題 110　解答集 ➡ p. 103

総合病院において、訪問栄養食事指導の事業を開始して 1 年が経過した。事業に対する評価の種類と評価内容の組合せである。最も適当なのはどれか。1つ選べ。
(1)　企画評価―――毎月の指導依頼件数を集計し、推移を分析した。
(2)　経過評価―――訪問した患者と家族へのアンケートから、満足度を分析した。
(3)　形成的評価―――1 年分の栄養診断結果を集計し、事業のニーズを再分析した。
(4)　影響評価―――訪問栄養食事指導による収入との比較で、管理栄養士の人件費を分析した。
(5)　総合評価―――初回訪問時と最終訪問時の体重を比較した。

49 食育前後の変化と、評価の種類　　第 36 回 問題 110　解答集 ➡ p. 103

小学 4 年生児童に、給食の残菜を減らすことを目的とした食育を行った。食育前後の変化と、評価の種類の組合せである。最も適当なのはどれか。1つ選べ。
(1)　給食を残すことがもったいないと思う児童の割合が増加した。―――影響評価
(2)　給食室から出たごみの内容を理解した児童の割合が増加した。―――結果評価
(3)　給食を残さず食べる児童の割合が増加した。―――経過評価
(4)　給食をおかわりする児童の割合が増加した。―――形成的評価
(5)　学習内容について、手を挙げて発言する児童が増加した。―――企画評価

K 市保健センターの管理栄養士である。生後 4、5 か月児を持つ保護者を対象に、離乳食作りの不安を軽減するための教室を開催した。教室の評価と、評価の種類の組合せである。最も適当なのはどれか。1 つ選べ。

(1)　関係部署との連携により、予算内で実施することができた。—————経過評価
(2)　離乳食作りに必要な器具を揃え始めた保護者が増加した。—————結果評価
(3)　離乳食で困った時に相談できる場所を知っている保護者が増加した。———影響評価
(4)　育児不安を感じる保護者が減少した。—————形成的評価
(5)　教室参加者の 80 ％が満足と回答した。—————企画評価

体重増加を目指す大学ラグビー部の学生 12 人を対象に、栄養教室を 3 か月で計 6 回実施した。教室の総費用は 60,000 円であった。参加者の体重増加量の合計は 10 kg であった。体重 1 kg 当たりの教室の費用効果（円）として、最も適当なのはどれか。1 つ選べ。

(1)　　1,000
(2)　　5,000
(3)　　6,000
(4)　 10,000
(5)　 20,000

3　理論や技法を応用した栄養教育の展開

軽い認知症があり、もの忘れが多くなった独居の高齢者に、脱水症予防のための栄養教育を行うことになった。適切な水分摂取の実行が期待できる働きかけである。最も適切なのはどれか。1 つ選べ。

(1)　脱水症予防のための水分のとり方について、講義を聴いてもらう。
(2)　水分のとり方について、グループディスカッションをしてもらう。
(3)　経口補水液づくりを実習し、作り方のプリントを持ち帰ってもらう。
(4)　身の回りに水の入ったペットボトルを置いてもらう。

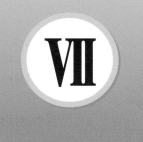

臨床栄養学

1 臨床栄養の概念

1 臨床栄養に関する用語とその内容　　　第 36 回 問題 111　　解答集 ➡p. 104

臨床栄養に関する用語とその内容の組合せである。最も適当なのはどれか。1 つ選べ。

(1) インフォームド・コンセント―――予想プロセスからの逸脱
(2) アドヒアランス――――――――患者が治療へ積極的に参加すること
(3) コンプライアンス――――――――障がい者と健常者との共生
(4) バリアンス――――――――――内部環境の恒常性を維持すること
(5) ノーマリゼーション―――――――情報開示に対する患者の権利

2 診療報酬における在宅患者訪問栄養食事指導料　　第 34 回 問題 115　　解答集 ➡p. 104

診療報酬における在宅患者訪問栄養食事指導料の算定要件に関する記述である。正しいのはどれか。1 つ選べ。

(1) 指導に従事する管理栄養士は、常勤に限る。
(2) 算定回数は、1 か月 1 回に限る。
(3) 指導時間は、1 回 20 分以上とする。
(4) 指導内容には、食事の用意や摂取等に関する具体的な指導が含まれる。
(5) 訪問に要した交通費は、指導料に含まれる。

3 特別食加算が算定できる治療食　　　第 35 回 問題 111　　解答集 ➡p. 104

入院時食事療養（Ⅰ）の届出を行った保険医療機関において、特別食加算が算定できる治療食に関する記述である。正しいのはどれか。1 つ選べ。

(1) 痛風の患者に、痛風食を提供した。
(2) 黄疸のない胆石症の患者に、肝臓食を提供した。
(3) 摂食・嚥下機能が低下した患者に、嚥下調整食を提供した。
(4) 高血圧の患者に、食塩相当量 6 g/日未満の減塩食を提供した。
(5) 8 歳の食物アレルギー患者に、小児食物アレルギー食を提供した。

4 外来栄養食事指導料の算定　　　第 36 回 問題 112　　解答集 ➡p. 104

外来栄養食事指導料の算定に関する記述である。最も適当なのはどれか。1 つ選べ。

(1) 初回の指導時間は、概ね 20 分以上で算定できる。
(2) 集団栄養食事指導料を、同一日に併せて算定できる。
(3) BMI 27.0 kg/m^{2}の肥満者は、算定対象となる。
(4) がん患者は、算定対象とならない。
(5) 7 歳の小児食物アレルギー患者は、算定対象とならない。

5 　入院栄養食事指導料に加えて、診療報酬・介護報酬により算定できるもの　第37回 問題 111　解答集 ➡p. 105

K病院に勤務する管理栄養士である。急性期病棟に入院している患者に対して、入院栄養食事指導料を算定し、退院後の栄養・食事管理について指導するとともに、入院中の栄養管理に関する情報を示す文書を用いて患者に説明し、これを転院先のリハビリテーション病院の管理栄養士と共有した。入院栄養食事指導料に加えて、診療報酬・介護報酬により算定できるものである。最も適当なのはどれか。1つ選べ。

(1)　回復期リハビリテーション病棟入院料1

(2)　栄養マネジメント強化加算

(3)　退院時共同指導料1

(4)　退院時共同指導料2

(5)　栄養情報提供加算

6 　**クリニカルパス**　　　　　　　　　　　第35回 問題 112　解答集 ➡p. 105

クリニカルパスに関する記述である。最も適当なのはどれか。1つ選べ。

(1)　入院患者は対象としない。

(2)　時間軸に従って作成される。

(3)　バリアンスとは、標準的な治療の内容をいう。

(4)　アウトカムとは、逸脱するケースをいう。

(5)　医療コストは増加する。

2 　傷病者・要支援者・要介護者の栄養管理

7 　**主観的包括的評価（SGA）に用いられる情報**　　第34回 問題 111　解答集 ➡p. 105

主観的包括的評価（SGA）に用いられる情報である。最も適当なのはどれか。1つ選べ。

(1)　血糖値

(2)　尿ケトン体

(3)　便潜血

(4)　仙骨部浮腫

(5)　膝下高

8 　**生体電気インピーダンス法（BIA）を用いた体組成の計測**　第36回 問題 113　解答集 ➡p. 105

生体電気インピーダンス法（BIA）を用いた体組成の計測に関する記述である。**誤っている**のはどれか。1つ選べ。

(1)　体脂肪の電気抵抗が低い性質を利用している。

(2)　体水分量を推定することができる。

(3)　運動による影響を受ける。

(4)　食事による影響を受ける。

(5)　入浴による影響を受ける。

身長 150 cm、体重 40 kg、標準体重 50 kg の女性患者。1 日尿中クレアチニン排泄量が 750 mg のときのクレアチニン身長係数（％）である。ただし、クレアチニン係数は、18 mg/kg 標準体重とする。最も適当なのはどれか。1 つ選べ。

(1)　120
(2)　104
(3)　 96
(4)　 83
(5)　 42

水分出納において、体内に入る水分量として計算する項目である。最も適当なのはどれか。1 つ選べ。
(1)　滲出液量
(2)　代謝水量
(3)　不感蒸泄量
(4)　発汗量
(5)　便に含まれる量

経腸栄養法が禁忌となる患者である。最も適当なのはどれか。1 つ選べ。
(1)　頭頸部がん術後
(2)　食道裂孔ヘルニア
(3)　胃全摘術後
(4)　小腸完全閉塞
(5)　人工肛門造設後

経腸栄養剤に関する記述である。最も適当なのはどれか。1 つ選べ。
(1)　消化態栄養剤は、窒素源に低分子ペプチドを含む。
(2)　成分栄養剤は、半消化態栄養剤より浸透圧が低い。
(3)　血糖管理を目的とした経腸栄養剤は、脂肪エネルギー比率を 15 ％ E としている。
(4)　肝不全用経腸栄養剤は、芳香族アミノ酸が強化されている。
(5)　免疫賦活を目的とした経腸栄養剤は、n-6 系脂肪酸が強化されている。

経腸栄養剤の種類とその特徴に関する記述である。最も適当なのはどれか。1 つ選べ。
(1)　半固形栄養剤は、胃瘻に使用できない。
(2)　消化態栄養剤の糖質は、でんぷんである。
(3)　成分栄養剤の窒素源は、アミノ酸である。
(4)　成分栄養剤の脂肪エネルギー比率は、20 ％ E である。
(5)　成分栄養剤は、半消化態栄養剤より浸透圧が低い。

14 空腸瘻での下痢への対策 第37回 問題113

空腸瘻にて 1.0 kcal/mL の成分栄養剤（常温）を 100 mL/時で 300 mL 投与したところ、下痢を生じた。その対策に関する記述である。最も適当なのはどれか。1つ選べ。

(1) 成分栄養剤の濃度を、2.0 kcal/mL に変更する。

(2) 成分栄養剤を、脂肪含量の多い経腸栄養剤に変更する。

(3) 成分栄養剤の温度を、4℃にして投与する。

(4) 成分栄養剤の投与速度を、20 mL/時に変更する。

(5) 成分栄養剤を、1時間で 300 mL 投与する。

15 経鼻胃管での下痢の対策 第34回 問題113

経鼻胃管にて、1.0 kcal/mL の半消化態栄養剤（常温）を 100 mL/時で 250 mL 投与したところ、下痢を生じた。その対策に関する記述である。最も適当なのはどれか。1つ選べ。

(1) 脂質含量の多い経腸栄養剤に変更する。

(2) 浸透圧の高い経腸栄養剤に変更する。

(3) 2.0 kcal/mL の経腸栄養剤に変更する。

(4) 4℃にして投与する。

(5) 25 mL/時で投与する。

16 末梢静脈栄養法 第34回 問題114

末梢静脈栄養法に関する記述である。最も適当なのはどれか。1つ選べ。

(1) 1日に 2,000 kcal を投与できる。

(2) アミノ酸濃度 20 ％の溶液を投与できる。

(3) 脂肪乳剤は、1 g/kg 標準体重/時で投与できる。

(4) ブドウ糖濃度 30 ％の溶液を投与できる。

(5) 浸透圧 300 mOsm/L の溶液を投与できる。

17 静脈栄養法 第36回 問題115 解答集 ➡p. 107

静脈栄養法に関する記述である。最も適当なのはどれか。1つ選べ。

(1) 末梢静脈栄養では、2,000 kcal/日投与することができる。

(2) 末梢静脈栄養では、浸透圧比（血漿浸透圧との比）を3以下とする。

(3) 中心静脈栄養の基本輸液剤には、セレンが含まれている。

(4) 腎不全患者には、NPC/N 比を 100 以下にして投与する。

(5) 脂肪は、1 g/kg/時以下の速度で投与する。

中心静脈栄養において、25％ブドウ糖基本輸液 1,000 mL（1,000 kcal）、総合アミノ酸製剤 600 mL（400 kcal、窒素量 9 g）、20％脂肪乳剤 100 mL（200 kcal）を投与した。この時の NPC/N 比である。最も適当なのはどれか。1 つ選べ。

(1)　67
(2)　110
(3)　133
(4)　155
(5)　178

代償性肝硬変患者の栄養モニタリング項目である。**最も適切な**のはどれか。1 つ選べ。

(1)　肝性脳症の有無
(2)　浮腫の有無
(3)　筋肉量
(4)　ウエスト/ヒップ比

メープルシロップ尿症患者の食事療法中のモニタリング指標である。最も適当なのはどれか。1 つ選べ。

(1)　血中チロシン値
(2)　血中ロイシン値
(3)　血中ガラクトース値
(4)　尿中ホモシスチン排泄量
(5)　尿中メチオニン排泄量

食事・食品が医薬品に及ぼす影響に関する記述である。最も適当なのはどれか。1 つ選べ。

(1)　高たんぱく質食は、レボドパ（L−ドーパ）の吸収を促進する。
(2)　高脂肪食は、EPA 製剤の吸収を抑制する。
(3)　ヨーグルトは、ビスホスホネート薬の吸収を促進する。
(4)　グレープフルーツジュースは、カルシウム拮抗薬の代謝を抑制する。
(5)　セント・ジョーンズ・ワートは、シクロスポリンの代謝を抑制する。

医薬品とその作用の組合せである。最も適当なのはどれか。1 つ選べ。

(1)　サイアザイド系利尿薬——————血清尿酸値低下
(2)　β遮断薬————————————気管支拡張
(3)　カルシウム拮抗薬——————————血管収縮
(4)　アンジオテンシン変換酵素阻害薬——尿中ナトリウム排泄促進
(5)　アンジオテンシンⅡ受容体拮抗薬——血清カリウム値低下

23　医薬品が栄養素に及ぼす影響　　第35回 問題118　解答集 ➡p. 108

医薬品と医薬品が栄養素に及ぼす影響の組合せである。最も適当なのはどれか。1つ選べ。
(1)　アンジオテンシンⅡ受容体拮抗薬―――カリウムの再吸収抑制
(2)　D-ペニシラミン―――亜鉛の吸収促進
(3)　メトトレキサート―――葉酸の代謝拮抗作用
(4)　サイアザイド系利尿薬―――ナトリウムの尿中排泄抑制
(5)　ワルファリン―――ビタミンKの作用増強

24　SOAP とその内容　　第34回 問題117　解答集 ➡p. 108

45歳、男性。口渇で来院。HbA1c 9.2％。1日の聞き取りによるエネルギー摂取量は、2,200 kcal であった。1日の目標エネルギー量は、1,800 kcal と算出された。エネルギー摂取量の適正化を目指すために、患者本人に食事内容を記録してもらうこととした。SOAP とその内容の組合せである。最も適当なのはどれか。1つ選べ。
(1)　S――目標エネルギー量は、1,800 kcal/日
(2)　O――HbA1c 9.2％
(3)　A――食事内容を記録してもらう
(4)　P――口渇
(5)　P――エネルギー摂取量は、2,200 kcal/日

25　SOAP とその内容　　第37回 問題116　解答集 ➡p. 108

BMI 17.5 kg/m^2 の患者。むせるので食事はつらいとのことで、嚥下障害による経口摂取量の不足と評価した。嚥下調整食について本人と家族に指導し、むせの状態や食事摂取量、体重の経過を観察することとした。この症例における SOAP とその内容の組合せである。最も適当なのはどれか。1つ選べ。
(1)　S―――BMI 17.5 kg/m^2
(2)　O―――嚥下障害による経口摂取量の不足と評価した。
(3)　A―――むせるので食事はつらい。
(4)　P（治療計画）―――むせの状態や食事摂取量、体重の経過を観察する。
(5)　P（教育計画）―――嚥下調整食について本人と家族に指導する。

26　問題志向型診療録（POMR）とその内容　　第35回 問題119　解答集 ➡p. 109

問題志向型診療録（POMR）とその内容に関する記述である。最も適当なのはどれか。1つ選べ。
(1)　問題志向型システム（POS）の第2段階に当たる。
(2)　基礎データは、SOAP に分けて記載する。
(3)　記録は、5W2H 方式で記載する。
(4)　問題リストは、基礎データから時間の経過に沿って記載する。
(5)　初期計画は、問題ごとに記載する。

医薬品が電解質に及ぼす影響 第 37 回 問題 115 解答集 ➡p. 109

医薬品が電解質に及ぼす影響の組合せである。最も適当なのはどれか。1つ選べ。
(1) サイアザイド系利尿薬―――――――尿中ナトリウム排泄抑制
(2) ループ利尿薬――――――――――尿中カリウム排泄抑制
(3) アンジオテンシン変換酵素阻害薬―――血清カリウム値低下
(4) 甘草湯――――――――――――血清カリウム値上昇
(5) ステロイド内服薬（コルチゾール）―――血清カリウム値低下

3 疾患・病態別栄養管理

28 **リフィーディング症候群** 第 37 回 問題 117 解答集 ➡p. 109

たんぱく質・エネルギー栄養障害患者に対し、栄養療法を開始したところ、リフィーディング症候群を呈した。その際の病態に関する記述である。最も適当なのはどれか。1つ選べ。
(1) 血清カリウム値は、上昇している。
(2) 血清リン値は、低下している。
(3) 血清マグネシウム値は、上昇している。
(4) 血清ビタミン B_1 値は、上昇している。
(5) 血清インスリン値は、低下している。

29 **ビタミン、ミネラルの欠乏により生じる疾患** 第 34 回 問題 118 解答集 ➡p. 109

ビタミン、ミネラルの欠乏により生じる疾患の組合せである。最も適当なのはどれか。1つ選べ。
(1) ビタミンE―――――壊血病
(2) ビタミン B_{12}―――ハンター舌炎
(3) カルシウム―――――パーキンソン病
(4) 亜鉛――――――――ヘモクロマトーシス
(5) 銅―――――――――ウィルソン病

30 **ビタミンとその欠乏症** 第 35 回 問題 120 解答集 ➡p. 109

ビタミンとその欠乏症の組合せである。最も適当なのはどれか。1つ選べ。
(1) ビタミンD―――甲状腺腫
(2) ビタミン B_1―――ペラグラ
(3) ナイアシン―――ウェルニッケ脳症
(4) 葉酸――――――高ホモシステイン血症
(5) ビタミンC―――夜盲症

31 **ビタミン、ミネラルとその欠乏により生じる疾患** 第36回 問題118 解答集 ➡p.110

ビタミン、ミネラルとその欠乏により生じる疾患の組合せである。最も適当なのはどれか。1つ選べ。

(1) ビタミンE ――――壊血病
(2) ビタミンB_2 ―――ウェルニッケ脳症
(3) 鉄――――――――ヘモクロマトーシス
(4) 亜鉛――――――――皮膚炎
(5) 銅――――――――ウィルソン病

32 **超低エネルギー食(VLCD)** 第34回 問題119 解答集 ➡p.110

超低エネルギー食(VLCD)に関する記述である。最も適当なのはどれか。1つ選べ。

(1) 対象は、BMI $35.0\,\mathrm{kg/m^2}$ 以上とする。
(2) 治療食は、外来通院で開始する。
(3) 期間は、6か月継続する。
(4) 目標エネルギー量は、$1,000\,\mathrm{kcal/}$日に設定する。
(5) たんぱく質の必要量は、$0.8\,\mathrm{g/kg}$ 標準体重/日に設定する。

33 **肥満症患者の目標栄養量** 第35回 問題121 解答集 ➡p.110

55歳、男性。デスクワーク中心の仕事。身長165cm、体重76kg、BMI $27.9\,\mathrm{kg/m^2}$、標準体重60kg、内臓脂肪面積 $110\,\mathrm{cm^2}$。他に異常は認められなかった。この患者の1日当たりの目標栄養量である。最も適当なのはどれか。1つ選べ。

(1) エネルギー 600kcal
(2) たんぱく質 70g
(3) 脂質 10g
(4) 炭水化物 300g
(5) 食塩 10g

34 **肥満症患者の目標栄養量** 第36回 問題119 解答集 ➡p.110

34歳、女性。事務職。身長165cm、体重77kg、BMI $28.3\,\mathrm{kg/m^2}$、標準体重60kg。血圧150/96mmHg。他に異常は認められず、外来栄養食事指導を行うことになった。この患者の1日当たりの目標栄養量である。最も適当なのはどれか。1つ選べ。

(1) エネルギー 600kcal
(2) たんぱく質 70g
(3) 脂肪 20g
(4) 炭水化物 80g
(5) 食塩 7.5g

50 歳、男性。事務職。身長 181 cm、体重 90 kg、BMI 27.5 kg/m²、標準体重 72 kg。血圧 145/90 mmHg。他に異常は認められなかった。この患者に初めて外来栄養食事指導を行うことになった。1 日当たりの目標栄養量の組合せである。ただし、食塩は 6 g/日未満とする。最も適当なのはどれか。1 つ選べ。

	エネルギー （kcal/日）	たんぱく質 （g/日）	脂肪 （g/日）
(1)	600	40	20
(2)	600	80	15
(3)	1,800	40	60
(4)	1,800	80	50
(5)	1,800	80	15

糖尿病治療に関する記述である。**誤っている**のはどれか。1 つ選べ。
(1) 糖尿病食事療法のための食品交換表を用いて、栄養食事指導を行う。
(2) カーボカウントを用いて、インスリン量を決定する。
(3) 有酸素運動は、インスリン抵抗性を改善する。
(4) α-グルコシダーゼ阻害薬は、肝臓での糖新生を抑制する。
(5) 超速効型インスリン注射は、食後高血糖を改善する。

糖尿病食事療法のための食品交換表に関する記述である。最も適当なのはどれか。1 つ選べ。
(1) 4 つの表に分類されている。
(2) 1 単位は、100 kcal である。
(3) 1 日の指示単位（指示エネルギー）の配分例には、炭水化物エネルギー比率 40、35、30 ％ E の 3 段階が示されている。
(4) かぼちゃは、表 2 に含まれる。
(5) チーズは、表 3 に含まれる。

糖尿病治療に関する記述である。最も適当なのはどれか。1 つ選べ。
(1) 糖尿病食事療法のための食品交換表は、1 型糖尿病患者には使用しない。
(2) シックデイでは、水分の摂取量を制限する。
(3) α-グルコシダーゼ阻害薬は、食後に服用する。
(4) SGLT2 阻害薬服用により、尿糖陽性となる。
(5) 有酸素運動は、インスリン感受性を低下させる。

39 糖尿病治療薬の主作用　　第37回 問題119　解答集 ➡p.111

糖尿病治療薬の主作用に関する記述である。最も適当なのはどれか。1つ選べ。
(1) SGLT2阻害薬は、腎臓でのグルコースの再吸収を促進する。
(2) チアゾリジン薬は、インスリン抵抗性を改善する。
(3) ビグアナイド薬は、インスリン分泌を促進する。
(4) GLP-1受容体作動薬は、インクレチン分解を促進する。
(5) スルホニル尿素（SU）薬は、腸管でのグルコースの吸収を抑制する。

40 高LDL-コレステロール血症の栄養管理　　第34回 問題121　解答集 ➡p.111

高LDL-コレステロール血症の栄養管理に関する記述である。最も適当なのはどれか。1つ選べ。
(1) 炭水化物の摂取エネルギー比率を40％E未満とする。
(2) 飽和脂肪酸の摂取エネルギー比率を10％E以上とする。
(3) トランス脂肪酸の摂取を増やす。
(4) コレステロールの摂取量を200mg/日未満とする。
(5) 食物繊維の摂取量を10g/日以下とする。

41 高トリグリセリド血症の栄養管理　　第34回 問題122　解答集 ➡p.112

高トリグリセリド血症の栄養管理に関する記述である。最も適当なのはどれか。1つ選べ。
(1) 炭水化物の摂取エネルギー比率を70％E以上とする。
(2) 果糖を多く含む加工食品の摂取を増やす。
(3) n-3系脂肪酸の摂取を増やす。
(4) アルコールの摂取量を50g/日以下とする。
(5) 高カイロミクロン血症では、脂質の摂取エネルギー比率を20％E以上とする。

42 脂質異常症の栄養管理　　第35回 問題122　解答集 ➡p.112

脂質異常症の栄養管理に関する記述である。最も適当なのはどれか。1つ選べ。
(1) 高LDLコレステロール血症では、飽和脂肪酸の摂取エネルギー比率を10％Eとする。
(2) 高LDLコレステロール血症では、コレステロールの摂取量を400mg/日とする。
(3) 低HDLコレステロール血症では、トランス脂肪酸の摂取を増やす。
(4) 高トリグリセリド血症では、n-3系脂肪酸の摂取を控える。
(5) 高カイロミクロン血症では、脂肪の摂取エネルギー比率を15％Eとする。

43 脂質異常症の栄養管理　　第36回 問題121　解答集 ➡p.112

脂質異常症の栄養管理において、積極的な摂取が推奨される食品成分である。最も適当なのはどれか。1つ選べ。
(1) 飽和脂肪酸
(2) トランス脂肪酸
(3) 果糖
(4) 食物繊維
(5) エタノール

50 歳、男性。事務職。標準体重 60 kg の高 LDL コレステロール血症の患者である。初回の外来栄養食事指導の翌月、2 回目の指導の前に 1 日当たりの摂取量の評価を行った。改善が必要な項目として、最も適当なのはどれか。1 つ選べ。

(1) エネルギー 1,600 kcal
(2) たんぱく質 80 g
(3) 飽和脂肪酸 8 g
(4) コレステロール 150 mg
(5) 食物繊維 10 g

高尿酸血症患者に対して、アルコールの摂取制限が指示される。これは、アルコールが代謝される際に、（a）の分解が進み尿酸の産生が増えることと、（b）が産生されることで尿酸の排泄が低下するためである。a と b に入る物質名の組合せとして、最も適当なのはどれか。1 つ選べ。

      a   b

(1) 乳酸——————アセチル CoA
(2) 脂肪酸——————ATP
(3) アンモニア———NADH
(4) NADH——————脂肪酸
(5) ATP——————乳酸

消化器疾患と栄養管理の組合せである。最も適当なのはどれか。1 つ選べ。

(1) 胃食道逆流症——————カリウム制限
(2) たんぱく漏出性胃腸症———カルシウム制限
(3) 慢性膵炎代償期—————脂肪制限
(4) 胆石症——————糖質制限
(5) 過敏性腸症候群—————たんぱく質制限

消化器疾患の栄養管理に関する記述である。最も適当なのはどれか。1 つ選べ。

(1) 胃食道逆流症では、高脂肪食とする。
(2) 短腸症候群では、脂肪を制限する。
(3) 潰瘍性大腸炎寛解期では、たんぱく質を制限する。
(4) 偽膜性腸炎では、水分を制限する。
(5) 回腸ストマ（人工肛門）の管理では、水分を制限する。

48　胃食道逆流症の栄養管理　　　　　第34回 問題123　（解答集）➡p. 113

胃食道逆流症の栄養管理に関する記述である。最も適当なのはどれか。1つ選べ。
(1)　1回当たりの食事量を多くする。
(2)　脂質の摂取エネルギー比率を、35％E以上とする。
(3)　夕食後は、1時間以内に就寝する。
(4)　就寝は、仰臥位を勧める。
(5)　胃瘻では、半固形タイプの栄養剤を用いる。

49　胃食道逆流症の栄養管理　　　　　第36回 問題122　（解答集）➡p. 113

胃食道逆流症の栄養管理に関する記述である。最も適当なのはどれか。1つ選べ。
(1)　少量頻回食を勧める。
(2)　揚げ物の摂取を勧める。
(3)　酸味の強い柑橘類の摂取を勧める。
(4)　食後すぐに仰臥位をとることを勧める。
(5)　食後すぐに前屈姿勢をとることを勧める。

50　潰瘍性大腸炎　　　　　第34回 問題124　（解答集）➡p. 113

潰瘍性大腸炎に対して、サラゾスルファピリジンを使用することで、吸収が低下する栄養素である。最も適当なのはどれか。1つ選べ。
(1)　ビタミンK
(2)　ビタミンB$_1$
(3)　葉酸
(4)　パントテン酸
(5)　ビタミンC

51　C型慢性肝炎患者に対する鉄制限食の主な目的　　第34回 問題125　（解答集）➡p. 113

C型慢性肝炎患者に対する鉄制限食の主な目的である。最も適当なのはどれか。1つ選べ。
(1)　C型肝炎ウイルスの除去
(2)　活性酸素の産生抑制
(3)　夜間の低血糖予防
(4)　肝性脳症の予防
(5)　腹水の予防

53 歳、男性。標準体重 64 kg の肝硬変患者。血清アルブミン値 2.2 g/dL、血清フェリチン値 200 ng/mL（基準値 15〜160 ng/mL）、腹水・浮腫あり、肝性脳症が認められる。この患者に肝不全用経腸栄養剤 630 kcal を投与した際の、食事から摂取する 1 日当たりの目標栄養量に関する記述である。最も適当なのはどれか。1 つ選べ。

(1)　エネルギーは、600 kcal とする。
(2)　たんぱく質は、40 g とする。
(3)　食塩は、8 g とする。
(4)　鉄は、12 mg 以上とする。
(5)　食物繊維は、10 g 以下とする。

膵炎の栄養管理に関する記述である。最も適当なのはどれか。1 つ選べ。
(1)　急性膵炎の初期には、血清アミラーゼ値が低下する。
(2)　急性膵炎発症後の経口摂取開始時には、高たんぱく質食とする。
(3)　慢性膵炎代償期の再燃時には、血清リパーゼ値が低下する。
(4)　慢性膵炎非代償期には、疼痛が増強する。
(5)　慢性膵炎非代償期には、脂肪摂取量の制限を緩和できる。

慢性膵炎の病態と栄養管理に関する記述である。最も適当なのはどれか。1 つ選べ。
(1)　代償期の間欠期では、たんぱく質摂取量を 0.8 g/kg 標準体重/日とする。
(2)　代償期の再燃時では、血清アミラーゼ値が低下する。
(3)　非代償期では、腹痛が増強する。
(4)　非代償期では、インスリン分泌が低下する。
(5)　非代償期では、脂肪摂取量を 10 g/日とする。

高血圧患者の栄養食事指導のため、24 時間蓄尿を行ったところ、尿量が 2 L、尿中ナトリウム濃度が 85 mEq/L であった。算出した 1 日尿中食塩排泄量として、最も適当なのはどれか。1 つ選べ。
(1)　8 g
(2)　10 g
(3)　12 g
(4)　14 g
(5)　16 g

56　高血圧患者の食塩摂取量　　　第 37 回 問題 125　解答集 ➡ p. 114

高血圧患者の食塩摂取量を推定するために、24 時間蓄尿を行ったところ、尿量が 1.2L、尿中ナトリウム濃度が 170mEq/L であった。尿中食塩排泄量（g/日）として、最も適当なのはどれか。1 つ選べ。

(1)　8
(2)　10
(3)　12
(4)　14
(5)　16

57　うっ血性心不全が増悪した時の病態と栄養管理　第 34 回 問題 127　解答集 ➡ p. 114

うっ血性心不全が増悪した時の病態と栄養管理に関する記述である。最も適当なのはどれか。1 つ選べ。

(1)　心胸郭比は、小さくなる。
(2)　交感神経系は、抑制される。
(3)　血漿 BNP（脳性ナトリウム利尿ペプチド）値は、上昇する。
(4)　水分摂取量は、50mL/kg 標準体重/日とする。
(5)　食塩摂取量は、8g/日とする。

58　慢性心不全　　　第 35 回 問題 124　解答集 ➡ p. 115

慢性心不全に関する記述である。最も適当なのはどれか。1 つ選べ。

(1)　重症度評価には、ボルマン（Borrmann）分類が用いられる。
(2)　脳性ナトリウム利尿ペプチド（BNP）は、重症化とともに低下する。
(3)　進行すると、悪液質となる。
(4)　エネルギー摂取量は、40kcal/kg 標準体重/日とする。
(5)　水分摂取量は、50mL/kg 標準体重/日とする。

59　うっ血性心不全患者の栄養管理　　　第 36 回 問題 124　解答集 ➡ p. 115

うっ血性心不全患者において、前負荷を減らす栄養管理である。最も適当なのはどれか。1 つ選べ。

(1)　たんぱく質制限
(2)　乳糖制限
(3)　食物繊維制限
(4)　食塩制限
(5)　カリウム制限

60　くも膜下出血患者の栄養管理　　　第 36 回 問題 125　解答集 ➡ p. 115

70 歳、男性。くも膜下出血後、意識がなく、経腸栄養剤のみにて 3 週間経過したところで、血清ナトリウム値 150mEq/L、ヘマトクリット値 55 %、ツルゴール（皮膚の緊張度）の低下を認めた。投与エネルギー量の設定を変更せずに対処した栄養管理に関する記述である。最も適当なのはどれか。1 つ選べ。

(1)　1.0kcal/mL から 2.0kcal/mL の栄養剤に変更した。
(2)　たんぱく質エネルギー比率の低い栄養剤に変更した。
(3)　脂肪エネルギー比率の高い栄養剤に変更した。
(4)　投与するナトリウム量を増やした。
(5)　投与する水分量を増やした。

腎疾患の病態と栄養管理に関する記述である。最も適当なのはどれか。1つ選べ。

(1) 急性糸球体腎炎では、エネルギーを制限する。

(2) 微小変化型ネフローゼ症候群では、たんぱく質摂取量を0.8g/kg標準体重/日とする。

(3) 急性腎不全では、利尿期の後に乏尿期となる。

(4) 慢性腎不全では、血中 $1\alpha,25$-ジヒドロキシビタミンD値が低下する。

(5) 尿路結石では、水分を制限する。

CKD（慢性腎臓病）の栄養アセスメントに関する記述である。最も適当なのはどれか。1つ選べ。

(1) 推算糸球体濾過量（eGFR）の算出には、血清クレアチニン値を用いる。

(2) 重症度分類には、尿潜血を用いる。

(3) たんぱく質摂取量の推定には、1日尿中尿酸排泄量を用いる。

(4) ビタミンD活性化障害の評価には、血清カリウム値を用いる。

(5) エリスロポエチン産生障害の評価には、血清マグネシウム値を用いる。

CKD患者に対するたんぱく質制限（0.8～1.0g/kg標準体重/日）に関する記述である。最も適当なのはどれか。1つ選べ。

(1) 糸球体過剰濾過を防ぐ効果がある。

(2) 重症度分類ステージG1の患者に適用される。

(3) エネルギー摂取量を20kcal/kg標準体重/日とする。

(4) アミノ酸スコアの低い食品を利用する。

(5) 制限に伴い、カリウムの摂取量が増加する。

標準体重50kgのCKD患者。血圧152/86mmHg、血清カリウム値4.8mEq/L、eGFR37mL/分/$1.73m^2$。この患者の1日当たりの目標栄養量の組合せである。ただし、食塩は6g/日未満とする。最も適当なのはどれか。1つ選べ。

	エネルギー（kcal/日）	たんぱく質（g/日）	カリウム（mg/日）
(1)	1,200	40	1,000
(2)	1,200	50	2,000
(3)	1,600	40	2,000
(4)	1,600	50	2,500
(5)	1,800	60	3,000

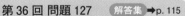

| 65 | **CKD 患者の目標栄養量** | 第 37 回 問題 126 | 解答集 ➡p. 116 |

55 歳、女性。標準体重 55kg の CKD 患者。eGFR 40mL/分/1.73m²。この患者の 1 日当たりの目標栄養量の組合せである。最も適当なのはどれか。1 つ選べ。

	エネルギー （kcal/日）	たんぱく質 （g/日）
(1)	1,700	30
(2)	1,700	40
(3)	2,100	30
(4)	2,100	40
(5)	2,400	40

| 66 | **腹膜透析患者の栄養管理** | 第 34 回 問題 130 | 解答集 ➡p. 116 |

52 歳、女性。身長 150cm、体重 52kg（標準体重 50kg）。血清カリウム値 6.0mEq/L。腹膜透析を開始した。この患者の栄養管理に関する記述である。最も適当なのはどれか。1 つ選べ。
(1) エネルギーの摂取量は、40kcal/kg 標準体重/日とする。
(2) たんぱく質の摂取量は、0.6g/kg 標準体重/日とする。
(3) カリウムの摂取量は、3,000mg/日とする。
(4) リンの摂取量は、1,500mg/日とする。
(5) 水分の摂取量は、前日尿量に除水量を加えた量とする。

| 67 | **維持血液透析患者の栄養管理** | 第 35 回 問題 126 | 解答集 ➡p. 116 |

標準体重 60kg の大動脈石灰化を認める維持血液透析患者に対して、1 日当たりの摂取量の評価を行った。改善が必要な項目として、最も適当なのはどれか。1 つ選べ。
(1) エネルギー 2,100kcal
(2) たんぱく質 60g
(3) 食塩 5g
(4) カリウム 1,500mg
(5) リン 1,200mg

| 68 | **血液透析患者の 1 日当たりの目標栄養量** | 第 37 回 問題 127 | 解答集 ➡p. 116 |

血液透析患者の 1 日当たりの目標栄養量である。最も適当なのはどれか。1 つ選べ。
(1) エネルギーは、25kcal/kg 標準体重とする。
(2) たんぱく質は、1.5g/kg 標準体重とする。
(3) カリウムは、3,000mg とする。
(4) リンは、たんぱく質量（g）× 15mg とする。
(5) 飲水量は、2,000mL とする。

30 歳、女性、甲状腺機能亢進症。BMI 20 kg/m²、標準体重 45 kg。この患者の栄養管理に関する記述である。最も適当なのはどれか。1 つ選べ。
(1) エネルギーは、20〜25 kcal/kg 標準体重/日とする。
(2) たんぱく質は、0.8〜1.0 g/kg 標準体重/日とする。
(3) カルシウムは、650〜1,000 mg/日とする。
(4) ヨウ素は、3,000 μg/日以上とする。
(5) 水分の補給は、700 mL/日以下とする。

内分泌疾患の栄養管理に関する記述である。最も適当なのはどれか。1 つ選べ。
(1) 甲状腺機能亢進症では、エネルギーの摂取量を制限する。
(2) 甲状腺機能亢進症では、たんぱく質の摂取量を制限する。
(3) 橋本病では、ヨウ素の摂取量を制限する。
(4) クッシング症候群では、ナトリウムの摂取量を制限する。
(5) クッシング症候群では、カルシウムの摂取量を制限する。

クッシング症候群で低下する検査値である。最も適当なのはどれか。1 つ選べ。
(1) 血圧
(2) 血糖
(3) 血清コレステロール
(4) 尿中デオキシピリジノリン
(5) 骨密度

てんかん食とその摂取により生じる代謝に関する記述である。最も適当なのはどれか。1 つ選べ。
(1) 高炭水化物・低たんぱく質食である。
(2) 摂取により、血中 3-ヒドロキシ酪酸値が低下する。
(3) 摂取により、血液 pH が上昇する。
(4) ケトン体は、筋肉で合成される。
(5) ケトン体は、脳で利用される。

93 歳、女性。身長 150 cm、体重 50 kg、BMI 22.2 kg/m²。2 年前に認知症と診断され、その頃から誤嚥性肺炎を繰り返し、胃瘻を造設した。この患者の栄養管理に関する記述である。**誤っている**のはどれか。1 つ選べ。
(1) 嚥下機能検査を行う。
(2) 栄養剤投与時は、仰臥位とする。
(3) 目標エネルギー量は、1,300 kcal/日とする。
(4) 半消化態栄養剤の投与速度は、25 mL/時とする。
(5) 半固形栄養剤を用いる。

74　パーキンソン病患者の栄養管理　　　　第37回 問題128　解答集 ➡p. 117

パーキンソン病治療薬レボドパ（L-ドーパ）の吸収に影響することから、昼食として摂取を控えるのが望ましい食事である。最も適当なのはどれか。1つ選べ。

(1)　ジャムサンド

(2)　シーフードドリア

(3)　ざるそば

(4)　わかめうどん

(5)　梅粥

75　神経性やせ症の病態および栄養管理　　　第34回 問題132　解答集 ➡p. 117

22歳、女性。神経性やせ症（神経性食欲不振症）。嘔吐や下痢を繰り返し、2週間以上ほとんど食事摂取ができず、入院となった。この患者の病態および栄養管理に関する記述である。最も適当なのはどれか。1つ選べ。

(1)　インスリンの分泌が亢進する。

(2)　無月経がみられる。

(3)　高カリウム血症がみられる。

(4)　エネルギーの摂取量は、35 kcal/kg 標準体重/日から開始する。

(5)　経腸栄養剤の使用は、禁忌である。

76　神経性やせ症患者の栄養管理　　　　　第37回 問題129　解答集 ➡p. 117

25歳、女性。BMI 15 kg/m²。神経性やせ症（神経性食欲不振症）。心療内科に通院をしていたが、自己判断による食事摂取制限や下剤の常用、自己誘発性嘔吐を繰り返し、無月経が認められ入院となった。この患者のアセスメントの結果と関連する病態の組合せである。最も適当なのはどれか。1つ選べ。

(1)　BMI 15 kg/m²————血圧の上昇

(2)　食事摂取制限————除脂肪体重の増加

(3)　下剤の常用—————血清カリウム値の上昇

(4)　自己誘発性嘔吐———う歯の増加

(5)　無月経—————————骨密度の上昇

77　COPD 患者の栄養管理　　　　　　　　第35回 問題129　解答集 ➡p. 117

70歳、男性。高 CO_2 血症を認める COPD 患者である。この患者の栄養管理に関する記述である。最も適当なのはどれか。1つ選べ。

(1)　たんぱく質摂取量は、0.5 g/kg 標準体重/日とする。

(2)　脂肪の摂取エネルギー比率は、40％Eとする。

(3)　炭水化物の摂取エネルギー比率は、80％Eとする。

(4)　カルシウム摂取量は、300 mg/日とする。

(5)　リン摂取量は、500 mg/日とする。

78　COPD の病態と栄養管理　　　　　第 36 回 問題 129　　解答集 ➡ p. 117

COPD の病態と栄養管理に関する記述である。最も適当なのはどれか。1つ選べ。

(1)　1秒率は、上昇する。
(2)　動脈血酸素分圧は、低下する。
(3)　除脂肪体重は、増加する。
(4)　投与エネルギー量を制限する。
(5)　たんぱく質を制限する。

79　COPD の病態と栄養管理　　　　　第 37 回 問題 130　　解答集 ➡ p. 117

COPD の病態と栄養管理に関する記述である。最も適当なのはどれか。1つ選べ。

(1)　呼吸筋の酸素消費量は、減少する。
(2)　基礎代謝量は、減少する。
(3)　骨密度は、低下する。
(4)　エネルギー摂取量は、制限する。
(5)　BCAA 摂取量は、制限する。

80　胃全摘患者の貧血の原因として考えられる不足している栄養素　第 36 回 問題 130　　解答集 ➡ p. 117

60 歳、男性。胃全摘術後 10 年を経過し、貧血と診断された。ヘモグロビン値 10.2 g/dL、フェリチン値 200 ng/mL（基準値 15〜160 ng/mL）、MCV110fL（基準値 79〜100fL）、MCHC31 %（基準値26.3〜34.3 %）。この貧血の原因として考えられる栄養素である。最も適当なのはどれか。1つ選べ。

(1)　ビタミン B_1
(2)　ビタミン B_{12}
(3)　ビタミンC
(4)　カルシウム
(5)　鉄

81　胃潰瘍の血液検査値　　　　　　　第 35 回 問題 130　　解答集 ➡ p. 117

胃潰瘍で出血を起こすと、上昇する血液検査値である。最も適当なのはどれか。1つ選べ。

(1)　平均赤血球容積（MCV）
(2)　ヘマトクリット
(3)　尿素窒素
(4)　HbA1c
(5)　PSA

82　骨粗鬆症患者の栄養素等摂取量の評価　　　第 36 回 問題 131　　解答集 ➡ p. 118

70 歳、女性。体重 48 kg、標準体重 50 kg。自宅療養中の骨粗鬆症患者である。1日当たりの栄養素等摂取量の評価を行った。改善が必要な項目として、最も適当なのはどれか。1つ選べ。

(1)　エネルギー 1,500 kcal
(2)　たんぱく質 60 g
(3)　ビタミンD 4 μg
(4)　ビタミンK 300 μg
(5)　カルシウム 700 mg

83 骨粗鬆症の治療時に摂取を推奨する栄養素　　第37回 問題131　解答集 ➡p. 118

骨粗鬆症の治療時に摂取を推奨する栄養素と、その栄養素を多く含む食品の組合せである。最も適当なのはどれか。1つ選べ。

(1) ビタミンD————しろさけ
(2) ビタミンD————ささみ
(3) ビタミンK————じゃがいも
(4) ビタミンK————木綿豆腐
(5) カルシウム————しいたけ

84 くる病　　第34回 問題133　解答集 ➡p. 118

くる病に関する記述である。最も適当なのはどれか。1つ選べ。

(1) 日光曝露が制限されていると、発症リスクが高い。
(2) 完全母乳栄養に比べて、混合栄養では、発症リスクが高い。
(3) 血清副甲状腺ホルモン値が低下する。
(4) 血清アルカリホスファターゼ（ALP）値が低下する。
(5) 低リン食を指導する。

85 食物アレルギー　　第35回 問題131　解答集 ➡p. 118

食物アレルギーに関する記述である。最も適当なのはどれか。1つ選べ。

(1) 乳糖不耐症は、Ⅰ型アレルギーである。
(2) オボアルブミンは、加熱により抗原性が低下する。
(3) グルテンは、加熱により抗原性が増大する。
(4) 鶏卵アレルギーでは、鶏肉を除去する。
(5) 大豆は、特定原材料として表示する義務がある。

86 鶏卵アレルギー患者が避ける必要のない食べ物　　第36回 問題132　解答集 ➡p. 118

鶏卵アレルギー患者が、外食時に避ける必要のない食べ物である。最も適当なのはどれか。1つ選べ。

(1) ポテトサラダ
(2) 焼きはんぺん
(3) シュークリーム
(4) エビフライ
(5) 鶏肉の照り焼き

87 食物アレルギー　　第37回 問題132　解答集 ➡p. 118

食物アレルギーに関する記述である。最も適当なのはどれか。1つ選べ。

(1) オボムコイドは、加熱により抗原性が低下する。
(2) オボアルブミンは、加熱により抗原性が増大する。
(3) ピーナッツは、炒ることで抗原性が低下する。
(4) 小麦アレルギーでは、米粉を代替食品として用いることができる。
(5) 鶏肉は、特定原材料として表示が義務づけられている。

入院 2 日目の敗血症患者の病態と栄養管理に関する記述である。最も適当なのはどれか。1つ選べ。
(1) 基礎代謝は、亢進する。
(2) 体たんぱく質の異化は、抑制される。
(3) 血糖値は、低下する。
(4) 糸球体濾過量は、増加する。
(5) 静脈栄養法は、禁忌である。

がん患者の病態と栄養管理に関する記述である。最も適当なのはどれか。1つ選べ。
(1) 悪液質では、筋たんぱく質の同化が優位になる。
(2) 化学療法施行時には、食欲が増進する。
(3) 胃切除術後は、カルシウムの吸収が亢進する。
(4) 上行結腸にストマ（人工肛門）を造設した後は、脱水に注意する。
(5) 終末期には、経口摂取は禁忌である。

がん患者の病態と栄養管理に関する記述である。最も適当なのはどれか。1つ選べ。
(1) 悪液質では、食欲が亢進する。
(2) 悪液質では、除脂肪体重が増加する。
(3) 不可逆的悪液質では、35〜40 kcal/kg 標準体重/日のエネルギー投与が必要である。
(4) がんと診断された時から、緩和ケアを開始する。
(5) 緩和ケアでは、心理社会的問題を扱わない。

進行大腸がん患者に対し、4 週間の放射線療法を開始したところ、イレウスをきたした。治療を継続するため長期の栄養管理が必要である。この患者に対して、現時点で選択すべき栄養投与方法として、最も適当なのはどれか。1つ選べ。
(1) 経口栄養
(2) 経鼻胃管による経腸栄養
(3) 胃瘻造設による経腸栄養
(4) 末梢静脈栄養
(5) 中心静脈栄養

消化器手術と、それにより引き起こされる障害リスクの組合せである。最も適当なのはどれか。1つ選べ。
(1) 食道切除―――ビタミン A の吸収障害
(2) 胃全摘―――骨粗鬆症
(3) 直腸切除―――巨赤芽球性貧血
(4) 大腸切除―――ダンピング症候群
(5) 胆嚢摘出―――ビタミン B_1 の吸収障害

93　消化器疾患術後の合併症と栄養管理の組合せ　第36回 問題134　解答集 ➡p.119

消化器疾患術後及びその合併症と栄養管理の組合せである。最も適当なのはどれか。1つ選べ。
(1)　食道全摘術後反回神経麻痺─────嚥下調整食
(2)　胃全摘術後後期ダンピング症候群───高炭水化物食
(3)　膵頭十二指腸切除術後───────高脂肪食
(4)　小腸広範囲切除術後───────カルシウム制限
(5)　大腸全摘術後──────────水分制限

94　胃切除患者における術前・術後の病態と栄養管理　第37回 問題134　解答集 ➡p.119

胃切除患者における術前・術後の病態と栄養管理に関する記述である。最も適当なのはどれか。1つ選べ。
(1)　経口補水は、術前2〜3時間まで可能である。
(2)　術後の早期経腸栄養法の開始は、腸管バリア機能を障害する。
(3)　早期ダンピング症候群では、低血糖症状が認められる。
(4)　胃全摘術後は、カルシウムの吸収量が増加する。
(5)　胃全摘術後は、再生不良性貧血が認められる。

95　重症外傷患者の病態と経腸栄養法　第35回 問題134　解答集 ➡p.119

受傷後4日目の重症外傷患者の病態と経腸栄養法に関する記述である。最も適当なのはどれか。1つ選べ。
(1)　安静時エネルギー消費量は、低下する。
(2)　インスリン抵抗性は、増大する。
(3)　水分投与量は、10mL/kg現体重/日とする。
(4)　NPC/Nは、400とする。
(5)　脂肪エネルギー比率は、50％Eとする。

96　重症外傷患者の経腸栄養法　第37回 問題135　解答集 ➡p.119

消化管機能が保たれている重症外傷患者である。受傷後2日目から経腸栄養法を開始した。**誤っているの**はどれか。1つ選べ。
(1)　投与ルートは、経鼻胃管とする。
(2)　経腸栄養剤は、半消化態栄養剤とする。
(3)　投与目標量は、25〜30kcal/kg標準体重/日とする。
(4)　開始時の投与速度は、200mL/時とする。
(5)　血糖値の目標は、180mg/dL以下とする。

97　広範囲熱傷患者における病態と栄養管理　第34回 問題135　解答集 ➡p.119

受傷後3日目の広範囲熱傷患者における病態と栄養管理に関する記述である。**誤っているの**はどれか。1つ選べ。
(1)　熱傷面積の推定には、9の法則を用いる。
(2)　水分喪失量は、増加している。
(3)　高血糖をきたしやすい。
(4)　消化管が使用可能な場合は、経腸栄養法が推奨される。
(5)　NPC/N比（非たんぱく質カロリー窒素比）は、500とする。

先天性代謝異常症とその食事療法の組合せである。最も適当なのはどれか。1つ選べ。

(1) フェニルケトン尿症――――乳糖制限食
(2) メープルシロップ尿症―――フェニルアラニン制限食
(3) ガラクトース血症――――分枝アミノ酸制限食
(4) ホモシスチン尿症――――メチオニン制限食
(5) 糖原病Ⅰ型――――――糖質制限食

フェニルケトン尿症の治療用ミルクで除去されているアミノ酸である。最も適当なのはどれか。1つ選べ。

(1) シスチン
(2) メチオニン
(3) アラニン
(4) フェニルアラニン
(5) チロシン

ホモシスチン尿症の治療で制限するアミノ酸である。最も適当なのはどれか。1つ選べ。

(1) ロイシン
(2) バリン
(3) メチオニン
(4) シスチン
(5) フェニルアラニン

糖原病Ⅰ型の幼児の栄養管理に関する記述である。最も適当なのはどれか。1つ選べ。

(1) エネルギーを制限する。
(2) たんぱく質を制限する。
(3) フェニルアラニンを制限する。
(4) 食事を1日2回に減らす。
(5) コーンスターチを利用する。

102 妊婦の栄養管理
第 35 回 問題 136　解答集 ➡ p. 120

妊娠 16 週の妊婦、35 歳。身長 165 cm、体重 73 kg、BMI 26.8 kg/m²、標準体重 60 kg、非妊娠時体重 72 kg。妊娠糖尿病と診断された。この妊婦の栄養管理に関する記述である。最も適当なのはどれか。1 つ選べ。

(1) エネルギー摂取量は、2,200 kcal/日とする。
(2) たんぱく質摂取量は、40 g/日とする。
(3) 食物繊維摂取量は、10 g/日とする。
(4) 朝食前血糖値の目標は、70～100 mg/dL とする。
(5) 血糖コントロール不良時は、1 日 2 回食とする。

103 妊娠高血圧症候群の妊婦の栄養管理
第 36 回 問題 136　解答集 ➡ p. 120

妊娠 20 週の妊婦、34 歳。身長 151 cm、体重 56 kg、非妊娠時体重 52 kg（BMI 22.8 kg/m²）、標準体重 50 kg、妊娠高血圧症候群と診断された。心不全および腎不全は見られない。この妊婦の栄養管理に関する記述である。最も適当なのはどれか。1 つ選べ。

(1) エネルギー摂取量は、1,700 kcal/日とする。
(2) たんぱく質摂取量は、40 g/日とする。
(3) 食塩摂取量は、3 g/日とする。
(4) 水分摂取量は、500 mL/日以下とする。
(5) 動物性脂肪は、積極的に摂取する。

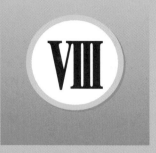

公衆栄養学

1 公衆栄養の概念

1 わが国の公衆栄養活動の歴史　　　第 36 回 問題 137　　解答集 ➡p. 121

わが国の公衆栄養活動の歴史に関する記述である。最も適当なのはどれか。1つ選べ。
(1) 海軍の脚気対策は、森林太郎による。
(2) 私立栄養学校の最初の設立は、鈴木梅太郎による。
(3) 第二次世界大戦前の栄養行政は、栄養改善法による。
(4) 1945 年の東京都民栄養調査の実施は、連合国軍総司令部（GHQ）の指令による。
(5) ララ物資の寄贈は、国連世界食糧計画（WFP）による。

2 公衆栄養活動　　　第 34 回 問題 137　　解答集 ➡p. 121

公衆栄養活動に関する記述である。**誤っている**のはどれか。1つ選べ。
(1) 生活習慣病の重症化予防を担う。
(2) 医療機関で栄養管理がなされている患者は対象としない。
(3) ヘルスプロモーションの考え方を重視する。
(4) ポピュレーションアプローチを重視する。
(5) 住民参加による活動を推進する。

3 公衆栄養活動　　　第 35 回 問題 137　　解答集 ➡p. 121

公衆栄養活動に関する記述である。最も適当なのはどれか。1つ選べ。
(1) 個人は、対象としない。
(2) 傷病者の治療を目的とする。
(3) ハイリスクアプローチでは、対象を限定せずに集団全体への働きかけを行う。
(4) ソーシャル・キャピタルを活用する。
(5) 生態系への影響を配慮しない。

4 公衆栄養活動　　　第 37 回 問題 137　　解答集 ➡p. 121

公衆栄養活動に関する記述である。最も適当なのはどれか。1つ選べ。
(1) エンパワメントとは、地域の人々の結束力を示すものである。
(2) ハイリスクアプローチでは、対象を限定せず、全体への働きかけを行う。
(3) ヘルスプロモーション活動の一環として行われる。
(4) コミュニティオーガニゼーションは、自治体が行う。
(5) 医療機関に通院中の者は、対象としない。

2 健康・栄養問題の現状と課題

5 国民健康・栄養調査結果　　　　　　　第 34 回 問題 138 ｜解答集｜➡p. 121

最近の国民健康・栄養調査結果に関する記述である。正しいのはどれか。1つ選べ。
(1) 低栄養傾向（BMI 20 kg/m² 以下）の高齢者の割合は、男性より女性で高い。
(2) 20 歳代の脂肪エネルギー比率の平均値は、女性より男性で高い。
(3) 食塩摂取量の平均値は、20 歳以上の女性では 8 g 未満である。
(4) 魚介類の摂取量は、50 歳以上より 49 歳以下で多い。
(5) 野菜類の摂取量は、50 歳以上より 49 歳以下で多い。

6 国民健康・栄養調査結果　　　　　　　第 35 回 問題 138 ｜解答集｜➡p. 121

最近 10 年間の国民健康・栄養調査結果における成人の 1 日当たりの平均摂取量の傾向に関する記述である。最も適当なのはどれか。1つ選べ。
(1) 脂肪エネルギー比率は、30 ％ E を下回っている。
(2) 炭水化物エネルギー比率は、50 ％ E を下回っている。
(3) 食塩摂取量は、7.5 g を下回っている。
(4) 米の摂取量は、増加している。
(5) 野菜類の摂取量は、350 g を超えている。

国民健康・栄養調査(国民栄養調査)結果の栄養素等摂取量について、年次推移を図に示した。図のa〜dに該当する組合せとして、最も適当なのはどれか。1つ選べ。

	a	b	c	d
(1)	動物性たんぱく質	動物性脂質	炭水化物	エネルギー
(2)	動物性たんぱく質	動物性脂質	エネルギー	炭水化物
(3)	動物性脂質	エネルギー	動物性たんぱく質	炭水化物
(4)	動物性脂質	動物性たんぱく質	エネルギー	炭水化物
(5)	動物性脂質	動物性たんぱく質	炭水化物	エネルギー

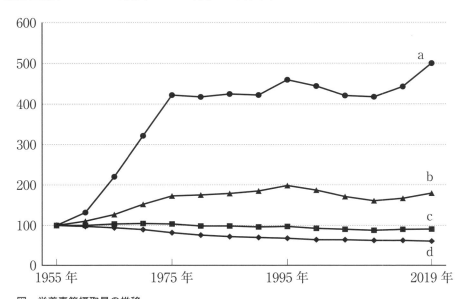

図　栄養素等摂取量の推移

　1人1日当たり平均値
　1955年を100とした場合

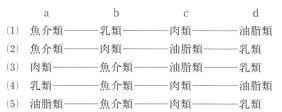
8　国民健康・栄養調査(国民栄養調査)結果　第37回 問題138　解答集 ➡ p.122

国民健康・栄養調査（国民栄養調査）結果における、脂質の食品群別摂取構成比率の推移である（図）。図のa〜dに該当する食品群の組合せとして、最も適当なのはどれか。1つ選べ。

	a	b	c	d
(1)	魚介類	乳類	肉類	油脂類
(2)	魚介類	肉類	油脂類	乳類
(3)	肉類	魚介類	油脂類	乳類
(4)	乳類	魚介類	肉類	油脂類
(5)	油脂類	魚介類	肉類	乳類

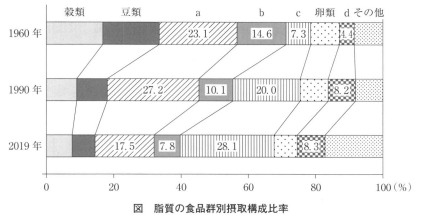

図　脂質の食品群別摂取構成比率

9　食品の生産と流通・消費　第35回 問題139　解答集 ➡ p.122

わが国における食品の生産と流通・消費に関する記述である。最も適当なのはどれか。1つ選べ。
(1) フードバランスシート（食料需給表）には、国民が摂取した食料の総量が示されている。
(2) フードマイレージとは、生産地から消費地までの輸送手段のことである。
(3) フードデザートとは、生鮮食品などを購入するのが困難な状態のことである。
(4) スマート・ライフ・プロジェクトとは、国産農産物の消費拡大を目指す国民運動である。
(5) 家庭系食品ロス量は、事業系食品ロス量より多い。

10　食品の生産と流通、消費　第36回 問題139　解答集 ➡ p.122

食品の生産と流通、消費に関する記述である。最も適当なのはどれか。1つ選べ。
(1) フードバランスシート（食料需給表）の作成は、国連世界食糧計画（WFP）の作成の手引きに準拠している。
(2) 品目別食料自給率は、各品目における自給率を重量ベースで算出している。
(3) わが国の食料自給率（カロリーベース）は、先進諸国の中で高水準である。
(4) 食料品が入手困難となる社会状況を、フードファディズムという。
(5) 食料自給率の向上に向けた取組として、スマート・ライフ・プロジェクトがある。

わが国の食料自給率に関する記述である。最も適当なのはどれか。1つ選べ。
(1) フードバランスシート（食料需給表）の結果を用いて算出されている。
(2) 食品安全委員会によって算出・公表されている。
(3) 品目別自給率は、食料の価格を用いて算出されている。
(4) 最近 10 年間のカロリーベースの総合食料自給率は、50％以上である。
(5) 生産額ベースの総合食料自給率は、先進国の中では高水準にある。

食料需給表から算出された、わが国の食料自給率のうち、品目別自給率（重量ベース）の年次推移である
（図）。図の a ～ d に該当する食品の組合せとして、最も適当なのはどれか。1つ選べ。

	a	b	c	d
(1)	野菜	鶏卵	小麦	果実
(2)	野菜	小麦	鶏卵	果実
(3)	果実	野菜	小麦	鶏卵
(4)	鶏卵	野菜	果実	小麦
(5)	鶏卵	果実	野菜	小麦

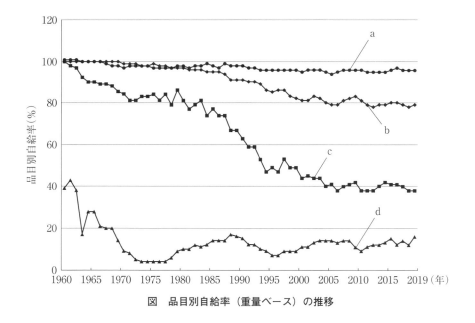

図　品目別自給率（重量ベース）の推移

世界の健康・栄養問題に関する記述である。最も適当なのはどれか。1つ選べ。
(1) 先進国では、NCD による死亡数は減少している。
(2) 障害調整生存年数（DALYs）は、地域間格差は認められない。
(3) 栄養不良の二重負荷（double burden of malnutrition）とは、発育阻害と消耗症が混在する状態をいう。
(4) 開発途上国の妊婦には、ビタミン A 欠乏症が多くみられる。
(5) 小児における過栄養の問題は、開発途上国には存在しない。

14 世界の健康・栄養問題および栄養状態　　第36回 問題140　解答集 ➡p. 123

世界の健康・栄養問題および栄養状態に関する記述である。最も適当なのはどれか。1つ選べ。
(1) 開発途上国には、NCDs の問題は存在しない。
(2) ビタミンA欠乏症は、開発途上国の多くで公衆栄養上の問題となっている。
(3) 栄養不良の二重負荷とは、発育阻害と消耗症が混在する状態をいう。
(4) 小児の発育阻害の判定には、身長別体重が用いられる。
(5) 栄養転換では、食物繊維の摂取量の増加がみられる。

15 開発途上国における5歳未満の子どもの栄養状態　第37回 問題140　解答集 ➡p. 123

開発途上国における5歳未満の子どもの栄養状態に関する記述である。最も適当なのはどれか。1つ選べ。
(1) 過栄養の問題は、みられない。
(2) 低体重は、身長別体重で評価される。
(3) 発育阻害は、年齢別体重で評価される。
(4) 消耗症は、年齢別身長で評価される。
(5) 低栄養の評価指標として、WHO のZスコアがある。

16 栄養不良の二重負荷　　　　　　　　　　第35回 問題140　解答集 ➡p. 123

栄養不良の二重負荷に関する記述である。**誤っている**のはどれか。1つ選べ。
(1) 1つの国の中に、2型糖尿病とやせの問題が同時に存在している。
(2) 1つの地域の中に、肥満とやせの問題が同時に存在している。
(3) 1つの地域の中に、クワシオルコルの子どもとマラスムスの子どもが同時に存在している。
(4) 1つの家庭の中に、父親の過体重と子どもの発育阻害が同時に存在している。
(5) 同一個人において、肥満と亜鉛欠乏が同時に存在している。

3 栄 養 政 策

17 市町村が実施する公衆栄養活動　　　　　第34回 問題141　解答集 ➡p. 123

市町村（保健所設置市を除く）が実施する公衆栄養活動である。**誤っている**のはどれか。1つ選べ。
(1) 地域の栄養改善業務の企画調整
(2) 地域住民に対する対人サービス
(3) 特定給食施設に対する指導
(4) 食生活改善推進員の育成
(5) 健康危機管理への対応

健康増進法に定められている事項である。正しいのはどれか。1つ選べ。
(1) 食品表示基準の策定
(2) 幼児の健康診査の実施
(3) 特別用途表示の許可
(4) 学校給食栄養管理者の配置
(5) 保健所の設置

健康増進法に定められている施策とその実施者の組合せである。正しいのはどれか。1つ選べ。
(1) 国民の健康の増進の総合的な推進を
    図るための基本的な方針の決定―――――内閣総理大臣
(2) 特別用途表示の許可―――――――――――農林水産大臣
(3) 食事摂取基準の策定―――――――――――厚生労働大臣
(4) 国民健康・栄養調査員の任命―――――――厚生労働大臣
(5) 栄養指導員の任命――――――――――――厚生労働大臣

健康増進法で定められている事項のうち、厚生労働大臣が行うものである。正しいのはどれか。1つ選べ。
(1) 都道府県健康増進計画の策定
(2) 国民健康・栄養調査における調査世帯の指定
(3) 特定給食施設に対する勧告
(4) 特別用途表示の許可
(5) 食事摂取基準の策定

健康増進法に規定されているものである。**誤っている**のはどれか。1つ選べ。
(1) 都道府県健康増進計画の策定
(2) 健康診査等指針の策定
(3) 生活習慣病の発生状況の把握
(4) 受動喫煙防止の対策
(5) 食品表示基準の策定

わが国の食育推進に関する記述である。正しいのはどれか。1つ選べ。
(1) 食育基本法は、栄養教諭の配置を規定している。
(2) 食育推進会議は、内閣府に設置されている。
(3) 食育推進基本計画の実施期間は、10年である。
(4) 市町村は、食育推進計画を策定しなければならない。
(5) 第3次食育推進基本計画のコンセプトは、「実践の環を広げよう」である。

23　食育基本法　　　第37回 問題141　解答集 →p. 123

食育基本法に関する記述である。最も適当なのはどれか。1つ選べ。
(1) 食育推進会議の会長は、厚生労働大臣が務める。
(2) 食育の推進に当たって、国民の責務を規定している。
(3) 子ども食堂の設置基準を規定している。
(4) 特定保健指導の実施を規定している。
(5) 栄養教諭の配置を規定している。

24　栄養士法　　　第34回 問題144　解答集 →p. 124

栄養士法に関する記述である。正しいのはどれか。1つ選べ。
(1) 管理栄養士名簿は、都道府県に備えられている。
(2) 食事摂取基準の策定について定めている。
(3) 栄養指導員の任命について定めている。
(4) 管理栄養士の名称の使用制限について定めている。
(5) 特定保健指導の実施について定めている。

25　栄養士法　　　第35回 問題142　解答集 →p. 124

栄養士法に関する記述である。正しいのはどれか。1つ選べ。
(1) 管理栄養士の免許は、都道府県知事が管理栄養士名簿に登録することにより行う。
(2) 管理栄養士は、傷病者に対する療養のために必要な栄養の指導を行う。
(3) 管理栄養士には、就業の届出が義務づけられている。
(4) 行政栄養士の定義が示されている。
(5) 医療施設における栄養士の配置基準が規定されている。

26　栄養士法　　　第36回 問題142　解答集 →p. 124

栄養士法に規定されている内容である。正しいのはどれか。1つ選べ。
(1) 特定給食施設における管理栄養士の配置
(2) 特定機能病院における管理栄養士の配置
(3) 栄養指導員の定義
(4) 管理栄養士の定義
(5) 食品衛生監視員の任命

27　栄養士法　　　第37回 問題143　解答集 →p. 124

栄養士法に関する記述である。最も適当なのはどれか。1つ選べ。
(1) 第二次世界大戦後に制定された。
(2) 栄養士は、傷病者に対する療養のために必要な栄養の指導を行うことを業とする者と規定している。
(3) 管理栄養士免許は、都道府県知事が与える。
(4) 食生活改善推進員の業務内容を規定している。
(5) 保健所における管理栄養士の配置基準を規定している。

28　健康日本21（第二次）の目標項目　　　　第35回 問題144　　解答集 →p. 124

健康日本21（第二次）の目標項目のうち、中間評価で「改善している」と判定されたものである。最も適当なのはどれか。1つ選べ。
(1) 適正体重の子どもの増加
(2) 適正体重を維持している者の増加
(3) 適切な量と質の食事をとる者の増加
(4) 共食の増加
(5) 食品中の食塩や脂肪の低減に取り組む食品企業及び飲食店の登録数の増加

29　健康日本21（第二次）の目標項目　　　　第36回 問題144　　解答集 →p. 124

健康日本21（第二次）で示されている目標項目である。正しいのはどれか。1つ選べ。
(1) 成人期のう蝕のない者の増加
(2) 食品中の食塩や脂肪の低減に取り組む食品企業及び飲食店の登録数の増加
(3) 主食・主菜・副菜を組み合わせた食事が1日1回以上の日がほぼ毎日の者の割合の増加
(4) 妊娠中の飲酒量の減少
(5) 郷土料理や伝統料理を月1回以上食べている者の割合の増加

30　国民健康・栄養調査　　　　第37回 問題144　　解答集 →p. 124

国民健康・栄養調査に関する記述である。最も適当なのはどれか。1つ選べ。
(1) 地域保健法に基づき実施される。
(2) 健康日本21（第二次）の評価に用いられる。
(3) 調査の企画・立案は、都道府県が行う。
(4) 栄養摂取状況調査の対象には、乳児が含まれる。
(5) 栄養摂取状況調査の結果は、世帯当たりの平均摂取量として示される。

31　国民健康・栄養調査の方法　　　　第34回 問題145　　解答集 →p. 124

国民健康・栄養調査の方法に関する記述である。正しいのはどれか。1つ選べ。
(1) 調査の企画立案は、各都道府県が行う。
(2) 調査世帯の指定は、厚生労働大臣が行う。
(3) 栄養摂取状況調査には、食物摂取頻度調査法を用いている。
(4) 栄養摂取状況調査の対象者は、1歳以上である。
(5) 栄養素等摂取量の算出において、調理による変化を考慮していない。

32　国民健康・栄養調査の栄養摂取状況調査　　　　第36回 問題143　　解答集 →p. 124

国民健康・栄養調査の栄養摂取状況調査に関する記述である。最も適当なのはどれか。1つ選べ。
(1) 3日間行われる。
(2) 調査日は、参加が得られやすいよう、日曜日を設定できる。
(3) 調理による食品中の栄養素量の変化は、考慮しない。
(4) 対象世帯の個人の摂取量は、案分比率で把握する。
(5) 対象者は、20歳以上である。

33 食事バランスガイド 第34回 問題152 解答集 →p. 125

わが国の「食事バランスガイド」に関する記述である。最も適当なのはどれか。1つ選べ。

(1) 「食生活指針」を具体的な行動に結びつけるためのツールである。
(2) 生活習慣病予防のためのハイリスクアプローチを目的として、つくられた。
(3) 推奨される1日の身体活動量を示している。
(4) 年齢によって、サービングサイズを変えている。
(5) 1食で摂る、おおよその量を示している。

34 食事バランスガイド 第37回 問題145 解答集 →p. 125

食事バランスガイドに関する記述である。最も適当なのはどれか。1つ選べ。

(1) 食育推進基本計画を具体的に行動に結びつけるものである。
(2) 運動の重要性が示されている。
(3) 摂取すべき水分の量が示されている。
(4) 菓子は主食に含まれる。
(5) 1食で摂るサービング（SV）の数が示されている。

35 妊産婦のための食生活指針 第35回 問題143 解答集 →p. 125

妊産婦のための食生活指針に関する記述である。**誤っている**のはどれか。1つ選べ。

(1) 妊娠前の女性も対象にしている。
(2) 栄養機能食品による葉酸の摂取を控えるよう示している。
(3) 非妊娠時の体格に応じた、望ましい体重増加量を示している。
(4) バランスのよい食生活の中での母乳育児を推奨している。
(5) 受動喫煙のリスクについて示している。

36 公衆栄養活動に関係する国際的な施策とその組織 第34回 問題146 解答集 →p. 125

公衆栄養活動に関係する国際的な施策とその組織の組合せである。最も適当なのはどれか。1つ選べ。

(1) 持続可能な開発目標（SDGs）の策定—————国連児童基金（UNICEF）
(2) 母乳育児を成功させるための10か条の策定————国連食糧農業機関（FAO）
(3) 難民キャンプへの緊急食料支援の実施————コーデックス委員会（CAC）
(4) NCDs の予防と対策のためのグローバル戦略の策定——世界保健機関（WHO）
(5) 食物ベースの食生活指針の開発と活用の提言————国連世界食糧計画（WFP）

37 公衆栄養活動に関係する国際的な施策とその組織 第35回 問題145 解答集 →p. 125

公衆栄養活動に関係する国際的な施策とその組織の組合せである。最も適当なのはどれか。1つ選べ。

(1) 持続可能な開発目標（SDGs）の策定———国際連合（UN）
(2) 食品の公正な貿易の確保———————国連世界食糧計画（WFP）
(3) 栄養表示ガイドラインの策定———————国連児童基金（UNICEF）
(4) 食物ベースの食生活指針の開発と活用
のガイドラインの作成　　———コーデックス委員会（CAC）
(5) 母乳育児を成功させるための10か条
の策定　　　———国連食糧農業機関（FAO）

38 国際的な公衆栄養活動とその組織　　第36回 問題145　解答集 ➡ p. 125

国際的な公衆栄養活動とその組織の組合せである。最も適当なのはどれか。1つ選べ。

(1) 国際的な栄養表示ガイドラインの策定――――国連世界食糧計画（WFP）

(2) 母子栄養に関する世界栄養目標（Global
　　 Nutrition Targets）の設定 ―――――世界保健機関（WHO）

(3) NCDs の予防と対策のためのグローバル戦
　　 略の作成 ―――――国連児童基金（UNICEF）

(4) 世界栄養会議（International Conference
　　 on Nutrition）の主催 ―――――国連教育科学文化機関（UNESCO）

(5) 食物ベースの食生活指針の開発と活用に関
　　 する提言 ―――――国連開発計画（UNDP）

4　栄　養　疫　学

39 食事調査における摂取量の変動　　第34回 問題147　解答集 ➡ p. 125

食事調査における摂取量の変動に関する記述である。最も適当なのはどれか。1つ選べ。

(1) 摂取量の分布の幅は、1日調査と比べて、複数日の調査では大きくなる。

(2) 標本調査で調査人数を多くすると、個人内変動は小さくなる。

(3) 個人内変動の一つに、日間変動がある。

(4) 変動係数（%）は、標準誤差／平均×100 で表される。

(5) 個人内変動の大きさは、栄養素間で差はない。

40 食事調査における精度　　第35回 問題146　解答集 ➡ p. 126

集団を対象とした食事調査における精度に関する記述である。最も適当なのはどれか。1つ選べ。

(1) 対象者の過小申告を小さくするために、調査日数を増やす。

(2) 栄養素摂取量の季節変動の影響を小さくするために、対象者の人数を増やす。

(3) 摂取量の平均値の標準誤差は、対象者の人数の影響を受ける。

(4) 個人内変動は、集団の摂取量の分布に影響しない。

(5) 日間変動の大きさは、栄養素間で差がない。

41 食事調査における食事摂取量の変動と誤差　　第36回 問題146　解答集 ➡ p. 126

食事調査における食事摂取量の変動と誤差に関する記述である。最も適当なのはどれか。1つ選べ。

(1) 個人内変動は、集団内における個人の違いを示す。

(2) 日間変動は、個人内変動の1つである。

(3) 系統誤差は、調査日数を増やすことで小さくすることができる。

(4) 偶然誤差とは、結果が真の値から一定方向へずれることをいう。

(5) 過小申告の程度は、BMI が低い者ほど大きい。

42 食事調査結果の平均値と標準偏差　　第 37 回 問題 147　解答集 ➡p. 126

学生 100 人を対象に、7 日間の食事調査を実施し、個人の平均的な摂取量を把握した。その結果を基に、集団としての平均値と標準偏差を算出した（表）。変動係数が最小のものである。最も適当なのはどれか。1 つ選べ。
(1) エネルギー
(2) たんぱく質
(3) 脂肪エネルギー比率
(4) ビタミン B_{12}
(5) ビタミン C

表　栄養素等摂取量調査の結果　(n＝100)

	平均値	標準偏差
エネルギー （kcal/日）	1,903	594
たんぱく質 （g/日）	71.4	25.1
脂肪エネルギー比率(% E)	28.6	7.8
ビタミン B_{12} （μg/日）	6.3	6.0
ビタミン C （mg/日）	94	71

43 栄養素等摂取量の測定方法　　第 34 回 問題 148　解答集 ➡p. 126

栄養素等摂取量の測定方法に関する記述である。最も適当なのはどれか。1 つ選べ。
(1) 食物摂取頻度調査法では、目安量食事記録法に比べ、調査員の熟練を必要とする。
(2) 秤量食事記録法は、他の食事調査法の精度を評価する際の基準に用いられる。
(3) 食物摂取頻度調査法の質問票の再現性は、生体指標（バイオマーカー）と比較して検討される。
(4) 24 時間食事思い出し法は、高齢者に適した調査法である。
(5) 陰膳法による調査結果は、食品成分表の精度の影響を受ける。

44 食事調査法　　第 35 回 問題 147　解答集 ➡p. 126

食事調査法に関する記述である。最も適当なのはどれか。1 つ選べ。
(1) 食事記録法において、目安量法は秤量法に比べて摂取量推定の誤差が小さい。
(2) 食事記録法は、食物摂取頻度調査法に比べて個人の記憶に依存する。
(3) 食物摂取頻度調査法は、24 時間食事思い出し法に比べて調査者の負担が大きい。
(4) 半定量食物摂取頻度調査法の質問票の開発では、妥当性の検討が必要である。
(5) 陰膳法は、習慣的な摂取量を把握することに適している。

45 食事調査法　　第 37 回 問題 146　解答集 ➡p. 126

食事調査法に関する記述である。最も適当なのはどれか。1 つ選べ。
(1) 24 時間食事思い出し法は、高齢者の調査に適している。
(2) 食事記録法は、食物摂取頻度調査法に比べて、対象者の負担が小さい。
(3) 食事記録法において、目安量法は秤量法に比べて、摂取量推定の誤差が小さい。
(4) 食物摂取頻度調査法の再現性は、同一集団を対象として検討される。
(5) 陰膳法により推定した栄養素等摂取量は、食品成分表の影響を受ける。

24 時間食事思い出し法に関する記述である。最も適当なのはどれか。1 つ選べ。
(1) 対象者の記憶に依存しない。
(2) 栄養素等摂取量の結果は、食品成分表の精度に依存しない。
(3) 食事記録法（秤量法）に比べて、対象者の負担が大きい。
(4) 食物摂取頻度調査法に比べて、調査者の熟練を必要とする。
(5) 陰膳法に比べて、調査費用が高い。

食物摂取頻度調査法を用いた栄養疫学研究を行った。残差法における残差の記述として、最も適当なのはどれか。1 つ選べ。
(1) 総エネルギー摂取量当たりの栄養素摂取量
(2) 総エネルギー摂取量と栄養素摂取量の相関係数
(3) 栄養素摂取量の測定値と EAR との差
(4) 栄養素摂取量の測定値と平均値との差
(5) 栄養素摂取量の測定値と総エネルギー摂取量からの予測値との差

食事調査における栄養素摂取量のエネルギー調整に関する記述である。最も適当なのはどれか。1 つ選べ。
(1) ある特定の栄養素摂取量と疾病との関連を検討する際に有用である。
(2) 過小申告の程度を評価することができる。
(3) エネルギー産生栄養素以外の栄養素には、用いることができない。
(4) 脂肪エネルギー比率は、残差法によるエネルギー調整値である。
(5) 密度法によるエネルギー調整値は、観察集団のエネルギー摂取量の平均値を用いて算出する。

5 地域診断と公衆栄養マネジメント

公衆栄養マネジメントに関する記述である。**誤っている**のはどれか。1 つ選べ。
(1) 公衆栄養活動は、PDCA サイクルに従って進める。
(2) 活動計画の策定段階では、住民参加を求めない。
(3) アセスメントでは、既存資料の有効活用を図る。
(4) 目標値は、改善可能性を考慮して設定する。
(5) 評価では、投入した資源に対する効果を検討する。

50　公衆栄養マネジメント　　第 36 回 問題 149　解答集 ➡ p. 127

公衆栄養マネジメントに関する記述である。**誤っている**のはどれか。 1 つ選べ。
(1) プリシード・プロシードモデルの最終目標は、栄養状態の改善である。
(2) 目的設定型アプローチでは、目指す姿を住民参加によって検討する。
(3) コミュニティオーガニゼーションの推進には、住民の主体的な活動が必要である。
(4) パブリックコメントでは、住民の意見を公募する。
(5) 地域の社会資源には、町内会が含まれる。

51　公衆栄養アセスメントに用いる情報とその出典　　第 35 回 問題 149　解答集 ➡ p. 127

公衆栄養アセスメントに用いる情報と、その出典の組合せである。最も適当なのはどれか。 1 つ選べ。
(1) 人口構造の変化—————————生命表
(2) 食中毒の患者数————————患者調査
(3) 世帯における食品ロスの実態———食料需給表
(4) 乳幼児の身体の発育の状態————乳幼児栄養調査
(5) 介護が必要な者の状況————国民生活基礎調査

52　公衆栄養アセスメントに用いる情報とその出典　　第 37 回 問題 148　解答集 ➡ p. 127

公衆栄養アセスメントに用いる情報と、その出典の組合せである。最も適当なのはどれか。 1 つ選べ。
(1) 出生率————————国勢調査
(2) 児童の発育状況————学校保健統計調査
(3) 食中毒の患者数————感染症発生動向調査
(4) 世帯の食料費————国民生活基礎調査
(5) 健康診断受診の状況———患者調査

53　成人集団における食事摂取状況の評価とその指標　　第 37 回 問題 149　解答集 ➡ p. 127

日本人の食事摂取基準（2020 年版）を用いた、成人集団における食事摂取状況の評価とその指標の組合せである。最も適当なのはどれか。 1 つ選べ。
(1) エネルギーの過剰摂取———推定エネルギー必要量（EER）を超えて摂取している者の割合
(2) エネルギーの摂取不足———BMI の平均値と目標とする BMI の範囲の下限値との差
(3) 栄養素の摂取不足—————栄養素の平均摂取量と RDA の差
(4) 栄養素の摂取不足—————EAR を下回る者の割合
(5) 栄養素の過剰摂取————AI を上回る者の割合

54　成人集団の食事改善計画を立案する際の目標設定　　第 34 回 問題 150　解答集 ➡ p. 127

日本人の食事摂取基準（2015 年版）を活用して、成人集団の食事改善計画を立案する際の目標設定である。最も適当なのはどれか。 1 つ選べ。
(1) 目標とする BMI の範囲にある者の割合を増やす。
(2) エネルギー摂取量の平均値を、推定エネルギー必要量付近にする。
(3) 栄養素摂取量の平均値を、推定平均必要量付近にする。
(4) 栄養素摂取量の平均値を、推奨量付近にする。
(5) 栄養素摂取量の平均値を、耐容上限量付近にする。

公衆栄養プログラムの目標設定に関する記述である。**誤っている**のはどれか。1つ選べ。

(1) 目標は、地域の現状を評価した上で設定する。
(2) 候補となる目標が複数ある場合は、重要度と改善可能性がいずれも高いものを最優先とする。
(3) 目標達成までの取組期間を明示する。
(4) 課題解決型アプローチでは、目標値は住民が設定する。
(5) 目標値は、対象集団から得られた調査結果を参考に設定する。

集団における栄養調査データを、日本人の食事摂取基準（2020年版）を用いて評価した。評価項目とその指標の組合せである。最も適当なのはどれか。1つ選べ。

(1) エネルギーの摂取不足―――推定エネルギー必要量（EER）を下回る者の割合
(2) エネルギーの過剰摂取―――推定エネルギー必要量（EER）を上回る者の割合
(3) 栄養素の摂取不足――――EARを下回る者の割合
(4) 栄養素の摂取不足――――RDAを下回る者の割合
(5) 栄養素の過剰摂取――――AIを上回る者の割合

日本人の食事摂取基準（2020年版）に基づいた集団の食事摂取状況の評価に関する記述である。最も適当なのはどれか。1つ選べ。

(1) エネルギー摂取の過不足の評価では、集団のBMIの平均値が目標とする範囲外にあるかを確認する。
(2) 栄養素の摂取不足の評価では、摂取量がRDAを下回る者の割合を算出する。
(3) 栄養素の摂取不足の評価では、摂取量がAIを下回る者の割合を算出する。
(4) 栄養素の過剰摂取の評価では、摂取量がULを上回る者の割合を算出する。
(5) 生活習慣病の発症予防を目的とした評価では、集団の摂取量の平均値がDGの範囲外にあるかを確認する。

高齢者の介護予防を目的とした公衆栄養プログラムの評価項目と、評価の種類の組合せである。正しいのはどれか。1つ選べ。

(1) プログラムの参加人数が増加しているか――経過評価
(2) 目標設定は適切だったか――――――――経過評価
(3) 企画の通りに進行しているか――――――企画評価
(4) 共食の頻度が増加したか――――――――結果評価
(5) フレイルの者の割合が減少したか――――影響評価

59 　**個人の行動変容を目指す事業の評価の指標**　　第 35 回 問題 151　　解答集 ➡p. 128

K市では、血圧が高い者の割合が増加しており、脳卒中の死亡率が高いことがわかった。個人の行動変容を目指した減塩キャンペーンを企画する際の事業評価の指標である。最初に変化がみられる指標として、**最も適切な**のはどれか。1つ選べ。

(1)　健康寿命
(2)　収縮期血圧の平均値
(3)　食塩摂取量の平均値
(4)　減塩を心がけている者の割合

60 　**プリシード・プロシードモデルに基づいた経過評価の指標**　第 36 回 問題 151　　解答集 ➡p. 128

プリシード・プロシードモデルに基づいた、成人を対象とした肥満改善プログラムを実施した。プログラム終了時の評価項目である。経過評価の指標として、最も適当なのはどれか。1つ選べ。

(1)　肥満者（BMI 25 kg/m^{2}以上）の割合
(2)　脂質異常症の者の割合
(3)　主食・主菜・副菜がそろった食事をする者の割合
(4)　食品購入時に栄養成分表示を見る者の割合
(5)　プログラムに継続して参加した者の割合

6　公衆栄養プログラムの展開

61 　**地域包括ケアシステム**　　　　　　　　　　第 35 回 問題 152　　解答集 ➡p. 128

地域包括ケアシステムに関する記述である。最も適当なのはどれか。1つ選べ。

(1)　高齢者の医療の確保に関する法律に基づいて行われる。
(2)　多様な医療・介護資源のネットワーク化を重視する。
(3)　地域支援事業の実施主体は、都道府県である。
(4)　地域包括支援センターには、管理栄養士の配置が義務づけられている。
(5)　地域包括支援センターには、配食サービスが義務づけられている。

62 　**地域包括ケアシステム**　　　　　　　　　　第 37 回 問題 151　　解答集 ➡p. 128

地域包括ケアシステムに関する記述である。最も適当なのはどれか。1つ選べ。

(1)　地域包括ケアシステムの構築は、地域保健法に基づく。
(2)　介護保険施設入所者は、対象としない。
(3)　地域ケア会議は、三次医療圏ごとに設置しなければならない。
(4)　地域包括支援センターの設置者は、都道府県である。
(5)　地域支援事業は、介護予防を目的とした事業である。

63 食事提供の計画・評価のために当面の目標とする栄養の参照量　第36回 問題152　解答集 ➡p.128

「避難所における食事提供の計画・評価のために当面の目標とする栄養の参照量」に示されている栄養素である。正しいのはどれか。1つ選べ。

(1) ビタミン A
(2) ビタミン D
(3) ビタミン E
(4) ビタミン B_1
(5) ビタミン B_6

64 食物へのアクセスと情報へのアクセス　　　第37回 問題152　解答集 ➡p.128

K市の地図である（図）。A地区は、学生を中心とした若い世代の一人暮らし世帯が多く、中食・外食の利用頻度が高く、野菜摂取量が少ない。B地区は、野菜の生産が盛んである。K市における、A地区の若い世代の野菜摂取量増加に向けた、食物へのアクセスと情報へのアクセスを統合させた効果的な取組に関する記述である。**最も適切な**のはどれか。1つ選べ。

(1) A地区内のスーパーマーケットやコンビニエンスストアの店内に、野菜摂取量の増加を推奨するポスターを掲示する。
(2) A地区の駅構内の特設コーナーにおいて、B地区の生産者組合と協働して、地元野菜の直売所を開設し販売するとともに、1日当たりの野菜摂取量の目標として350gの野菜の実物展示を行う。
(3) A地区において、各大学食堂や外食店と協働して、月替わりで、B地区産の野菜たっぷりメニューの提供と、野菜料理の簡単レシピ集の配布を行う。
(4) A地区の七夕祭りにおいて、B地区の生産者組合と協働して、栄養バランスのとれた食生活に関する講話と地元野菜の無料配布会を行う。

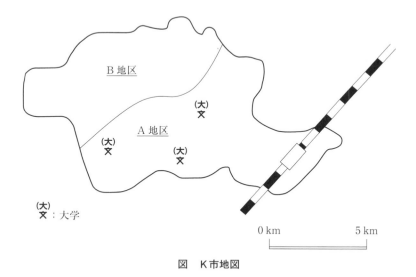

図　K市地図

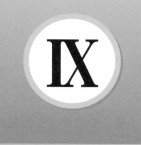

給食経営管理論

1 給食の概念

1　特定給食施設で提供される給食　　第 35 回 問題 153　　解答集 ➡p. 129

特定給食施設で提供される給食が担うことのできる役割である。**誤っている**のはどれか。1 つ選べ。
(1)　健康寿命の延伸に寄与する。
(2)　地産地消の推進に寄与する。
(3)　利用者の食環境を整える。
(4)　不特定多数の人々の栄養管理を行う。
(5)　栄養教育の教材として活用できる。

2　特定給食施設と管理栄養士の配置　　第 34 回 問題 153　　解答集 ➡p. 129

健康増進法に基づく、特定給食施設と管理栄養士の配置に関する組合せである。正しいのはどれか。1 つ選べ。
(1)　1 回 300 食を提供する病院――――――――配置するよう努めなければならない
(2)　1 回 300 食を提供する特別養護老人ホーム―――配置しなければならない
(3)　1 回 500 食を提供する社員寮――――――――配置するよう努めなければならない
(4)　1 日 750 食を提供する介護老人保健施設―――――配置しなければならない
(5)　1 日 1,500 食を提供する社員食堂――――――――配置するよう努めなければならない

3　特定給食施設の設置者が取り組むこと　　第 36 回 問題 153　　解答集 ➡p. 129

特定給食施設の設置者が取り組むことで、利用者の適切な栄養管理につながる取組である。**誤っている**のはどれか。1 つ選べ。
(1)　管理栄養士や栄養士の配置
(2)　利用者の栄養状態を多職種で共有できる仕組みづくり
(3)　食料自給率向上のためのシステム構築
(4)　食中毒を防止するための施設設備の整備
(5)　自然災害の発生を想定した地域連携

4　特定給食施設の適切な栄養管理　　第 37 回 問題 153　　解答集 ➡p. 129

特定給食施設の設置者が取り組むことで、利用者の適切な栄養管理につながるものである。**誤っている**のはどれか。1 つ選べ。
(1)　利用者の身体状況を共有する多職種協働チームの設置
(2)　品温管理された食事を提供するための設備の導入
(3)　給食の生ごみのリサイクルの推進
(4)　施設の栄養管理システムのデジタル化の推進
(5)　衛生管理に関する責任者の指名

5　管理栄養士を置かなければならない特定給食施設　第36回 問題154　解答集 ➡p.129

健康増進法に基づき、管理栄養士を置かなければならない特定給食施設である。最も適当なのはどれか。
1つ選べ。
(1)　3歳以上の児に昼食100食を提供する保育所
(2)　朝食、夕食でそれぞれ250食を提供する社員寮
(3)　朝食30食、昼食300食を提供する大学の学生食堂
(4)　朝食50食、昼食450食、夕食100食を提供する社員食堂
(5)　朝食、昼食、夕食合わせて800食を提供する病院

6　特定給食施設と管理栄養士の配置　第37回 問題154　解答集 ➡p.129

健康増進法に基づく、特定給食施設と管理栄養士の配置に関する組合せである。最も適当なのはどれか。
1つ選べ。
(1)　朝食、昼食、夕食の合計で300食を提供する児童自立支援施設――――配置しなければならない。
(2)　朝食300食、夕食300食を提供する学生寮――配置しなければならない。
(3)　昼食400食を提供する学生食堂――――――配置しなければならない。
(4)　朝食150食、昼食450食、夕食150食を提供する事業所――――配置するよう努めなければならない。
(5)　1回300食を提供する病院――――――――配置するよう努めなければならない。

7　給食施設の種類と給食の目的　第34回 問題156　解答集 ➡p.130

給食施設の種類と給食の目的に関する組合せである。最も適当なのはどれか。1つ選べ。
(1)　学校――――――――食に関する正しい理解の醸成
(2)　事業所――――――――日常生活の自立支援
(3)　保育所――――――――治療の一環
(4)　介護老人保健施設―――心身の育成
(5)　病院――――――――生活習慣病の予防

8　給食を提供する施設の種類と給食運営に関わる法規　第35回 問題155　解答集 ➡p.130

給食を提供する施設の種類と給食運営に関わる法規の組合せである。正しいのはどれか。1つ選べ。
(1)　児童養護施設――――――学校給食法
(2)　乳児院――――――――児童福祉法
(3)　母子生活支援施設――――労働安全衛生法
(4)　介護老人保健施設――――老人福祉法
(5)　介護老人福祉施設――――医療法

9 特定給食施設における管理栄養士・栄養士の配置割合　第37回 問題 156　解答集 ➡p. 130

健康日本 21（第二次）では、特定給食施設における適切な栄養管理の実施状況に関して、管理栄養士・栄養士の配置割合を評価指標とし、目標値を 80％としている。この目標値に達していない施設である。最も適当なのはどれか。1つ選べ。
(1) 病院
(2) 介護老人保健施設
(3) 社会福祉施設
(4) 老人福祉施設
(5) 事業所

10 保育所の給食運営　第35回 問題 156　解答集 ➡p. 130

保育所の給食運営において、認められていない事項である。最も適当なのはどれか。1つ選べ。
(1) 昼食とおやつ以外の食事の提供
(2) 主食の提供
(3) 献立作成業務の委託
(4) 検食業務の委託
(5) 3歳児以上の食事の外部搬入

11 小・中学校における給食の栄養・食事計画　第36回 問題 155　解答集 ➡p. 130

小・中学校における給食の栄養・食事計画に関する記述である。最も適当なのはどれか。1つ選べ。
(1) 学校給食摂取基準は、性・年齢別の基準が設定されている。
(2) 献立は、食に関する指導の全体計画を踏まえて作成する。
(3) 残菜量を抑制するために、児童生徒が苦手とする食品の使用を避ける。
(4) 調理従事者の労務費を抑えるために、献立に地場産物を積極的に取り入れる。
(5) 献立作成業務は、学校給食の趣旨を十分に理解した業者に委託する。

2　給食経営管理の概念

12 給食経営管理におけるトータルシステム　第34回 問題 154　解答集 ➡p. 130

給食経営管理におけるトータルシステムに関する記述である。最も適当なのはどれか。1つ選べ。
(1) 管理業務ごとに PDCA サイクルを回す仕組み
(2) 複数の管理業務を連動して機能させる仕組み
(3) 1か所の調理施設で集中して調理し、複数の施設に食事を供給する仕組み
(4) 複数の施設の食材料を一括購入し、保管、配送をまとめて行う仕組み
(5) 給食運営における費用収支バランスを管理する仕組み

13　給食経営管理におけるトータルシステム　　第35回 問題154　解答集 ➡ p.131

給食経営管理におけるトータルシステムに関する記述である。最も適当なのはどれか。1つ選べ。
(1) 食材料を資源として投入し、食事に変換するシステムである。
(2) 資源を組織的に組み合わせるシステムである。
(3) オペレーションシステムである。
(4) 管理業務を単独で機能させるシステムである。
(5) 7原則と12手順からなるシステムである。

14　給食経営管理におけるトータルシステム　　第37回 問題155　解答集 ➡ p.131

給食経営管理におけるトータルシステムに関する内容である。最も適当なのはどれか。1つ選べ。
(1) 食材料に関する情報をコンピュータ端末から入力し、発注する仕組み
(2) 給食経営の管理業務ごとにマネジメントサイクルを回し、それらを連動させて機能させる仕組み
(3) 複数の施設に食事を供給するために、1か所の調理施設で集中して調理できる機能をもたせる仕組み
(4) 給食を、クックチルとクックサーブを統合させて運営する仕組み
(5) 配膳方法に適した配膳設備を活用して、出来上がった食事を利用者に適切な状態で提供する仕組み

15　給食経営管理におけるサブシステムとその業務　　第34回 問題155　解答集 ➡ p.131

給食経営管理におけるサブシステムとその業務の組合せである。最も適当なのはどれか。1つ選べ。
(1) 栄養・食事管理―――――調理従事者の健康チェック
(2) 食材料管理―――――――調味の標準化
(3) 品質管理――――――――労働生産性の分析
(4) 生産管理――――――――調理作業の標準化
(5) 施設・設備管理―――――在庫食品の棚卸し

16　病院の給食経営における業務の効率化　　第34回 問題157　解答集 ➡ p.131

病院の給食経営における業務の効率化につながる取組と、その際に考慮すべき事項の組合せである。**誤っ**ているのはどれか。1つ選べ。
(1) 生鮮野菜からカット野菜への切替え―――食材料費
(2) 食事箋の電子化―――――――――――調理従事者の能力
(3) 配膳方式の変更―――――――――――調理従事者数
(4) 最新機能の厨房機器の配置―――――――作業動線
(5) 生産システムの変更――――――――――厨房設備

17　経営管理のプロセス　　第36回 問題156　解答集 ➡ p.131

コンベンショナルシステムからセントラルキッチンシステムに移行することになった。移行計画と経営管理のプロセスとの組合せである。最も適当なのはどれか。1つ選べ。
(1) 経営方針に基づく移行計画の策定――――――――――――指揮
(2) 移行計画を実行するための担当業務の明確化――――――――計画
(3) 移行計画の目標に向けた指導―――――――――――――――調整
(4) 移行計画進行中に発生した問題の担当者間での協議―――――組織化
(5) 移行計画進行中の、経営方針に適合しない実施活動の制限―――統制

18　給食の運営業務を外部委託することで、委託側が軽減できる業務　第37回 問題157　解答集 ➡p. 131

病院において給食の運営業務を外部委託することで、委託側が軽減できる業務である。最も適当なのはどれか。1つ選べ。
(1) 嗜好調査の実施
(2) 食事療養に関する会議の開催
(3) 食事箋の管理
(4) 給食従事者の労務管理
(5) 検食の実施

19　マーケティング・ミックスの4P　第34回 問題160　解答集 ➡p. 131

事業所給食におけるマーケティング・ミックスの4Pとその内容の組合せである。最も適当なのはどれか。1つ選べ。
(1) プロダクト（Product）————————料理紹介のポップを食堂入口に設置
(2) プライス（Price）————————ヘルシーメニューの割引
(3) プレイス（Place）————————減塩フェア開催のポスターを食堂に掲示
(4) プロモーション（Promotion）————真空調理を用いた新メニューの開発
(5) プロモーション（Promotion）————食堂のテーブルの増設

20　マーケティングの4Cと事業所給食での活用方法　第35回 問題160　解答集 ➡p. 132

マーケティングの4Cと事業所給食での活用方法の組合せである。最も適当なのはどれか。1つ選べ。
(1) 顧客価値（Customer Value）————————利用者がメニューの特徴を確認できるよう、SNSで情報を発信する。
(2) 顧客価値（Customer Value）————————利用者が食塩摂取量を抑えられるよう、ヘルシーメニューを提供する。
(3) 顧客コスト（Customer Cost）————————利用者が選択する楽しみを広げられるよう、メニュー数を増やす。
(4) 利便性（Convenience）————————利用者が話題の人気メニューを食べられるよう、イベントを実施する。
(5) コミュニケーション（Communication）————利用者が健康的な食事を安価に利用できるよう、割引クーポンを発行する。

21 **PPM（プロダクト・ポートフォリオ・マネジメント）** 第37回 問題160 解答集 ➡p. 132

社員食堂の現行メニューの販売戦略を立てるため、PPM（プロダクト・ポートフォリオ・マネジメント）
を行った（図）。売上成長率は今期以前の売上に対する成長率を示す。分析結果を踏まえた販売戦略とし
て、最も適当なのはどれか。1つ選べ。
(1) カテゴリーAに分類されたメニューは、売上構成比が低いため、廃止する。
(2) カテゴリーBに分類されたメニューは、売上成長率および売上構成比が高いため、積極的な販売促進
　活動を行う。
(3) カテゴリーCに分類されたメニューは、売上成長率および売上構成比が低いため、販売価格を上げる。
(4) カテゴリーDに分類されたメニューは、売上構成比が高く安定した収益が得られるため、販売価格を
　下げる。
(5) カテゴリーDに分類されたメニューは、売上成長率が低く、今後の成長が見込めないため、廃止する。

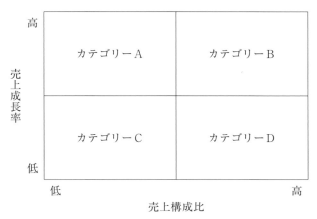

図　PPM マトリックス

22 **資金的資源の管理** 第34回 問題158 解答集 ➡p. 132

特定給食施設における経営資源に関する記述である。資金的資源の管理として、最も適当なのはどれか。
1つ選べ。
(1) 盛付け時間短縮のための調理従事者のトレーニング
(2) 調理機器の減価償却期間の確認
(3) 業者からの食材料情報の入手
(4) 利用者ニーズの把握による献立への反映
(5) 調理従事者の能力に応じた人員配置

23 **事業所給食における情報資源とその活用** 第35回 問題157 解答集 ➡p. 132

事業所給食における情報資源とその活用の組合せである。最も適当なのはどれか。1つ選べ。
(1) 対象集団の人員構成————————食材料費の算出
(2) 健康診断による有所見者の割合————メニューの見直し
(3) 料理別販売実績————————調理従事者の衛生講習会の計画
(4) 食材の卸売市場の価格動向————給与栄養目標量の見直し
(5) 食中毒統計データ————————食品構成の見直し

給食経営における資源に関する記述である。最も適当なのはどれか。1つ選べ。
(1)　オール電化された厨房は、人的資源に当たる。
(2)　ABC 分析に基づいて A グループの食材を重点管理することは、物的資源の有効活用に当たる。
(3)　調理従事者に衛生教育を実施することは、資金的資源の有効活用に当たる。
(4)　新しい大量調理機器の情報は、方法的資源に当たる。
(5)　省エネルギー調理機器の導入は、情報的資源の有効活用に当たる。

給食に関わる費用と原価の組合せである。最も適当なのはどれか。1つ選べ。
(1)　盛付け用アルミカップの購入費―――販売費
(2)　食器洗浄用洗剤の購入費―――――一般管理費
(3)　調理機器の修繕費―――――――――経費
(4)　調理従事者の検便費―――――――人件費
(5)　調理従事者の研修費―――――――人件費

事業所の給食運営を食単価契約で受託している給食会社が、当該事業所の損益分岐点分析を行った。その結果、生産食数に変化はないが、損益分岐点が低下していた。その低下要因である。最も適当なのはどれか。1つ選べ。
(1)　食材料費の高騰
(2)　パートタイム調理従事者の時給の上昇
(3)　正社員調理従事者の増員
(4)　食堂利用者数の減少
(5)　売れ残り食数の減少

K 社員食堂における月間の売上高は 400 万円、固定費 160 万円、変動費 200 万円である。損益分岐点売上高（万円）として、最も適当なのはどれか。1つ選べ。
(1)　180
(2)　200
(3)　240
(4)　320
(5)　360

冷気の強制対流によって、急速冷却を行う調理機器である。最も適当なのはどれか。1つ選べ。
(1)　真空冷却機
(2)　タンブルチラー
(3)　ブラストチラー
(4)　コールドテーブル
(5)　コールドショーケース

29 **組織・人事管理** 第37回 問題161 ➡p.133

K病院栄養部門（図）の組織・人事管理に関する記述である。最も適当なのはどれか。1つ選べ。

(1) 栄養課長が、全ての調理従事者に調理作業を指示する。
(2) 栄養課主任が、トレイメイクの最終確認を行う。
(3) 給食課長が、調理師のための衛生研修会を企画する。
(4) 給食課長が、栄養課の業務配置を決定する。
(5) 調理師長が、食事形態について看護部門長と調整を行う。

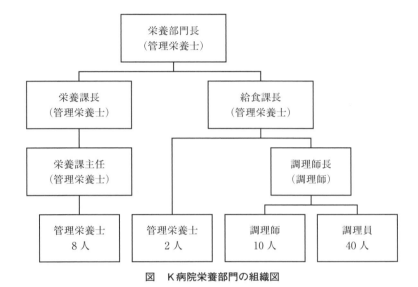

図　K病院栄養部門の組織図

30 **調理従事者のOJT** 第34回 問題161 解答集 ➡p.133

調理従事者のOJT（on the job training）に関する記述である。最も適当なのはどれか。1つ選べ。

(1) 調理作業中に、職場の厨房機器の操作方法について指導を受ける。
(2) 保健所で開催される、食中毒予防の研修会に参加する。
(3) 自らの意志で、厨房設備に関する通信教育を受講する。
(4) 休日を利用し、厨房機器展示会に参加する。
(5) 参加費を自己負担し、料理講習会に参加する。

31 **調理従事者に対する初期教育** 第36回 問題158 解答集 ➡p.133

社員食堂に配属され、初めて調理業務を担当する調理従事者に対する初期教育の内容である。**最も適切な**のはどれか。1つ選べ。

(1) 衛生的な作業環境の改善方法
(2) 効率化を目指した調理方法
(3) 調理機器の安全な使用方法
(4) 社員食堂の経営計画の策定方法

3　栄養・食事管理

32　**給与栄養目標量を見直す際のアセスメント項目**　第34回 問題162　解答集 ➡p. 133

社員食堂の給与栄養目標量を見直す際のアセスメント項目である。給食の運営を受託している事業者自らが把握する項目として、最も適当なのはどれか。1つ選べ。

(1)　社員の人員構成
(2)　利用者の作業労作
(3)　昼食の摂取状況
(4)　やせの者と肥満者の割合
(5)　健診での有所見者の割合

33　**保育所における3歳以上児の栄養・食事計画**　第37回 問題162　解答集 ➡p. 134

保育所における3歳以上児の栄養・食事計画に関する記述である。最も適当なのはどれか。1つ選べ。

(1)　給与栄養目標量は、身長・体重の測定結果を参照して定期的に見直す。
(2)　たんぱく質の給与目標量は、日本人の食事摂取基準における EAR を用いて設定する。
(3)　カルシウムの給与目標量は、昼食とおやつの合計が1日の給与栄養目標量の1/3を超えないよう設定する。
(4)　1回の昼食で使用する肉の重量は、食品構成表にある肉類の使用重量と一致させる。
(5)　児の嗜好に配慮し、濃い味付けとする。

34　**食品構成表**　第35回 問題161　解答集 ➡p. 134

食品構成表に関する記述である。最も適当なのはどれか。1つ選べ。

(1)　料理区分別に提供量の目安量を示したものである。
(2)　1食ごとの献立の食品使用量を示したものである。
(3)　一定期間における1人1日当たりの食品群別の平均使用量を示したものである。
(4)　使用頻度の高い食品のリストである。
(5)　利用者の食事形態の基準を示したものである。

35　**作業指示書における食材の記載順**　第35回 問題162　解答集 ➡p. 134

鮭フライ（付け合わせ：せんキャベツ、トマト、レモン、ソース）の作業指示書における食材の記載順である。最も適当なのはどれか。1つ選べ。

(1)　鮭（切り身）、キャベツ、トマト、油、ソース、レモン、パン粉、卵、小麦粉、塩、こしょう
(2)　鮭（切り身）、卵、キャベツ、トマト、小麦粉、パン粉、ソース、レモン、塩、こしょう、油
(3)　鮭（切り身）、塩、こしょう、小麦粉、卵、パン粉、油、キャベツ、トマト、レモン、ソース
(4)　小麦粉、パン粉、キャベツ、トマト、レモン、鮭（切り身）、卵、油、塩、こしょう、ソース
(5)　キャベツ、トマト、レモン、鮭（切り身）、卵、塩、こしょう、小麦粉、パン粉、ソース、油

36　学生寮の夕食の期間献立　　第 37 回 問題 163　解答集 ➡p. 134

表は、単一献立を提供している学生寮の夕食の期間献立である。表の（a）に入る主菜として、**最も適切なのはどれか。1 つ選べ。**

(1)　白身魚のムニエル
(2)　回鍋肉
(3)　豆腐の豆乳グラタン
(4)　ポークソテー

表　学生寮の夕食の期間献立

曜日	主菜
月	豚のしょうが焼き
火	白身魚のフライ
水	麻婆豆腐
木	鮭のホイル焼き
金	かに玉
月	鶏のクリーム煮
火	揚げ出し豆腐
水	八宝菜
木	（a）
金	さばの味噌煮

37　給食運営の評価　　第 34 回 問題 163　解答集 ➡p. 134

給食運営の評価に関する記述である。最も適当なのはどれか。1 つ選べ。
(1)　出来上がり重量から、満足度を評価する。
(2)　利用者ごとの残菜量調査から、摂取量を評価する。
(3)　満足度調査から、栄養状態を評価する。
(4)　検食簿の記録から、摂取量を評価する。
(5)　栄養管理報告書から、嗜好を評価する。

38　個人の食事摂取量の評価　　第 36 回 問題 159　解答集 ➡p. 134

介護保険施設における、目測法による個人の食事摂取量の評価に関する記述である。最も適当なのはどれか。1 つ選べ。
(1)　正確な摂取量を把握できる。
(2)　食べ残し量で摂取量を評価する。
(3)　評価は、評価者個人の基準を用いて行う。
(4)　食べ残したお浸しの汁は、残菜に含める。
(5)　食べこぼした食品は、残菜に含めない。

ポークソテーの検食時の品質の評価結果に問題が認められた。評価項目と見直すべき事柄との組合せである。最も適当なのはどれか。1つ選べ。

(1) 量―――――肉の産地
(2) 焼き色―――肉の種類
(3) 固さ―――――中心温度の測定回数
(4) 味―――――塩の調味濃度
(5) 温度―――――加熱機器の設定温度

社員証で電子決済ができるカフェテリア方式の社員食堂における、栄養・食事管理の評価に関する記述である。最も適当なのはどれか。1つ選べ。

(1) 利用者集団の料理選択行動の課題を、料理の組合せに関する販売記録から評価する。
(2) 利用者個人のエネルギー摂取量を、残食数から評価する。
(3) 利用者集団の栄養状態を、食堂の利用率から評価する。
(4) 利用者個人の給食に対する満足度を、検食簿から評価する。
(5) 微量栄養素の給与目標量を、社員のBMIの分布から評価する。

4 給食経営における品質管理、生産管理、提供管理

回転釜を用いたじゃがいもの煮物の品質管理に関する記述である。**誤っている**のはどれか。1つ選べ。

(1) じゃがいもは、大きさをそろえて切る。
(2) じゃがいもに対するだし汁の割合は、少量調理より高くする。
(3) 調味料の使用量は、じゃがいもの重量に対する割合で計算する。
(4) 加熱時間は、じゃがいもでんぷんの糊化に必要な時間を考慮する。
(5) 消火のタイミングは、余熱を考慮する。

給食の品質管理に関する記述である。**誤っている**のはどれか。1つ選べ。

(1) 設計品質は、作業指示書で示される。
(2) 適合（製造）品質は、検食で評価する。
(3) 適合（製造）品質は、損益分岐点で評価する。
(4) 総合品質は、利用者の満足度で評価する。
(5) 総合品質の改善には、PDCAサイクルを活用する。

43 **給食の品質管理における評価項目と品質の種類** 第36回 問題162 　解答集 ➡p. 135

給食の品質管理における評価項目と品質の種類の組合せである。最も適当なのはどれか。1つ選べ。

(1) 出来上がった汁物の調味濃度————設計品質

(2) 盛り残した量————————————設計品質

(3) 提供時の温度————————————適合（製造）品質

(4) 利用者の満足度————————————適合（製造）品質

(5) 献立の栄養成分値————————————総合品質

44 **給食の品質管理** 第37回 問題165 　解答集 ➡p. 135

給食の品質管理に関する記述である。最も適当なのはどれか。1つ選べ。

(1) 設計品質は、ABC分析で評価する。

(2) 適合（製造）品質は、期末在庫量で評価する。

(3) 適合（製造）品質は、検食で評価する。

(4) 総合品質は、ISO 14001で評価する。

(5) 総合品質は、給与栄養目標量で評価する。

45 **事業所給食の調理工程** 第36回 問題160 　解答集 ➡p. 135

一汁二菜の定食方式で運営している事業所給食において、個別対応の方法を検討した。調理工程が増える
ものとして、最も適当なのはどれか。1つ選べ。

(1) 飯を大盛り、中盛り、小盛りから選択できるようにする。

(2) 飯を白米と雑穀米から選択できるようにする。

(3) シチューにスモールサイズを作り、選択できるようにする。

(4) 汁物を付けるか付けないかを選択できるようにする。

(5) 調味料コーナーに市販のノンオイルドレッシングを追加する。

46 **純使用量と発注量** 第34回 問題166 　解答集 ➡p. 135

1人当たりの純使用量40gで、れんこんのきんぴらを調理する（廃棄率は20％）。100人分の発注量とし
て、最も適当なのはどれか。1つ選べ。

(1) 3.2 kg

(2) 4.0 kg

(3) 4.8 kg

(4) 5.0 kg

(5) 5.8 kg

47 **給食管理で用いる帳票とその評価項目** 第36回 問題161 　解答集 ➡p. 136

給食管理で用いる帳票とその評価項目の組合せである。最も適当なのはどれか。1つ選べ。

(1) 食材料費日計表————食品群別の使用量

(2) 食品受払簿————————食品構成

(3) 検食簿————————————給食利用者の栄養状態

(4) 栄養出納表————————一定期間の給与栄養素量

(5) 栄養管理報告書————個人の食事摂取量

食材料管理に関する記述である。最も適当なのはどれか。1つ選べ。
(1) 生鮮食品の納品量は、食品受払簿に記録する。
(2) 在庫食品は、発注から納品までの期間に不足しない量を確保する。
(3) 植物油は、当日消費量を発注する。
(4) 米の棚卸し金額は、予定献立表の使用量から算出する。
(5) 砂糖の期首在庫量は、当月の購入量から算出する。

給食施設で利用されている、生鮮カット野菜に関する記述である。最も適当なのはどれか。1つ選べ。
(1) 一次加工品である。
(2) 1 週間分の一括購入に適している。
(3) 価格は変動しない。
(4) 保管には冷凍設備を要する。
(5) 品質の劣化は起こりにくい。

クックチルシステムに関する記述である。最も適当なのはどれか。1つ選べ。
(1) 調理済み食品を購入し、提供するシステムである。
(2) クックサーブシステムに比べ、労働生産性が低くなる。
(3) 提供日より前倒しで、計画生産が可能である。
(4) 加熱調理後は、90 分以内に 10℃まで冷却する。
(5) 調理した料理の保存期間は、最長 10 日である。

クックチルシステムに関する記述である。最も適当なのはどれか。1つ選べ。
(1) クックサーブシステムに比べ、多くの調理従事者が必要である。
(2) 前倒し調理により、調理作業の閑忙の平準化が可能である。
(3) 加熱調理後は、90 分以内に中心温度 5℃まで冷却する。
(4) クックフリーズシステムに比べ、保存日数が長い。
(5) 提供直前の再加熱は、中心温度 65℃、1 分間以上加熱する。

給食のオペレーションシステムに関する記述である。最も適当なのはどれか。1つ選べ。
(1) コンベンショナルシステムは、サテライトキッチンで盛付け作業を行う。
(2) クックサーブシステムは、調理後、冷凍保存するシステムである。
(3) クックチルシステムは、クックサーブシステムに比べ、労働生産性が低下する。
(4) クックフリーズシステムは、前倒し調理による計画生産が可能である。
(5) アッセンブリーサーブシステムでは、調理従事者の高い調理技術が必要である。

53 給食の生産計画と作成する帳票類 　　第36回 問題166 　解答集 ➡p.137

給食の生産計画の立案時に確認すべき項目と作成する帳票類の組合せである。最も適当なのはどれか。1つ選べ。

(1) 調理における付帯作業―――――作業指示書
(2) 調理従事者ごとの作業量――――作業指示書
(3) 調理機器の使用時間帯―――――作業工程表
(4) 使用食材の切り方―――――――作業工程表
(5) 調理作業の所要時間―――――――作業動線図

54 給食の生産・提供システム 　　第35回 問題165 　解答集 ➡p.137

給食の生産・提供システムに関する記述である。最も適当なのはどれか。1つ選べ。

(1) コンベンショナルシステムでは、加熱調理後に急速冷却した料理を提供日まで冷蔵保存するための設備を要する。
(2) セントラルキッチンシステムでは、サテライトキッチンで調理した料理をセントラルキッチンで盛り付ける。
(3) レディフードシステムでは、食材料の納品を提供日当日とする。
(4) クックチルシステムでは、加熱調理後に急速冷凍し、−18℃以下で保存する。
(5) アッセンブリーシステムでは、下処理室での作業は不要である。

55 アッセンブリーサーブシステム 　　第36回 問題157 　解答集 ➡p.137

クックサーブシステムで、直営で給食の運営を行っている病院である。調理従事者にはパートタイマーが含まれる。朝食をアッセンブリーサーブシステムに変更することになった。このことにより、削減が期待できない項目である。最も適当なのはどれか。1つ選べ。

(1) 調理機器の使用時間
(2) 大型調理機器の減価償却費
(3) 直接労務費
(4) 調理従事者の作業量
(5) 水道使用量

56 クックサーブ方式の労働生産性 　　第35回 問題166 　解答集 ➡p.137

1日1,000食（朝食・昼食）をクックサーブ方式で提供する事業所給食施設において、労働生産性を高めるための検討事項に関する記述である。最も適当なのはどれか。1つ選べ。

(1) 献立を見直し、調理機器の稼働率が高くなるようにする。
(2) 下処理作業を見直し、食材料を加工度の低いものに変更する。
(3) 献立の種類数を見直し、多品目少量生産に切り替える。
(4) 作業の標準時間を見直し、作業時間を長く設定する。
(5) 調理従事者の雇用を見直し、パートタイム従事者を減らしてフルタイム従事者を増やす。

1 日の食数が 1,200 食の特定給食施設における調理従事者数は、正社員（8 時間/人/日）5 人とパートタイマー（4 時間/人/日）15 人である。この場合の労働生産性（食/時間）として、最も適当なのはどれか。1 つ選べ。

- (1) 12
- (2) 50
- (3) 60
- (4) 100
- (5) 150

300 食のキャベツのソテー（1 人当たりの純使用量 60 g）を、容量 70 L の回転釜 1 台で調理する際の留意点である。最も適当なのはどれか。1 つ選べ。

- (1) 水洗後、水切りせずに加熱する。
- (2) 強火で短時間加熱する。
- (3) 複数回に分けず、一度に調理する。
- (4) 蓋を閉めて加熱する。
- (5) 回転釜の中央に集めて加熱する。

予定食数 300 食の給食施設の献立として、鮭の塩焼き（使用量 70 g、1 人 1 切）、付け合わせとして大根おろし（大根の純使用量 30 g）を計画した。発注から盛り付けまでの作業として、最も適当なのはどれか。1 つ選べ。

- (1) 鮭は、総重量で発注する。
- (2) 検収時に、納品された大根を本数で確認する。
- (3) 下処理時に、大根を人数分に切り分ける。
- (4) 大根おろしの出来上がり量から、1 人分の盛り付けの目安量を把握する。
- (5) 鮭は、計量しながら盛り付ける。

5 給食の安全・衛生

1 回 500 食を提供する特定給食施設の HACCP 対応の調理室における動線に関する記述である。正しいのはどれか。1 つ選べ。

- (1) 納品後の野菜は、準清潔作業区域で洗浄し、清潔作業区域で切さいする。
- (2) 加熱前の食肉は、準清潔作業区域で調味後、汚染作業区域で保管する。
- (3) 出来上がった料理は、準清潔作業区域で保管し、清潔作業区域で配膳する。
- (4) 加熱調理担当者は、切さい後の野菜を、清潔作業区域を経由して回転釜まで運搬する。
- (5) 野菜の下処理を担当した調理従事者は、前室を経由して準清潔作業区域に移動する。

61 HACCP システムの重要管理点　　第 34 回 問題 170　解答集 ➡p. 138

クックサーブシステムの給食施設における、ほうれん草のお浸しの調理工程に関する記述である。
HACCP システムの重要管理点（CCP：critical control point）として、正しいのはどれか。1 つ選べ。

(1) 納品後のほうれん草は、10℃前後で保存する。

(2) ほうれん草は、流水で 3 回洗浄する。

(3) ほうれん草を茹でる際は、中心部が 75℃で 1 分間以上加熱する。

(4) お浸しの盛り付け後は、10℃以下で保管する。

(5) お浸しの盛り付け後は、2 時間以内に喫食する。

62 HACCP システム　　第 36 回 問題 170　解答集 ➡p. 138

給食施設における HACCP システムに関する記述である。最も適当なのはどれか。1 つ選べ。

(1) HACCP システムは、危害発生後の状況を分析することを目的とする。

(2) HACCP システムによる衛生管理の前提条件として、一般的衛生管理プログラムを整備する。

(3) HACCP チームは、外部の専門家のみで編成する。

(4) 危害分析（HA）は、原材料の購入から利用者が喫食を終えるまでを対象とする。

(5) HACCP プランの検証のために、重要管理点（CCP）を設定する。

63 大量調理施設衛生管理マニュアル　　第 35 回 問題 168　解答集 ➡p. 138

大量調理施設衛生管理マニュアルに基づき、施設の衛生管理マニュアルを作成した。その内容に関する記述である。最も適当なのはどれか。1 つ選べ。

(1) 冷凍食品は、納入時の温度測定を省略し、速やかに冷凍庫に保管する。

(2) 調理従事者は、同居者の健康状態を観察・報告する。

(3) 使用水の残留塩素濃度は、1 日 1 回、始業前に検査する。

(4) 加熱調理では、加熱開始から 2 分後に、中心温度を測定・記録する。

(5) 冷蔵庫の庫内温度は、1 日 1 回、作業開始後に記録する。

64 大量調理施設衛生管理マニュアル　　第 34 回 問題 169　解答集 ➡p. 139

大量調理施設衛生管理マニュアルに従った、調理従事者の衛生管理に関する記述である。最も適当なのはどれか。1 つ選べ。

(1) 検便検査は、2 か月に 1 回の頻度で行う。

(2) 腸管出血性大腸菌の検便検査は、年に 4 回の頻度で行う。

(3) 作業開始前の健康状態の記録は、週 1 回の頻度で行う。

(4) 下痢がある場合には、調理作業に従事せず、医療機関を受診する。

(5) ノロウイルスに感染した場合には、症状の消失をもって復帰させる。

解答集 ➡p. 139

65　大量調理施設衛生管理マニュアルに基づいて実施した作業　第37回 問題169

トンカツ（付け合わせ：せんキャベツ）を調理する過程で、大量調理施設衛生管理マニュアルに基づいて実施した作業に関する記述である。最も適当なのはどれか。1つ選べ。

(1) 肉の検収時の表面温度が7℃であったため、受け取った。
(2) 同じ調理台で、割卵作業とキャベツの切裁作業を行った。
(3) フライヤーの横の調理台で、肉に衣を付けた。
(4) 揚がったトンカツの表面温度が75℃であったため、出来上がりとした。
(5) 盛付けを、前の作業に使用した手袋をはめたまま行った。

66　大量調理施設の構造と設備　第36回 問題168
解答集 ➡p. 139

衛生管理上、望ましい大量調理施設の構造と設備に関する記述である。最も適当なのはどれか。1つ選べ。

(1) 床は、汚れが目立たない色にする。
(2) 排水溝には、勾配をつけない。
(3) 球根皮むき機は、主調理室に設置する。
(4) 壁と床の境目は、R構造にする。
(5) グリストラップは、配膳室に設置する。

67　介護老人保健施設の給食における危機管理対策　第35回 問題167
解答集 ➡p. 139

介護老人保健施設の給食における危機管理対策である。最も適当なのはどれか。1つ選べ。

(1) 毛髪の異物混入事故を防止するため、髪をヘアピンで留めてから帽子を被る。
(2) 調理従事者の調理場内での転倒防止のため、床には傾斜を設けない。
(3) 災害・事故発生を想定し、他施設との連携体制を確保する。
(4) 自然災害時の備蓄食品を、1日分確保する。
(5) インシデント報告者名を、施設内に掲示する。

68　検食（保存食）　第35回 問題169
解答集 ➡p. 139

検食（保存食）に関する記述である。最も適当なのはどれか。1つ選べ。

(1) 土付きの野菜は、洗ってから採取する。
(2) 異なるロットの缶詰は、各ロットからの合計が50gになるように採取する。
(3) 採取した食材は、1つのビニール袋にまとめて入れる。
(4) 出来上がりの料理は、配膳後の状態で採取する。
(5) 採取後は、1週間保存する。

69　食中毒の発生原因を特定するために必要なものと確認内容　第37回 問題170
解答集 ➡p. 140

食中毒の発生が疑われた場合に、その発生原因を特定するために必要なものと確認内容の組合せである。最も適当なのはどれか。1つ選べ。

(1) 検便結果表―――――――調理担当者の勤務状況
(2) 加熱調理の中心温度記録簿―――食材料の保管温度
(3) 原材料の検食（保存食）―――調理食数
(4) 検収簿――――――――食材料の納品温度
(5) 調理工程表――――――食材料の購入先

70　インシデントレポートの分析　　　　第 35 回 問題 170　

給食施設において、インシデントレポートを分析したところ、手袋の破損・破片に関する報告が多かった。その改善策に関する記述である。最も適当なのはどれか。1つ選べ。

(1)　手袋の使用をやめる。
(2)　手袋の交換回数を減らす。
(3)　手袋を青色から白色に変える。
(4)　手袋を着脱しやすい余裕のあるサイズに変える。
(5)　はめている手袋の状態の確認回数を増やす。

71　インシデントレポート　　　　第 36 回 問題 169　

給食施設におけるインシデントレポートに関する記述である。最も適当なのはどれか。1つ選べ。
(1)　給食利用者に危害が及んだ事故について報告する。
(2)　作業観察を行って作成する。
(3)　報告者の責任を問うことに活用する。
(4)　分析結果は、給食従事者に公開しない。
(5)　給食従事者の危機管理に対する意識向上につながる。

72　インシデントレポート　　　　第 37 回 問題 168　解答集 ➡p. 140

給食施設において、インシデントレポートを分析したところ、毛髪の混入が最も多かった。その改善策に関する記述である。**誤っている**のはどれか。1つ選べ。
(1)　ネット帽を被ってから、帽子を被るようにした。
(2)　毛髪の乱れが起こらないように、調理従事者はヘアピンを使用するようにした。
(3)　調理開始前に調理従事者同士で、着衣（帽子、調理服）に粘着ローラーをかけることにした。
(4)　盛付け開始時に複数の調理従事者で、着衣（帽子、調理服）を確認し合うことにした。
(5)　インシデント発生時間帯を分析し、着衣（帽子、調理服）を見直す時間帯を決めた。

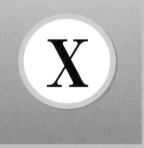

応用力試験

1 栄養管理

次の文を読み「1」、「2」、「3」に答えよ。

　　K産科クリニックに勤務する管理栄養士である。医師の指示のもと、妊婦の栄養カウンセリングを行うことになった。

　　妊婦Aさんは、36歳、事務職（身体活動レベル1.50）。妊娠8週目、経産婦。妊娠高血圧症候群の既往はあるが、現在は高血圧ではない。身長155cm、標準体重53kg、現体重63kg（妊娠前60kg）、BMI 26.2kg/m²（妊娠前25.0kg/m²）、血圧120/72mmHg。

1　エネルギー指示量　　第34回 問題171　解答集 →p. 141

エネルギー指示量として、**最も適切な**のはどれか。1つ選べ。

(1)　1,400kcal/日
(2)　1,800kcal/日
(3)　2,200kcal/日
(4)　2,600kcal/日

2　たんぱく質と食塩の指示量　　第34回 問題172　解答集 →p. 141

妊娠20週になって、現体重66kg、BMI 27.5kg/m²、血圧145/90mmHg、ヘモグロビン12.0g/dL、クレアチニン0.8mg/dL、尿素窒素18mg/dL、尿蛋白（−）となり、栄養食事指導の依頼があった。降圧薬が処方されている。たんぱく質と食塩の指示量として、**最も適切な**のはどれか。1つ選べ。

(1)　たんぱく質55g/日、食塩7g/日
(2)　たんぱく質55g/日、食塩3g/日
(3)　たんぱく質85g/日、食塩7g/日
(4)　たんぱく質85g/日、食塩3g/日

妊娠39週で出産。出産直前の体重は70kg。産後8週目、現体重66kg、BMI 27.5 kg/m^2、血圧124/82 mmHg。再度、栄養食事指導を行うことになり、1日の食事内容を聞き取った（表）。ふだんも同じような食事をしているという。この結果を踏まえた行動目標である。**最も適切な**のはどれか。1つ選べ。

表　Aさんの1日の食事内容

朝食（8時）	昼食（12時30分）	間食（15時）	夕食（19時）
バタートースト（6枚切り）1枚	スパゲティカルボナーラ（冷凍食品）1皿	牛乳1本（200mL）	ごはん1杯（150g）
スクランブルエッグ（鶏卵1個）	ポテトコロッケ（市販）2個	ドーナツ1個	豚カツ1枚（100g）
ヨーグルト1カップ（100g）	レタス1枚		付け合わせキャベツ
オレンジジュース1杯（150mL）			冷奴1/4丁（100g）
			みそ汁（大根、ねぎ）

(1) 野菜の摂取量を増やす。

(2) 果物を摂るようにする。

(3) 糖質の多い食べ物を減らす。

(4) 油脂の多い食べ物の品数を減らす。

次の文を読み「4」、「5」、「6」に答えよ。

K総合病院に勤務する管理栄養士である。消化器内科病棟を担当して、入院患者の栄養管理を行っている。

患者は、55歳、男性、単身赴任。慢性膵炎で通院していたが、食生活は改善されないままであった。このたび、激しい上腹部痛と背部痛のために緊急入院となった。意識障害および汎発性腹膜炎が認められ、精査の結果、慢性膵炎の急性増悪と診断された。胆石は認められなかった。

身長171cm、体重63kg、血圧128/79mmHg、空腹時血液検査値は、白血球15,000/μL、HbA1c 5.8%、血清アミラーゼ1,200IU/L（基準値32～104IU/L）、CRP 18.2mg/dL。

これまでの食生活は、朝食欠食、昼食はラーメンとチャーハン、夕食はほぼ毎日外食。飲酒は、毎日3合、30年間続けている。

4　慢性膵炎患者の入院当日の栄養投与法　　　第34回 問題174　（解答集）➡p. 141

入院当日の栄養投与法である。**最も適切な**のはどれか。1つ選べ。
(1) 流動食による経口栄養法を行う。
(2) 経鼻胃管による経腸栄養法を行う。
(3) 胃瘻を造設して、経腸栄養法を行う。
(4) 絶食として、静脈栄養法を行う。

5　退院後の食生活で遵守すべき重要事項　　　第34回 問題175　（解答集）➡p. 141

数週間後、上腹部痛と背部痛は無くなり、退院に向けて栄養食事指導を行っている。退院後の食生活で、遵守すべき重要事項として伝える内容である。**最も適切な**のはどれか。1つ選べ。
(1) 禁酒する。
(2) 1日3回規則正しく食事する。
(3) 昼食のラーメンとチャーハンをやめる。
(4) 外食では、野菜を多く食べる。

6　主菜として勧める料理　　　第34回 問題176　（解答集）➡p. 141

退院2か月後の外来受診時、時々腹部痛や脂肪便を認めるとの訴えがあり、医師より栄養食事指導の依頼があった。この患者が、近所のスーパーマーケットで販売されている惣菜を買って食事を準備する場合、主菜として勧める料理である。**最も適切な**のはどれか。1つ選べ。
(1) 和風オムレツ（鶏卵80g）
(2) すずき（80g）の塩焼き
(3) いわし（80g）の梅干し煮
(4) アボカド（30g）入りささ身（80g）のサラダ

次の文を読み「7」、「8」、「9」に答えよ。

　Ｋ総合病院に勤務する管理栄養士である。入院患者の栄養管理を行っている。

　患者は、67歳、男性。無職、妻と二人暮らし。入院時身長170cm、体重65kg、BMI 22.5kg/m²。胃前庭部の進行胃がん、幽門側胃切除術を受け、ビルロートⅠ法（Bil-Iroth Ⅰ法）で再建した。

| 7 | 胃切除術後の症状の原因 | 第34回 問題177 | 解答集 ➡p. 142 |

退院後、食後10〜30分に、腹痛、冷汗、動悸、めまいが頻発した。この症状の原因として、最も適当なのはどれか。1つ選べ。

(1) 胃食道逆流症
(2) 早期ダンピング症候群
(3) 後期ダンピング症候群
(4) 輸入脚症候群
(5) 術後イレウス

この症状を軽減させることを目的に栄養食事指導を行った。聞き取りによると、本人には調理経験がなく、妻がすべての食事を用意している。妻は勤務のため 9 時から 17 時まで不在。患者と妻に、家庭での食事状況を考慮して、具体的な食事の摂り方として献立例を示した（表）。**最も適切な**のはどれか。1 つ選べ。

表 献立例

		献立 1	献立 2	献立 3	献立 4
食事時刻	8時	ごはん 80 g たまご焼き 30 g ゆで野菜サラダ 40 g 豆腐みそ汁 1/2 杯	ごはん 80 g たまご焼き 30 g ゆで野菜サラダ 40 g 豆腐みそ汁 1/2 杯	ごはん 100 g あじ干物 40 g ゆで野菜サラダ 40 g 豆腐みそ汁 1/2 杯	ごはん 150 g たまご焼き 30 g ゆで野菜サラダ 40 g 豆腐みそ汁 1/2 杯
	10時	ビスケット 30 g ヨーグルト 100 g みかん缶詰 30 g	ごはん 80 g たまご焼き 30 g ゆで野菜サラダ 40 g 豆腐みそ汁 1/2 杯		
	12時	ごはん 80 g 蒸し鶏 40 g ゆで野菜 30 g 野菜スープ 1/2 杯 バナナ 20 g	ミルクパン 50 g チーズ 20 g 野菜ジュース 100 mL ヨーグルト 50 g	天ぷらうどん うどん 150 g いかの天ぷら 40 g ゆで野菜 30 g ヨーグルト 100 g キウイフルーツ 50 g	トースト 60 g チーズ 20 g バナナ 50 g ヨーグルト 50 g
	15時	ごはん 80 g 煮魚 40 g 野菜煮物 40 g 野菜スープ 1/2 杯 バナナ 20 g	ミルクパン 50 g 魚肉ソーセージ 20 g 野菜ジュース 100 mL ヨーグルト 50 g	クラッカー 20 g ミックスナッツ 20 g コーヒー牛乳 100 mL	ビスケット 20 g オレンジジュース 100 mL
	18時	ごはん 100 g 煮込みハンバーグ 50 g ゆで野菜 30 g コンソメスープ 1/2 杯 ヨーグルト 50 g	ごはん 100 g 煮魚 40 g 野菜煮物 40 g みかん缶詰 50 g	ごはん 150 g ポークソテー 80 g ごぼうサラダ 80 g わかめスープ 1 杯 ヨーグルト 50 g	ごはん 150 g 煮魚 80 g 野菜煮物 80 g 豆腐みそ汁 1/2 杯
	21時	ごはん 60 g 魚ホイル焼き 40 g ゆで野菜 30 g 野菜煮物 30 g ヨーグルト 50 g	ごはん 60 g 煮魚 40 g 野菜煮物 40 g みかん缶詰 50 g		

(1) 献立 1
(2) 献立 2
(3) 献立 3
(4) 献立 4

2か月後の栄養食事指導である。患者は指示どおり食事療法を行っており、退院後の症状は、ほとんどみられなくなった。少しずつ食事の量を増やし、体重は入院中に 10kg 減少したが、退院後に 2kg 増加した。患者から「腹痛は無いが、便が少し軟らかい」との発言があった。助言として、**最も適切な**のはどれか。1つ選べ。

(1)　現在の食事のままで、しばらく様子をみましょう。

(2)　食事の量を現在の半分にしましょう。

(3)　食事の回数を減らしましょう。

(4)　主食をお粥にしましょう。

次の文を読み「10」、「11」、「12」に答えよ。

　　K総合病院に勤務する管理栄養士である。外来患者の栄養食事指導を行っている。
　　患者は、70歳、男性。歩行時の呼吸困難感を主訴に来院した。精査の結果、中等度に進行したCOPD（慢性閉塞性肺疾患）と診断された。食欲が低下し、この半年間で5kgやせた。20歳から現在まで、40本/日の喫煙歴がある。
　　身長160cm、標準体重56.3kg、体重44kg。空腹時血液検査値は、アルブミン3.7g/dL、尿素窒素16mg/dL、クレアチニン0.5mg/dL。基礎代謝量1,050kcal/日、間接熱量計を用いて測定した安静時エネルギー消費量1,400kcal/日。

10　COPD患者の栄養アセスメント
第34回 問題180　解答集 ➡p.142

患者の栄養アセスメントとして、最も適当なのはどれか。1つ選べ。
(1)　上腕三頭筋皮下脂肪厚が高値である。
(2)　除脂肪体重が増加している。
(3)　クワシオルコル型栄養障害である。
(4)　マラスムス型栄養障害である。
(5)　エネルギー代謝は亢進していない。

11　1日当たりのエネルギー指示量
第34回 問題181　解答集 ➡p.142

1日当たりのエネルギー指示量である。**最も適切な**のはどれか。1つ選べ。
(1)　1,000kcal/日
(2)　1,400kcal/日
(3)　2,100kcal/日
(4)　3,000kcal/日

12　経腸栄養剤
第34回 問題182　解答集 ➡p.142

食事摂取不良が続き、1か月後にやせが進行していたため、経腸栄養剤を補充することにした。**最も適切**なのはどれか。1つ選べ。
(1)　標準タイプの半消化態栄養剤
(2)　低脂質の半消化態栄養剤
(3)　高脂質の半消化態栄養剤
(4)　低たんぱく質の半消化態栄養剤

次の文を読み「13」、「14」に答えよ。

Kクリニックに勤務する管理栄養士である。外来患者の栄養食事指導を行っている。

患者は、41歳、男性。今朝から右第一中足趾節関節に激痛を伴う発赤、腫脹を認め来院。

BMI 25.8 kg/m^2、腹囲 92 cm、血圧 120/76 mmHg。空腹時血液検査値は、血糖 112 mg/dL、HbA1c 6.0％、尿酸 8.5 mg/dL、CRP 5.6 mg/dL。ビールが好きで、ほぼ毎日欠かさずに飲んでいる。20歳時と比較して、10 kg程度体重が増加していた。減量と節酒することを目標に具体的な食事計画を提示した。

13　痛風患者の栄養食事指導　　第34回 問題183　解答集 ➡ p.142

半年後、同様の症状で来院し、再度、栄養食事指導の依頼があった。「体重は少しずつ減量することができ、薬の内服は守れたが、食事制限は難しく、ビールも止められなかった」という。発作の再発防止に向け、具体的な行動に導くための栄養カウンセリングにおける対応である。**最も適切な**のはどれか。1つ選べ。

(1)　「再発防止には、食事制限とビールを止めることは必須ですよ」と、再度説明する。
(2)　「ビールはなかなか止められないですよね」と、共感的理解を示す。
(3)　「服薬は守れているのだから、食事もビールも頑張ればできますよ」と、励ます。
(4)　「つい食べ過ぎたり、ビールを飲んでしまうのは、どんな時ですか」と、行動分析を行う。

14　控えるべき食品の助言　　第34回 問題184　解答集 ➡ p.143

栄養食事指導中に、普段の食事内容を聞き取った。よく食べていた食品である。控えるべき食品の助言として、**最も適切な**のはどれか。1つ選べ。

(1)　目玉焼き
(2)　さつま揚げ
(3)　ボンレスハム
(4)　鶏レバーの焼き鳥

次の文を読み「15」、「16」に答えよ。

　　全国健康保険協会（協会けんぽ）のK県支部に勤務し、中小企業の特定保健指導を担当している管理栄養士である。

　　被保険者Aさん、55歳、男性。昨年の特定健康診査で腹囲とトリグリセリドが基準を超え、動機づけ支援の対象となり、特定保健指導を受けた。半年後の評価時には行動目標が達成され、体重と腹囲の減少がみられた。

　　今年の特定健康診査結果は、身長170cm、体重70kg、BMI 24.2kg/m^2、腹囲88cm、トリグリセリド165mg/dL。飲酒歴有、喫煙歴無、服薬治療無で、再び動機づけ支援の対象となった。

15　　**特定保健指導の初回面接**　　　　第34回 問題185　　解答集 ➡p.143

特定保健指導の初回面接における、管理栄養士の発言である。**最も適切な**のはどれか。1つ選べ。
(1)　昨年頑張って改善したのに、また保健指導の対象になりましたね。
(2)　今年の健診結果について、どのように思われますか。
(3)　昨年の指導内容と行動目標を覚えていますか。
(4)　昨年はうまく改善できたのですから、今年も頑張ってください。

16　　**半年後の評価での助言**　　　　第34回 問題186　　解答集 ➡p.143

初回面接の話し合いで、週2日休肝日をつくる、腹八分にする、今より10分多く歩く、という3つの行動目標を決めた。半年後の評価では、身体活動の目標は実行できていたが、「食事とお酒は仕事上の付き合いが多く、今の立場では無理」と訴えた。体重は変化していなかった。Aさんへの助言である。**最も適切な**のはどれか。1つ選べ。
(1)　どんなに仕事が忙しくても、あなた自身の健康のためですよ。
(2)　昨年はできたのですから、今から気持ちを切り替えて、頑張ってください。
(3)　今回の目標は難しかったようですから、別の目標を自分で立ててください。
(4)　歩くことは続けて、来年も健診を必ず受けてください。

次の文を読み「17」、「18」、「19」に答えよ。

K市保健センターの管理栄養士である。
相談者は、K市在住の35歳、女性。第1子妊娠中である。

17　プレママ・パパ教室の際の助言　　　第34回 問題187　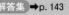

プレママ・パパ教室の際に、「姉の子どもが卵アレルギーだったので、自分の子どもも心配です。今後、私や子どもの食事で気を付けることは何ですか。」と相談を受けて助言した内容である。**最も適切な**のはどれか。1つ選べ。

(1) 妊娠中の今から、あなた自身の卵の摂取を控えましょう。

(2) 出生後に母乳を与える際には、あなた自身の卵の摂取を控えましょう。

(3) 離乳食を開始する時期を遅らせましょう。

(4) 初めて卵を与える際には、よく加熱した卵黄にしましょう。

18　7か月乳児健康診査の際の助言　　　第34回 問題188　解答集 ➡p.143

7か月乳児健康診査の際に、「卵を初めて与えてしばらくしたら、湿疹がひどくなって心配です」との相談を受けた。最初にすべきこととして助言した内容である。**最も適切な**のはどれか。1つ選べ。

(1) 離乳食を一時中止してください。

(2) 卵を原料とした食品を全て除去してください。

(3) 湿疹の治療を含めて、医師に相談してください。

(4) 卵白特異的IgE抗体の検査を受けてください。

児が3歳になって、保育所に預けることが決まった。医師からは卵アレルギーの診断がなされている。この児を受け入れることが決まった民間保育所から、給食での対応をできる限り行いたいということで、K市保健センターに相談があった。助言内容として、**誤っている**のはどれか。1つ選べ。

(1) 家庭でこれまで摂取したことのある食品の種類を把握し、記録してください。

(2) 給食対応の単純化のために、完全除去を基本としてください。

(3) 調理室でアレルゲンの混入が起こりにくい献立にしてください。

(4) 除去食を開始した場合には、在園中は見直しの必要はありません。

(5) 月別の献立表に使用食品について記載し、家族に配布してください。

次の文を読み「20」、「21」、「22」に答えよ。

K総合病院に勤務する管理栄養士である。

患者は、18歳、男性、大学生。身長172cm、体重63kg、BMI 21.3kg/m²。1か月前から腹痛、下痢があり、近医では胃腸炎の疑いとして投薬されていたが、症状は軽快しなかった。1週間前あたりから、腹痛が増強、38℃程度の発熱があり、朝から数回の嘔吐、少量の下血もあったため、当院の救急外来を受診、イレウス状態であり入院した。

20　イレウス状態の患者の入院当日の栄養投与法　第35回 問題171　解答集 ➡p.143

入院当日の栄養投与法である。**最も適切な**のはどれか。1つ選べ。

(1) 経口からの流動食
(2) 経鼻チューブからの経腸栄養剤
(3) 末梢静脈からの維持輸液
(4) 中心静脈からの高カロリー輸液

21　クローン病患者のたんぱく質源となる食品の目安　第35回 問題172　解答集 ➡p.143

精査の結果、クローン病と診断され、数週間の内科的治療が奏効して、寛解状態になった。1日600kcalの食事と成分栄養剤を併用した栄養療法を開始することになった。エネルギー600kcal、たんぱく質30g、脂質10gの食事を構成するための、たんぱく質源となる食品の目安である。**最も適切な**のはどれか。1つ選べ。

(1) 白身魚50g、鶏肉（皮なし）30g、鶏卵30g、豆腐50g
(2) 青魚50g、鶏肉（皮なし）30g、鶏卵30g、豆腐50g
(3) 白身魚50g、鶏卵60g、豆腐50g、普通牛乳100g
(4) 鶏肉（皮なし）50g、鶏卵60g、豆腐100g

22　退院後の栄養食事指導　第35回 問題173　解答集 ➡p.144

その後、成分栄養剤は利用しつつ、退院後に向けて栄養食事指導を行った。患者の母親から、弁当として望ましいおかずを教えてほしいとの希望があった。具体的な組合せ例である。**最も適切な**のはどれか。1つ選べ。

(1) あじ竜田揚げ、高野豆腐煮物、コーンサラダ
(2) 卵焼き、筑前煮、きんぴらごぼう
(3) 蒸し鶏、鮭塩焼き、白菜おかか和え
(4) ハンバーグ、しゅうまい、ポテトサラダ

次の文を読み「23」、「24」、「25」に答えよ。

K病院に勤務する管理栄養士である。緊急入院した患者の栄養管理計画を作成している。

患者は、65歳、男性。独居、60歳で定年後無職である。普段は1日に市販弁当1個程度しか摂っておらず、1週間前からは体調不良もあり、食事はほとんど摂れていなかった。ベッドに横になっているところを、訪問した民生委員に発見された。半年前の体重は58kgであった。

身長172cm、体重50kg、BMI 16.9kg/m²、血圧96/58mmHg、心拍数94回/分。空腹時血液検査値は、赤血球数380×10⁴/μL、ヘモグロビン9.2g/dL、ヘマトクリット38％、アルブミン3.3g/dL、血糖81mg/dL、総コレステロール90mg/dL、トリグリセリド45mg/dL、尿素窒素24mg/dL、クレアチニン0.45mg/dL。明らかな浮腫、腹水、神経学的な異常は認められなかった。

23　低栄養状態の患者の栄養アセスメント　　第35回 問題174　解答集 →p.144

この患者の栄養アセスメントの結果である。**最も適切**なのはどれか。1つ選べ。
(1)　必要なエネルギー量は、確保できている。
(2)　たんぱく質摂取量は、不足している。
(3)　腎機能は、低下している。
(4)　脱水は、認められない。

24　静脈栄養による栄養補給開始時のエネルギー量　　第35回 問題175　解答集 →p.144

入院時、患者は意識レベルが低く、静脈栄養によって栄養補給を行うことになった。投与開始時のエネルギー量である。**最も適切**なのはどれか。1つ選べ。
(1)　2,000kcal/日
(2)　1,500kcal/日
(3)　1,000kcal/日
(4)　　500kcal/日

25　退院後の食事相談　　第35回 問題176　解答集 →p.144

1か月後、体重は53kg、ヘモグロビン10.2g/dL、アルブミン3.5g/dLまで回復し、1日3食摂る意思が確認できたので、退院することになった。退院後の食事に関して、患者と相談して決めた目標である。**最も適切**なのはどれか。1つ選べ。
(1)　卵、大豆製品、魚、肉のおかずを食べる。
(2)　野菜、きのこ、海藻、いものおかずを食べる。
(3)　果物を食べる。
(4)　水やお茶などの水分を控える。

次の文を読み「26」、「27」、「28」に答えよ。

　K介護老人保健施設に勤務する管理栄養士である。多職種で栄養管理を行い、栄養マネジメント加算を算定している。

　入所者は、85歳、男性。徐々に嚥下障害が進行し、誤嚥性肺炎も認められるようになり、3か月前から胃瘻で栄養管理が行われていた。

　「口から食べられるようになりたい」と本人の意向があり、医師の指示で言語聴覚士による嚥下訓練（間接訓練）が開始された。

　身長165cm、体重48kg、BMI 17.6kg/m²、血圧90/48mmHg。空腹時血液検査値は、ヘモグロビン11.8g/dL、アルブミン3.7g/dL。

26　食物を使った嚥下訓練（直接訓練）　　第35回 問題177　解答集 →p. 144

多職種でミーティングを行っている。嚥下訓練（間接訓練）によって、嚥下機能が改善してきたため、食物を使って直接訓練を開始することにした。最初に用いるものである。**最も適切な**のはどれか。1つ選べ。

(1)　おもゆ
(2)　牛乳
(3)　ゼラチンゼリー
(4)　かぼちゃペースト

27　訓練用の食事形態　　第35回 問題178　解答集 →p. 144

嚥下機能に合わせて、訓練用の食事形態の段階を上げてきた。3か月経った頃、少しむせるようになったので、言語聴覚士より、パン粥ぐらいの段階に戻してほしいと依頼があった。この依頼に合った料理である。**最も適切な**のはどれか。1つ選べ。

(1)　バナナペースト
(2)　炒り卵
(3)　ふろふき大根
(4)　茶碗蒸し（具無し）

この入所者に行った栄養管理の計画と実施に対して、算定できる介護報酬である。最も適当なのはどれか。
1 つ選べ。

(1) 療養食加算

(2) 経口移行加算

(3) 経口維持加算

(4) 栄養改善加算

(5) 栄養スクリーニング加算

次の文を読み「29」、「30」、「31」に答えよ。

Ｋクリニックに勤務する管理栄養士である。

患者は、70歳、女性。重度の関節痛と体力低下によって数年前から通院できなくなり、医師が往診している。この度、腎機能低下が認められたため、医師からエネルギー1,400kcal/日、たんぱく質40g/日、食塩6g/日未満の食事について、在宅患者訪問栄養食事指導の指示があった。屋内での生活はかろうじて自力で行えるが、買い物や食事の準備は近所に住む娘に頼んでいる。摂食嚥下機能に問題はない。

身長150cm、体重44kg、BMI 19.6kg/m²、血圧145/90mmHg。空腹時血液検査値は、ヘモグロビン11.2g/dL、アルブミン3.6g/dL、血糖82mg/dL、尿素窒素26mg/dL、クレアチニン0.80mg/dL、eGFR 54.1mL/分/1.73m²。

29 在宅患者訪問栄養食事指導 第35回 問題180 解答集 ➡p.145

初回の在宅患者訪問栄養食事指導の時に、娘からいつも作っている食事内容のメモをもらい摂取量を把握した（表）。準備された食事はほぼ摂取し、間食はほとんどしない。この内容から優先すべき問題点である。**最も適切な**のはどれか。1つ選べ。

(1) エネルギー摂取量が少ない。
(2) たんぱく質摂取量が少ない。
(3) 野菜摂取量が少ない。
(4) 食塩摂取量が多い。

表 食事メモ

1日目

	朝	昼	夕
	食パン6枚切半分 牛乳1杯（150mL） ヨーグルト1個（100g） バナナ半分	ごはん 茶碗小1杯（100g） 納豆1パック（40g） 茹で野菜小鉢半分 （ブロッコリー、人参） ポン酢 わかめのみそ汁1/2杯	ごはん 茶碗小1杯（100g） かれい煮魚 小1切 野菜類の煮物 小鉢半分

2日目

	朝	昼	夕
	食パン6枚切半分 牛乳1杯（150mL） ヨーグルト1個（100g） みかん1個	ごはん 茶碗小1杯（100g） 奴豆腐（100g） 白菜のおかか和え 小鉢半分 大根のみそ汁1/2杯	ごはん 茶碗小1杯（100g） 肉団子（小5個）と 野菜の洋風煮 （カリフラワー、人参 50g程度） きゅうり酢の物 小鉢半分

（ ）内は、管理栄養士が記載した内容

今後の食事に対する具体的なアドバイスである。**最も適切な**のはどれか。1つ選べ。

(1) 煮物を炒め物に替えるなど、油脂類の摂取を増やしましょう。

(2) 朝食に卵1個程度を追加しましょう。

(3) 朝食にトマト1/2個程度の野菜を追加しましょう。

(4) 昼食のみそ汁をやめましょう。

翌月に、再び在宅患者訪問栄養食事指導を行った。娘より、「最近、母の食欲が低下してきたようだ。」との訴えがあった。対策を相談していたところ、患者から「昔のように、パンにバターをたっぷり塗って食べたい。」と言われた。これに対する返答である。**最も適切な**のはどれか。1つ選べ。

(1) はい、たっぷり塗ってもらいましょう。

(2) バターを5gに決めて、塗ってもらいましょう。

(3) バターではなく、マーガリンをたっぷり塗ってもらいましょう。

(4) たっぷり塗ってもらうのは、週2回にしましょう。

次の文を読み「32」、「33」に答えよ。

　K小児病院に勤務する管理栄養士である。先天性代謝異常等検査でフェニルケトン尿症を指摘された患児の母親に、栄養食事指導を行うことになった。
　患児は、生後1か月、男児。出生体重2,700g、身長48cm。身体・精神に明らかな所見を認めない。

32　管理栄養士の助言　　　第35回 問題183　解答集 ➡ p.145

治療用ミルクについて説明した後に、患児の母親から、「食事療法は一生続けることになりますか？とても心配です。」との質問があった。「一生続けることになります。私もお手伝いします。」の後に続く管理栄養士の助言である。**最も適切な**のはどれか。1つ選べ。
(1)　続けるためにはお母さんの頑張りが何より重要ですよ。
(2)　大変と思われるかもしれませんが、皆さん子どものためと頑張って続けられていますよ。
(3)　病気について説明したパンフレットを差し上げましょう。後で、ご自分で読んで勉強してくださいね。
(4)　同じ病気の子どもをもつ家族会をご紹介しましょう。悩みを相談できますよ。

33　「舌でつぶせる固さ」の時期の離乳食献立　　　第35回 問題184　解答集 ➡ p.145

治療用ミルクと並行して、離乳食を開始する時期となった。「舌でつぶせる固さ」の時期の離乳食献立として、**最も適切な**のはどれか。1つ選べ。
(1)　つぶし粥、豆腐ペースト
(2)　さつまいものマッシュ、卵黄ペースト
(3)　じゃがいものマッシュ、煮たりんご
(4)　煮魚のほぐし、つぶしたバナナ

次の文を読み「34」、「35」、「36」に答えよ。

> K大学クリニックに勤務している管理栄養士である。
>
> 患者は、21歳、女性。大学入学と同時に一人暮らしを始めた。中学生の時からダイエットを始め、大学入学後、おかずには野菜だけを食べる生活を続けている。最近、運動時に息切れするようになり、クリニックを受診した。また他院にて、舌炎を指摘されている。
>
> BMI 18.5kg/m^2。血液検査値は、アルブミン 4.2g/dL、ALT 18U/L、AST 20U/L、総ビリルビン 0.8mg/dL、尿素窒素 16mg/dL、クレアチニン 0.7mg/dL、赤血球 234×10^4/μL、ヘモグロビン 8.5g/dL、MCV 112fL（基準値 79〜100fL）、MCHC 32.4%（基準値 26.3〜34.3%）。

34　追加の血液検査結果　　　　　第35回 問題185　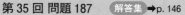

この患者に行った追加の血液検査結果である。**最も適切な**のはどれか。1つ選べ。
(1) 不飽和鉄結合能（UIBC）高値
(2) エリスロポエチン低値
(3) ビタミン B$_{12}$低値
(4) 葉酸低値

35　患者に認められる症候　　　　　第35回 問題186　解答集 ➡p.146

この患者に認められる症候である。**最も適切な**のはどれか。1つ選べ。
(1) 匙状爪
(2) たんぱく尿
(3) 血尿
(4) 神経障害

36　初回の栄養食事指導　　　　　第35回 問題187　解答集 ➡p.146

本人は、今回の受診の結果をきっかけに、これからは食生活を見直したいと思っている。この患者への初回の栄養食事指導である。**最も適切な**のはどれか。1つ選べ。
(1) 納豆や豆腐などの大豆製品を積極的に食べましょう。
(2) 肉、魚、卵、乳製品を、1食に1品以上食べましょう。
(3) ほうれん草など、緑黄色野菜を積極的に食べましょう。
(4) 野菜は茹でこぼして食べましょう。

次の文を読み「37」、「38」、「39」に答えよ。

K市の子育て世代包括支援センターに勤務する管理栄養士である。

保健師から、妊婦Aさんが胎児の成長に必要な栄養が摂れているか心配しているので、相談にのってほしいと言われた。

Aさんは、18歳、妊娠8週目、初産婦。未婚、一人暮らし、接客業、年収180万円。

身長160cm、体重55kg、妊娠前体重54kg、喫煙習慣なし。飲酒習慣なし。つわりの症状はない。

37　1日の食事内容　　　　　　　　　　第36回 問題171　解答集 ➡ p.146

1日の食事内容を聞き取った（表）。普段も同じような食事をしているという。「このような食事で大丈夫ですか。」というAさんに対する返事である。**最も適切な**のはどれか。1つ選べ。

(1) エネルギーはほぼ足りていますし、主食・主菜・副菜も摂れているので、大きな問題はないですよ。

(2) エネルギーは足りていますが、主菜が足りなく改善が必要ですね。

(3) エネルギーはかなり不足していますが、主食・主菜・副菜は摂れているので、問題はないですよ。

(4) エネルギーは不足していますし、主菜も足りなく改善が必要ですね。

表　Aさんの1日の食事内容

朝食 （9時、自宅）	昼食 （14時、職場）	間食 （17時、職場）	夕食 （21時、自宅）	間食 （22時、自宅）
牛乳（200mL）	手作りのお弁当 おにぎり（2個、 　ごはん200g） 卵焼き（卵80g） ウィンナーのソテー 　　　（45g） 野菜炒め （もやし80g、 　にら10g、 　にんじん5g）	ヨーグルト （1個、83g）	カレーライス 作り置きのカレー （豚もも肉60g、 　じゃが芋65g、 　玉ねぎ65g、 　にんじん30g） ごはん（200g） ほうれん草のお浸し 　　　（80g）	アイスクリーム （1個、215kcal）

259

さらに、妊娠中期に向けて優先すべきアドバイスである。**最も適切な**のはどれか。1つ選べ。

(1)　葉酸のサプリメントを摂取しましょう。

(2)　間食に果物を食べましょう。

(3)　朝食に主食も食べましょう。

(4)　夜の間食はやめましょう。

Aさんから簡単にできる料理を教えてほしいと言われた。要望を踏まえ、さらにAさんの状況を考慮して提案する料理である。**最も適切な**のはどれか。1つ選べ。

(1)　1回で食べきれる料理

(2)　有機農産物を利用した料理

(3)　多様な食材を使った料理

(4)　食材費が安価な料理

次の文を読み「40」、「41」、「42」に答えよ。

　K保育園に勤務する管理栄養士である。

　保育園児は、2歳10か月、女児。0歳9か月のときに、小児クリニックで大豆アレルギーと診断された。2歳0か月のとき、自宅でアナフィラキシーを起こし、救急搬送されたことがある。

　医師が記載した「保育所におけるアレルギー疾患生活管理指導表」をもとに、大豆・大豆製品を完全除去した給食を提供している。エピペン®を保育園に預けている。

　身長90cm、体重13kg、成長の遅滞はみられない。父、母、兄（5歳）と暮らしている。

40　大豆アレルギーのある園児に提供しているおやつ　第36回 問題174　解答集 ➡p. 146

保育園で提供しているおやつである。女児のおやつとして、最も適当なのはどれか。1つ選べ。

(1)　ドーナツ

　　　原材料：バター、卵、砂糖、おからパウダー、小麦粉、植物油

(2)　マカロニきな粉

　　　原材料：マカロニパスタ、きな粉、砂糖、食塩

(3)　プリン

　　　原材料：豆乳、砂糖、寒天パウダー、バニラエッセンス

(4)　クッキー

　　　原材料：小麦粉、バター、砂糖、食塩、イースト

(5)　せんべい

　　　原材料：うるち米、植物油脂、食塩、もち米粉、調味料（アミノ酸等）、植物レシチン（一部に大豆を含む）

41　保護者相談　　　　　　　　　　　　　　第36回 問題175　解答集 ➡p. 146

毎月1回行われる女児の保護者との献立確認の席で、女児が最近、兄の食べる市販のチョコレート菓子を口にしていることを保護者が相談した。「湿疹も出ています。ダメと注意すると、もっと食べたがって、どうしたらよいか困っています。」と訴えた。これに対する管理栄養士の発言である。**最も適切**なのはどれか。1つ選べ。

(1)　チョコレート菓子が湿疹の原因ですね。お兄ちゃんが食べるのをやめさせましょう。

(2)　お兄ちゃんが食べているのを見たら、食べたくなりますよね。お菓子の原材料表示を確認してみてください。

(3)　お話も上手になってきたので、保育園で、お子さんに食物アレルギーについて話してみます。

(4)　ご家庭でのおやつについては、保育園ではお答えできません。

翌月の保護者との献立確認時に、その後の状況を把握するための質問内容である。**最も適切な**のはどれか。1つ選べ。

(1) 兄は、チョコレート菓子を食べなくなったか。

(2) 大豆が含まれる菓子を家に置かなくなったか。

(3) 女児が、「ダメ」の注意を聞き入れるようになったか。

(4) 女児の湿疹はよくなったか。

次の文を読み「43」、「44」、「45」に答えよ。

Ｋクリニックの管理栄養士である。

患者は、38歳、男性。事務職。健康診断で肝機能異常を指摘され、受診した。精査の結果、非アルコール性脂肪性肝疾患（NAFLD）と診断された。

身長170cm、体重79kg、BMI 27.3kg/m^2、腹囲92cm。AST66U/L、ALT88U/L。1年前の健康診断時は、体重72kg、BMI 24.9kg/m^2、腹囲87cmであった。

飲酒は、缶ビール350mLを週3回程度。喫煙習慣なし。運動習慣なし。朝は食欲がなく、ヨーグルト（脱脂加糖）を1個食べて出勤する。間食として毎日3回程度、缶コーヒー（乳成分入り・加糖）を飲む。この1年間は仕事が忙しく、残業が増えて帰宅時間が遅くなり、夕食を遅く摂ることが多かった。

43　非アルコール性脂肪性肝疾患患者の栄養食事指導　第36回 問題177　解答集 ➡p.146

主治医と相談し、まず3か月間の食事療法と生活習慣の改善を試みることになり、栄養食事指導を行うことになった。3か月後の目標である。**最も適切なの**はどれか。1つ選べ。
(1) 3kgの減量
(2) BMI 22kg/m^{2}への減量
(3) 腹囲85cm未満の達成
(4) AST、ALTの正常化

44　食事改善のアドバイス　第36回 問題178　解答集 ➡p.147

目標達成を目指した食事改善のアドバイスである。**最も適切なの**はどれか。1つ選べ。
(1) 朝のヨーグルトに、バナナなど果物を入れて食べるよう助言する。
(2) 間食の缶コーヒーを、無糖のものに替えるよう提案する。
(3) 帰宅が20時を過ぎたときは、夕食を抜くことを提案する。
(4) 禁酒を勧める。

45　患者との信頼関係を構築するための声掛け　第36回 問題179　解答集 ➡p.147

3か月後再診し、目標は達成されていた。さらに3か月後にフォローアップする予定であったが、以降来院しなくなった。翌年の健康診断では、体重、腹囲はほぼ前年の状態にまでリバウンドしており、肝機能異常も再燃したため来院した。再度、栄養食事指導を行う際、患者との信頼関係を構築するための声掛けである。**最も適切なの**はどれか。1つ選べ。
(1) せっかく目標達成したのに、リバウンドしてしまいましたね。
(2) お仕事が忙しくて、来られなかったのですね。
(3) ご自分では、リバウンドの原因をどのようにお考えですか。
(4) 脂肪肝の怖さを、理解されていますか。

次の文を読み「46」、「47」、「48」に答えよ。

K透析クリニックに勤務する管理栄養士である。

患者は、47歳、女性。糖尿病腎症により、週3回の血液透析を行うため通院している。

身長150cm、ドライウエイト50kg、標準体重50kg、尿量200mL/日、透析間体重増加量4kg（中2日）。透析前の血液検査値は、HbA1c7.6%、尿素窒素53mg/dL、クレアチニン8.5mg/dL、ナトリウム139mEq/L、カリウム4.8mEq/L、リン4.8mg/dL。普段の食事内容を聞き取った（表1）。

46 血液透析患者の1日当たりの栄養素等摂取量の改善点 第36回 問題180 解答集 ➡p. 147

聞き取った食事内容から、1日当たりの栄養素等摂取量を概算した値である。改善すべき点として、**最も適切な**のはどれか。1つ選べ。

(1) エネルギー1,500kcal
(2) たんぱく質50g
(3) カリウム2,000mg
(4) 水分2,100mL

表1　患者の普段の食事内容

朝食	クロワッサン		2個
	目玉焼き		卵1個分
	生野菜サラダ（キャベツ・トマト）		小鉢1杯分
	オニオンスープ		カップ1杯
	黄桃（缶詰）		1切れ
	紅茶（ストレート）		マグカップ1杯
間食	コーヒー（ブラック）		マグカップ1杯
昼食	ごはん		小茶碗1杯
	焼き鮭		2/3切れ
	里芋と根菜の煮物		小鉢1杯分
	とろろ昆布のすまし汁		汁椀1杯
	緑茶		湯飲み（大）1杯
間食	クッキー		小2枚
	牛乳		コップ1/2杯
夕食	ごはん		小茶碗1杯
	鶏もも肉の照り焼き		1/6枚
	ほうれん草の胡麻和え		小鉢1杯分
	グレープフルーツ		中1/6個
	緑茶		湯飲み（大）1杯

47 取り組んでもらう具体的内容　　　第36回 問題181　解答集 ➡p.147

まず取り組んでもらう具体的な内容を伝えた。**最も適切な**のはどれか。1つ選べ。

(1) ごはんは、毎食、半分量にしましょう。
(2) 主菜の肉や魚は、半分量にしましょう。
(3) 生野菜サラダの代わりに、野菜は煮物にしましょう。
(4) 飲み物のお茶やコーヒーは、半分量にしましょう。

48 半年後の患者の食事内容に対する助言　　　第36回 問題182　解答集 ➡p.147

半年後、再び食事内容を聞き取った（表2）。主菜の量が少ないことが気になった。1日当たりの摂取量を概算したところ、エネルギー1,400kcal、たんぱく質35g、脂質40gであった。聞き取った主菜に対する助言である。**最も適切な**のはどれか。1つ選べ。

(1) 肉や魚の量を、倍にすると良いですよ。
(2) 朝食のソーセージは、ポトフにすると良いですよ。
(3) 昼食の豚肉は、野菜と一緒に炒めると良いですよ。
(4) 夕食のさわらは、衣をつけて揚げると良いですよ。

表2　半年後の患者の食事内容（主菜と主材料）

朝食	ソーセージ炒め	ソーセージ1本（25g）
昼食	豚の生姜焼き	豚ロース30g
夕食	さわらの幽庵焼き	さわら30g

次の文を読み「49」、「50」、「51」に答えよ。

K病院に勤務する管理栄養士である。

患者は、84歳、女性。基礎疾患はない。自宅で娘夫婦と同居していたが、家の中で転倒し、大腿骨頸部を骨折したため、入院し手術を受けた。

入院時の身長140cm、体重35kg、BMI 17.9kg/m²。標準体重43kg。筋肉および皮下脂肪の喪失がみられた。血液検査値は、ヘモグロビン9.7g/dL、総たんぱく質6.3g/dL、アルブミン3.0g/dL。咀嚼・嚥下障害はない。自宅での食事は娘が作っており、家族と同じものを食べていた。

49　入院時に開始する食事　　第36回 問題183　解答集 ➡p. 147

患者の入院時に開始する食事である。**最も適切な**のはどれか。1つ選べ。
- (1)　常食 1,200kcal/日
- (2)　常食 1,600kcal/日
- (3)　軟菜食 1,200kcal/日
- (4)　軟菜食 1,600kcal/日

50　経腸栄養剤　　第36回 問題184　解答集 ➡p. 147

リハビリの開始日から、1日当たりの給与目標エネルギー量を200kcal増やすこととした。間食として経腸栄養剤1パック（200kcal/200mL）を提供したが、「おなかが、いっぱいになるので飲めない。」と、摂取が進まなかった。その場合の対応である。**最も適切な**のはどれか。1つ選べ。
- (1)　現在の経腸栄養剤の提供を続け、飲める範囲で飲んでもらう。
- (2)　異なる味の経腸栄養剤に変更する。
- (3)　200kcal/125mL の経腸栄養剤に変更する。
- (4)　経腸栄養剤の代わりに、みかんを1日1個提供する。

51　栄養食事指導　　第36回 問題185　解答集 ➡p. 147

リハビリが進み、自宅への退院の目途が立ったため、患者とその家族に対し栄養食事指導を行うこととなった。優先すべき指導内容である。**最も適切な**のはどれか。1つ選べ。
- (1)　エネルギー摂取
- (2)　ビタミンD摂取
- (3)　カルシウム摂取
- (4)　鉄摂取

次の文を読み「52」、「53」に答えよ。

K介護老人福祉施設に勤務する管理栄養士である。多職種で栄養ケア・マネジメントを実施している。

入所者は、90歳、女性。末期がんと診断されている。自分が食べられなくなったときには、胃瘻を造設しないと入所時から話していた。

以前は、軟菜食を自分で摂取していたが、1か月前から、介護者が食事介助している。食べ物を口に運ぶと、口を開けてゆっくり食べるが、食事の後半は疲労がみられ、傾眠やむせることもある。排便は1週間に1回、尿量は減少しており、口腔内や腋窩の乾燥がみられる。

身長153cm、体重37kg、体重減少2kg/3か月、血圧の低下、呼吸数の低下、下肢の浮腫あり。

52　末期がん患者の栄養ケアの目標　第36回 問題186　解答集 ➡p. 147

本人および家族を交えたカンファレンスにおいて、予後を踏まえて栄養補給の方法について話し合った。本人の希望を尊重し、積極的な延命処置はしないことになった。栄養ケアの目標に関する記述である。**最も適切な**のはどれか。1つ選べ。

(1)　経鼻経管栄養法により栄養補給し、栄養状態を維持する。
(2)　嚥下訓練を行い、経口摂取の機能を維持する。
(3)　本人が食べたい食事を尊重し、対応する。
(4)　食事は提供せず、水分のみを提供する。

53　患者および家族の意思に配慮した栄養管理　第36回 問題187　解答集 ➡p. 148

眠っている時間が増え、家族が面会に来たときにも本人は眠っていた。「好物だった干し柿を持ってきたので、食べさせたい。」と相談があった。その返答である。**最も適切な**のはどれか。1つ選べ。

(1)　眠っていらっしゃるので、ベッドを起こして、口に少し入れてみましょう。
(2)　今は眠っていらっしゃるので、起きたときに、召し上がるかどうか聞いてみましょう。
(3)　干し柿は硬いので、食べさせてあげられませんね。
(4)　もっと栄養のある食べ物を持ってきてあげてください。

次の文を読み「54」、「55」、「56」に答えよ。

K産科・小児科クリニックの管理栄養士である。

相談者は、1歳1か月の女児とその母親。女児は、第一子、在胎40週、出生時体重は2,850g。1か月健診、4か月健診、いずれも成長・発達は順調で、同クリニックで1歳児健診を受けることとなった。

1歳児健診の問診票に、1日3回離乳食を食べているが、子どもの気になる様子として、「偏食」、「肉や魚を食べない」と記載されていた。1歳児健診の身長73cm、体重9.0kg、歯は上下合わせて前歯4本が生えていた。

54　離乳の段階　　　　　　　　　　第37回 問題171　p. 148

健診当日に個別相談を行った。女児は、棒状にした飯を手に持って口に入れ、顎を左右に動かして噛む動きがみられた。口の中の様子を見ると、飯粒を潰せないまま飲み込んでいた。女児の離乳の段階である。**最も適切な**のはどれか。1つ選べ。

(1)　離乳初期
(2)　離乳中期
(3)　離乳後期
(4)　離乳完了期

55　離乳の段階　　　　　　　　　　第37回 問題172　解答集 →p. 148

個別相談の際、母親は、「市販の鮭フレークを混ぜたごはんは食べるので、鮭は好きかもしれないと思ったのですが、一口大の焼き鮭は食べられませんでした。」と話した。母親が続けて話した女児の焼き鮭の食べ方である。**最も適切な**のはどれか。1つ選べ。

(1)　口に入れることを嫌がります。
(2)　口に入れるとすぐに吐き出します。
(3)　噛み潰さずに飲み込もうとして、おぇっとして吐き出します。
(4)　口の中で、もぐもぐしたままでいます。

母親から、「肉や魚をあまり食べないので、その分、母乳を減らさずにあげています。どのようにしたら、肉や魚を食べるようになりますか。」と質問された。管理栄養士の応答である。**最も適切な**のはどれか。1つ選べ。

⑴　授乳回数を減らしてお腹が空けば、肉や魚も食べるかもしれませんね。

⑵　肉や魚を食べなくても、卵や豆腐、牛乳でたんぱく質を摂れていれば問題ないですよ。

⑶　前歯は生えているので、硬いものを食べて、噛む練習をしてみましょう。

⑷　肉や魚は、軟らかくして、ほぐしたら食べられるかもしれません。

次の文を読み「57」、「58」、「59」に答えよ。

Kクリニックに勤務する管理栄養士である。

患者は、42歳、女性。2型糖尿病と診断された。

身長155cm、体重62kg、BMI 25.8kg/m²。標準体重53kg。血圧136/82mmHg。空腹時の血液検査値は、HbA1c 7.0％、血糖130mg/dL、AST 30U/L、ALT 40U/L、LDLコレステロール144mg/dL、トリグリセリド280mg/dL。

医師から、1日の指示エネルギー量を1,800kcal、炭水化物エネルギー比率を50％Eとして栄養食事指導を行うよう指示があった。

57 **優先すべき栄養** 第37回 問題174 解答集 ➡p.148

この患者に普段の食事を聞き取った（表1）。この患者の優先すべき栄養上の問題である。**最も適切**なのはどれか。1つ選べ。

(1) たんぱく質の摂取量が多い。
(2) 脂肪の摂取量が多い。
(3) 炭水化物の摂取量が多い。
(4) 食塩の摂取量が多い。

表1 患者の普段の食事内容

朝食 7時	昼食 12時	間食 17時	夕食 20時
食パン（4枚切り）　1枚 マーマレード　1匙 バナナ　1本 カフェオレ　1杯	親子丼（並盛） たくあん　2枚 味噌汁　1杯	おにぎり　1個	ごはん　200g 餃子　6個 ビール　350mL アイスクリーム　100g

58 優先的に改善を指導する項目　　第37回 問題175　解答集 →p. 148

設問 174（**57**）を踏まえ、栄養食事指導を行い、その1か月後に2回目の栄養食事指導を行った。2回目の指導時に、患者が持参した1日分の食事記録から、糖尿病食事療法のための食品交換表に基づき単位の計算を行った（表2）。1日の合計単位数は20.2単位であった。

優先的に改善を指導する項目である。**最も適切な**のはどれか。1つ選べ。

(1) 「表1」
(2) 「表3」
(3) 「表6」
(4) 「調味料」

表2　2回目の栄養食事指導時に患者が持参した食事記録の内容

		表1	表2	表3	表4	表5	表6	調味料
朝食	食パン（4枚切り）　1枚	3.0						
	スライスチーズ　1枚			1.0				
	ハム　1枚			0.5				
	目玉焼き			1.0		0.1		
	アボカドサラダ					1.0	80 (g)	
	バナナ　1/2本		0.5					
	カフェオレ　1杯				0.5			0.2
	小計	3.0	0.5	2.5	0.5	1.1	80 (g)	0.2
昼食	ごはん　150g	3.0						
	鶏もも（皮なし）の照り焼き			2.0		0.2		0.2
	付け合わせ：キャベツ、トマト						30 (g)	
	冷ややっこ			1.0				
	ほうれん草の胡麻和え					0.2	40 (g)	0.1
	たまねぎの味噌汁						10 (g)	0.3
	小計	3.0	0.0	3.0	0.0	0.4	80 (g)	0.6
間食	加糖ヨーグルト　120g				1.0			
	小計	0.0	0.0	0.0	1.0	0.0	0 (g)	0.0
夕食	さしみ			1.5				
	つま：大根						20 (g)	
	しょうゆ							
	きゅうりの酢の物						50 (g)	0.1
	きんぴらごぼう					0.3	40 (g)	0.1
	枝豆			1.0				
	りんご　1/4個		0.5					
	小計	0.0	0.5	2.5	0.0	0.3	110(g)	0.2
	1日合計（単位）	6.0	1.0	8.0	1.5	1.8	0.9	1.0

59 栄養食事指導時の具体的なアドバイス　　第37回 問題176　解答集 →p. 148

患者が2回目の指導時に持参した食事記録の内容（表2）に対する、具体的なアドバイスである。**最も適切な**のはどれか。1つ選べ。

(1) 夕食で、昼食と同じくらいの量のごはんを食べましょう。
(2) 昼食の鶏肉を、皮つきにしましょう。
(3) 朝食のカフェオレを、市販の野菜ジュースにしましょう。
(4) 昼食の味噌汁を、コーンポタージュにしましょう。

次の文を読み「60」、「61」、「62」に答えよ。

　　K病院に勤務する管理栄養士である。

　　患者は、58歳、男性。COPDで、3年前より吸入薬を使用していた。風邪がきっかけで呼吸困難となり救急搬送された。入院後、気管支拡張薬、ステロイド薬が投与され、酸素療法を行っている。

　　入院時、身長170cm、体重50kg、BMI 17.3kg/m²。血圧132/90mmHg、心拍数135回/分、血清アルブミン値3.8g/dL、安静時エネルギー消費量1,440kcal/日。

60　　1日当たりの必要エネルギー量　　　　第37回 問題177　　解答集 ➡p.148

この患者の1日当たりの必要エネルギー量（kcal）を算出した。最も適当なのはどれか。1つ選べ。

(1)　1,200
(2)　1,440
(3)　1,800
(4)　2,200
(5)　2,600

61　　栄養補助食品　　　　第37回 問題178　　解答集 ➡p.149

入院1日目は呼吸苦や腹部膨満感により食事を摂取できなかった。入院2日目に、静脈栄養法と併せて、経口摂取による栄養補給を行った。用いる栄養補助食品である。**最も適切な**のはどれか。1つ選べ。

(1)　嚥下困難者用ゼリー（9kcal/150g）
(2)　MCT含有ゼリー（200kcal/80g）
(3)　低リンミルク（90kcal/100mL）
(4)　低カリウムミルク（85kcal/100mL）

62　　栄養管理計画　　　　第37回 問題179　　解答集 ➡p.149

入院7日目、呼吸状態の改善に従い、食欲の改善も見られ、常食（3回）と栄養補助食品（1回）で、エネルギー目標量の5割を摂取できるようになった。リハビリテーションを開始するため、栄養管理計画を見直した。**最も適切な**のはどれか。1つ選べ。

(1)　1回当たりの食事量を増やす。
(2)　脂肪エネルギー比率を下げる。
(3)　常食を嚥下調整食に変更する。
(4)　1回当たりの食事提供量を減らして、食事の回数を増やす。

次の文を読み「63」、「64」、「65」に答えよ。

K病院の管理栄養士である。

患者は、72歳、女性。下部食道がん切除および胃管を用いた再建手術の目的で入院した。

身長150cm、体重40kg、BMI 17.8kg/m²。標準体重50kg。基礎代謝量920kcal/日。入院前、食べ物がつかえる感じはあったが、通常量程度の食事は摂取できていた。入院後も、経口摂取を継続している。

63　栄養補給方法と、提供する食事または経腸栄養剤　第37回 問題180　解答集 ➡p.149

患者は、放射線治療後に手術を受ける予定である。術直後からの栄養補給方法と、提供する食事または経腸栄養剤の組合せである。**最も適切な**のはどれか。1つ選べ。

(1)　経口栄養法―――――――――軟菜食
(2)　経管栄養法（食道瘻）―――――成分栄養剤
(3)　経管栄養法（胃瘻）―――――――成分栄養剤
(4)　経管栄養法（空腸瘻）―――――成分栄養剤

64　栄養投与目標量　　　　　　　　第37回 問題181　解答集 ➡p.149

再建手術直後からの栄養投与目標量の組合せである。**最も適切な**のはどれか。1つ選べ。

	エネルギー （kcal/日）	たんぱく質 （g/日）
(1)	600	30
(2)	600	50
(3)	1,200	30
(4)	1,200	50

65　食後の過ごし方　　　　　　　　第37回 問題182　解答集 ➡p.149

手術と治療は順調に進み、術後2週間後から常食を開始することになった。食後の過ごし方について、優先的に指導する内容である。**最も適切な**のはどれか。1つ選べ。

(1)　食後1時間程度、仰臥位をとる。
(2)　食後1時間程度、右側臥位をとる。
(3)　食後1時間程度、座位を保つ。
(4)　食後すぐに、歩行訓練のリハビリテーションを始める。

次の文を読み「66」、「67」に答えよ。

Kリハビリテーション病院に勤務する管理栄養士である。

患者は、88歳、女性。数日前から、ろれつが回らなくなったため、急性期病院を受診した。頭部MRIの結果、脳梗塞と診断され入院した。意識はおおむね清明であったが、右片麻痺が認められた。入院翌日、38℃台の発熱、咳、痰を認め、急性肺炎と診断された。肺炎は軽快し、当院へ転院となった。

66　患者の姿勢　　　　第37回 問題183　

精査の結果、患者は嚥下障害が認められたため、摂食嚥下支援チームで対応することになった。日本摂食嚥下リハビリテーション学会嚥下調整食分類のコード0jから、摂食嚥下リハビリテーションを開始することになった。その時の患者の姿勢である。**最も適切な**のはどれか。1つ選べ。
(1)　右側臥位、頸部後屈
(2)　左側臥位、頸部後屈
(3)　右側臥位、頸部前屈
(4)　左側臥位、頸部前屈

67　嚥下機能に適した卵料理　　　　第37回 問題184　解答集 ➡p. 149

嚥下調整食分類のコード3の食事まで食べられるようになった時点で、自宅へ退院することになった。患者の家族から、朝食の卵料理を質問された。患者の嚥下機能に適した卵料理として、**最も適切な**のはどれか。1つ選べ。
(1)　ゆで卵
(2)　目玉焼き
(3)　スクランブルエッグ
(4)　炒り卵

次の文を読み「68」、「69」、「70」に答えよ。

K市の健康増進課に勤務する管理栄養士である。

市の教育委員会より、近年、新入学の児童における肥満傾向児の割合が増加していると情報提供があった。そこで、肥満に関連する要因を検討し、対策を講じたいと考えた。

68　肥満傾向児の割合の指標　　　　　第 34 回 問題 190　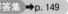

小学校で新入学の児童に実施された身体計測の値を用い、肥満傾向児の割合を全国及び県全体と比較したい。そのための指標として、**最も適切な**のはどれか。1つ選べ。

(1) BMI

(2) ローレル指数

(3) 学校保健統計調査方式による肥満度判定

(4) 幼児身長体重曲線計算式による肥満度判定

69　質問紙調査　　　　　第 34 回 問題 191　

K市における直近 10 年間の出生時の体格を確認したところ、変化していなかった。このことを踏まえ、幼児の肥満に関連する要因を検討する目的で、質問紙調査を実施する。調査対象として、**最も適切な**のはどれか。1つ選べ。

(1) 無作為抽出した 20〜30 歳代の成人

(2) 3 歳児健康診査を受診する児の保護者

(3) 妊産婦教室の参加者

(4) 市が開催する「子育てフェスタ」の参加者

質問紙調査の結果から、児と保護者及び家庭の実態が把握できた（表）。この結果を踏まえ、市内保育園の年中・年長児を対象とする、ポピュレーションアプローチのプログラムを計画した。重要度と実現可能性を考慮した場合の優先度の高いプログラムである。**最も適切な**のはどれか。1つ選べ。

表　質問紙調査の結果（肥満度の低い児については除く）

単位%

			肥満度	
			高い	ふつう
		人数	（100名）	（1,150名）
児の食行動	菓子の摂取頻度	日に2回以上	31.0	28.0
		日に1回以下	69.0	72.0
	甘い飲み物の摂取頻度	日に2回以上	54.0	38.0
		日に1回以下	46.0	62.0
	他の児と比べたときの食べる速度	速い	22.0	18.0
		ふつう	28.0	32.0
		遅い	8.0	12.0
		わからない	42.0	38.0
保護者の食行動	菓子の摂取頻度	日に2回以上	30.0	22.0
		日に1回以下	70.0	78.0
	甘い飲み物の摂取頻度	日に2回以上	47.0	24.0
		日に1回以下	53.0	76.0
	他の人と比べたときの食べる速度	速い	45.0	20.0
		ふつう	44.0	60.0
		遅い	11.0	20.0
家庭環境	間食の時間	決めている	51.0	64.0
		決めていない	49.0	36.0
	甘い飲み物の買い置き	あり	74.0	60.0
		なし	26.0	40.0

(1) 保育園の給食時間を長くして、児がよく噛んでゆっくり食べる習慣をつけるようにする。

(2) 菓子の適切な摂り方に関するリーフレットを作成し、全家庭に配布する。

(3) 甘い飲み物に含まれる砂糖量のリーフレットを作成し、全家庭に配布する。

(4) 肥満度の高い児の保護者に対し、家庭における甘い飲み物の買い置きを控えるように説明する。

次の文を読み「71」、「72」に答えよ。

K県の健康増進課に勤務している管理栄養士である。

K県では5年ごとに国民健康・栄養調査に準じた方法で、K県健康・栄養調査を実施している。今回の調査では、栄養摂取状況調査の精度を高めるため、これまでの1日調査から、1週間のうち3日間の食事調査に変更した。

71 食事調査上の誤差 第34回 問題193  解答集 →p. 150

3日間の食事調査に変更することにより、小さくなる調査上の誤差である。**最も適切な**のはどれか。1つ選べ。

(1) 日間変動
(2) 季節間変動
(3) 過小申告
(4) 過大申告

72 調査の変更が結果に及ぼす影響 第34回 問題194 解答集 →p. 150

3日間の摂取量データから、栄養素摂取量の分布を記述し、県民の食事摂取状況をアセスメントした。3日間調査に変更したことが、その結果に及ぼす影響である。**最も適切な**のはどれか。1つ選べ。

(1) 1日調査に比べ、たんぱく質摂取量の平均値が低くなる。
(2) 1日調査に比べ、たんぱく質摂取量の不足のリスクが高い者の割合が高くなる。
(3) 1日調査に比べ、食塩摂取量の平均値が高くなる。
(4) 1日調査に比べ、食塩摂取量が目標量を超えている者の割合が高くなる。

次の文を読み「73」、「74」、「75」に答えよ。

　　K町健康増進課に勤める管理栄養士である。
　　K町は、脳血管疾患の標準化死亡比（SMR）が147.5と高い。対策を検討するため、
K町のデータヘルス計画に用いられた国保データベース（KDB）システムの集計結果
を用いることになった。KDBには、健診情報、医療情報、介護情報が収載されている。
　　K町では、国民健康保険被保険者を対象に、特定健康診査を集合健診により実施し
ている。

73　KDBシステムから得られる重要な情報　　第34回 問題195　解答集 ➡p.150

脳血管疾患の予防対策を検討するために、高血圧の有病者割合に加えて、KDBシステムから得られる重要
な情報である。**最も適切な**のはどれか。1つ選べ。
(1)　特定健康診査受診率
(2)　特定保健指導実施率
(3)　受診勧奨者の医療機関受診率
(4)　要介護認定率

74　食事調査法　　第34回 問題196　解答集 ➡p.150

KDBシステムを用いた検討の結果、50歳代男性に高血圧の有病者割合が高いことが確認された。これま
で一次予防対策としては、減塩に取り組んできたので、今後は、野菜摂取の対策に重点を置くことになっ
た。具体的な対策を検討するため、町の特定健診受診者全員を対象に食事調査を実施し、いつ、どこで、
どのように野菜を摂取しているかを把握することになった。食事調査法として、**最も適切な**のはどれか。
1つ選べ。
(1)　陰膳法
(2)　食事記録法（秤量法）
(3)　24時間思い出し法
(4)　半定量食物摂取頻度調査法

75 野菜摂取量の増加が期待される食環境整備　　第 34 回 問題 197　　解答集 ➡ p. 150

食事調査の結果、50 歳代男性は地元の飲食店利用が多く、外食の場合、野菜料理が少ないことが明らかになった。そこで、野菜摂取量の増加が期待される食環境整備を計画した。**最も適切な**のはどれか。1 つ選べ。

(1)　地元のケーブルテレビの協力を得て、野菜摂取に関する広報を行う。

(2)　地元の飲食店の協力を得て、メニュー表に、各メニューの野菜量を表示してもらう。

(3)　地元の飲食店の協力を得て、どの食事にも、野菜ミニ小鉢が付くサービスを行ってもらう。

(4)　地元の生産者団体の協力を得て、「道の駅」で地場産野菜を買うと、地域ポイントがつく仕組みを作る。

次の文を読み「76」、「77」、「78」に答えよ。

K小学校に勤務する栄養教諭である。単独調理場方式で学校給食を提供し、1回の提供食数は500食である。調理は、A～Fの6人が担当する。図は、米飯、鶏のから揚げ、いんげんと人参のごま和え、けんちん汁の献立の作業工程表である。

作業工程表

汚染作業区域
非汚染作業区域

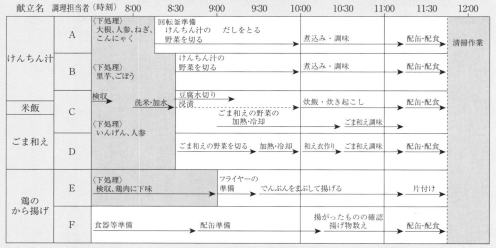

設置されている加熱調理機器：ガスレンジ2台、回転釜（満水量：110L）3台、フライヤー1台、
スチームコンベクションオーブン1台、立型炊飯器2台

76　調理の工程　　　　　　　　　第34回 問題198　　解答集 ➡p.150

ごま和えのいんげんと人参を加熱して冷却する調理の工程である。**最も適切な**のはどれか。1つ選べ。
(1) 回転釜で茹でて、水冷する。
(2) 回転釜で茹でて、真空冷却機で冷却する。
(3) スチームコンベクションオーブンで蒸して、真空冷却機で冷却する。
(4) スチームコンベクションオーブンで蒸して、冷蔵庫で冷却する。

77　フライヤーの故障への対応策　　　　　第34回 問題199　　解答集 ➡p.150

フライヤーで鶏肉を揚げようとしたところ、揚げ油の温度が120℃までしか上がっていないと調理員から報告があり、フライヤーの故障が確認された。鶏肉を調理する対応策である。**最も適切な**のはどれか。1つ選べ。
(1) 中華鍋で揚げる。
(2) 回転釜で揚げる。
(3) 回転釜で炒める。
(4) スチームコンベクションオーブンで焼く。

今回の対応策で、鶏肉を調理する場合の担当者である。**最も適切な**のはどれか。 1 つ選べ。

(1) 予定通り、EとFが担当する。

(2) EとFに加え、Bも担当する。

(3) EとFに加え、Cも担当する。

(4) EとFに加え、BとCも担当する。

次の文を読み「79」、「80」、「81」に答えよ。

　　K市の保育課に勤務する管理栄養士である。
　　市内の保育所では、園児の朝食内容に栄養面からみて問題が多いこと、また、朝食を欠食する児の割合も増加しているとの情報提供があった。そこで、K市内の市立保育所に通園する児（1〜6歳）の保護者全員を対象に、児と保護者の朝食摂取に関する現状と課題を把握するために、質問紙調査を実施した。

79　朝食摂取状況に関する質問紙調査の結果　　　第 35 回 問題 188　　解答集 ➡ p. 151

図 1 は、児と保護者の朝食摂取状況に関する質問紙調査の結果である。正しいのはどれか。1 つ選べ。

(1)　朝食をほとんど食べない児の割合は、17 ％である。
(2)　朝食を毎日食べる保護者の割合は、94 ％である。
(3)　朝食をほとんど食べない保護者の割合は、23 ％である。
(4)　朝食を毎日食べる児の保護者の 94 ％は、朝食を毎日食べている。
(5)　朝食をほとんど食べない保護者の児の 17 ％は、朝食をほとんど食べない。

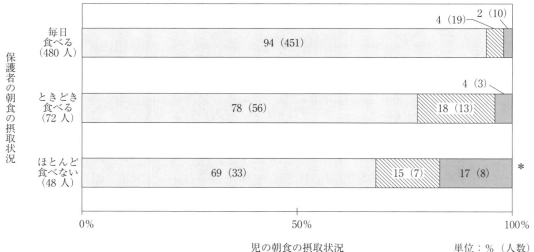

図 1　K 市立保育所に通園する児と保護者の朝食の摂取状況

＊ ％は、小数第 1 位を四捨五入して求めたため、合計は 100 ％とはならない。

質問紙調査結果と、これまでの保護者との面談等からの情報を踏まえ、重要度と改善可能性のマトリクスを作成して、朝食摂取に関する課題の優先順位付けを行った（図2）。優先度の高いものとして、**最も適切なのはどれか。**1つ選べ。

(1) A「朝食の大切さがわからない」
(2) B「栄養バランスを考えて朝食を準備するのは大変」
(3) C「子どもはともかく、私は朝食を食べたくない」
(4) D「朝は忙しくて時間がない」

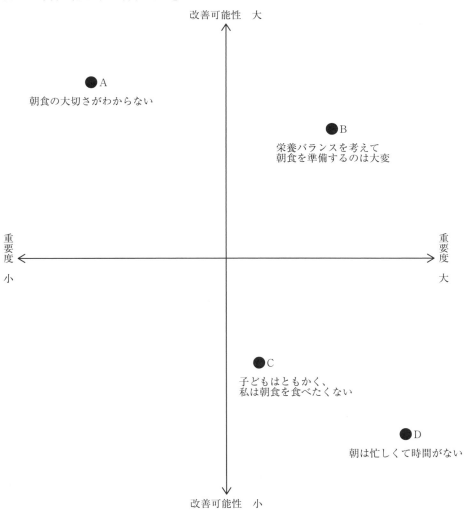

図2 **朝食摂取に関する課題**

課題の優先順位付けを踏まえ、その課題を解決するために、K 市の保育課と保育所が連携して行う取組である。**最も適切な**のはどれか。1 つ選べ。

(1) 朝食摂取の大切さをテーマに、著名な講師を招いて講演会を行う。

(2) 「朝食を摂るためには、ライフスタイルの見直しから」というメッセージを、SNS で保護者向けに発信する。

(3) 市販品を組み合わせるだけでできる、「栄養バランスがとれるお手軽朝食」というリーフレットを、保護者全員に配布する。

(4) 栄養バランスのよい朝食の作り方を教える調理実習を企画し、参加を呼びかける。

次の文を読み「82」、「83」、「84」に答えよ。

K市健康増進課に勤務する管理栄養士である。

K市は人口30万人の中核市である。市で策定した食育推進計画の期間が次年度末までとなっている。そこで、今期の評価と次期計画のための調査設計と、次期食育推進計画の目標値及びその期間におけるモニタリング方法について検討を行う。

82　調査設計　　　　　　　　　　　　　第35回 問題191　 解答集 ➡ p. 151

5年前に、無作為抽出した市民3,000人を対象に食育推進に関する質問紙調査を郵送法で実施したところ、回収数は600であった。今期の評価と次期計画のための調査設計として、**最も適切な**のはどれか。1つ選べ。

(1)　前回の調査と比較するために、標本の抽出方法、対象者数、調査方法及び市民への広報活動は前回と同じにする。

(2)　標本の抽出方法、対象者数、調査方法は前回と同じとするが、市民への広報活動を前回より強化する。

(3)　標本抽出方法は同じだが、対象者数を前回の3倍の9,000人とし、同じ調査方法で実施する。

(4)　市内在住の食生活改善推進員とその家族を含む計600人を対象に、前回と同じ調査票を用いて調査を実施する。

83　次期の目標値の設定方法　　　　　　　第35回 問題192　 解答集 ➡ p. 151

調査の結果、市全体における「主食・主菜・副菜を組み合わせた食事を毎日摂っている者の割合」は、今期の目標値を達成した。しかし、性・年齢階級別にみると、目標値に達していない集団があった。また、全体では、県や近隣の市町村レベルには達していなかった。次期の目標値の設定方法として、**最も適切な**のはどれか。1つ選べ。

(1)　今期の達成状況を維持するため、同じ目標値を継続する。

(2)　目標値に達していない性・年齢階級集団の目標値を決め、それが達成された場合の市全体の数値を新たな目標値とする。

(3)　人口規模が近い近隣自治体の目標値を確認し、それらの平均値を目標値として設定する。

(4)　県レベルを目指すため、県の食育推進計画と同じ目標値に設定する。

次期計画の実施期間において、市民の「主食・主菜・副菜を組み合わせた食事」の状況を、市の既存の事業を活用してモニタリングする仕組みをつくることになった。**最も適切な**のはどれか。1つ選べ。

(1) 市のホームページに、市民の自由な意見を書き込める仕組みを導入する。

(2) 市が実施する各種健康診査の参加者を対象に、簡易な質問紙調査を実施する。

(3) 市が実施するママ・パパ教室の参加者を対象に、簡易な質問紙調査を実施する。

(4) 市の食育推進会議の委員を対象に、ヒアリング調査を実施する。

次の文を読み「85」、「86」に答えよ。

> K県の健康推進課に勤務する管理栄養士である。
> K県では健康増進計画の一環として、5年計画で食環境整備事業を実施してきた。5年目に評価を行ったところ、「食品中の食塩の低減に取り組む県内の食品製造企業登録数」は目標値を達成した。そこで、次の5年間の計画では、これらの商品の利用を増やすことを新たな目標として追加した。

85 **目標に対する評価指標**　　　　第35回 問題194　解答集 p. 151

「県内登録企業の食品中の食塩を低減した商品（減塩商品）の利用を増やす」という目標に対する評価指標である。**最も適切な**のはどれか。1つ選べ。
(1) 国民健康・栄養調査の栄養摂取状況調査票における、県内登録企業の減塩商品の出現数
(2) 県内登録企業の減塩商品の、県内における販売数
(3) 県内の最大手スーパーマーケットにおける、県内登録企業の減塩商品の販売数
(4) 県内保健医療機関に勤務する管理栄養士が実施する、県内登録企業の減塩商品を活用した栄養指導の回数

86 **ポピュレーションアプローチ**　　　　第35回 問題195　解答集 p. 151

「県内登録企業の食品中の食塩を低減した商品（減塩商品）の利用を増やす」には、消費者である県民への働きかけも重要である。県民に、県内登録企業の商品を含む減塩商品の利用を促すポピュレーションアプローチとして、**最も適切な**のはどれか。1つ選べ。
(1) 県の保健所に減塩商品の利用を勧めるパンフレットを置く。
(2) 県内市町村が実施する高血圧教室で、減塩商品の利用を推奨してもらう。
(3) 県内のスーパーマーケットで、減塩商品の売場にPOPを掲示してもらう。
(4) 県内事業所の社員食堂で、卓上に減塩調味料を置いてもらう。

次の文を読み「87」、「88」、「89」に答えよ。

　　K町に勤務する管理栄養士である。
　　豪雨によりK町の4分の1が浸水し、道路の一部が寸断され、住民約100名が公民館に避難している。この避難所の栄養管理を担当することとなった。公民館には、小さな家庭用のシンクが2か所、プロパンガスの家庭用コンロが2つ設置されている。

87　最初に聞き取る項目　　第35回 問題196　解答集 p. 151

避難所開設当日、避難所にかけつけた管理栄養士が、避難住民から最初に聞き取る項目である。**最も適切なのはどれか。** 1つ選べ。
(1)　避難当日に食べた食事内容
(2)　食事の要配慮事項
(3)　食物の嗜好
(4)　日常の朝食摂取状況

88　避難所で管理栄養士が行うべきこと　　第35回 問題197　解答集 ➡ p. 152

避難所開設3日目、水道・電気は使用できないが、給水車により水の供給があり、プロパンガスは使用可能であることが確認された。4日目には、多様な食品の支援物資が届き、水と食品の保管場所を決定した。管理栄養士が行うべきこととして、**最も適切なのはどれか。** 1つ選べ。
(1)　支援物資の使用計画表の作成
(2)　避難者個々の必要栄養量の算出
(3)　避難者の体重計測
(4)　大量調理器具の調達

89　避難所の昼食の献立　　第35回 問題198　解答集 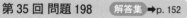 p. 152

避難所開設5日目、避難住民のうち、義歯の状態が悪く咀嚼機能が低下している住民10名に提供する昼食の献立である。昼食には缶入りお茶を配布している。**最も適切なのはどれか。** 1つ選べ。
(1)　アルファ化米、イワシの味付け缶、きゅうりとプチトマト
(2)　アルファ化米、牛すき焼き缶、きんぴらごぼう缶
(3)　レトルト粥、サバの味噌煮缶、レトルトさつま芋レモン煮
(4)　レトルト粥、焼き鳥缶、ホールコーン缶とドレッシングパック

次の文を読み「90」、「91」に答えよ。

K病院に勤務する管理栄養士である。

K病院は300床である。給食管理業務は、直営方式によるクックサーブシステムで運営されている。調理従事者は正規雇用者8名である。

なお、調理場に設置されている主な機器は、回転釜、炊飯器、スチームコンベクションオーブン、ガステーブル、フライヤー、温蔵庫、冷凍庫、冷蔵庫、ブラストチラーである。

90　少ない人数での今後1か月間の対応　　第35回 問題199　解答集 ➡ p. 152

調理従事者Kが自宅で骨折し、提出された診断書により1か月の休職が決まった。臨時の人員補充のめどが立たないので、1人少ない人数での今後1か月間の対応を検討した。**最も適切な**のはどれか。1つ選べ。

(1) 調理従事者に勤務時間の延長を依頼し、献立を変更しないで対応する。

(2) 生鮮野菜を冷凍野菜に切り換え、献立を変更して対応する。

(3) 朝食をパン、ジャム、牛乳に変更し、昼食の料理数を増やす。

(4) クックサーブシステムにクックチルシステムを併用し、献立を変更しないで作業密度の低い時間に調理を行って対応する。

91　重要な注意事項　　第35回 問題200　解答集 ➡ p. 152

今回の給食管理業務の対応を行うに当たっての、重要な注意事項である。**最も適切な**のはどれか。1つ選べ。

(1) 過去のインシデントレポートから厨房内で滑りやすい場所を確認する。

(2) 食材料段階での異物混入の確認方法を再考する。

(3) 誤配食にならないように、トレーセット内容の確認方法を再考する。

(4) HACCPに基づいて、衛生管理マニュアルを再考する。

次の文を読み「92」、「93」、「94」に答えよ。

K小学校に勤務する栄養教諭である。児童の望ましい食習慣の形成を目的に、3年計画で、「朝食を毎日食べる子どもの割合の増加」を目標とした食育に取り組んでいる。評価の対象は、計画期間の3年間を通して在籍する1年生から4年生までの600人である。

92 目標の種類　　　　　　　　　　　第36回 問題188　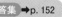

「朝食を毎日食べる子どもの割合の増加」の達成に向けて、設定した目標である（表）。表のa～cに入る目標の種類として、最も適当なのはどれか。1つ選べ。

	a	b	c
(1)	学習目標	学習目標	行動目標
(2)	学習目標	行動目標	環境目標
(3)	学習目標	学習目標	環境目標
(4)	学習目標	学習目標	学習目標
(5)	行動目標	行動目標	学習目標

表　食育の目標、取組内容および評価

目標の種類	目標	取組内容	目標値（%）	実績値（%）		
				開始時	1年目終了時	2年目終了時
（行動目標）	朝食を毎日食べる子どもの割合の増加	―	100	92	98	98
（　a　）	朝食の役割を理解している子どもの割合の増加	全クラスで、年1回、「朝食の役割」についての授業を行う。	100	88	98	99
（　b　）	簡単な朝食を作ることができる子どもの割合の増加	夏休み明けに、朝食メニューコンクールを実施する。	90	82	85	90
（　c　）	朝食摂取の大切さを理解している保護者の割合の増加	月1回、朝食をテーマとした食育だよりを全保護者に向け発行する。	100	95	98	98

K小学校評価対象児童600人

93 目標達成のために重要な評価指標　　　第36回 問題189　解答集 ➡p.152

表に示す目標「朝食摂取の大切さを理解している保護者の割合の増加」の取組内容の経過評価である。目標達成のために重要な評価指標として、**最も適切な**のはどれか。1つ選べ。

(1) 食育だよりの発行部数
(2) 食育だよりの発行にかかった費用
(3) 食育だよりを読んだ保護者の割合
(4) 保護者の朝食欠食の割合

94 目標達成に向けて取り組むべき内容　　　第36回 問題190　解答集 ➡p.152

2年間同じ取組を実施した。2年目が終了し、3年目の取組内容を検討している。「朝食を毎日食べる子どもの割合の増加」の目標達成に向けて3年目に取り組むべき内容である。**最も適切な**のはどれか。1つ選べ。

(1) 朝食欠食の子どもとその保護者を対象に、個別的な相談指導を実施する。
(2) 食育の授業回数を、全クラスで年1回から年4回に増やす。
(3) 希望者を対象に、夏休みに子ども料理教室を開催する。
(4) 簡単朝食メニューのレシピを冊子にして、全児童に配布する。

次の文を読み「95」、「96」、「97」に答えよ。

K社に勤務する管理栄養士である。これまでも、特定健康診査・特定保健指導を実施していたが、社員の脳・心血管疾患の罹患率は高い状態が続き、改善がみられない。そこで、健康保険組合と協議して、実施内容を見直すことになった。

95 保健指導の内容の見直し 第36回 問題191 解答集 ➡p.153

特定健康診査の結果の一部である（表）。この結果から、健康管理の一環として、40歳以上の社員の保健指導の内容を見直した。その内容に関する記述である。**最も適切な**のはどれか。1つ選べ。

(1) 積極的支援期間の延長
(2) 動機付け支援回数の増加
(3) 情報提供内容の充実
(4) 非肥満のリスク保有者に対する保健指導の実施

表 保健指導判定値による
リスクありの者および喫煙者の割合

リスク評価項目	割合（%）
腹囲	20
BMI	15
血圧	40
脂質	10
血糖	20
喫煙	40

特定健康診査受診者500人（K社社員）

96　ナッジを活用したチラシ　　　　第36回 問題192　解答集 ➡p. 153

これまで保健指導を呼びかけても反応しなかった無関心層をターゲットとし、保健指導の利用を促すチラシを作成した。ナッジを活用したチラシとして、**最も適切な**のはどれか。1つ選べ。

(1)
> 昨年は、わが社の
> 保健指導対象者の
>
> **2人に1人**
>
> が保健指導を受けました。

(2)
> わが社の昨年の
> 保健指導実施率は
> **50**％でした。
>
> 目標の**70**％に
> 達していません。

(3)
> 保健指導を受けないと、
>
> **脳・心血管
> 疾患**
>
> のリスクが高まります。

(4)
> 保健指導を受けると、こんな
> **いいこと**
> 　　　　があります。
> ・生活習慣改善のヒントを
> 　お伝えします。
> ・管理栄養士による個別の
> 　食事診断が受けられます。

97　社員食堂のメニューの見直す内容　　　　第36回 問題193　解答集 ➡p. 153

特定健康診査受診者の70％が社員食堂を利用していたことから、社員食堂のメニューを見直すことにした。見直す内容として、**最も適切な**のはどれか。1つ選べ。
(1)　メニューに無料で果物を付ける。
(2)　メニューの食塩相当量を減らす。
(3)　低糖質のメニューを増やす。
(4)　野菜の小鉢を増やし、野菜から食べることを推奨する。

次の文を読み「98」、「99」、「100」に答えよ。

K県健康増進課の管理栄養士である。

K県では5年ごとに国民健康・栄養調査に準じた方法で、統計的に十分な対象者数を得て、県民健康・栄養調査を11月に実施している。

これまでは1日間の食事記録法による食事調査を行い、県民摂取量の代表値を得て、前回調査からの変化を評価できるように実施してきた。今回の調査目的は、経年比較に加え、日本人の食事摂取基準を用いた摂取状況のアセスメントを行い、施策立案の資料を得ることである。

98　食事調査方法　　　　　　　　　第36回 問題194　解答集 ➡p. 153

調査目的を達成するための食事調査方法である。**最も適切な**のはどれか。1つ選べ。
(1)　従来と同じ1日間の食事記録法
(2)　不連続の複数日の食事記録法
(3)　K県で妥当性が確認された食物摂取頻度調査法
(4)　全国規模のコホート研究で実績のある食物摂取頻度調査法

99　評価結果　　　　　　　　　　　第36回 問題195　解答集 ➡p. 153

1,000kcal当たりの食塩摂取量について、男女とも等分散の正規分布であることを確認した上で、今回と前回の平均値の差を成人男女別に比較したところ、表のような結果を得た。統計的な有意水準は両側5%とする。評価結果として、**最も適当な**のはどれか。1つ選べ。
(1)　男女とも、摂取量に有意な変化は見られなかった。
(2)　男女とも、摂取量は有意に減少した。
(3)　男性は、摂取量が有意に減少した。
(4)　女性は、摂取量が有意に減少した。
(5)　男女とも、変化を判断できなかった。

表　K県成人男女における食塩摂取量の経年比較

(g/1,000 kcal)

	今回と前回の平均値の差	差の95%信頼区間
男性	−0.32	−0.68 ～ 0.04
女性	−0.22	−0.42 ～ −0.02

年代別の検討の結果、40〜60歳台男性で食塩を目標量以上摂取している者の割合が、85％と多いことがわかった。40〜60歳台男性の食塩摂取量低減に向けて、1年間の食環境整備モデル事業を行うことになった。県内在住従業員が多く、社員食堂の利用率が80％と高い事業所から協力を得た。食塩摂取量の低減が期待できる取組である。**最も適切な**のはどれか。1つ選べ。

(1) 社内ウェブサイトで、栄養成分表示を活用した減塩食品の選び方や使い方を紹介する。

(2) 社員食堂で、調理に使用する調味料の量を少しずつ低減する。

(3) 社員食堂で、食塩量が2.5g未満の食事に「適塩マーク」をつける。

(4) 社員食堂で、県民の健康課題と食塩摂取の現状を伝えるポスターを掲示する。

次の文を読み「101」、「102」に答えよ。

K県保健所に勤務する管理栄養士である。食品表示に関する相談業務を担当することになった。

管内に本社と工場を置く食品製造事業者から、販売を予定している商品の表示について相談があった。

101 栄養成分表示の改善点の助言 　　　　第 36 回 問題 197 　解答集 ➡p. 153

食品表示基準に基づき、栄養成分表示（図 1）の改善点の助言を行った。最も適当なのはどれか。1 つ選べ。

(1) 栄養成分等の含有量は、100 g 当たりで表示する必要があります。
(2) 表示値は一定値にする必要があります。
(3) DHA は、栄養成分表示の枠外に区別して表示する必要があります。
(4) ポリフェノールは、栄養成分表示の枠内にその含有量を表示する必要があります。
(5) 「カルシウムたっぷり」と記載しているので、栄養機能食品であることの表示が必要です。

図 1

```
○○食品　おさかなソーセージ
    カルシウムたっぷり
  ××ポリフェノール入り！

栄養成分表示（1 本 50 g 当たり）

┌─────────────────────────┐
│ エネルギー      78～82 kcal │
│ たんぱく質          5.0 g  │
│ 脂質          4.0～4.4 g  │
│  ―DHA          700 mg  │
│ 炭水化物            5.6 g  │
│ 食塩相当量          0.8 g  │
│ カルシウム         250 mg  │
└─────────────────────────┘
```

102 健康増進法に基づいた広告　第36回 問題198 解答集➡p. 153

相談があった商品について、インターネットに図２の内容で広告を出したいと相談があった。健康増進法に基づいた回答として、**最も適切な**のはどれか。１つ選べ。

(1) 県では、この相談には応じられません。
(2) この内容の広告を出すには、医師や識者の談話の記載が必要です。
(3) この内容の広告を出すには、人を対象とした試験結果の記載が必要です。
(4) 消費者を著しく誤認させる可能性がある健康の保持増進効果は、記載できません。

図２

毎日１本食べるだけで、普段の生活を変えなくても、 **1 か月で 5kg** も減ります！

次の文を読み「103」、「104」に答えよ。

　　500床のK病院に勤務する管理栄養士である。直営で給食を運営している。昼食時に1名の患者から、主菜の付け合わせの、せんキャベツに金属片が入っていると苦情があり、病棟の看護師から管理栄養士に来てほしいと要請があった。病棟に見に行ったところ、その金属片は、せんキャベツに用いた生食用食材のフードスライサーの刃のようであった。

103　**管理栄養士が最初に取るべき行動**　　第36回 問題199　解答集 ➡p. 154

この後、管理栄養士が、最初に取るべき行動である。**最も適切な**のはどれか。1つ選べ。
(1)　代わりのせんキャベツを盛り付けた主菜を、病棟に届ける。
(2)　せんキャベツが提供されている患者全員に、その皿の喫食を中止するように要請する。
(3)　金属片が混入していた患者が、他にいないか問い合わせる。
(4)　厨房の中の調理機器を確認する。

104　**フードスライサーを買い替える間の対応**　　第36回 問題200　解答集 ➡p. 154

金属片は、生食用食材のフードスライサーの刃であることが判明し、フードスライサーを買い替えることにした。新品が届くまでの間に、生食用食材のフードスライサーを使用する料理が5回予定献立に入っていた。この間の対応である。**最も適切な**のはどれか。1つ選べ。
(1)　フードスライサーを使用する生食用野菜を、予定献立から削除する。
(2)　加熱用食材のフードスライサーを使用する。
(3)　包丁を用い手作業で切る。
(4)　生食用カット野菜を使用する。

次の文を読み「105」、「106」に答えよ。

Ⅵ 栄養教育論

Ⅶ 臨床栄養学

Ⅷ 公衆栄養学

Ⅸ 給食経営管理論

Ⅹ 応用力試験

　　K保育園に勤務する管理栄養士である。園内で食事を作り提供している。3〜5歳児の昼食で、野菜の残菜が目立った。そこで、園として食育を実施することにした。

105　**3〜5歳児向けの食育の内容**　　　　　　第37回 問題185　解答集 →p. 154

野菜を残さず食べることを目的とした、3〜5歳児向けの食育の内容である。**最も適切な**のはどれか。1つ選べ。
(1)　3色食品群の紙芝居を用いて、栄養を学ぶ。
(2)　実物の野菜を使って、1日に必要な野菜量を学ぶ。
(3)　食品カードを用いて、旬の野菜を知る。
(4)　園内の敷地で野菜を育てて、感謝の気持ちを育む。

106　**セルフ・エフィカシー**　　　　　　　　　第37回 問題186　解答集 →p. 154

保護者向けの食育だよりを発行することにした。子どもの野菜を食べるセルフ・エフィカシーを高める方法として、保護者に行ってほしい内容である。最も適当なのはどれか。1つ選べ。
(1)　野菜が入っているか分からないようにして、料理を提供すること
(2)　野菜の常備菜をいつも冷蔵庫に置いておくこと
(3)　野菜を食べることによる健康のメリットを伝えること
(4)　野菜を残すと作ってくれた農家の人が悲しむと伝えること
(5)　子どもの前で保護者がおいしそうに野菜を食べること

次の文を読み「107」、「108」に答えよ。

K小学校に勤務する栄養教諭である。単独校方式で180食の給食を提供している。調理従事者は、栄養教諭を除いた3名とパートタイマー1名である。パートタイマーをもう1名募集しているが、適任者が見つからない。図は小学校の厨房の図面である。

107 調理作業の効率化　　　　　　　　第37回 問題187　解答集 ➡p.154

焼き物機が老朽化したため、栄養教諭は調理作業の効率化を考慮し、機器購入を予定している。Aの場所に設置する機器である。**最も適切な**のはどれか。1つ選べ。

(1) 焼き物機
(2) スチームコンベクションオーブン
(3) ジェットオーブン
(4) コンベクションオーブン

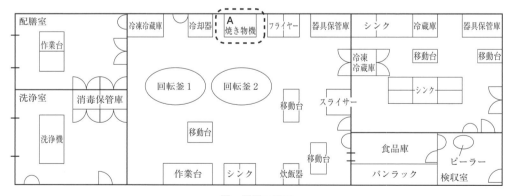

図　厨房の図面

その後、Aの場所に、購入した機器を設置した。この機器を積極的に活用するため、調理工程を見直した。翌日の献立は、ご飯、鶏肉の竜田揚げ、小松菜のナムル、人参とキャベツのスープ、牛乳である。購入した機器を用いることにより、調理作業の効率が良くなる料理である。**最も適切な**のはどれか。1つ選べ。

⑴　ご飯

⑵　鶏肉の竜田揚げ

⑶　小松菜のナムル

⑷　人参とキャベツのスープ

次の文を読み「109」、「110」、「111」に答えよ。

　K社健康保険組合の管理栄養士である。社内の健康診断後、メタボリックシンドロームの予防を目的としたグループカウンセリングを呼びかけたところ、5人の男性社員が集まった。5人とも、通院、服薬なし。

109　行動変容の準備性　　　第 37 回 問題 189　解答集 ➡p. 154

自己紹介の後、グループカウンセリングの参加のきっかけを聞いた。表は 5 人の発言の一部である。この発言から行動変容の準備性を把握した。最も適当なのはどれか。1 つ選べ。
(1)　行動変容ステージは、5 人とも同じである。
(2)　無関心期（前熟考期）は、4 人である。
(3)　準備期は、3 人である。
(4)　実行期は、2 人である。
(5)　維持期は、1 人である。

表　参加者の年齢、BMI、喫煙状況、参加のきっかけ

氏名	年齢 （歳）	BMI （kg/m²）	喫煙状況	参加のきっかけ
A	36	27.7	非喫煙	どこも悪くないので、痩せる必要はないと思っていますが、上司から参加するよう言われ参加しました。
B	29	29.5	非喫煙	上司に勧められて参加しました。若い頃からずっとこの体型です。
C	32	25.7	非喫煙	昨年も参加しました。おかげで、3kg 痩せました。もう少し頑張ろうと思い、今年も参加しました。
D	28	24.8	喫煙	もともと痩せ型です。最近体重が増え、血圧も高くなり、参加しました。減量した経験はありません。
E	37	26.3	非喫煙	結婚して体重が10kg 増え、妻が心配するので参加しました。痩せたいと思っていますが、自信がありません。

110 **グループカウンセリングの進め方**　　　第37回 問題190　　解答集 →p. 155

参加者全員の行動変容と、その継続を促すグループカウンセリングの進め方である。優先される進め方として、**最も適切な**のはどれか。1つ選べ。

(1) AさんとBさんに、今の体型で良いと考えている理由を話してもらう。

(2) Cさんに、減量に取り組んだ工夫と、減量して良かったことを話してもらう。

(3) Dさんに、喫煙歴と禁煙の意思について話してもらう。

(4) Eさんに、結婚した年齢と、結婚後の生活習慣を話してもらう。

111 **セルフモニタリングする目標**　　　第37回 問題191　　解答集 →p. 155

Aさんは、毎日間食として、ポテトチップス1袋（60g、325kcal）を食べていた。グループカウンセリングを受けて、Aさんは、間食について当面2週間、取り組む行動目標を設定した。達成できたかどうかを、毎日セルフモニタリングする目標として、**最も適切な**のはどれか。1つ選べ。

(1) ポテトチップスを食べないよう心がける。

(2) ポテトチップスを食べない。

(3) ポテトチップスは、1日小袋（30g）1つまでにする。

(4) ポテトチップスは、1日200kcalまでにする。

次の文を読み「112」、「113」、「114」に答えよ。

K事業所の社員食堂を運営する給食受託会社に勤務する管理栄養士である。給食はクックサーブ方式で運営され、1日昼食500食を提供している。昼食の営業時間は11時30分〜13時30分で、提供メニューは2種の定食60％、丼物・カレー20％、麺類20％の構成である。汁物はウォーマーテーブルで温めている。

112　味噌汁に使用する味噌の食塩濃度　　　　第37回 問題192　　解答集 ➡p.155

味噌汁は、定食2種と丼物・カレーの喫食者に提供される。給食受託会社の味噌汁のレシピは表に示した通りである。この社員食堂の味噌汁に使用する味噌の食塩濃度は、13％である。汁の食塩濃度（％）として、最も適当なのはどれか。1つ選べ。

(1)　0.6
(2)　0.8
(3)　1.0
(4)　1.2
(5)　1.3

表　味噌汁のレシピ

	1人分
	純使用量（g）
味噌	8.0
だし汁	130
具※（碗盛り）	0.5

※具は麩、カットわかめ、乾燥ねぎの日替わり。

113　味噌汁の食塩濃度　　　　第37回 問題193　　解答集 ➡p.155

ある日、社員Aさんは喫食後に、味噌汁の味がいつもより塩辛かったと調理師に伝え、オフィスに戻った。調理師は作業終了後、管理栄養士にそのことを伝えた。調理師にAさんの喫食時間を聞いたところ、今日はいつもより遅く、13時30分近くであった。味噌汁の食塩濃度に影響を与えたと考えられる要因である。**最も適切な**のはどれか。1つ選べ。

(1)　具材の量
(2)　味噌汁の品質基準
(3)　出来上がり温度
(4)　保温時間

Aさんの意見を受けて、これまでの喫食者の満足度調査を行い、設問 193（ **113** ）で把握した要因を確認した。味噌汁を適切な品質で提供するための改善策である。**最も適切な**のはどれか。1つ選べ。

(1) 提供時に1杯ずつ食塩濃度を測定する。

(2) 味噌汁の品質基準を変更する。

(3) 保温温度を 60℃に下げる。

(4) 営業時間の前半と後半に分けて調味する。

次の文を読み「115」、「116」、「117」に答えよ。

K県健康増進課に勤務する管理栄養士である。K県では、国の結果と比較できるように、国民健康・栄養調査と同じ方法で、県民健康・栄養調査を実施することになった。

---

115 **調査の精度を高めるために行うべきこと**　　第 37 回 問題 195　

調査員として非常勤の管理栄養士・栄養士を雇用する。調査の精度を高めるために行うべきことである。**最も適切な**のはどれか。1つ選べ。
(1) 栄養指導の実務経験 10 年以上の者を雇用する。
(2) 業務で食事調査の経験のある者を雇用する。
(3) 調査方法の手技を確認・練習する研修会を行う。
(4) 調査方法のポイントをまとめ、調査員に配布する。

---

116 **食事記録を行う際の留意点**　　第 37 回 問題 196　

食事調査の実施前に、世帯の代表者または世帯で主に調理を行う者に対して、説明会を行う。食事記録を行う際の留意点として説明する内容である。**誤っている**のはどれか。1つ選べ。
(1) 特別な行事などがない、普段の食事の記録をしてください。
(2) 単身赴任など離れて暮らす家族の食事も記録してください。
(3) 家庭外で飲食したものも、記録してください。
(4) 計量できるものは、計量してください。
(5) 計量が難しい場合は、目安量で記録してください。

---

117 **重量を推定するための対応**　　第 37 回 問題 197　解答集 ➡ p. 156

食事記録内容の確認を行ったところ、飯の量が「茶碗1杯」と記録されていた。この場合に重量を推定するための対応である。**最も適切な**のはどれか。1つ選べ。
(1) あらかじめ設定された換算表を用いて推定する。
(2) 調査員の自宅で使用している茶碗の大きさから推定する。
(3) 口頭で、普通盛りか、大盛りかを、対象者に確認して推定する。
(4) フードモデルや実物大食品カードを用いて、対象者に確認して推定する。

次の文を読み「118」、「119」、「120」に答えよ。

K市健康増進課の管理栄養士である。

K市（5万人）では健康増進計画の一環として、減塩の取組を行ってきた。取組開始時に、食塩摂取量と減塩に対する意識について調査を行っており、減塩に対する意識が高い者の方が食塩摂取量が少なかった。計画は10年計画で、5年目に中間評価を行った。表は過去4年間に行った取組である。

表　K市の4年間の減塩の取組

取組1	市のウェブサイトにおける減塩料理のレシピの掲載 計80レシピ掲載
取組2	減塩に関する市民公開講座の開催 年1回　200人参加
取組3	減塩料理の調理実習の開催 平日年4回　20人/回参加

118　食塩摂取量の変化　　　　　　第37回 問題198　　解答集 ➡p.156

取組開始時と中間評価時に、それぞれ市民1,000人ずつを無作為抽出し、横断調査を実施した（図1、2）。調査方法は同一である。市民の食塩摂取量の変化に関する記述である。最も適当なのはどれか。1つ選べ。

(1)　集団全体の食塩摂取量の平均値は下がったが、中央値は変わらなかった。
(2)　集団全体の食塩摂取量の平均値及びヒストグラム上の最頻値は下がった。
(3)　集団全体の食塩摂取量の分布のばらつきは大きくなったが、範囲（レンジ）は狭まった。
(4)　第1四分位点未満の者の食塩摂取量は下がったが、第3四分位点以上の者の食塩摂取量は上がった。
(5)　第1四分位点未満の者の人数は減ったが、第3四分位点以上の者の人数は増えた。

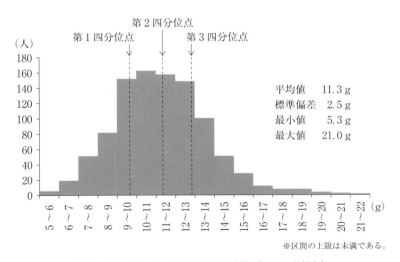

図1　取組開始時の食塩摂取量の分布（1,000人対象）

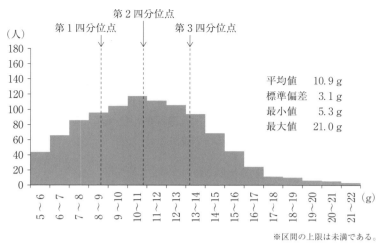

平均値 10.9 g
標準偏差 3.1 g
最小値 5.3 g
最大値 21.0 g

※区間の上限は未満である。

図2 中間評価時の食塩摂取量の分布（1,000人対象）

| 119 | 食塩摂取量の変化の理由 | 第37回 問題199 | 解答集 →p.156 |

図1から図2に至った食塩摂取量の変化の理由について、表の4年間の取組から考察した。**最も適切な**のはどれか。1つ選べ。

(1) 減塩レシピを、市のウェブサイトで掲載したため
(2) 減塩に対する意識の高い人向けの取組になっていたため
(3) 参加者人数が限られていたため
(4) 実施頻度が少なかったため

| 120 | 食塩摂取状況の課題解決 | 第37回 問題200 | 解答集 →p.156 |

食塩摂取量の変化とその考察を踏まえて、市民の食塩摂取状況の課題解決に向けて、取組を見直した。**最も適切な**のはどれか。1つ選べ。

(1) 民間のレシピサイト運営会社と連携し、民間のサイトで、市の減塩レシピの情報発信を行うことにした。
(2) 市民公開講座の会場を、収容人数が大きい施設に変更することにした。
(3) 調理実習の回数を増やし、土日の開催も行うことにした。
(4) 市内のスーパーマーケットと協働して、減塩をうたわず、弁当や惣菜中の食塩量の低減を行うことにした。

参考資料

管理栄養士国家試験出題形式
管理栄養士国家試験出題基準
出題年別問題番号索引

	2024年2月（第38回）実施から
1．出題数及び出題形式	出題数及び出題数の配分については、引き続き現行を維持する。出題数の配分については、各分野間の関連に配慮し、その重複を避け、分野横断的な設問については、応用力試験として取り扱う。また、応用力試験については、改定後の管理栄養士国家試験の実施状況を勘案し、内容の更なる充実に向けて検討することが望ましい。 　出題形式については、正しいもの（5つの選択肢から1つの正解肢）を問う方式を原則とすることが望ましい。なお、栄養管理を実践する上で必要な思考・判断力を評価する問題では、最も適切なものを問うこととする。 　このほか、近年の保健医療分野の国際化の進展等を鑑み、保健医療関係職種による多職種連携において広く用いられている基礎的な英語用語や、管理栄養士の専門領域に係るものとして把握しておくべき英語用語について、その理解を確認するための問題を導入することが望ましい。
2．出題数の配分	1）社会・環境と健康 ……………………………………………………… 16問 2）人体の構造と機能及び疾病の成り立ち ……………………………… 26問 3）食べ物と健康 …………………………………………………………… 25問 4）基礎栄養学 ……………………………………………………………… 14問 5）応用栄養学 ……………………………………………………………… 16問 6）栄養教育論 ……………………………………………………………… 13問 7）臨床栄養学 ……………………………………………………………… 26問 8）公衆栄養学 ……………………………………………………………… 16問 9）給食経営管理論 ………………………………………………………… 18問 10）応用力試験 ……………………………………………………………… 30問 <div align="center">合計…200問</div>
3．試験時間	305分
4．配点基準	1問1点
5．合格基準	総合点120点（60％）以上。
6．受験資格	・管理栄養士養成施設（4年）卒業 ・4年制の栄養士養成施設卒業＋1年以上の実務経験 ・3年制の栄養士養成施設卒業＋2年以上の実務経験 ・2年制の栄養士養成施設卒業＋3年以上の実務経験

資料：「令和4年度 管理栄養士国家試験出題基準（ガイドライン）改定検討会報告書（令和5年1月5日）」より

管理栄養士国家試験出題基準の利用法

1．定義

　管理栄養士国家試験出題基準（ガイドライン）は、管理栄養士国家試験の「妥当な範囲」と「適切なレベル」とを項目によって整理したものであり、試験委員が出題に際して準拠する基準である。

　したがって、管理栄養士国家試験出題基準は、管理栄養士養成課程の教育で扱われる内容の全てを網羅するものではなく、また、これらの教育のあり方及び内容を拘束するものではない。

2．基本的考え方

　管理栄養士としての第一歩を踏み出し、その職務を果たすのに必要な基本的知識及び技能について的確に評価する内容とする。

　社会・環境と健康、人体の構造と機能及び疾病の成り立ち、食べ物と健康では、栄養管理を実践する上での基本となる人間の健康（疾病）と社会・環境、食べ物の関係についての問題を出題する。

　基礎栄養学、応用栄養学、栄養教育論、臨床栄養学、公衆栄養学、給食経営管理論では、管理栄養士が果たすべき多様な専門領域のいずれにおいても重要な基盤となる栄養の意義や、個人、集団、地域を対象とした栄養管理に関する問題を出題する。

　また、応用力試験として、管理栄養士として栄養管理を実践する上で必要とされる知識、思考・判断力を問う問題を出題する。

3．利用方法

(1)　大・中・小項目

　A）大項目は、中項目を束ねる見出しである。

　B）中項目は、管理栄養士国家試験の出題の範囲となる事項である。

　C）小項目は、中項目に関する内容を分かりやすくするために示したキーワード及び事項である。これらは、大・中項目に関連して出題されるものとする。また、出題範囲は記載された事項に限定されず、標準的な学生用教科書に記載されている程度の内容を含む。

(2)　その他

　（　　）：直前の語の言い換え。

　〔　　〕：（　　）の中に（　　）がある場合の大きい括り。

　　：　：直前の項目の具体的な事項例（ただし、全てを網羅するものではない。）。

● 　本書では、直近試験を含めた過去5年分の出題について、出題基準のどの範囲にあたるのかを、次頁以降で示しています。試験対策にご活用ください。

　※　なお、原則として、1つの出題は、1つの中項目と対応させて出題番号を配置していますが、出題範囲が2つ以上の中項目にまたがっていると考えられる出題については、それぞれに出題番号を配置し、＊を付しました。

Ⅰ　社会・環境と健康

〈出題のねらい〉

○健康とは何か、そして人間の健康を規定する要因としての社会・環境に関する知識を問う。

○人々の健康状態とその規定要因を測定・評価し、健康の維持・増進や疾病予防に役立てる考え方とその取組についての理解を問う。

○保健・医療・福祉制度や関係法規の概要についての知識を問う。

大	中	小	第34回	第35回	第36回	第37回	第38回
1		社会と健康					
	A	健康の概念					
		a　健康の定義					【1】
		b　健康づくりと健康管理					
	B	公衆衛生の概念					
		a　公衆衛生と予防医学の歴史					
		b　公衆衛生の定義と目的					
		c　公衆衛生と予防医学；一次・二次・三次予防			【1】	【1】	
		d　プライマリヘルスケア				【2】	
		e　ヘルスプロモーション					
		f　公衆衛生活動の進め方；リスクアナリシス、マネジメントサイクル、地域診断					
		g　予防医学のアプローチ；ハイリスクアプローチ、ポピュレーションアプローチ、予防医学のパラドックス					
	C	社会的公正と健康格差の是正					
		a　社会的公正の概念			【2】		
		b　健康の社会的決定要因、健康格差					
2		環境と健康					
	A	生態系と人々の生活					
		a　生態系と環境の保全					
		b　地球規模の環境					
	B	環境汚染と健康影響					
		a　環境汚染；大気汚染、水質汚濁、土壌汚染	【10】	【1】			
		b　公害					
	C	環境衛生					
		a　気候、季節					
		b　空気					
		c　温熱					
		d　放射線			【3】	【3】	【2】
		e　上水道と下水道					
		f　廃棄物処理					
		g　建築物衛生					
3		健康、疾病、行動に関わる統計資料					
	A	保健統計					
		a　保健統計の概要					
	B	人口静態統計					
		a　人口静態統計と国勢調査					
		b　人口の推移；総人口、人口ピラミッド、人口指標			【16】*		【3】
		c　世界の人口					
	C	人口動態統計					
		a　人口動態統計と各指標の届出制度					
		b　出生	【2】	【2】	【4】	【4】	
		c　死亡	【3】	【4】	【16】*		
		d　死因統計と死因分類（ICD）					
		e　年齢調整死亡率；直接法、標準化死亡比					
		f　死産、周産期死亡、乳児死亡、妊産婦死亡					
	D	生命表					
		a　生命表		【3】		【5】	
		b　平均余命と平均寿命					
		c　健康寿命					
	E	傷病統計					
		a　患者調査			【16】*		【4】
		b　国民生活基礎調査					

大	中	小	第34回	第35回	第36回	第37回	第38回
	F	健康増進に関する統計					
		a 国民健康・栄養調査					
		b レセプト情報・特定健診等情報データベース（NDB）、国保データベース（KDB）					
4		健康状態・疾病の測定と評価					
	A	疫学の概念と指標					
		a 疫学の定義、対象と領域					
		b 疾病頻度の指標；罹患率、累積罹患率、有病率、致命率、死亡率					
		c 曝露因子の影響評価；相対危険、ハザード比、オッズ比、寄与危険					
	B	疫学の方法					
		a 記述疫学					
		b 横断研究					
		c 生態学的研究（地域相関研究）	【4】		【5】		【5】【6】
		d コホート研究					
		e 症例対照研究					
		f 介入研究					
		g ランダム化比較試験					
	C	バイアス、交絡の制御と因果関係					
		a バイアス；選択バイアス、情報バイアス					
		b 交絡と標準化					
		c 疫学研究の評価と因果関係のとらえ方、Hill の判定基準					
	D	スクリーニング					
		a スクリーニングの目的と適用条件	【5】	【6】	【6】		
		b スクリーニングの精度；敏感度、特異度、陽性反応的中度、ROC 曲線					
	E	根拠（エビデンス）に基づいた医療（EBM）及び保健対策（EBPH）					
		a エビデンスの質のレベル					
		b 系統的レビューとメタアナリシス					
		c 診療ガイドライン、保健政策におけるエビデンス					
	F	疫学研究と倫理					
		a 人を対象とした研究調査における倫理的配慮；研究倫理審査					
		b インフォームド・コンセントとオプトアウト					
		c 利益相反					
5		生活習慣（ライフスタイル）の現状と対策					
	A	健康に関連する行動と社会					
		a 健康の生物心理社会モデル	【1】	【6】【7】			【7】【8】
		b 生活習慣病、NCDs の概念					
		c 健康日本21（第二次）※ ※次期国民健康づくり運動開始後は、当該内容を含むこととする。					
	B	身体活動、運動					
		a 身体活動・運動の現状	【5】		【7】	【7】	
		b 身体活動・運動の健康影響					
		c 健康づくりのための身体活動基準及び指針					
	C	喫煙行動					
		a 喫煙の現状					
		b 喫煙の健康影響と社会的問題					
		c 禁煙サポートと喫煙防止	【8】	【8】			
		d 受動喫煙防止					
		e その他のたばこ対策					
	D	飲酒行動					
		a 飲酒の現状					
		b 飲酒の健康影響と社会的問題				【8】	
		c アルコール対策と適正飲酒					
	E	睡眠、休養、ストレス					
		a 睡眠と生活リズム					
		b 睡眠障害と睡眠不足の現状、睡眠指針	【6】				
		c 休養の概念と休養指針					
		d ストレスの概念とストレスマネジメント					

大	中	小	第34回	第35回	第36回	第37回	第38回
	F	歯科口腔保健					
		a 歯・口腔の健康と食生活					
		b 歯・口腔と全身の健康					【9】
		c 歯科口腔保健行動					
		d 歯科口腔保健対策					
6		主要疾患の疫学と予防対策					
	A	がん					
		a 主要部位のがん		【9】【14】*	【9】		【10】
		b がん対策；がん対策基本法、がん対策推進基本計画、がん登録、がんと就労					
		c がん検診					
	B	循環器疾患					
		a 高血圧	【8】		【10】	【9】	
		b 脳血管疾患					
		c 心疾患					
	C	代謝疾患					
		a 肥満、メタボリックシンドローム	【7】		【11】*	【10】	【11】
		b 糖尿病					
		c 脂質異常症					
	D	骨・関節疾患					
		a 骨粗鬆症、骨折			【11】*		
		b 変形性関節症					
		c ロコモティブシンドローム					
	E	感染症					
		a 主要な感染症	【11】	【10】		【11】	【12】
		b 感染症法					
		c 検疫と予防接種、感染症対策					
	F	精神疾患					
		a 主要な精神疾患					
		b 精神保健対策					
		c 認知症					
	G	その他の疾患					
		a CKD					
		b 呼吸器疾患；COPD					
		c 肝疾患		【14】*			
		d アレルギー疾患					
		e 難病法と難病対策					
	H	自殺、不慮の事故、虐待、暴力					
		a 自殺					
		b 不慮の事故		【11】		【12】*	
		c 虐待、暴力					
7		保健・医療・福祉の制度					
	A	社会保障の概念					
		a 社会保障の定義と歴史				【13】	【13】
		b 公衆衛生と社会保障					
	B	保健・医療・福祉における行政のしくみ					
		a 国の役割と法律					
		b 衛生法規の定義とその内容					
		c 地方自治のしくみ；地方自治法					
		d 都道府県の役割					
		e 市町村の役割					
		f 他職種の役割と連携					
	C	医療制度					
		a 医療保険制度					
		b 医療施設と医療従事者	【13】【14】【15】	【12】	【13】	【14】	【14】
		c 医療費					
		d 医療法と医療計画					
		e 保険者の役割とデータヘルス計画					

大	中	小	第34回	第35回	第36回	第37回	第38回
	D	福祉制度					
		a 福祉制度の概要と関連法規；児童福祉法、身体障害者福祉法、知的障害者福祉法、障害者総合支援法、老人福祉法					
		b 社会福祉					
		c 障害者福祉					
		d 在宅ケア、訪問看護					
	E	地域保健					
		a 地域保健活動の概要					
		b 地域保健法					
		c 保健所と従事者		【13】	【12】	【15】	
		d 市町村保健センターと従事者					
		e 地域における資源と連携					
		f 地域における健康危機管理；自然災害、感染症、食中毒					
	F	母子保健					
		a 母子保健の概要					
		b 母子保健法					
		c 母子健康手帳					
		d 乳幼児健康診査	【16】		【15】	【12】 *	
		e 新生児マススクリーニング					
		f 健やか親子21					
		g 少子化対策；子ども・子育て支援新制度					
		h 児童虐待防止					
	G	成人保健					
		a 生活習慣病の発症予防と重症化予防		【14】 *			
		b 特定健康診査・特定保健指導とその評価					
		c 高齢者の医療の確保に関する法律					
	H	高齢者保健・介護					
		a 高齢者保健と介護の概要					
		b 介護保険法					
		c 介護予防					
		d 要介護認定とケアマネジメント		【15】	【14】	【16】	
		e 地域包括支援センター					
		f 介護施設、老人保健施設					
		g 地域包括ケアシステム					
	I	産業保健					
		a 労働と健康					
		b 労働安全衛生法					
		c 労働安全衛生対策；作業管理、作業環境管理、健康管理					
		d 産業保健従事者	【12】	【16】			【15】
		e 職業と健康障害；産業疲労、職業病、作業関連疾患					
		f 労働災害					
		g メンタルヘルス対策、過労死対策					
	J	学校保健					
		a 学校保健の概要					
		b 学校保健統計；身体発育、体力、健康状態					
		c 学校保健安全法					
		d 学校保健安全対策					【16】
		e 学校保健従事者					
		f 栄養教諭					
		g 学校感染症					
	K	国際保健					
		a 地球規模の健康問題					
		b 国際協力					
		c 持続可能な開発目標（SDGs）	【9】				
		d ユニバーサル・ヘルス・カバレッジ（UHC）					
		e 国際機関；世界保健機関（WHO）、国連食糧農業機関（FAO）、コーデックス委員会（CAC）					

Ⅱ　人体の構造と機能及び疾病の成り立ち

〈出題のねらい〉

○人体の構造や機能についての系統的な理解を問う。

○主要疾患の成因、病態、診断及び治療についての知識を問う。

大	中	小		第34回	第35回	第36回	第37回	第38回
1		人体の構造						
	A	人体の構成						
		a	細胞、組織、器官	【17】	【17】	【17】	【17】	【17】
		b	細胞内の構造と機能					
		c	細胞の増殖・分化					
2		アミノ酸・たんぱく質・糖質・脂質・核酸の構造と機能						
	A	アミノ酸・たんぱく質の構造・機能						
		a	アミノ酸	【18】	【18】			【18】*
		b	ペプチド					
		c	たんぱく質					
	B	糖質の構造・機能						
		a	単糖類			【18】		
		b	少糖類					
		c	多糖類					
		d	複合糖質					
	C	脂質の構造・機能						
		a	脂肪酸		【19】		【18】	【18】*
		b	トリグリセリド					
		c	コレステロール					
		d	リン脂質					
		e	糖脂質					
	D	核酸の構造・機能						
		a	ヌクレオチド	【19】		【19】	【19】	
		b	DNA					
		c	RNA					
		d	遺伝情報の伝達と発現					
3		生体エネルギーと代謝						
	A	生体のエネルギー源と代謝						
		a	異化、同化	【20】		【20】		【19】
		b	ATP					
		c	基質レベルのリン酸化					
		d	電子伝達系と酸化的リン酸化					
		e	脱共役たんぱく質（UCP）					
	B	酵素						
		a	酵素の分類		【20】		【20】	
		b	反応速度					
		c	活性の調節					
		d	補酵素、アイソザイム					
4		アミノ酸・たんぱく質・糖質・脂質の代謝						
	A	アミノ酸・たんぱく質の代謝						
		a	たんぱく質の合成	【21】	【21】			【20】
		b	たんぱく質の分解					
		c	アミノ酸の分解；炭素骨格代謝、窒素代謝					
		d	アミノ酸に由来する生体物質					
	B	糖質の代謝						
		a	解糖系				【21】	
		b	クエン酸回路					
		c	ペントースリン酸回路					
		d	グリコーゲンの合成・分解					
		e	糖新生					
		f	血糖の調節					

大	中		小	第34回	第35回	第36回	第37回	第38回
	C		脂質の代謝					
		a	トリグリセリド・脂肪酸の代謝					
		b	エイコサノイドの代謝			【21】		
		c	コレステロールの代謝					
		d	脂質の輸送とリポたんぱく質の代謝					
	D		核酸の代謝					
		a	プリン・ピリミジンの代謝					
5			個体のホメオスタシスとその調節機構					
	A		情報伝達の機構					
		a	細胞間情報伝達					
		b	内分泌系と神経系による調節	【22】	【22】	【22】		【21】
		c	受容体の構造と機能					
		d	細胞内情報伝達					
	B		ホメオスタシス					
		a	ホメオスタシスとフィードバック機構					
		b	体液のホメオスタシス				【22】	
		c	体温の調節					
		d	生体機能の周期性変化（概日リズム）					
6			加齢・疾患に伴う変化					
	A		加齢に伴う変化					
		a	分子レベルの老化					
		b	器官レベルの老化					
	B		疾患に伴う変化					
		a	炎症と創傷治癒					
		b	変性					
		c	壊死、アポトーシス					
		d	萎縮・肥大		【23】	【23】	【23】	
		e	化生					
		f	良性腫瘍、悪性腫瘍					
		g	発がんのメカニズム；がん遺伝子、がん抑制遺伝子					
	C		個体の死					
		a	心臓死					
		b	脳死と植物状態					
7			疾患診断の概要					
	A		主な症候					
		a	バイタルサイン					
		b	全身症候；発熱、全身倦怠感、体重減少・増加、ショック、意識障害、不穏、けいれん、めまい、脱水、浮腫	【25】		【24】		【22】
		c	その他の症候・病態；チアノーゼ、黄疸、発疹、喀血、頭痛、運動麻痺、腹痛、悪心、嘔吐、嚥下困難、食欲不振、便秘、下痢、吐血、下血、腹部膨隆、腹水、睡眠障害					
	B		臨床検査					
		a	種類と特性					
		b	基準値の考え方					
		c	一般臨床検査；尿、糞便、喀痰					
		d	血液学検査	【24】	【24】		【24】	
		e	生化学検査					
		f	免疫学検査					
		g	微生物学検査					
		h	生理機能検査					
		i	画像検査					
8			疾患治療の概要					
	A		種類と特徴					
		a	原因療法、対症療法		【25】		【25】*	
		b	保存療法、根治療法					

大	中	小	第34回	第35回	第36回	第37回	第38回
	B	治療の方法					
		a 栄養・食事療法					
		b 運動療法					
		c 薬物療法					
		d 手術療法					
		e 輸液、輸血、血液浄化					
		f 臓器・組織移植、人工臓器			【25】	【25】*	【23】
		g 放射線治療					
		h リハビリテーション					
		i 再生医療					
		j 救急救命治療（クリティカルケア）					
		k 緩和ケア					
		l 終末期医療（ターミナルケア）					
		m 尊厳死					
9		栄養障害と代謝疾患					
	A	栄養・代謝に関わるホルモン・サイトカイン					
		a インスリン抵抗性に関わるホルモン	【26】		【26】	【26】	
		b 摂食調節に関わるホルモン					
	B	栄養障害					
		a 飢餓					
		b たんぱく質・エネルギー栄養障害（PEM）、栄養失調症					
		c 悪液質					
		d ビタミン欠乏症・過剰症					
		e ミネラル欠乏症・過剰症					
	C	肥満と代謝疾患					
		a 肥満、メタボリックシンドローム					
		b 糖尿病	【27】				【24】
		c 脂質異常症					
		d 高尿酸血症、痛風					
	D	先天性代謝異常症					
		a アミノ酸代謝異常		【26】			
		b 脂質代謝異常					
		c 糖質代謝異常					
10		消化器系					
	A	消化器系の構造と機能					
		a 消化管の構造と機能					
		b 肝臓・胆嚢・膵臓の構造と機能	【28】	【27】	【27】	【27】	【25】
		c 咀しゃく、嚥下					
		d 消化管ホルモン					
		e 消化、吸収					
	B	消化器疾患の成因・病態・診断・治療の概要					
		a 口内炎、舌炎					
		b 胃食道逆流症					
		c 胃潰瘍、十二指腸潰瘍					
		d たんぱく漏出性胃腸症					
		e 炎症性腸疾患；クローン病、潰瘍性大腸炎					
		f 過敏性腸症候群					
		g 便秘	【28】	【28】		【28】	【26】
		h 肝炎					
		i 肝硬変					
		j 脂肪肝、NAFLD・NASH					
		k 胆石症、胆嚢炎					
		l 膵炎					
		m 腸閉塞（イレウス）					
		n 消化器系の悪性腫瘍					

大	中		小	第34回	第35回	第36回	第37回	第38回
11	循環器系							
	A	循環器系の構造と機能		【29】	【29】	【29】	【29】	【27】
		a	心臓の構造と機能					
		b	血管の構造と機能					
		c	体循環、肺循環					
		d	リンパの循環					
		e	血圧調節の機序					
	B	循環器疾患の成因・病態・診断・治療の概要						
		a	虚血、充血、うっ血	【30】	【30】	【30】		【28】
		b	血栓、塞栓					
		c	動脈硬化					
		d	高血圧症					
		e	虚血性心疾患；狭心症、心筋梗塞					
		f	不整脈；心房細動、心室細動、心室頻拍					
		g	肺塞栓症					
		h	心不全					
		i	脳出血、脳梗塞、くも膜下出血					
12	腎・尿路系							
	A	腎・尿路系の構造と機能		【30】	【31】	【31】	【31】	【29】
		a	腎臓の構造と機能					
		b	尿管・膀胱・尿道の構造と機能					
	B	腎・尿路疾患の成因・病態・診断・治療の概要						
		a	急性糸球体腎炎				【32】	【30】
		b	ネフローゼ症候群					
		c	急性腎障害（AKI）					
		d	CKD；〔糖尿病性腎臓病（DKD）；糖尿病腎症〕、慢性糸球体腎炎、腎硬化症					
		e	血液透析、腹膜透析					
13	内分泌系							
	A	内分泌器官と分泌ホルモン						
		a	ホルモン分泌の調節機構	【31】	【32】	【32】		
		b	視床下部・下垂体ホルモン					
		c	甲状腺ホルモン					
		d	カルシウム代謝調節ホルモン					
		e	副腎皮質・髄質ホルモン					
		f	膵島ホルモン					
		g	性腺ホルモン					
	B	内分泌疾患の成因・病態・診断・治療の概要						
		a	下垂体の疾患	【32】	【33】	【33】	【33】	【31】
		b	甲状腺の疾患					
		c	上皮小体（副甲状腺）の疾患					
		d	副腎の疾患					
14	神経系							
	A	神経系の構造と機能						
		a	神経系の構造と機能		【34】	【34】	【34】	【32】
		b	体性神経系の構造と機能					
		c	自律神経系の構造と機能					
		d	感覚器の構造と機能					
	B	神経疾患の成因・病態・診断・治療の概要						
		a	認知症	【33】				
		b	パーキンソン病・症候群					
15	呼吸器系							
	A	呼吸器系の構造と機能						
		a	気道の構造と機能	【34】	【35】		【35】	【33】
		b	肺の構造と機能					
		c	血液による酸素・二酸化炭素運搬の仕組み					

大	中	小		第34回	第35回	第36回	第37回	第38回
	B	呼吸器疾患の成因・病態・診断・治療の概要		【35】		【35】		【34】
		a	COPD					
		b	気管支喘息					
		c	肺炎					
		d	肺がん					
16		運動器（筋・骨格）系						
	A	運動器系の構造と機能		【36】	【36】	【36】*	【36】*	【35】
		a	骨・軟骨・関節・靭帯の構造と機能					
		b	骨の成長					
		c	骨のリモデリング					
		d	骨格筋の構造と機能					
	B	運動器疾患の成因・病態・診断・治療の概要		【23】【37】		【36】*	【36】*	【36】
		a	骨粗鬆症					
		b	骨軟化症、くる病					
		c	変形性関節症					
		d	フレイル					
		e	サルコペニア					
		f	ロコモティブシンドローム					
17		生殖器系						
	A	生殖器系の構造と機能		【38】			【37】*	【37】
		a	男性生殖器の構造と機能					
		b	女性生殖器の構造と機能					
		c	性周期、排卵の機序					
	B	生殖器疾患の成因・病態・診断・治療					【37】*	
		a	男性生殖器疾患；前立腺肥大、前立腺がん						
		b	女性生殖器疾患；乳がん、子宮体部がん、子宮頸がん						
	C	妊娠と分娩・妊娠合併症			【37】	【37】		
		a	受精と胎児の成長、胎盤						
		b	分娩、乳汁分泌						
		c	妊娠高血圧症候群						
		d	妊娠糖尿病						
18		血液・凝固系						
	A	血液・凝固系の構造と機能			【38】	【38】	【38】	
		a	血球の分化・成熟						
		b	赤血球、白血球、血小板						
		c	血漿たんぱく質						
		d	凝固・線溶系						
	B	血液系疾患の成因・病態・診断・治療の概要		【39】	【39】	【39】	【39】	【38】【39】
		a	貧血						
		b	出血性疾患						
		c	白血病						
19		免疫、アレルギー						
	A	免疫と生体防御		【40】	【40】	【40】	【40】*	【40】
		a	特異的・非特異的防御機構						
		b	体液性免疫、細胞性免疫						
		c	アレルギー						
	B	免疫・アレルギー疾患の成因・病態・診断・治療の概要		【41】	【41】	【41】	【40】*【41】	【41】
		a	食物アレルギー						
		b	膠原病、自己免疫疾患						
		c	免疫不全						
20		感染症						
	A	感染症の成因・病態・診断・治療の概要		【42】	【42】	【42】	【42】	【42】
		a	病原微生物						
		b	性行為感染症						
		c	院内感染症						
		d	新興感染症、再興感染症						
		e	抗菌薬・抗生物質						

Ⅲ　食べ物と健康

〈出題のねらい〉
○食品の分類、成分及び物性を理解し、人体や健康への影響に関する知識を問う。
○食品素材の成り立ちについての理解や、食品の生産から加工、流通、貯蔵、調理を経て人に摂取されるまでの過程における安全性の確保、栄養や嗜好性の変化についての理解を問う。
○食べ物の特性を踏まえた食事設計及び調理の役割の理解を問う。

大	中	小	第34回	第35回	第36回	第37回	第38回
1	人と食べ物						
	A	食文化と食生活					
		a　食文化とその歴史的変遷					
		b　食生活の時代的変化				【43】*	
		c　食物連鎖					
		d　食嗜好の形成					
	B	食料と環境問題					
		a　フードマイレージの低減					
		b　食料生産と食料自給率	【43】		【43】	【43】*	
		c　地産地消					
		d　食べ残し・食品廃棄の低減					
2	食品の分類、成分及び物性						
	A	分類の種類					
		a　生産様式による分類					
		b　原料による分類					
		c　主要栄養素による分類					
		d　食習慣による分類					
		e　その他の分類					
	B	植物性食品の分類と成分					
		a　穀類					
		b　いも及びでん粉類					
		c　砂糖及び甘味類					
		d　豆類	【44】	【43】	【44】	【44】	【43】
		e　種実類	【45】	【44】	【45】		【44】
		f　野菜類	【48】		【46】		
		g　果実類					
		h　きのこ類					
		i　藻類					
	C	動物性食品の分類と成分					
		a　肉類	【46】			【45】	【45】
		b　魚介類	【47】	【45】	【47】	【46】	【48】*
		c　乳類	【64】			【47】	
		d　卵類					
	D	油脂類、調味料及び香辛料類、嗜好飲料類の分類と成分					
		a　油脂類		【46】	【48】		【46】
		b　調味料及び香辛料					
		c　嗜好飲料類					
	E	食品の物性					
		a　コロイド；エマルション、ゾル・ゲル					
		b　レオロジー；非ニュートン流動					
3	食品の機能						
	A	一次機能					
		a　たんぱく質					
		b　炭水化物；糖質、食物繊維		【47】		【48】	【47】
		c　脂質	【49】	【50】	【49】	【49】	【48】*
		d　ビタミン	【50】			【50】	
		e　ミネラル					
		f　水					
	B	二次機能					
		a　色素成分		【48】			
		b　呈味成分	【51】	【49】	【50】		
		c　香気・におい成分		【51】			
		d　テクスチャー					

大	中		小	第34回	第35回	第36回	第37回	第38回
	C		三次機能					
		a	消化管内で作用する機能	【52】				【49】
		b	消化管吸収後の標的組織での生理機能調節					
		c	保健機能食品の成分と機能					
4	食品の安全性							
	A		食品衛生と法規					
		a	リスク分析；リスク評価、リスク管理、リスクコミュニケーション					
		b	食品安全基本法と食品衛生法					
		c	食品衛生関連法規	【53】	【52】			
		d	食品衛生行政組織					
		e	国際機関；世界保健機関（WHO）、国連食糧農業機関（FAO）、コーデックス委員会（CAC）					
	B		食品の変質					
		a	微生物による変質；腐敗					
		b	化学的変質；油脂の酸敗	【54】		【51】	【51】	【50】
		c	変質の防止法					
		d	鮮度・腐敗・酸敗の判定法					
	C		食中毒					
		a	食中毒の定義					
		b	食中毒の発生状況					
		c	細菌性食中毒	【55】	【53】	【52】	【52】	【51】
		d	ウイルス性食中毒	【56】	【54】	【53】	【53】	【52】
		e	自然毒食中毒					【53】
		f	化学性食中毒					
	D		食品による感染症・寄生虫症					
		a	経口感染症					
		b	人畜共通感染症		【55】	【54】	【54】	
		c	食品から感染する寄生虫症					
	E		食品中の有害物質					
		a	かび毒（マイコトキシン）					
		b	化学物質					
		c	有害元素・放射性物質	【57】	【56】		【55】	【54】
		d	食品成分の変化により生ずる有害物質					
		e	混入異物					
		f	残留農薬；ポジティブリスト制					
	F		食品添加物					
		a	食品添加物の役割					
		b	安全性評価；毒性試験、無毒性量（NOAEL）、一日摂取許容量（ADI）、使用基準	【58】	【57】	【56】	【56】	【55】
		c	食品衛生法による分類と表示					
		d	種類と用途					
	G		食品の安全性に関するその他の物質					
		a	トランス脂肪酸					
		b	BSE；プリオン					
		c	環境ホルモン					
	H		食品衛生管理					
		a	HACCP の概念					
		b	食品工場における一般衛生管理事項					
		c	家庭における衛生管理					
		d	国際標準化機構（ISO）					
5	食品の表示と規格基準							
	A		食品表示制度					
		a	食品表示法	【59】	【58】			
		b	その他の法律；健康増進法、食品衛生法、JAS 法、景品表示法					

大	中	小	第34回	第35回	第36回	第37回	第38回
	B	食品の表示方法					
		a　栄養表示；栄養成分表示、栄養強調表示					
		b　食品安全確保の表示；保存方法、遺伝子組換え食品、アレルゲン			【57】	【57】	【56】【57】
		c　品質表示；原料・原産地表示、原材料名、賞味・消費期限					
	C	食品の規格基準					
		a　成分規格					
		b　製造・加工・調理基準				【55】	
		c　保存基準					
	D	特別用途食品・保健機能食品の規格基準と表示					
		a　特別用途食品；病者用食品、妊産婦・授乳婦用粉乳、乳児用調製乳、えん下困難者用食品					
		b　特定保健用食品；個別許可型、規格基準型、疾病リスク低減表示、条件付き特定保健用食品	【60】	【59】【60】	【58】【59】	【58】【59】	【58】
		c　栄養機能食品					
		d　機能性表示食品					
		e　虚偽・誇大広告などの禁止					
	E	器具・容器包装の規格基準と表示					
		a　器具・容器包装の安全性の規格基準；ガラス、陶磁器、ホウロウ、プラスチック製品					
		b　表示；識別表示、識別マーク					
6		食品の生産・加工・保存・流通と栄養					
	A	食料生産と栄養					
		a　生産条件；場所、季節、栽培条件と栄養					
	B	食品加工と栄養、加工食品とその利用					
		a　食品加工の意義・目的					
		b　食品加工の方法					
		c　食品加工に伴う食品・栄養成分の変化					
		d　食品成分間反応					
		e　農産加工食品とその利用	【61】	【61】【62】	【60】【61】	【60】【61】【62】	【59】【60】【61】
		f　畜産加工食品とその利用					
		g　水産加工食品とその利用					
		h　油脂、調味料、嗜好飲料とその利用					
		i　微生物利用食品とその利用					
		j　冷凍食品、インスタント食品、レトルトパウチ食品とその利用					
	C	食品流通・保存と栄養					
		a　食品流通の概略					
		b　食品保存の方法					
		c　流通環境と食品・栄養成分変化；温度、光、気相	【62】	【63】	【62】	【63】	【62】
		d　保存条件と食品・栄養成分変化；水分活性、保存による変化、食品成分間反応					
	D	器具と容器包装					
		a　材料及び形態					
		b　包装による成分及び品質変化	【63】	【64】	【63】		
		c　素材による環境汚染					
7		食事設計と栄養・調理					
	A	食事設計の基礎					
		a　食事設計の意義・内容					【63】
		b　嗜好性の主観的評価・客観的評価					
	B	調理の基本					
		a　調理の意義					
		b　非加熱・加熱調理操作の原理					
		c　熱の伝わり方と効率的な加熱条件	【65】【66】	【65】	【65】	【64】	【64】
		d　代表的な調理器具の使用法					
		e　代表的な調理操作					
		f　食品の特徴に応じた調理の特性					
	C	調理操作と栄養					
		a　調理操作による食品の組織・物性と栄養成分の変化		【66】	【64】【66】	【65】【66】	【65】【66】
		b　調理による栄養学的・機能的利点					

大	中	小	第34回	第35回	第36回	第37回	第38回
	D	献立作成					
		a 献立作成条件と手順		【67】	【67】		
		b 供食、食卓構成、食事環境					
	E	日本食品標準成分表の理解					
		a 食品成分表の構成と内容	【67】			【67】	【67】
		b 食品成分表利用上の注意点					

Ⅳ 基礎栄養学

〈出題のねらい〉

○栄養の基本的概念及びその意義についての理解を問う。

○エネルギー、栄養素の代謝とその生理的意義についての理解を問う。

大	中	小	第34回	第35回	第36回	第37回	第38回
1		栄養の概念					
	A	栄養の定義					
		a 栄養					
		b 栄養素					
	B	栄養と健康・疾患					
		a 栄養学の歴史					
		b 欠乏症・過剰症			【68】	【68】	
		c 生活習慣病					
		d 健康増進					
	C	遺伝形質と栄養の相互作用					
		a 栄養素に対する応答の個人差					
		b 生活習慣病と遺伝子多型		【68】			【68】
		c 倹約遺伝子					
2		食物の摂取					
	A	空腹感・満腹感と食欲					
		a 空腹感・満腹感		【69】	【69】		
		b 摂食量の調節					
	B	食事のリズムとタイミング					
		a 日内リズムと栄養補給	【68】				
3		栄養素の消化・吸収と体内動態					
	A	消化・吸収と栄養					
		a 水溶性栄養素					
		b 疎水性栄養素					
	B	消化の過程					
		a 口腔内消化					
		b 胃内消化	【69】				【69】
		c 小腸内消化					
		d 膜消化					
	C	管腔内消化の調節					
		a 脳相、胃相、腸相					
		b 自律神経系による調節		【70】			
		c 消化管ホルモンによる調節					
	D	吸収の過程					
		a 膜の透過				【69】*	【70】
		b 受動輸送・能動輸送・膜動輸送					
	E	栄養素等の吸収					
		a 炭水化物					
		b 脂質					
		c たんぱく質				【69】*	
		d ビタミン					
		e ミネラル					
		f 水					
	F	栄養素の体内動態					
		a 門脈系				【69】*	
		b リンパ系					

大	中	小	第34回	第35回	第36回	第37回	第38回
	G	生物学的利用度					
		a 消化吸収率			【70】	【70】	
		b 栄養価					
	H	栄養素の排泄					
		a 水溶性栄養素					
		b 疎水性栄養素					
4		炭水化物の栄養					
	A	糖質の体内代謝					
		a 糖質の栄養学的特徴	【70】	【71】	【71】	【71】	【71】
		b 食後・食間期の糖質代謝					
		c 糖質代謝の臓器差と臓器間連携					
	B	血糖とその調節					
		a インスリンの作用					
		b 血糖曲線	【71】	【72】			
		c 肝臓の役割					
		d 筋肉・脂肪組織の役割					
		e コリ回路、グルコース・アラニン回路					
	C	他の栄養素との関係					
		a 相互変換					
		b ビタミンB_1必要量の増加					
		c たんぱく質節約作用					
	D	難消化性炭水化物					
		a 不溶性食物繊維、水溶性食物繊維				【72】	
		b 難消化性糖質					
		c 腸内細菌叢と短鎖脂肪酸					
5		脂質の栄養					
	A	脂質の体内代謝					
		a 脂質の栄養学的特徴	【74】	【74】	【74】	【74】	【72】
		b 食後・食間期の脂質代謝					
		c 脂質代謝の臓器差					
	B	脂質の臓器間輸送					
		a リポたんぱく質					
		b 遊離脂肪酸					
		c ケトン体					
	C	コレステロール代謝の調節					
		a コレステロールの合成・輸送・蓄積					
		b フィードバック調節		【75】		【75】	【73】
		c コレステロール由来の体成分					
		d 胆汁酸の腸肝循環					
	D	摂取する脂質の量と質の評価					
		a 脂肪エネルギー比率					
		b 飽和脂肪酸、一価不飽和脂肪酸、多価不飽和脂肪酸	【75】		【75】		
		c n-6系脂肪酸、n-3系脂肪酸					
		d 必須脂肪酸					
		e 脂肪酸由来の生理活性物質					
	E	他の栄養素との関係					
		a ビタミンB_1節約作用					
		b エネルギー源としての糖質の節約作用					
6		たんぱく質の栄養					
	A	たんぱく質・アミノ酸の体内代謝					
		a たんぱく質・アミノ酸の栄養学的特徴	【72】		【72】	【73】	【74】
		b 食後・食間期のたんぱく質・アミノ酸代謝					
		c たんぱく質・アミノ酸代謝の臓器差					
		d BCAA					
		e アルブミン、RTP（rapid turnover protein）					

大	中	小	第34回	第35回	第36回	第37回	第38回
	B	摂取するたんぱく質の量と質の評価					
		a 不可欠アミノ酸	【73】	【73】	【73】		【75】
		b アミノ酸価					
		c たんぱく質効率					
		d 窒素出納、生物価					
		e アミノ酸の補足効果					
	C	他の栄養素との関係					
		a エネルギー代謝とたんぱく質					
		b 糖新生とたんぱく質代謝					
7		ビタミンの栄養					
	A	ビタミンの分類	【76】	【76】	【76】	【76】*	
		a 脂溶性ビタミン	【77】	【77】	【77】		
		b 水溶性ビタミン					
	B	ビタミンの栄養学的特徴と機能					
		a 補酵素とビタミン					
		b 抗酸化作用とビタミン					
		c ホルモン様作用とビタミン					
		d 血液凝固とビタミン				【76】*	【76】
		e エネルギー代謝とビタミン					【77】
		f 糖質・脂質・アミノ酸の代謝とビタミン					
		g 核酸代謝とビタミン					
		h 一炭素単位代謝とビタミン					
		i カルシウム代謝とビタミン					
	C	ビタミンの吸収と体内利用					
		a 脂溶性ビタミンと脂質の消化吸収の共通性					
		b 水溶性ビタミンの組織飽和と尿中排出				【77】	
		c 腸内細菌叢とビタミン					
		d ビタミンB_{12}吸収機構の特殊性					
8		ミネラルの栄養					
	A	ミネラルの分類					
		a 多量ミネラル			【79】		
		b 微量ミネラル					
	B	ミネラルの栄養学的特徴と機能					
		a 硬組織とミネラル					
		b 神経・筋肉の機能維持とミネラル					
		c 血圧調節とミネラル	【78】		【78】		
		d 糖代謝とミネラル					
		e 酵素とミネラル					
	C	ミネラルの吸収と体内利用					
		a カルシウムの吸収と体内利用		【78】		【78】	【78】
		b 鉄の吸収と体内利用					【79】
9		水・電解質の栄養的意義					
	A	水の出納					
		a 代謝水					
		b 不可避尿					
		c 不感蒸泄	【79】	【79】		【79】	【80】
		d 水分必要量		【113】*			
		e 脱水、熱中症					
		f 浮腫					
	B	電解質代謝と栄養					
		a 水・電解質・酸塩基平衡の調節	【80】		【80】		
		b 血圧の調節					
10		エネルギー代謝					
	A	エネルギー代謝の概念					
		a 基礎代謝					
		b 安静時代謝					
		c 睡眠時代謝	【81】	【80】	【81】*	【80】	【81】
		d 活動時代謝					
		e メッツ（METs）、身体活動レベル（PAL）					
		f 食事誘発性熱産生（DIT）					

大	中	小		第34回	第35回	第36回	第37回	第38回
	B	エネルギー代謝の測定法						
		a	直接法、間接法					
		b	呼気ガス分析		【81】	【81】*	【81】	
		c	呼吸商、非たんぱく質呼吸商					
		d	二重標識水法					
	C	生体利用エネルギー						
		a	物理的燃焼値、生理的燃焼値					
		b	臓器別エネルギー代謝					

Ⅴ 応用栄養学

〈出題のねらい〉
○栄養ケア・マネジメントの考え方についての理解を問う。
○食事摂取基準策定の考え方や科学的根拠についての理解を問う。
○各ライフステージの特徴や運動・スポーツ、環境の生体への影響に基づいた栄養ケア・マネジメントについての理解と実践力を問う。

大	中	小		第34回	第35回	第36回	第37回	第38回
1	栄養ケア・マネジメント							
	A	栄養ケア・マネジメントの概念						
		a	栄養ケア・マネジメントの定義		【82】			
	B	栄養ケア・マネジメントの概要						
		a	栄養スクリーニング					
		b	栄養アセスメント					
		c	栄養ケア計画	【82】		【82】	【82】	【82】
		d	実施・チェック	【83】		【83】	【83】	【83】
		e	モニタリング					
		f	評価					
		g	サービスの評価・継続的な品質改善					
2	食事摂取基準							
	A	策定の基本的事項と留意事項						
		a	策定方針				【84】	
		b	指標の概要	【84】	【84】		【85】	
		c	策定した食事摂取基準		【85】		【92】*	
		d	策定の留意事項					
	B	活用に関する基本的事項						
		a	活用の基本的考え方					
		b	食事摂取状況のアセスメントの方法と留意点	【85】				
		c	指標別に見た活用法の留意点					
		d	目的に応じた活用上の留意点					
	C	エネルギー・栄養素別食事摂取基準						
		a	エネルギー					
		b	たんぱく質					
		c	脂質		【83】			【84】
		d	炭水化物	【86】	【86】	【84】		【85】
		e	エネルギー産生栄養素バランス					
		f	ビタミン					
		g	ミネラル					
	D	対象特性						
		a	妊婦・授乳婦					
		b	乳児		【87】	【85】	【88】*	【86】
		c	小児					
		d	高齢者					
	E	生活習慣病とエネルギー・栄養素との関連						
		a	高血圧					
		b	脂質異常症					
		c	糖尿病				【87】	
		d	CKD					

大	中		小	第34回	第35回	第36回	第37回	第38回
3	成長、発達、加齢							
	A	成長、発達、加齢の概念		【87】	【88】	【86】	【86】	
		a	成長					
		b	発達					
		c	加齢					
4	妊娠期、授乳期の栄養管理							
	A	妊娠期、授乳期の生理的特徴		【88】	【89】	【87】 【88】 【89】*	【87】	【88】
		a	妊娠の成立・維持					
		b	胎児の成長					
		c	母体の生理的変化					
		d	乳汁分泌の機序					
		e	初乳、成乳					
	B	妊娠期、授乳期の栄養ケア・マネジメント		【89】			【88】*	
		a	やせと肥満					
		b	貧血					
		c	妊娠悪阻					
		d	妊娠糖尿病					
		e	妊娠高血圧症候群					
		f	神経管閉鎖障害					
		g	妊娠前からはじめる妊産婦のための食生活指針					
5	新生児期、乳児期の栄養管理							
	A	新生児期、乳児期の生理的特徴		【90】	【90】		【89】	【89】
		a	出生体重による分類					
		b	体水分量と生理的体重減少					
		c	呼吸器系					
		d	循環器系					
		e	体温調節					
		f	腎機能					
		g	摂食機能					
		h	消化管機能					
		i	血液・免疫系					
	B	新生児期、乳児期の栄養ケア・マネジメント		【91】		【89】* 【90】		【90】
		a	母乳性黄疸					
		b	乳児ビタミンK欠乏性出血症					
		c	貧血					
		d	乳児下痢症					
		e	二次性乳糖不耐症					
		f	便秘					
		g	乳児身体発育曲線と栄養評価					
		h	授乳・離乳の支援ガイド					
6	幼児期、学童期、思春期の栄養管理							
	A	幼児期、学童期、思春期の発達と生理的特徴			【91】			【91】
		a	身体の成長					
		b	生理機能					
		c	摂食機能					
		d	運動機能					
		e	精神機能					
		f	生活習慣					
		g	社会性					
		h	第二次性徴					
	B	幼児期、学童期、思春期の栄養ケア・マネジメント		【92】		【91】	【90】	【92】
		a	やせと肥満					
		b	脱水					
		c	う歯					
		d	偏食					
		e	摂食障害					
		f	貧血					
		g	食物アレルギー					
		h	教育・保育施設における栄養ケア・マネジメントの実践					

大	中	小	第34回	第35回	第36回	第37回	第38回
7		成人期の栄養管理					
	A	成人期の生理的特徴					
		a 内分泌系	【93】	【92】	【92】	【91】	
		b 生殖器系					
		c 代謝機能					
	B	成人期の栄養ケア・マネジメント					
		a やせと肥満					
		b 生活習慣病予防			【93】	【92】*	【93】
		c 更年期障害					
		d 骨粗鬆症					
8		高齢期の栄養管理					
	A	高齢期の生理的特徴					
		a 感覚機能					
		b 咀嚼・嚥下機能					
		c 消化・吸収機能		【93】			
		d たんぱく質・エネルギー代謝	【94】	【94】	【94】	【93】	【94】
		e 身体能力					
		f 身体活動					
		g ADL					
		h IADL					
	B	高齢期の栄養ケア・マネジメント					
		a 低栄養					
		b 咀嚼・嚥下障害					
		c 脱水					
		d 便秘	【95】		【95】	【94】	
		e フレイル					
		f サルコペニア					
		g ロコモティブシンドローム					
		h 転倒、骨折					
		i 認知症					
9		運動・スポーツと栄養管理					
	A	運動時の生理的特徴					
		a エネルギー代謝			【96】	【95】	
		b 呼吸・循環応答					
		c 体力					
	B	運動の健康への影響					
		a 健康の維持・増進					
		b 生活習慣病予防					
	C	運動時における栄養ケア・マネジメント					
		a 運動とトレーニング					
		b 食事内容と摂取のタイミング	【96】				【95】
		c エネルギー不足					【96】
		d 貧血					
		e 栄養補助食品の利用					
10		環境と栄養管理					
	A	ストレス時における栄養ケア・マネジメント					
		a 恒常性の維持とストレッサー		【96】		【96】	
		b 生体の適応性と自己防衛					
		c ストレスによる代謝の変動					
	B	特殊環境における栄養ケア・マネジメント					
		a 高温・低温環境					
		b 高圧・低圧環境	【97】	【97】	【97】	【97】	【97】
		c 無重力環境					
		d 災害時					

〈出題のねらい〉

○栄養教育の目的に応じた理論と技法についての理解を問う。

○対象者の社会・生活環境や健康・栄養状態の特徴を考慮し、理論や技法を応用した栄養教育の展開についての理解を問う。

大	中	小	第34回	第35回	第36回	第37回	第38回
1	栄養教育のための理論的基礎						
	A	栄養教育の概念					
		a　栄養教育の定義と目的					【98】
		b　食行動の多様性					
	B	行動科学の理論とモデル					
		a　行動科学の定義と栄養教育に必要な理由					
		b　刺激-反応理論					
		c　生態学的モデル					
		d　ヘルスビリーフモデル					
		e　トランスセオレティカルモデル	【98】【99】	【98】【99】【100】	【98】【99】【100】	【98】【99】【100】	【99】【101】
		f　計画的行動理論					
		g　社会的認知理論					
		h　ソーシャルサポート					
		i　コミュニティオーガニゼーション					
		j　イノベーション普及理論					
		k　ヘルスリテラシー					
	C	栄養カウンセリング					
		a　行動カウンセリング					
		b　カウンセリングの基礎的技法	【100】	【101】	【101】【102】	【101】【102】	
		c　認知行動療法					
		d　動機づけ面接					
	D	行動変容技法と概念					
		a　刺激統制					
		b　反応妨害・拮抗					
		c　行動置換					
		d　オペラント強化					【100】
		e　認知再構成					【102】
		f　意思決定バランス	【101】【102】	【102】【103】【104】	【103】【104】【105】	【103】【104】	【103】【104】
		g　目標宣言、行動契約					【105】
		h　セルフモニタリング					
		i　自己効力感（セルフ・エフィカシー）					
		j　ストレスマネジメント					
		k　ソーシャルスキルトレーニング					
		l　ナッジ					
	E	組織づくり・地域づくり・食環境づくりへの展開					
		a　セルフヘルプグループ					
		b　グループダイナミクス	【103】		【106】	【105】	
		c　エンパワメント					
		d　栄養教育と食環境づくり					
2	栄養教育マネジメント						
	A	栄養教育マネジメントで用いる理論やモデル					
		a　プリシード・プロシードモデル	【104】【105】	【105】【106】	【107】	【106】	【106】
		b　ソーシャルマーケティング					
	B	健康・食物摂取に影響を及ぼす要因のアセスメント					
		a　アセスメントの種類と方法			【108】		
	C	栄養教育の目標設定					
		a　目標設定の方法					
		b　実施目標					
		c　学習目標	【106】		【109】	【107】	【107】
		d　行動目標					
		e　環境目標					
		f　結果目標					

大	中		小	第34回	第35回	第36回	第37回	第38回
	D		栄養教育計画立案	【107】【108】	【109】		【108】	
		a	学習者と学習形態及び場の決定					
		b	期間・時期・頻度・時間の設定					
		c	実施者の決定とトレーニング					
		d	教材の選択と作成					
	E		栄養教育プログラムの実施	【109】【110】	【107】			【108】
		a	モニタリング					
		b	実施記録・報告					
	F		栄養教育の評価	【108】【110】		【110】	【109】【110】	【109】【110】
		a	評価指標と評価基準の設定					
		b	企画評価					
		c	経過評価					
		d	影響評価					
		e	結果評価					
		f	形成的評価					
		g	総括的評価					
		h	経済評価					
		i	総合的評価					
3			理論や技法を応用した栄養教育の展開					
	A		多様な場（セッティング）におけるライフステージ別の栄養教育の展開					
		a	保育所・認定こども園・幼稚園における栄養教育の展開					
		b	小・中・高等学校、大学における栄養教育の展開					
		c	地域・職域における栄養教育の展開					
		d	高齢者福祉施設や在宅介護の場における栄養教育の展開					
		e	栄養と環境に配慮した栄養教育の展開					

Ⅶ　臨床栄養学

〈出題のねらい〉

○傷病者や要支援者・要介護者の栄養ケア・マネジメントについての理解を問う。

○疾病の治療・増悪防止や栄養・食事支援を目的として、個別の疾患・病態や栄養状態、心身機能の特徴に応じた適切な栄養管理の方法についての理解を問う。なお、小児期は成長に必要な栄養素量、また、高齢期はフレイルなどの加齢による身体・生理機能変化及び多疾患併存を考慮した栄養管理の方法についての理解も問う。

大	中		小	第34回	第35回	第36回	第37回	第38回
1			臨床栄養の概念					
	A		意義と目的			【111】		
		a	傷病者や要支援者・要介護者への栄養ケア・マネジメント					
		b	内部環境の恒常性と栄養支援、栄養状態の改善					
		c	疾患の予防					
		d	疾患の治癒促進					
		e	疾患の増悪化と再発の防止					
		f	社会的不利とノーマリゼーション					
		g	QOL（生活の質、人生の質）の向上					
	B		医療・介護制度の基本		【111】	【112】	【111】	【111】
		a	医療保険制度					
		b	介護保険制度					
		c	医療・介護保険における栄養に関する算定の基本					
	C		医療と臨床栄養		【112】			【112】
		a	医療における栄養管理の意義					
		b	医療における倫理					
		c	クリニカルパスと栄養管理					
		d	チーム医療					
		e	リスクマネジメント					
		f	傷病者の権利					
		g	インフォームド・コンセント					

大	中	小	第34回	第35回	第36回	第37回	第38回
	D	福祉・介護と臨床栄養					
		a　福祉・介護における栄養管理の意義					
		b　福祉・介護における管理栄養士の役割					
		c　チームケア					
		d　在宅ケアと施設連携、地域包括ケアシステム					
2		傷病者・要支援者・要介護者の栄養管理					
	A	栄養アセスメントの意義と方法					
		a　栄養スクリーニングの意義と方法					
		b　傷病者への栄養アセスメント	【111】		【113】	【112】	【113】
		c　要支援者・要介護者への栄養アセスメント					
		d　栄養アセスメントの具体的方法；問診、臨床診査、身体計測、臨床検査、栄養・食事調査					
	B	栄養管理の目標設定と計画作成					
		a　目標の設定				【113】	
		b　栄養投与量の算定		【113】*		【114】	
		c　栄養補給法の選択					
		d　多職種との連携					
	C	栄養・食事療法と栄養補給法					
		a　栄養・食事療法と栄養補給法の歴史と特徴		【114】	【114】		
		b　経口栄養法	【114】	【115】	【115】	【135】*	【115】
		c　経腸栄養法					
		d　静脈栄養法					
	D	傷病者、要支援者・要介護者への栄養教育					
		a　傷病者への栄養教育；外来、入院、退院、在宅ケア	【115】				
		b　要支援者・要介護者への栄養教育；施設、居宅					
	E	モニタリングと再評価					
		a　臨床症状や栄養状態のモニタリング					【114】
		b　栄養投与量の再評価	【112】		【116】		【116】
		c　栄養補給法の再評価					【117】
		d　栄養管理の修正					
	F	栄養管理の記録					
		a　栄養管理記録の意義					
		b　問題志向型システム（POS：problem oriented system）の活用	【117】	【119】		【116】	
	G	薬と栄養・食事の相互作用					
		a　栄養・食品が医薬品に及ぼす影響	【113】	【118】	【117】	【115】	
		b　医薬品が栄養・食事に及ぼす影響	【116】				
3		疾患・病態別栄養管理					
	A	栄養障害における栄養ケア・マネジメント					
		a　たんぱく質・エネルギー栄養障害（PEM）、栄養失調症	【118】				【119】
		b　ビタミン欠乏症・過剰症	【119】	【120】	【118】	【117】	【120】
		c　ミネラル欠乏症・過剰症					
	B	肥満と代謝疾患における栄養ケア・マネジメント					
		a　肥満、メタボリックシンドローム		【116】	【119】	【118】	【118】*
		b　糖尿病	【120】	【117】	【120】	【119】	【121】
		c　脂質異常症	【121】	【121】	【121】	【120】	【122】
		d　高尿酸血症、痛風	【122】	【122】		【121】	【126】
	C	消化器疾患における栄養ケア・マネジメント					
		a　口内炎、舌炎					
		b　胃食道逆流症					
		c　胃潰瘍、十二指腸潰瘍					
		d　たんぱく漏出性胃腸症					
		e　炎症性腸疾患；クローン病、潰瘍性大腸炎					
		f　過敏性腸症候群	【123】	【123】	【122】	【122】	【123】
		g　便秘、下痢	【124】	【130】	【123】	【123】	【124】
		h　肝炎	【125】			【124】	【125】
		i　肝硬変					
		j　脂肪肝、NAFLD・NASH					
		k　胆石症、胆嚢炎					
		l　膵炎					

大	中	小	第34回	第35回	第36回	第37回	第38回
	D	循環器疾患における栄養ケア・マネジメント					
		a 高血圧症					
		b 動脈硬化症					
		c 狭心症、心筋梗塞	【126】	【124】	【124】	【125】	【118】*
		d 心不全	【127】		【125】		【127】
		e 不整脈；心房細動、心室細動、心室頻拍					
		f 脳出血、脳梗塞、くも膜下出血					
	E	腎・尿路疾患における栄養ケア・マネジメント					
		a 急性糸球体腎炎					
		b ネフローゼ症候群	【128】	【125】	【126】	【126】	【128】
		c 急性腎障害（AKI）	【129】	【126】	【127】	【127】	【129】
		d CKD；〔糖尿病性腎臓病（DKD）；糖尿病腎症〕、慢性糸球体腎炎、腎硬化症	【130】				【130】
		e 血液透析、腹膜透析					
	F	内分泌疾患における栄養ケア・マネジメント					
		a 甲状腺機能亢進症・低下症	【131】	【127】	【128】		【131】
		b クッシング病・症候群					
	G	神経疾患における栄養ケア・マネジメント					
		a 認知症		【128】		【128】	
		b パーキンソン病・症候群					
	H	摂食障害における栄養ケア・マネジメント					
		a 神経性やせ症	【132】			【129】	【132】
		b 神経性過食症					
	I	呼吸器疾患における栄養ケア・マネジメント					
		a COPD		【129】	【129】	【130】	【133】
		b 気管支喘息					
		c 肺炎					
	J	血液系の疾患・病態における栄養ケア・マネジメント					
		a 貧血			【130】		
		b 出血性疾患					
	K	筋・骨格疾患における栄養ケア・マネジメント					
		a 骨粗鬆症					
		b 骨軟化症、くる病	【133】		【131】	【131】	
		c 変形性関節症					
		d サルコペニア					
		e ロコモティブシンドローム					
	L	免疫・アレルギー疾患における栄養ケア・マネジメント					
		a 食物アレルギー		【131】	【132】	【132】	
		b 膠原病、自己免疫疾患					
		c 免疫不全					
	M	感染症における栄養ケア・マネジメント					
		a 感染症、敗血症		【132】			
	N	癌における栄養ケア・マネジメント					
		a 消化管の癌；食道、胃、結腸、直腸					
		b 消化管以外の癌；肺、肝、膵、白血病		【133】	【133】	【133】	
		c 化学療法、放射線治療、緩和ケア					
		d 終末期医療（ターミナルケア）					
	O	手術、周術期患者における栄養ケア・マネジメント					
		a 消化管の術前、術後	【134】		【134】	【134】	【134】
		b 消化管以外の術前・術後					
	P	クリティカルケアにおける栄養ケア・マネジメント					
		a 集中治療	【135】	【134】		【135】*	
		b 外傷、熱傷					
	Q	摂食機能障害における栄養ケア・マネジメント					
		a 咀嚼・嚥下障害					
		b 口腔・食道障害					

大	中	小		第34回	第35回	第36回	第37回	第38回
	R	要介護、身体・知的障害における栄養ケア・マネジメント						
		a	身体障害					
		b	知的障害					【135】
		c	精神障害					
		d	褥瘡					
	S	乳幼児・小児疾患における栄養ケア・マネジメント						
		a	消化不良症					
		b	周期性嘔吐症					
		c	小児肥満	【136】	【135】	【135】	【136】	【136】
		d	先天性代謝異常					
		e	糖尿病					
		f	腎疾患					
	T	妊産婦・授乳婦疾患における栄養ケア・マネジメント						
		a	妊娠糖尿病、糖尿病合併妊娠	【136】	【136】			
		b	妊娠高血圧症候群					

Ⅷ 公衆栄養学

〈出題のねらい〉

○わが国や諸外国の健康・栄養問題に関する動向とそれらに対応した主要な栄養政策についての理解を問う。

○地域診断を通じた集団・地域における人々の健康・栄養状態及び社会・生活環境の特徴に基づいた公衆栄養活動についての理解を問う。

大	中	小		第34回	第35回	第36回	第37回	第38回
1		公衆栄養の概念						
	A	公衆栄養の概念						
		a	公衆栄養の意義と目的					
		b	生態系と食料・栄養					
		c	保健・医療・福祉・介護システムと公衆栄養					
		d	コミュニティと公衆栄養活動					
	B	公衆栄養活動の基本と展開過程						
		a	公衆栄養活動の歴史					
		b	少子・高齢社会における健康増進					
		c	疾病予防のための公衆栄養活動					
		d	ヘルスプロモーションのための公衆栄養活動					
		e	エンパワメントと公衆栄養活動	【137】	【137】	【137】	【137】	【137】
		f	住民参加による公衆栄養活動					
		g	ソーシャル・キャピタルの醸成と活用					
		h	持続可能性（サステナビリティ）を踏まえた公衆栄養活動					
		i	多職種連携・多機関連携					
2		健康・栄養問題の現状と課題						
	A	食事の変化						
		a	エネルギー・栄養素摂取量	【138】	【138】	【138】	【138】	【138】
		b	食品群別摂取量					
		c	料理・食事パターン					
	B	食生活の変化						
		a	食行動、食知識、食態度、食スキル					
		b	健康格差					
	C	食環境の変化						
		a	フードシステム					
		b	食情報の提供	【139】	【139】	【139】	【139】	【139】
		c	フードバランスシート（食料需給表）					
		d	食料自給率					
	D	諸外国の健康・栄養問題の現状と課題						
		a	先進諸国の健康・栄養問題	【140】	【140】	【140】	【140】	
		b	開発途上国の健康・栄養問題と地域間格差					

大	中	小	第34回	第35回	第36回	第37回	第38回
3		栄養政策					
	A	わが国の公衆栄養政策と活動					
		a　健康づくり施策と公衆栄養活動の役割	【141】				
		b　公衆栄養活動と組織・人材育成					
		c　食料安全保障					
	B	公衆栄養関連法規					
		a　地域保健法	【142】	【141】	【141】	【141】	【140】
		b　健康増進法	【143】			【142】	
		c　食育基本法					
	C	管理栄養士・栄養士制度と職業倫理					
		a　栄養士法					
		b　管理栄養士・栄養士の社会的役割					
		c　管理栄養士・栄養士制度の沿革	【144】	【142】	【142】	【143】	【141】
		d　管理栄養士・栄養士養成制度					
		e　職業倫理					
	D	国の健康増進基本方針と地方計画					
		a　国の基本方針策定の目的・内容					
		b　基本方針の推進と地方健康増進計画		【144】	【144】		【142】
		c　食育推進基本計画策定の目的・内容					
		d　食育の推進と地方食育推進計画					
	E	国民健康・栄養調査					
		a　調査の目的・沿革	【145】		【143】	【144】	【143】
		b　調査の内容・方法					
	F	実施に関連する指針、ツール					
		a　食生活指針	【152】	【143】		【145】	【144】
		b　食事バランスガイド					
	G	諸外国の健康・栄養政策					
		a　公衆栄養活動に関係する国際的な行政組織と活動					
		b　公衆栄養関連計画					
		c　食事摂取基準	【146】	【145】	【145】		【145】
		d　食生活指針、フードガイド					
		e　栄養士養成制度					
4		栄養疫学					
	A	栄養疫学の概要					
		a　栄養疫学の役割					
		b　公衆栄養活動への応用					
	B	曝露情報としての食事摂取量					
		a　食物と栄養素					
		b　食事摂取量の変動と測定誤差	【147】	【146】	【146】	【147】	【146】
		c　日常的な食事摂取量					
	C	食事摂取量の測定方法					
		a　24時間食事思い出し法と食事記録法；秤量法、目安量法		【147】	【147】		
		b　食物摂取頻度調査法とその妥当性・再現性	【148】	【148】	【148】	【146】	【147】
		c　食事摂取量を反映する身体計測値・生化学的指標					
	D	食事摂取量の評価方法					
		a　総エネルギー調整栄養素摂取量				【149】	【148】
		b　データの処理と解析					【149】
5		地域診断と公衆栄養マネジメント					
	A	公衆栄養マネジメント					
		a　地域診断の意義と目的					
		b　公衆栄養マネジメントの考え方・重要性	【149】		【149】		【150】
		c　公衆栄養マネジメントの過程					
	B	公衆栄養アセスメント					
		a　公衆栄養アセスメントの目的と方法					
		b　地域診断の方法					
		c　食事摂取基準の地域集団への活用					
		d　量的調査と質的調査の意義	【149】	【150】	【150】	【148】	
		e　観察法と活用	【150】				
		f　質問調査の方法と活用；質問紙法、インタビュー法					
		g　既存資料活用の方法と留意点					

大	中	小	第34回	第35回	第36回	第37回	第38回
	C	公衆栄養プログラムの目標設定					
		a 公衆栄養アセスメント結果からの状況把握					
		b 改善課題の抽出					
		c 課題設定の目的と相互の関連	【150】			【150】	
		d 改善課題に基づく改善目標の設定					
		e 目標設定の優先順位					
	D	公衆栄養プログラムの計画、実施、評価					
		a 地域社会資源の把握と管理					
		b 運営面・政策面のアセスメント					
		c 計画策定	【151】	【151】	【151】		
		d 住民参加の方法			【152】		
		e プログラムに関連する関係者・機関の役割					
		f 評価の意義と方法					
		g 評価の実際					
6		公衆栄養プログラムの展開					
	A	地域特性に対応したプログラムの展開					
		a 健康づくり					
		b 食育					【151】
		c 介護予防・在宅療養・介護支援		【152】		【151】	【152】
		d 地域包括ケアシステムの構築					
		e 健康・食生活の危機管理と食支援					
	B	食環境整備のためのプログラムの展開					
		a 食物・食情報へのアクセスと食環境整備					
		b 栄養成分の表示の活用				【152】	
		c 特別用途食品の活用					
		d 「健康な食事」の普及啓発					
	C	地域集団の特性別プログラムの展開					
		a ライフステージ別；妊娠期・授乳期、新生児期・乳児期、成長期、成人期、高齢期					
		b 生活習慣病ハイリスク集団					

IX 給食経営管理論

〈出題のねらい〉

○給食の意義及び給食経営管理の概要についての理解を問う。

○特定多数人に食事を提供する給食施設における利用者の身体の状況、栄養状態、生活習慣などに基づいた食事の提供に関わる栄養・食事管理についての理解を問う。

○給食の運営方法とそのマネジメントについての理解を問う。

大	中	小	第34回	第35回	第36回	第37回	第38回
1		給食の概念					
	A	給食の概要					
		a 給食の意義と目的	【153】	【153】	【153】	【153】	【153】
		b 健康増進法における特定給食施設			【154】	【154】	【154】
	B	給食施設の特徴と管理栄養士の役割・関連法規					
		a 医療施設					
		b 高齢者・介護福祉施設		【155】			
		c 児童福祉施設	【156】	【156】	【155】	【156】	【155】
		d 障害者福祉施設					
		e 学校					
		f 事業所					
2		給食経営管理の概念					
	A	給食システム					
		a 給食システムの概念	【154】	【154】	【157】*	【155】	【156】
		b トータルシステムとサブシステム	【155】				
	B	給食経営の概要と組織					
		a 経営管理の機能と展開					
		b 組織の構築と関連分野との連携	【157】		【156】	【157】	【157】
		c 給食運営業務の外部委託					

大	中	小	第34回	第35回	第36回	第37回	第38回
	C	給食とマーケティング					
		a　マーケティングの原理	【160】	【160】		【160】	【158】
		b　給食におけるマーケティングの活用					
	D	給食経営の資源と管理					
		a　給食経営の資源	【158】 【159】 【161】	【157】 【158】	【158】	【158】 【159】 【161】	【159】
		b　給食の原価構成と収支構造					
		c　給食運営における人的資源					
		d　給食業務従事者の教育・訓練					
3		栄養・食事管理					
	A	食事の計画と実施					
		a　利用者の身体状況、生活習慣、食事摂取状況の把握	【162】	【161】 【162】		【162】 【163】	【160】
		b　給与エネルギー量と給与栄養素量、食事形態の計画					
		c　食品構成、献立作成基準の意義					
		d　献立の役割、機能					
		e　個別対応の方法					
		f　適切な食品・料理選択のための情報提供					
	B	食事計画の評価、改善					
		a　食事計画の評価と改善方法	【163】	【163】	【159】	【164】	
4		給食経営における品質管理、生産管理、提供管理					
	A	品質と標準化					
		a　給食経営における品質と品質管理の意義	【164】 【165】	【159】	【160】 【162】 【163】*	【165】	【161】 【162】
		b　給食の品質基準と献立の標準化					
		c　調理工程と調理作業の標準化					
		d　大量調理の特性の理解と大量調理機器を活用した品質管理					
	B	食材料					
		a　食材料の選択	【166】	【164】	【161】 【164】 【167】*		【163】 【164】
		b　購買と検収					
		c　食材料の保管・在庫管理					
	C	生産（調理）と提供					
		a　給食のオペレーションシステム	【167】	【165】 【166】	【157】* 【163】* 【165】 【166】 【167】*	【166】 【167】	【165】
		b　生産計画と人員配置；調理工程、作業工程					
		c　生産性とその要因					
	D	提供サービス					
		a　配膳・配食における精度管理、配食・配膳システム					【166】
		b　食事環境の設備					
5		給食の安全・衛生					
	A	安全・衛生の概要と運用					
		a　給食における HACCP の運用	【168】 【169】 【170】	【168】	【168】 【170】	【169】	【167】 【168】
		b　衛生教育；一般的衛生管理プログラム					
		c　大量調理施設衛生管理マニュアル					
		d　安全・衛生のための施設と設備					
	B	事故・災害時対策					
		a　事故の状況と対応；食中毒、異物混入、誤配膳、食物アレルギー対応		【167】 【169】 【170】	【169】	【168】 【170】	【169】 【170】
		b　危機管理対策；インシデント、アクシデント管理の意義					
		c　災害時の給食の役割と対策の意義					
		d　災害時のための貯蔵と献立					

〈出題のねらい〉

○個人又は集団のライフステージ、ライフスタイル、身体状況、栄養状態、食環境等の状況を踏まえ、管理栄養士として、多職種連携による栄養ケア・マネジメント等を実践する上で必要とされる知識、思考・判断力を問う。

○地域診断に基づき、社会資源を有効活用し、食環境整備等のアプローチも含めて地域の栄養課題の解決を図る上で必要とされる知識、思考・判断力を問う。

大	中	第34回	第35回	第36回	第37回	第38回
1	栄養管理					
	A　個人の身体状況、栄養状態及び病態に応じた適切な栄養補給、食事に関するマネジメント	【171】【172】【173】【174】【175】【176】【177】【178】【179】【180】【181】【182】【183】【184】【185】【186】【187】【188】【189】	【171】【172】【173】【174】【175】【176】【177】【178】【179】【180】【181】【182】【183】【184】【185】【186】【187】	【171】【172】【173】【174】【175】【176】【177】【178】【179】【180】【181】【182】【183】【184】【185】【186】【187】	【171】【172】【173】【174】【175】【176】【177】【178】【179】【180】【181】【182】【183】【184】	【171】【172】【173】【174】【175】【176】【177】【178】【179】【180】【181】【182】【183】【184】【185】【186】【187】【188】【189】【190】
	B　特定の集団や地域における人々の健康・栄養状態や社会資源に応じた適切な食事や食生活の支援に関するマネジメント	【190】【191】【192】【193】【194】【195】【196】【197】【198】【199】【200】	【188】【189】【190】【191】【192】【193】【194】【195】【196】【197】【198】【199】【200】	【188】【189】【190】【191】【192】【193】【194】【195】【196】【197】【198】【199】【200】	【185】【186】【187】【188】【189】【190】【191】【192】【193】【194】【195】【196】【197】【198】【199】【200】	【191】【192】【193】【194】【195】【196】【197】【198】【199】【200】

※マネジメントとは、アセスメント、計画、実施、モニタリング、評価、フィードバックのいずれかの過程の状況に関することとする。

令和2年
第34回国家試験

令和3年
第35回国家試験

令和 4 年
第 36 回国家試験

問題番号　頁

令和5年
第37回国家試験

※頁が空欄の問題は、出題当時は適切な問題でしたが、現在では法令改正等により内容が古くなったため、収載しておりません。

執筆者一覧

加藤文代（かとう　ふみよ）·· 人体の構造と機能及び疾病の成り立ち
元和洋女子大学家政学部健康栄養学科教授

川野仁（かわの　ひとし）·· 人体の構造と機能及び疾病の成り立ち
元帝京平成大学健康メディカル学部健康栄養学科教授、東京都医学総合研究所客員研究員

北元憲利（きたもと　のりとし）·· 社会・環境と健康、応用力試験
兵庫県立大学名誉教授、元兵庫県立大学環境人間学部食環境栄養課程

後藤潔（ごとう　きよし）·· 人体の構造と機能及び疾病の成り立ち
聖徳大学人間栄養学部名誉教授

鈴木和春（すずき　かずはる）····································· 基礎栄養学、応用栄養学、応用力試験
東京農業大学・仁愛大学名誉教授

東條仁美（とうじょう　ひとみ）··· 臨床栄養学、応用力試験
元神奈川県立保健福祉大学保健福祉学部栄養学科教授

藤澤由美子（ふじさわ　ゆみこ）··· 栄養教育論、応用力試験
和洋女子大学家政学部健康栄養学科教授

古畑公（ふるはた　ただし）··· 公衆栄養学、応用力試験
和洋女子大学名誉教授、元聖徳大学人間栄養学部人間栄養学科教授

別所京子（べっしょ　きょうこ）··· 給食経営管理論、応用力試験
大妻女子大学家政学部食物学科准教授

矢埜みどり（やの　みどり）··· 臨床栄養学、応用力試験
兵庫大学名誉教授

山本和守（やまもと　かずもり）··· 食べ物と健康、応用力試験
元帝京平成大学健康メディカル学部健康栄養学科教授

2025 管理栄養士国家試験過去問解説集
〈第34回〜第38回〉5 年分徹底解説

2024 年 7 月 10 日　発行

編　集　　　中央法規管理栄養士受験対策研究会
発行者　　　荘村明彦
発行所　　　中央法規出版株式会社
　　　　　　〒110-0016 東京都台東区台東 3-29-1 中央法規ビル
　　　　　　TEL 03-6387-3196
　　　　　　https://www.chuohoki.co.jp/
印刷・製本　株式会社太洋社
装幀デザイン　二ノ宮匡

定価はカバーに表示してあります。
ISBN978-4-8243-0089-8

A089

2025

管理栄養士
国家試験過去問解説集
〈第34回～第38回〉5年分徹底解説

解答集

本解答集の使い方

　本解答集は、第34回（令和2年）～第38回（令和6年）の問題に対する解答・解説集です。「×」とされた選択肢について主に解説しました。

　問題によって、以下にあげたマークが付いているものがあります。

メモ マーク：

　統計数値や制度改正に関する事項など、最新の情報を補足しました。
　直近の数値や制度の改正など、新しい情報もあわせて覚えておきましょう。

　第38回国家試験の解答一覧は本解答集の1ページにまとめて掲載していますので、ご利用ください。

＊解答集（別冊）は、本体から取り外してご使用になれます。

第38回管理栄養士国家試験解答一覧 ※令和6年3月29日厚生労働省公表

問番号	正答	問番号	正答	問番号	正答	問番号	正答
1	(5)	51	(2)	101	(4)	151	(3)
2	(5)	52	(4)	102	(1)	152	(2)
3	(3)	53	(2)	103	(4)	153	(5)
4	(4)	54	(3)	104	(4)	154	(4)
5	(5)	55	(1)	105	(3)	155	(1)
6	(3)	56	(3)	106	(2)	156	(2)
7	(2)	57	(2)	107	(4)	157	(2)
8	(4)	58	(5)	108	(2)	158	(3)
9	(4)	59	(3)	109	(2)	159	(1)
10	(4)	60	(3)	110	(4)	160	(3)
11	(1)	61	(2)	111	(3)	161	(4)
12	(3)	62	(5)	112	(5)	162	(2)
13	(3)	63	(4)	113	(4)	163	(5)
14	(3)	64	(3)	114	(4)	164	(3)
15	(5)	65	(5)	115	(4)	165	(3)
16	(4)	66	(3)	116	(2)	166	(4)
17	(1)	67	(4)	117	(3)	167	(4)
18	(5)	68	(2)	118	(2)	168	(1)
19	(2)	69	(5)	119	(4)	169	(4)
20	(5)	70	(2)	120	(5)	170	(4)
21	(2)	71	(1)	121	(5)	171	(2)
22	(1)	72	(2)	122	(5)	172	(4)
23	(1)	73	(2)	123	(4)	173	(4)
24	(2)	74	(2)	124	(1)	174	(1)
25	(4)	75	(3)	125	(4)	175	(3)
26	(4)	76	(2)	126	(5)	176	(2)
27	(1)	77	(4)	127	(5)	177	(3)
28	(3)	78	(3)	128	(3)	178	(4)
29	(4)	79	(2)	129	(3)	179	(2)
30	(1)	80	(3)	130	(2)	180	(2)
31	(2)	81	(3)	131	(4)	181	(4)
32	(2)	82	(3)	132	(5)	182	(3)
33	(4)	83	(4)	133	(3)	183	(2)
34	(1)	84	(4)	134	(3)	184	(2)
35	(3)	85	(4)	135	(1)	185	(2)
36	(5)	86	(3)	136	(3)	186	(3)
37	(3)	87	(4)	137	(1)	187	(3)
38	(4)	88	(3)	138	(2)	188	(3)
39	(3)	89	(3)	139	(2)	189	(4)
40	(3)	90	(3)	140	(3)	190	(3)
41	(4)	91	(5)	141	(5)	191	(4)
42	(2)	92	(3)	142	(1)	192	(3)
43	(3)	93	(5)	143	(5)	193	(4)
44	(2)	94	(2)	144	(2)	194	(3)
45	(4)	95	(4)	145	(1)	195	(1)
46	(5)	96	(2)	146	(2)	196	(3)
47	(5)	97	(5)	147	(1)	197	(3)
48	(3)	98	(5)	148	(2)	198	(3)
49	(5)	99	(3)	149	(2)	199	(2)
50	(3)	100	(4)	150	(2)	200	(4)

解　説 ‥‥‥‥‥‥‥‥‥‥‥‥‥‥‥‥‥‥

　WHO 憲章の原文（英語）には、健康について「Health is a state of complete physical, mental and social well-being and not merely the absence of disease or infirmity.」とあり、「well-being」を「良好」と和訳している。

2 (問題集 p. 13)　　　　　　　答え　**(5)**

解　説 ‥‥‥‥‥‥‥‥‥‥‥‥‥‥‥‥‥‥

(1)　シーベルト（Sv）とは、人体に対する放射線の健康影響の大きさを示す単位である。なお、放射線の照射により人体が吸収するエネルギー量を示す単位は、グレイ（Gy）で表される。

(2)　ベクレル（bq）とは、放射能の強さを表す単位で、1秒間あたりに1個の原子核が崩壊して放射線を出す量を1ベクレルという。

(3)　白血病は、確率的影響の1つである。確率的影響とは、放射線量の増加に伴って発生頻度が増加する場合の影響をいう。例として、がん、白血病、遺伝性の障害などがあげられる。一方、確定的影響（組織反応）とは、放射線量の増加に伴って重篤度が増加する場合の影響で、しきい線量（影響が生じる最低の線量）が存在する。例として、白内障、不妊、脱毛、皮膚紅斑などがあげられる。

(4)　遺伝性の障害は、晩発障害である。晩発障害には、白内障、再生不良性貧血、骨折（骨壊死）、肺線維症、放射線脊髄症などがある。一方、早発（急性）障害には、不妊、脱毛、皮膚紅斑、放射線肺炎などがあげられる。

3 (問題集 p. 13)　　　　　　　答え　**(3)**

解　説 ‥‥‥‥‥‥‥‥‥‥‥‥‥‥‥‥‥‥

(1)　年少人口は、0～14歳の人口をいう。また、生産年齢人口は15～64歳の人口、老年人口は65歳以上の人口をいう。

(2)　年少人口指数は、（年少人口÷生産年齢人口）×100で求められる。表よりA地域は（12.5÷62.5）×100＝20、B地域は（10.0÷60.0）×100＝16.7なのでA地域＞B地域となる。

(3)　従属人口指数は、{（年少人口＋老年人口）÷生産年齢人口}×100、あるいは（年少人口指数＋老年人口指数）で表されるので、A地域は（12.5＋25.0）÷62.5×100＝60（あるいは、20＋40＝60）、B地域は（10.0＋30.0）÷60.0×100＝66.7（あるいは、16.7＋50＝66.7）なのでA地域＜B地域となる。

(4)　表には年齢調整に関する情報がないので比較はできないが、老年人口指数は、（老年人口÷生産年齢人口）×100で求められる。A地域は（25.0÷62.5）×100＝40、B地域は（30.0÷60.0）×100＝50なので

A地域＜B地域となる。

(5)　老年化指数は、（老年人口÷年少人口）×100で表される。A地域では、（25.0÷12.5）×100＝200である。B地域では、（30.0÷10.0）×100＝300となる。

4 (問題集 p. 13)　　　　　　　答え　**(4)**

解　説 ‥‥‥‥‥‥‥‥‥‥‥‥‥‥‥‥‥‥

(1)　患者調査は、3年に1度行われる。

(2)　患者調査は、全国の二次医療圏別や都道府県別に無作為に抽出された医療施設を対象に行われる基礎統計（静態統計）調査をいい、医療施設を利用した患者を調査の対象としている。国勢調査の調査対象とは異なる。

(3)　通院者率は、国民生活基礎調査で調査される。国民生活基礎調査は、無作為に抽出された国民を対象に、通院者率のほか、有訴者数、悩みストレス状況、健康意識、健康診断受診状況、介護状況などを調査する。一方、患者調査では、医療機関を対象に、主要疾病（分類）、（年齢階級別）患者数、受診率、在院日数などを調査する。

(5)　直近3回の調査によると、傷病分類別の入院の受診率は、高い順に「精神及び行動の障害」、「循環器系の疾患」、「新生物」あるいは「損傷、中毒及びその他の外因の影響」となっている。

5 (問題集 p. 14)　　　　　　　答え　**(5)**

解　説 ‥‥‥‥‥‥‥‥‥‥‥‥‥‥‥‥‥‥

　コホート研究や症例・対照研究などの解析には、下表のような四分位表を作成するのが基本となり理解しやすい。表で「対照群」としたのは（本問題では直接かかわりのある数ではないが）、罹患なしの人数（観察人数から罹患者数を引いた人数）のことである。「相対危険（度）」は、相対リスクとも呼ばれ、暴露群と非暴露群における疾病の頻度（罹患者数、発症者数）を比で表わしたものをいい、暴露因子と疾病発生との関連の強さを示す指標となる。「相対危険（度）」は暴露群の罹患（発生）率を非暴露群の罹患率で割ることにより求めることができる。下表より$(a/a+b)÷(c/c+d)$で表される。よって$(100/10,000)÷(50/10,000)＝0.01÷0.005＝\underline{2.0}$となる。一方、「寄与危険割合」は、曝露群の罹患率から非暴露群の罹患率を引いたもの（これを「寄与危険：$(a/a+b)－(c/c+d)$」という）を、曝露群の罹患率$(a/a+b)$で割った場合をいう。すなわち、$\{(a/a+b)－(c/c+d)\}÷(a/a+b)$で表されるので、$(0.01－0.005)÷0.01＝\underline{0.50}$となる。

暴露	観察人	罹患者数	対照群
有	a＋b（10,000）	a（100）	b
無	c＋d（10,000）	c（50）	d

6 (問題集 p. 14)　　　（3）

解　説

　エビデンスの質（信頼性の高さ）の高い順にあげると、大規模な集団的無作為（ランダム）化比較試験（メタアナリシス）＞1つ以上で小規模な無作為化比較試験＞非無作為化比較試験（以上3つを介入研究という）＞コホート研究＞症例対照研究＞横断研究＞生態学的研究＞記述（疫学）研究（症例報告やケース・シリーズ）＞患者データに基づかない専門委員会や専門家個人の意見、の順といわれている。

(1)　コホート研究は、ランダム化比較試験のメタアナリシスより低い。

(2)　横断研究は、ランダム化比較試験より低い。

(4)　生態学的研究は、コホート研究より低い。

(5)　症例報告は、症例対照研究より低い。

7 (問題集 p. 14)　　　答え（2）

解　説

(1)　生物医学モデルに代わる新しい考え方である。

(3)　対人関係によるストレスは、精神的健康に影響する心理的要因としてモデルに含まれる。

(4)　精神科医のジョージ・エンゲル（George Engel）が1977年に提唱した。

(5)　疾病を単一要因により説明するのではなく、いくつかの要因が複雑・相互に関係していることを踏まえて説明する。生物的要因としては、神経、遺伝、細菌やウイルスなどがあげられ、心理的要因としては、感情、認知、ストレス、対処行動、信念などの個人的な要素があげられる。また、社会的要因としては、貧困や雇用などの経済的な状態、人種や文化、相談できる人や公的サービスといった社会資源の有無などがあげられる。

8 (問題集 p. 14)　　　答え（4）

解　説

(1)　2013（平成25）年度から行われている第四次国民健康づくり対策である。

(2)　都道府県健康増進計画は、健康増進法に基づき、健康日本21（第二次）と同様の内容で策定される。

(3)　「基本的な方向」の1つに、「健康寿命の延伸」がある。

〔メモ〕2024（令和6）年度からの第五次国民健康づくり対策（健康日本21（第三次））においても引き継がれている。

(5)　2022（令和4）年に公表された最終評価の結果では、53項目の目標のうち「目標値に達した」は8項目（15.1％）にすぎない。また、「現時点で目標値に達していないが、改善傾向にある」が20項目（37.7％）である。

9 (問題集 p. 14)　　　（4）

解　説

(4)　むし歯（う歯）のある児童・生徒の割合は、昭和50年代でピーク（90％台）を示したが、その後、幼稚園、小学校、中学校、高校のすべての学校段階で年々減少している。

〔メモ〕2022（令和4）年度のむし歯（未治療＋治療済み）の児童・生徒の割合は、幼稚園児24.93％、小学生37.02％、中学生28.24％、高校生38.30％である。

10 (問題集 p. 15)　　　（4）

解　説

　がん対策基本法は、がんの予防推進・早期発見（検診の質の向上）、がん医療の均てん化の促進（医師・医療従事者の育成、医療機関整備、患者の療養生活の質の維持向上、雇用継続など）、研究の推進などを基本的施策としている。

(1)　がん検診は、「健康増進法」に基づいて実施される。

(2)　がん登録を実施する根拠法は、「がん登録等の推進に関する法律」である。

(3)　がん対策基本法では、国及び地方公共団体が、がんによる死亡率の低下に資する事項の研究の促進や、その成果が活用されるよう必要な施策を講ずるものとしている（法第19条）。

(5)　都道府県は、政府が策定したがん対策推進基本計画を基本とするとともに、当該都道府県におけるがん患者に対するがん医療の提供の状況等を踏まえ、都道府県がん対策推進計画を策定しなければならない。

11 (問題集 p. 15)　　　答え（1）

解　説

(2)　「糖尿病が強く疑われる者」において、糖尿病の治療を受けている者の割合は7割前後である。

〔メモ〕2019（令和元）年では糖尿病が強く疑われる者（男性19.7％、女性10.8％）において、糖尿病の治療を受けている者の割合は76.9％である。

(3)　「糖尿病が強く疑われる者」の割合は、70歳以上で最も多い。

〔メモ〕2019（令和元）年で、男性50歳台17.8％、70歳以上26.4％、女性50歳台5.9％、70歳以上19.6％である。

(4)　健康日本21（第二次）の目標の「合併症の減少」の対象疾患として、「糖尿病腎症（による年間新規透析導入患者数）の減少」が取りあげられている。

〔メモ〕健康日本21（第三次）においてもこの内容が引き継がれている。

(5)　健康日本21（第二次）の糖尿病に関する目標としては、治療継続者の割合の増加、血糖コントロール指標不良者の割合の減少、糖尿病有病者の増加の抑

制、メタボリックシンドローム該当者および予備群の減少、特定健康診査・特定保健指導の実施率の向上などがあげられている。

健康日本21（第三次）においてもこの内容が引き継がれている。

12（問題集 p.15） 答え（3）

 都道府県知事は、医師から届出があった患者・無症状病原体保有者について、厚生労働省令で定められた業務（食品関係や接客業など）への就労制限（一定期間）を講ずることができる。これに該当する感染症として、感染症の予防及び感染症の患者に対する医療に関する法律（感染症法）の1類・2類・3類感染症および新型インフルエンザ感染症などがあげられている。コレラ、腸管出血性大腸菌感染症、パラチフス、細菌性赤痢（問題文にはないが、腸チフスも）は、いずれも3類である。
(3) E型肝炎は4類感染症なのでこれに該当しない。

13（問題集 p.15） 答え（3）

(1) 雇用保険は、社会保険である。なお、「保健医療・公衆衛生」には、保健所・保健センターの整備、環境衛生（公害対策）・労働衛生などがあげられる。
(2) 医療保険は、社会保険である。なお、「公的扶助」には、生活保護がある。
(4) 生活保護は、公的扶助である。なお、「社会福祉」には、母子・父子・寡婦福祉、児童福祉、老人福祉、障害者（児）福祉などがある。
(5) 介護保険は、社会保険である。なお、「社会保険」には、医療保険、介護保険、年金保険、雇用保険のほか、労働者災害補償（労災）保険などがある。

14（問題集 p.15） 答え（3）

(1) 医療計画は、「医療法」が根拠法である。
(2) 治療または予防に係る事業の5疾病には、高血圧症は含まれていない。がん、脳卒中、心筋梗塞等の心血管疾患、糖尿病、精神疾患の5疾病が含まれる。
(3) 医療の確保に必要な5事業には、災害時における医療のほかに、救急医療、へき地の医療、周産期医療、小児医療がある。

2024（令和6）年度からの第8次医療計画では新興感染症発生・まん延時における医療が加わり、6事業となった。
(4) 都道府県知事が、医療を提供する体制の確保に関する6年ごとの計画を策定し、在宅医療その他必要な事項は3年ごとに見直す。
(5) 二次医療圏および三次医療圏を設定する。なお、

一次医療圏は、身近な医療を提供する医療圏で、医療法では規定されてはいないが、保健所（地域保健法による）や介護保険制度などとの兼ね合いから、市町村を単位として設定されている。

15（問題集 p.16） 答え（5）

 労働者のメンタルヘルス対策とは、事業者が全ての労働者に対し、いきいきと働けるような気配りと援助をし、仕事が円滑に実践される仕組みをつくり、実践することをいう。
(5) 従業員数が50名以上の事業所に対して、ストレスチェックの実施が義務づけられている。しかし、従業員数が50名未満の事業所に対しては当分の間「努力義務」としている。ストレスチェック制度とは、ストレスチェックテストの実施やテスト結果に基づく面談指導、集団ごとの集計・分析など、メンタルヘルスケアを網羅した制度のことである。

16（問題集 p.16） 答え（4）

(1) 教職員のほか、在学する幼児・児童・生徒・学生が対象となる。
(2) 上水道やプールなどの定期的な環境衛生検査を行うのは、学校薬剤師である。そのほか、教室内の空気検査、照度・騒音レベルなどの環境衛生検査をするが、非常勤として委託されている。学校医も非常勤ではあるが、学校保健安全計画の立案、健康診断、疾病予防処置、保健指導、健康相談などを行う。
(3) 学校保健委員会は、教育委員会に設置されるわけではない。校長、養護教諭、栄養教諭、学校栄養職員などの教職員のほか、学校医、学校歯科医、学校薬剤師、保護者（PTA）代表、児童・生徒代表、地域の保健関係機関の代表などを主な委員とし、保健主事が中心となって、運営することとされている。
(5) 学校感染症による出席停止の指示を行うのは、学校設置者ではなく、校長である。感染者あるいはその疑いがある者、または、感染のおそれのある児童生徒などがいるときは、政令で定めるところにより、出席を停止させることができる。

17（問題集 p.16） 答え（1）

(2) ゴルジ体では、たんぱく質の糖鎖の形成、濃縮、選別輸送が行われる。遺伝情報の翻訳は、リボソーム上で行われる。翻訳に関わる分子は、tRNAである。
(3) リソソームは、たんぱく質の分解を行う。たんぱく質の合成は、リボソーム上で行われる。
(4) 脂質二重膜は、リン脂質の疎水性部分が内側にあ

る。外側には、リン脂質の親水性部分がある。

(5) 細胞周期は、G1 期→S 期→G2 期→M 期の順に進行する。細胞分裂に先立ち、S 期で DNA の複製が行われ、核内 DNA 量は 2 倍になる。M 期を経て細胞が分裂すると、核内 DNA 量は元に戻る。

18 (問題集 p. 16)　　　　　　　答え（5）
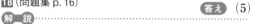

(1) トリプトファンは、芳香族アミノ酸である。分枝アミノ酸には、ロイシン、バリン、イソロイシンがある。

(2) β シートは、たんぱく質の二次構造である。たんぱく質の二次構造には、α ヘリックスもある。三次構造は、1 本のポリペプチド鎖が α ヘリックス、β シートなどの構造をとった部分がさらに複雑に織り込まれ形成される。

(3) 飽和脂肪酸は、分子内に炭素-炭素の二重結合をもたない。分子内に炭素-炭素の二重結合をもつのは、不飽和脂肪酸である。

(4) トリグリセリドは、単純脂質である。単純脂質がアルコールと脂肪酸のみから構成されるのに対し、複合脂質はリン酸や糖などを含む。

19 (問題集 p. 16)　　　　　　　答え（2）

(1) ヒトは、従属栄養生物である。独立栄養生物は、炭素源として炭素を含む無機化合物から有機化合物を合成して生命活動を行うことができる生物のことをいう。ヒトは生命活動に必要な有機化合物を有機化合物からしか作ることができず、これらを他の生物から得ている。

(3) ATP の産生は、異化の過程で起こる。異化は物質を分解する過程で、分解前の分子がもっていたエネルギーが解き放たれて ATP が産生される。

(4) 電子伝達系では、水が産生される。電子伝達系における電子の受容体は、酸素である。二酸化炭素は、クエン酸回路（TCA サイクル）で産生される。

(5) 脱共役たんぱく質（UCP）は、ATP の産生を阻害する。プロトン濃度勾配と ATP 産生の共役反応が脱共役（解消）され、熱として放出されることから、UCP はサーモゲニンともいわれる。

20 (問題集 p. 16)　　　　　　　答え（5）

(1) リンゴ酸は、クエン酸回路（TCA サイクル）の中間代謝物である。尿素回路は、肝臓でアンモニアを無毒化する回路で、中間代謝物にはシトルリン、アスパラギン酸、アルギニノコハク酸、アルギニン、オルニチンがある。

(2) ペントースリン酸回路は、サイトゾル（細胞質基

質）に存在する。ミトコンドリアに存在する代謝系には、クエン酸回路、脂肪酸の β 酸化、電子伝達系などがある。尿素回路はミトコンドリアで始まり、サイトゾルへと続く。

(3) グルコース-6-ホスファターゼは、筋肉に存在しない。グルコース-6-ホスファターゼは、グルコース-6-リン酸からリン酸を取り除きグルコースを生成する酵素で、肝臓に存在する。筋肉には存在しないため、筋肉には糖新生系が存在しない。

(4) 脂肪酸合成は、サイトゾル（細胞質基質）で行われる。リボソームで行われるのは、たんぱく質合成である。

21 (問題集 p. 17)　　　　　　　答え（2）

(1) アセチルコリンは、交感神経節前線維と消化管平滑筋の接合部で分泌される。交感神経節後線維の末端からは、ノルアドレナリンが分泌される。

(3) 副腎皮質刺激ホルモン（ACTH）は、下垂体前葉から分泌される。他に、成長ホルモン（GH）、甲状腺刺激ホルモン（TSH）、乳汁分泌ホルモン（prolactin：PRL）、性腺刺激ホルモン（LH、FSH）が分泌される。下垂体後葉から分泌されるホルモンには、バソプレシン（抗利尿ホルモン、ADH）とオキシトシンがある。

(4) 卵胞刺激ホルモン（FSH）は、下垂体前葉から分泌される。卵巣は、エストロゲン（主に卵胞から）やプロゲステロン（主に黄体から）を分泌する。

(5) アドレナリンは、副腎髄質から分泌される。副腎皮質で産生・分泌されるホルモンを副腎皮質ホルモンといい、コルチゾール、アルドステロンがある。

22 (問題集 p. 17)　　　　　　　答え（1）
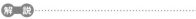

(2) 乾酪壊死は、結核でみられる。クローン病に特徴的な病理所見は、非乾酪性類上皮細胞肉芽腫であり、診断基準の主要所見の一つに含まれる。

(3) 細胞の死にはアポトーシスと壊死（ネクローシス）があるが、アポトーシスでは、核が凝縮・断片化し、引き続き細胞も断片化してマクロファージに取り込まれて排除されるため、炎症を引き起こすことはない。

(4) 扁平上皮化生は、気管支粘膜や子宮頸部で認められ、線毛上皮（気管支粘膜）や円柱上皮（子宮頸部）が扁平上皮に置き換わることをいう。食道に発生する化生はバレット粘膜とよばれ、本来、食道粘膜上皮は重層扁平上皮であるが円柱上皮に置き換わり、食道腺がんの発生母地となる。

(5) 良性腫瘍は、悪性腫瘍に比べて異型性は弱い。異型性とは、細胞の形状が正常細胞からどのくらい異

なっているかの度合いをいう。異型性が強いほど悪性度が高い。

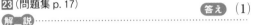

23 (問題集 p.17)　**答え　(1)**

解　説

(2)　急性胆のう炎に対する胆のう摘出術は、根治療法である。保存療法とは、手術などの侵襲的な医療行為を実施しないで疾患を改善する治療行為をいう。急性胆のう炎では、抗菌薬投与や解熱剤、鎮痛薬の投与が保存療法にあたる。

(3)　早期胃がんに対する手術療法は、根治療法である。対症療法とは、症状を軽減するために実施する治療法である。

(4)　交差適合試験（クロスマッチ）は、輸血直前に行う検査法である。患者血液と輸血用血液製剤との間で免疫反応が起こるかをあらかじめ試験管内で検査する。

(5)　生体腎移植は、わが国では行われている。わが国における年間腎移植実施数（2021（令和3）年）は1,773例であり、脳死下献腎移植が106例、心停止下献腎移植が19例、生体腎移植が1,648例で生体腎移植が最も多い。

24 (問題集 p.17)　**答え　(2)**

解　説

(2)　初期の糖尿病網膜症は、無症状であることが多い。進行すると高度の視力障害や失明をきたし、わが国の途中失明の原因の第2位が糖尿病網膜症である。したがって、糖尿病患者は自覚症状がなくても定期的な眼科受診が重要である。

25 (問題集 p.17)　**答え　(4)**

解　説

(1)　胃底部は、噴門部と胃体部の間にある。

(2)　セクレチンは、胃酸分泌を抑制する。胃酸分泌を促進するホルモンはガストリンである。

(3)　肝洞様毛細血管（類洞）は、肝小葉の内部の血管である。肝小葉と肝小葉の間を走行する血管は、小葉間動脈（肝動脈の枝）と小葉間静脈（門脈の枝）である。

(5)　α-アミラーゼは、でんぷんをマルトースに分解する。マルトースをグルコースに分解するのは、マルターゼである。

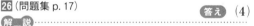

26 (問題集 p.17)　**答え　(4)**

解　説

(1)　わが国では、食道がんは、胸部中部食道が約47％を占め最も多く、次いで胸部下部食道が約28％である。

(2)　胃食道逆流症では、下部食道括約筋機能の低下が

みられる。下部食道括約筋が収縮することで胃内容物の逆流を防止するが、この機能が低下すると胃内容物は食道に逆流する。

(3)　胃がんの肉眼的分類として、ボールマン（Borrmann）分類が用いられる。早期胃がんは0型、進行胃がんは1型（腫瘤型）、2型（潰瘍限局型）、3型（潰瘍浸潤型）、4型（びまん浸潤型）、5型（分類不能）に分類されている。

(5)　早期ダンピング症候群は、高張な食物が急速に小腸内に入るために起こる。インスリンの過剰分泌で起こるのは、後期ダンピング症候群である。胃切除後は食物貯留機能が低下するため、ダンピング症候群がみられる。

27 (問題集 p.18)　**答え　(1)**

解　説

(2)　2本の冠状動脈が、大動脈から分枝する。

(3)　心電図のP波は、心房の興奮を示す。心室の興奮を示すのは、QRS波である。

(4)　安静時の心拍出量は、成人で約5L/分である。心拍数は約70回/分で、1回の拍動で送り出す血液量（1回拍出量）は約70mLなので、心拍出量は約5L/分となる。

(5)　ANP（心房性ナトリウム利尿ペプチド）は、血管を拡張させる。ANPは腎臓からのNa⁺の排泄を促進し、血管を拡張することで、血圧を低下させる。

28 (問題集 p.18)　**答え　(3)**

解　説

(1)　褐色細胞腫は、二次性高血圧の原因である。高血圧は、原因不明の本態性高血圧と血圧を高くする原因が明らかな二次性高血圧に分類される。

(2)　新規発症した狭心症は、不安定狭心症である。不安定狭心症とは、胸痛などの狭心症症状が1か月以内に悪化したものと定義され、今までになかった狭心症が初発した場合も悪化に含まれる。

(4)　下肢の閉塞性動脈硬化症は、下肢の潰瘍や壊疽のリスク因子である。肺塞栓のリスク因子は、下肢の静脈血栓である。災害関連死の大きな原因として問題視されている。

(5)　脚気心は、ビタミンB₁欠乏で起こる。ビタミンB₆欠乏では、ペラグラ様皮膚炎や多発性神経炎、貧血などが起こる。

29 (問題集 p.18)　**答え　(4)**

解　説

(1)　糸球体とボーマン嚢で構成されるのは、腎小体である。尿細管は、腎小体とともにネフロン（腎単位）に含まれる。

(2)　ヘンレ係蹄は、近位尿細管と遠位尿細管との間に

存在する。糸球体で濾過された原尿は、ボーマン嚢、近位尿細管、ヘンレ係蹄、遠位尿細管、集合管を順に通る間に尿となる。

(3) 健常成人の1日当たりの糸球体濾過量は、約150Lである。1日当たりの尿量が、約1.5Lである。

(5) イヌリンは、尿細管で再吸収されない。イヌリンはゴボウなどの植物に含まれる多糖類で、腎臓の糸球体のみから排泄され、再吸収されないことから、糸球体濾過量を測定するのに使用される。

30 (問題集 p.18)　 **（1）**
解　説

(2) 血圧値は、ネフローゼ症候群の診断基準に含まれない。尿たんぱく量（3.5g/日以上）と低アルブミン血症（3.0g/dL以下）の両所見が、成人ネフローゼ症候群の診断の必須条件である。血清総たんぱくの低値、浮腫・脂質異常症は参考所見とされる。

(3) 出血性ショックは、腎前性の急性腎障害（AKI）の原因になる。急性腎障害は、腎血流量が低下することによる腎前性、腎実質の障害による腎性、尿路の通過障害による腎後性の3つに分類される。腎後性の急性腎障害の原因には、腎結石や前立腺肥大などがある。

(4) 慢性腎不全では、糸球体濾過量の減少により尿中のリン排泄量が低下するため、高リン血症がみられる。

(5) 末期腎不全の合併症に、二次性副甲状腺機能亢進症がある。末期腎不全では、高リン血症、腎臓における活性型ビタミンＤの産生低下、小腸におけるカルシウム吸収低下に伴う低カルシウム血症により二次性副甲状腺機能亢進症を合併する。

31 (問題集 p.18)　 **（2）**
解　説

(1) 黄体形成ホルモン（LH）は、排卵を誘発する。下垂体前葉から分泌される。排卵を抑制するのはプロゲステロンで、排卵直後から分泌量が増加する。妊娠が成立しなければ、排卵の1週間後から減り始める。

(3) 抗利尿ホルモン不適合分泌症候群（SIADH）では、低ナトリウム血症がみられる。SIADHは、血漿浸透圧が高くないのにバソプレシン（抗利尿ホルモン、ADH）が分泌される疾患である。ADHは、遠位尿細管・集合管に働いて、水の再吸収を促進する。これが過剰に続くと、再吸収された水により血液は希釈され、低ナトリウム血症をきたしやすくなる。

(4) 先端巨大症では、血中成長ホルモン値が上昇する。その結果、額、鼻、唇や下あごが大きくなる特徴的な顔貌と、手足など体の先端が肥大する。

(5) クッシング病では、血中副腎皮質刺激ホルモン

（ACTH）値が上昇する。下垂体前葉にできたACTH産生腫瘍が、副腎皮質の機能亢進を招き、コルチゾールの分泌を増加させたものをクッシング病という。

32 (問題集 p.18)　 **（2）**
解　説

(1) 飲水中枢は、間脳の視床下部にある。視床は、知覚を中継して大脳皮質に送る部位である。

(3) 錐体路の神経線維の多くは、延髄下部の錐体で交叉する。このことを錐体交叉と言い、錐体を通る運動調節に関わる神経路を錐体路と呼ぶ。

(4) 顔面神経は、表情筋の運動と舌前2/3の味覚を司る。舌の運動を支配するのは、舌下神経である。

(5) 交感神経の興奮は、瞳孔を散大させる。暗いところではものがよく見えないために緊張し、交感神経が興奮する。瞳孔を散大することにより光を多く取り入れ、暗いところでもよく見えるようにする。

33 (問題集 p.19)　 **（4）**
解　説

(1) 声帯は、喉頭にある。喉頭は空気の通路であり、息を吐くときに空気が声帯を震わせ声が出る。

(2) Ｉ型肺胞細胞は、血液と肺胞との間のガス交換を行う。肺サーファクタントを産生するのは、Ⅱ型肺胞細胞である。

(3) パルスオキシメータは、動脈血酸素分圧を測定する。動脈血の酸素飽和度は約97％である。

(5) ヘモグロビンの酸素解離曲線は、pHが上昇すると左方向に移動する。血液のpHの上昇は、血液中の二酸化炭素分圧が低下することを意味し、酸素化ヘモグロビンの割合は増加する。したがって酸素解離曲線は、上方（左方向）に移動する。

34 (問題集 p.19)　**答え** **（1）**
解　説

(2) 重度に進行したCOPDでは、呼吸性アシドーシスがみられる。COPDは進行すると換気が減少し血液中の二酸化炭素が増加するため、呼吸性アシドーシスがみられる。

(3) アトピー型の気管支喘息は、小児期に発症することが多い。ダニ、ペット・動物、真菌などのアレルゲンに対する特異的IgE抗体が関与する気管支喘息をアトピー型といい、アレルギー性鼻炎、アトピー性皮膚炎など他のアレルギー疾患を合併する。

(4) 気管支喘息の治療には、β刺激薬を用いる。β遮断薬は高血圧や虚血性心疾患の治療薬であり、気管支収縮作用があるため、気管支喘息の患者では禁忌とされる薬剤もある。

(5) 間質性肺炎では、拘束性障害がみられる。換気障

害はスパイロメトリーで評価を行い、％肺活量が 80
％未満を拘束性障害、1 秒率が 70 ％未満を閉塞性
障害に分類する。閉塞性障害は、COPD や気管支喘
息でみられる。

35（問題集 p. 19） 答え（3）

解　説

(1)　骨の主な有機質成分は、コラーゲンである。ケラ
チンは、髪の毛や爪、皮膚の角質層などを形成する
たんぱく質である。

(2)　骨吸収は、破骨細胞によって行われる。骨吸収と
は、骨を分解することである。骨芽細胞は、骨形成
を行う。

(4)　骨格筋のうち、遅筋は速筋に比べてミオグロビン
を多く含む。遅筋は有酸素運動を行うので、酸素を
貯蔵するたんぱく質であるミオグロビンを多く含
む。ミオグロビンは鉄を含んでいて赤く見えるため
に、遅筋は赤筋と呼ばれる。

(5)　筋原線維の主な構成成分は、ミオシンとアクチン
である。コラーゲンは、皮膚や靭帯、骨、軟骨など
に豊富に含まれるたんぱく質である。

36（問題集 p. 19） 答え（5）

解　説

(1)　原発性骨粗鬆症は、脆弱性骨折がない場合には、
骨密度が若年成人平均値（YAM）の 70 ％以下また
は−2.5SD 以下で診断される。脆弱性骨折がある
場合には、椎体または大腿骨近位部の骨折がある、
または椎体と大腿骨近位部以外の脆弱性骨折があり
骨密度が YAM の 80 ％未満であることのいずれか
で診断される。

(2)　骨軟化症では、血清カルシウム値は低下すること
が多い。骨軟化症は骨石灰化障害により類骨が増加
する疾患で、ビタミン D の欠乏が主な原因である。
消化管におけるカルシウムとリンの吸収障害によ
り、低カルシウム血症と低リン血症が起こる。

(3)　変形性関節症の早期治療では、運動療法、理学療
法、装具療法、食事療法が行われる。骨まで破壊さ
れている場合には、人工関節置換術などの手術療法
を行う。

(4)　栄養不良に伴うサルコペニアは、二次性サルコペ
ニアである。サルコペニアは、年齢が関与した一次
性サルコペニアと活動量・疾患・栄養が関与する二
次性サルコペニアに分類される。

37（問題集 p. 19） 答え（3）

解　説

(1)　精巣のセルトリ細胞は、精子形成を支持・保護す
る細胞である。ウォルフ管を発育させるのは、精巣
のライディッヒ細胞が分泌するテストステロンであ

る。

(2)　PSA は、前立腺がんの腫瘍マーカーである。
PSA は prostate specific antigen（前立腺特異抗原）
の略語で、前立腺で合成されるたんぱく質である。
PSA は、前立腺が腫瘍化すると血液中に漏れ出す
ため、前立腺がんの腫瘍マーカーとなる。

(4)　子宮筋腫は、エストロゲン依存性疾患である。子
宮筋腫は、子宮平滑筋に発生するエストロゲン依存
性の良性腫瘍で、性成熟期（30〜40 歳代）に好発す
るが、閉経後に退縮し、関連する様々な症状は消失
する。

(5)　子宮頸がんの原因で最も多いのは、ヒトパピロー
マウイルス（HPV）の感染である。性器クラミジア
感染は、子宮頸管炎などの原因となる。

38（問題集 p. 19） 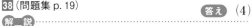 答え（4）

解　説

(1)　鉄欠乏性貧血では、出血傾向はみられない。出血
傾向による慢性的な出血は、鉄欠乏性貧血の原因と
なる。

(2)　悪性貧血では、内因子の作用が低下している。悪
性貧血は、内因子の欠如によるビタミン B_{12} の吸収
障害が原因である。内因子は胃で分泌されるため
に、胃摘出手術後に貧血が起こるが、以前はその原
因が分からなかったために治療が難しく、悪性貧血
と名付けられた。

(3)　再生不良性貧血では、白血球数が減少する。再生
不良性貧血では骨髄の造血機能が全般的に低下する
ため、白血球だけでなく、赤血球や血小板も減少す
る。

(5)　腎性貧血では、血中エリスロポエチン値が低下す
る。腎臓から分泌されるエリスロポエチンは赤血球
の産生を促進するが、慢性腎不全ではエリスロポエ
チンの産生分泌が低下して腎性貧血を起こすことが
ある。

39（問題集 p. 20） 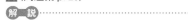 答え（3）

解　説

(1)　喫煙者では、ヘモグロビン濃度が増加する。喫煙
によって一酸化炭素がヘモグロビンと結合して全身
への酸素供給能が低下するため、ヘモグロビンを増
加させる代償反応が起こる。

(2)　血友病では、プロトロンビン時間が延長する。プ
ロトロンビン時間は外因系因子による凝固能をみる
指標である。血友病では、凝固因子の遺伝的欠損の
ため血液が凝固しにくくなっている。

(4)　播種性血管内凝固症候群（DIC）では、フィブリ
ン分解産物（FDP）が増加する。DIC は、全身の血
管内で微小血栓が形成され、それに続いて線溶系の
亢進が起こる病態で、血小板数の減少、フィブリノー

ゲンの減少、プロトロンビン時間の延長がみられる。

(5) 急性白血病では、赤血球数が減少する。急性白血病は、骨髄内で白血球系細胞が短期間のうちに腫瘍化したものである。赤血球、白血球、血小板はいずれも骨髄の造血幹細胞から産生されるため、腫瘍細胞の増殖は、他の系統の血球産生を急激に抑制する。

40 (問題集 p. 20) （3）

解 説 ……………………………………

(1) IgA は、胎盤を通過しない。胎盤を通過するのは、IgG である。母体から胎児に移行し、新生児を守る。新生児の免疫系は未発達だが、母体から受け取る IgG（胎盤経由）や IgA（母乳経由）により守られる。

(2) IgM は、免疫グロブリンの中で分子量が最も大きく、基本の Y 字が 5 つ結合した五量体構造をとっている。血中に最も多いのは IgG で、免疫グロブリンの約 80 ％を占める。

(4) IgG は、抗体産生 B 細胞で産生される。肥満細胞は、アレルギー反応に関与し、表面に IgE が付着する。

(5) IgM は、獲得免疫に関わる。感染症の初期、最初に産生される。自然免疫は、抗原非特異的で、微生物の構造パターンを大まかに見分けて働く。

41 (問題集 p. 20) （4）

解 説 ……………………………………

(1) 乳児の食物アレルギーの原因は、鶏卵が最も多い。乳児のアレルギー新規発症例の原因食物は、鶏卵が 50 ％以上を占める。第 2 位は牛乳、第 3 位は小麦の順となる。

(2) 全身性エリテマトーデスは、女性に多い。男女比は 1：9 で、発症年齢は 20～40 歳をピークとする。関節リウマチや強皮症、シェーグレン症候群などの膠原病も若年～中年の女性に好発する。

(3) 全身性エリテマトーデスでは、蝶形紅斑がみられる。関節リウマチは全身の関節滑膜炎をきたす膠原病であり、関節炎から関節破壊へと進行し機能障害を生ずる。

(5) シェーグレン症候群では、唾液分泌が減少する。シェーグレン症候群は外分泌腺が障害される膠原病であり、唾液腺の障害によるドライマウスと涙腺の障害によるドライアイが主症状となる。

42 (問題集 p. 20) （2）

解 説 ……………………………………

(1) 不顕性感染は、感染による症状が現れないことをいう。病原性の低い病原体による感染は日和見感染といい、化学療法や免疫抑制薬での治療に伴い免疫が低下した宿主や後天性免疫不全症候群の患者など

でみられる。

(3) デング熱は、再興感染症である。再興感染症とは、いったん終息したが再度流行する感染症をいう。新型コロナウイルス感染症や重症急性呼吸器症候群（SARS）などが新興感染症である。

(4) オウム病の病原体は、クラミジアである。リケッチア感染症には、ツツガムシ病や発疹チフスなどがある。

(5) 梅毒の病原体は、細菌である。梅毒は、細菌の一種である梅毒トレポネーマによる性感染症である。わが国で最も多い性感染症は性器クラミジア感染症であり、クラミジアを病原体とする。

43 (問題集 p. 20) （3）

解 説 ……………………………………

(1) 小豆は種皮が硬いので、吸水速度が遅い。必要な浸漬時間は、大豆は約 6 時間（一晩）に対し、小豆は約 18 時間（一昼夜）である。

(2) 大豆たんぱく質の第一制限アミノ酸は、メチオニンである。

(4) 乳化剤として利用されるのは、大豆レシチン（リン脂質）である。レクチンは一種の自然毒で、植物の自己防衛を担うたんぱく質である。有毒なので、大豆の食用には、レクチンを分解するための充分な加熱処理が必要である。

(5) 濃縮大豆たんぱく質は、脱脂大豆から主に糖類と灰分を除去したもので、たんぱく質は 65～75 ％である。一方、分離大豆たんぱく質は、たんぱく質だけを分離したもので、たんぱく質は 90～95 ％である。したがって、たんぱく質含量は、分離大豆たんぱく質の方が多い。

44 (問題集 p. 20) 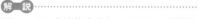 （2）

解 説 ……………………………………

(1) バナナを追熟すると、でんぷんが糖化されて甘くなる。

(3) りんごの主な多糖類は、ペクチンである。

(4) 赤肉種のメロンの主な色素は、β-カロテンである。アントシアニンは、青紫色の色素で、ブルーベリー、ナス、紫芋などに含まれる。

(5) アボカドは、飽和脂肪酸（約 3 g/100 g）より不飽和脂肪酸（約 12 g/100 g）の方が多い。一般的に植物性油脂には不飽和脂肪酸が、動物性油脂には飽和脂肪酸が多い。

45 (問題集 p. 21) （4）

解 説 ……………………………………

(1) ハウユニットは、濃厚卵白の高さと殻つき卵の質量から複雑な式で計算され、卵の新鮮さを測る国際規格である。選択肢の説明は卵白係数で、卵の新鮮

さの指標である。

(2) 卵黄の完全凝固の温度は 75℃ 以上、一方卵白の完全凝固の温度は 80℃ 以上である。完全に凝固する温度は、卵黄より卵白の方が高い。

(3) 卵黄は、脂溶性ビタミン（A、D、E、K）に富み、ビタミンCをほとんど含まない。

(5) リゾチームは、細菌の細胞壁を構成する多糖類を加水分解する酵素である。卵白に含まれる鉄結合性のたんぱく質は、オボトランスフェリンである。

46 (問題集 p. 21)   (5)

解説

(1) ショ糖（グラニュー糖）には、アノマー異性体が存在しないので、温度による構造変化がなく、甘味度も変化しない。そのために、甘味の標準物質として用いられる。

(2) 減塩しょうゆの食塩濃度は、9%以下である（食品表示基準）。

(3) 醸造酢は、穀類、果実、野菜、その他の農産物、はちみつ、アルコール、砂糖類を原料に酢酸発酵させた液体調味料であって、かつ、氷酢酸または酢酸を使用していないものである（食品表示基準）。選択肢の製法は、合成酢の製造法である。

(4) みその麹歩合は、大豆の量に対する麹量の数値で、麹歩合（割）＝麹の量／大豆の量×10 で示される。数字が大きいほど甘口、小さいほど辛口のみそになる。

47 (問題集 p. 21)   (5)

解説

(1) エルゴステロールは、紫外線照射によりエルゴカルシフェロール（ビタミン D_2）に変換される。コレカルシフェロール（ビタミン D_3）は、7-デヒドロコレステロールから紫外線照射により生じる。

(2) L-デヒドロアスコルビン酸（酸化型ビタミンC）は、すでに酸化されており、それ自体は抗酸化作用をもたないが、体内で還元型に変化するので、食品成分表にはビタミンCとして、還元型と酸化型の合算値が記載されている。

(3) シアノコバラミンは、分子内にコバルトを含むポルフィリン化合物である。銅を含むポルフィリン化合物は、ヘモシアニンである。

(4) β-カロテンは、炭素と水素だけから成る脂溶性の化合物で、黄橙色を示し、にんじん、かぼちゃなどの緑黄色野菜に含まれる。

48 (問題集 p. 21)   (3)

解説

炭水化物は(2)(3)(4)であり、牛乳の主な炭水化物は、2糖類のラクトースであることを想起すれば、構造式

から2糖類の(3)が正答と判断できる。選択肢の化合物は、いずれも甘味物質である。

(1)は Asp-Phe-OMe の構造を持つアスパルテームである。

(2)はグルコースである。

(3)は Gal-Glu の構造を持つラクトースである。

(4)は Gal-Glu-Fru の構造を持つラフィノースである。

(5)は五環性トリテルペン配糖体のグリチルリチンである。

49 (問題集 p. 22)   (5)

解説

(1) リン酸化オリゴ糖カルシウム（POs-Ca）は、ブドウ糖からなるオリゴ糖に、リン酸基を介してカルシウムが結合した構造を持ち、歯の石灰化を促して、歯を丈夫で健康にする。

(2) 難消化性オリゴ糖は、分解されずに大腸に運ばれ、ビフィズス菌などの善玉菌の増殖を助け（prebiotics）、おなかの調子を整える。

(3) 大豆イソフラボンは、女性ホルモン類似の活性を有し、骨の健康を保つ。

(4) 植物ステロールは、血中コレステロールを減らす。

50 (問題集 p. 22)   (3)

解説

(1) 油脂の酸敗は、自動酸化によるもので、金属イオン、熱、光などにより促進される。

(2) 過酸化物価とは、油脂 1kg に含まれる過酸化物量をミリグラム当量（mgEq）で示したもので、自動酸化の初期に生成する過酸化物量は、初期酸化の程度を示す指標になる。

(4) ヒスタミンは、ヒスチジンの脱炭酸反応により生成する。

(5) わが国では、コバルト 60 の γ 線照射が、じゃがいもの発芽防止に認められているのみである。

51 (問題集 p. 22)   (2)

解説

(1) 黄色ブドウ球菌は、グラム陽性、通性嫌気性球菌で、エンテロトキシン（耐熱性）を産生し、食品内毒素型食中毒を起こす。

(2) ボツリヌス菌は、グラム陽性、偏性嫌気性桿菌で、耐熱性芽胞を形成し、ボツリヌス毒素（易熱性）を産生し、食品内毒素型食中毒を起こす。

(3) カンピロバクターによる食中毒は、主に加熱不十分の鶏肉で発生する。カンピロバクターは、グラム陰性、微好気性桿菌で、腸管毒素や細胞毒素を産生し、感染毒素型食中毒を起こす。また、ギラン・バレー症候群を発症させる。

(4) 腸管出血性大腸菌による食中毒の潜伏期間は、4

〜8日程度である。腸管出血性大腸菌は、グラム陰性、通性嫌気性桿菌で、ベロ毒素を産生し、感染毒素型食中毒を起こす。また、溶血性尿毒症症候群（HUS）を発症させる。

(5) セレウス菌は、グラム陽性、通性嫌気性桿菌で、耐熱性芽胞を形成する。下痢型毒素が関与する下痢型（感染毒素型）食中毒と、嘔吐毒素（セレウリド）が関与する嘔吐型（食品内毒素型）食中毒があり、わが国では、ほとんど嘔吐型である。

52 (問題集 p.22) 答え （4）

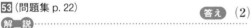
(1) ノロウイルスは、小型の球形ウイルスで、エンベロープ（脂質膜）を持たない。
(2) ノロウイルスは、二枚貝の中腸腺に集積されるが、増殖はしない（宿主ではない）。
(3) 不活化には、85〜90℃で90秒以上の加熱処理が必要である。
(4) ノロウイルスは、エンベロープを持たないので、界面活性剤、逆性石けん、消毒用アルコールなどの処理では不活化されない。不活化には、次亜塩素酸ナトリウムによる消毒が有効である。
(5) 食中毒の潜伏期間は、短い場合は10時間程度、平均は24〜48時間（1〜2日）である。

53 (問題集 p.22) 答え （2）

(1) アニサキスの感染源は、サバ、アジ、タラ、サケ、イカなどの海産魚介類である。鯉は、肝吸虫の感染源である。
(3) 無鉤条虫の感染源は、牛肉である。豚肉は、有鉤条虫の感染源である。ブタに寄生する有鉤条虫は劇症で、嚢虫が脳などに迷入すると重篤な症状を起こすので、豚肉は十分に加熱することが推奨される。
(4) クドア・セプテンプンクタータは、ひらめ食中毒の原因寄生虫と特定された。一過性の下痢や嘔吐などを起こす。さわがには、肺吸虫の感染源である。
(5) 肝吸虫の感染源は、コイ、フナ、ワカサギなどの淡水魚である。ほたるいかは、旋尾線虫の感染源である。

54 (問題集 p.22) 答え （3）

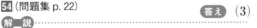
(1) デオキシニバレノールは、フザリウム（赤カビ）が産生する、麦類を汚染するかび毒である。りんごを汚染するかび毒は、パツリンである。
(2) ベンゾ［a］ピレンは、5つのベンゼン環が結合した多環芳香族炭化水素であり、主に有機物質の不完全燃焼の過程で生成する。直火で調理した肉、魚、燻製や鰹節にも含まれる。窒素を含まないので、ヘ

テロサイクリックアミンではない。
(4) N-ニトロソアミンは、食品中の第二級アミンと亜硝酸の反応によって生成する。化学反応式は、$R_1R_2NH + HNO_2 \rightarrow R_1R_2N-N=O+H_2O$ である。
(5) ダイオキシンは、脂溶性が高く、また塩素を含む難分解性の化合物群なので、環境中で長期間残留して、生物濃縮を受ける。

55 (問題集 p.23) 答え （1）

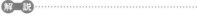
(1) グルコノデルタラクトンは、水溶液中でグルコン酸を生じ、大豆たんぱく質を酸凝固させるので、豆腐用凝固剤（指定添加物）として使用される。
(2) ソルビン酸カリウムは、カビ・酵母・好気性菌に対して静菌効果を示し、保存料（指定添加物）として使用される。
(3) ステビアは、南米原産のキク科植物で、ステビオサイドなどの甘味物質を含むため、その抽出物が甘味料（既存添加物）として使用される。
(4) ナイシンは、乳酸球菌が生産する抗菌性ペプチドで、グラム陽性菌の芽胞の発芽を抑制するので、保存料（指定添加物）として使用される。
(5) イマザリルは、収穫後農薬（防かび剤）として、米国で輸出用かんきつ類に使用されている。しかし、食品としての果実表面に残留するので、日本では防かび剤（指定添加物）に指定されている。

56 (問題集 p.23) 答え （3）

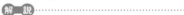
(1) 熱量を「0」と表示することができるのは、100g当たりの熱量が5kcal未満の場合である。
(2) 栄養強調表示基準（適切な摂取ができる旨の表示）の対象は、熱量、脂質、飽和脂肪酸、コレステロール、糖類、ナトリウムであり、たんぱく質には「低い旨」の強調表示に関する基準値はない。
(4) 食品添加物は、食品中の添加物に占める重量の割合の高いものから順に表示する。
(5) 大豆は、「特定原材料に準ずるもの」と指定されているので、推奨表示である。

57 (問題集 p.23) 答え （2）

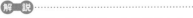
b は糖質＝炭水化物－食物繊維より、9－2＝7（g）となる。c は食塩相当量（g）＝ナトリウム量（mg）×(23＋35.5)/23÷1000 より、70×2.54÷1000≒0.18（g）となる。a はアトウォーターおよび食物繊維の換算係数2より、エネルギー量＝4×たんぱく質（2g）＋9×脂質（0g）＋4×糖質（7g）＋2×食物繊維（2g）＝40（kcal）となり、a＝40、b＝7、c＝0.2の選択肢(2)が正答である。

58（問題集 p. 23） **答え** （5）

解説

（1） 特別用途食品（とろみ調整用食品）は、特別用途食品の類型である「えん下困難者用食品」の１つであり、粘性の低い液体食品に添加して、嚥下に適切な粘性を付与して安全に嚥下させるために用いられる。

（2） 栄養機能食品は、保健機能食品の１つであり、１日に必要な量を摂取することが困難な成分の補給・補完のために使用される。当該栄養素が厚生労働省が定めた基準量を満たしていれば、国の許可なしで当該栄養機能を表示できる（規格基準型）。

（3） 特定保健用食品（規格基準型）は、科学的根拠が蓄積されている関与成分を含む食品について、個別審査を省略し、規格基準適合性の審査によって、国から許可されたものである。

（4） 機能性表示食品は、安全性や機能性の根拠に関する情報を消費者庁長官に届け出て、受理 60 日後から機能性を表示して販売することができる。

59（問題集 p. 24） **答え** （3）

解説

（1） 精密ろ過は、従来のろ過を高度化したもので、コロイド粒子、懸濁液、微生物などをろ別できる。食品分野では、生ビールやワインの無菌化や、異性化糖製造工程における酵素の除去などの高分子化合物の除去に用いられる。

（2） ヘキサン抽出は、例えば大豆から大豆油の抽出など、脂溶性成分の抽出に用いられる。

（4） エクストルーダー加工とは、粉体状またはペースト状の原料を混練し、加熱、加圧して押し出し成型を行う加工法である。液体の粉末化には、スプレードライ法、凍結乾燥法などがある。

（5） 超高圧処理は、高圧（HHP）または超高圧（UHP）で、食中毒細菌や腐敗細菌を不活性化する食品保存の非加熱技術である。はるさめは、目皿から落下させて麺線を形成する落下法で製造される。

60（問題集 p. 24） 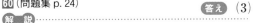 **答え** （3）

解説

（1） カタラーゼは、過酸化水素を酸素と水に変える反応を触媒する酵素（既存添加物）であり、食品中に残存が許されない過酸化水素（指定添加物）の除去に使用される。

（2） ペクチナーゼは、果汁の濁りの原因物質であるペクチンを分解して、果汁を清澄化させる酵素（既存添加物）である。

（3） キモシンは、カゼインの特定箇所を切断するたんぱく質分解酵素（既存添加物）であり、チーズの製造に使用される。仔牛の第４胃から抽出される酵素

であるが、現在では遺伝子組換え酵素が使用される。

（4） グルコースイソメラーゼは、グルコースをフルクトースに変換する酵素（既存添加物）である。果糖ぶどう糖液糖の製造に使用される。

（5） トランスグルタミナーゼは、たんぱく質を架橋する酵素（既存添加物）で、畜肉製品、魚肉製品、乳製品、ベーカリー製品等の品質改良剤として使用される。

61（問題集 p. 24） **答え** （2）

解説

（1） ビールは、麦芽中のアミラーゼでデンプンを糖化し、酵母でアルコール発酵させる。

（2） 漬け込み中に、乳酸菌が乳酸を、酵母がエタノールを生成し、呈味性と保存性を増加させる。

（3） ヨーグルトは、乳酸菌の生成する乳酸で、牛乳を凝固させたものである。乳酸菌が、牛乳の乳糖やたんぱく質を分解するので、消化・吸収され易く、また乳糖不耐症の人でも摂取できる。

（4） 清酒は、麹かびによるデンプンの糖化と、酵母によるアルコール発酵が同時に起こる、並行複発酵という珍しい発酵形態で醸造される。

（5） 糸引き納豆の製造には、枯草菌（*Bacillus subtilis*）の変種である、納豆菌（*B. subtilis var. natto*）を使用する。

62（問題集 p. 24） 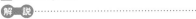 **答え** （5）

解説

（1） 紫外線は、到達距離が短く、食品の表面しか殺菌できない。

（2） 牛乳の高温短時間殺菌（HTST）は、72℃以上で15 秒間加熱する。選択肢の殺菌条件は、超高温殺菌（UHT）の加熱方法である。

（3） CA 貯蔵（Controlled Atmosphere Storage）では、冷蔵に加えて、貯蔵庫内を低酸素・高二酸化炭素に保ちながら貯蔵することで、貯蔵可能期間が延長される。リンゴの場合、酸素は 3〜4 ％、二酸化炭素は2〜3 ％に設定する。

（4） パーシャルフリージングは、−3℃付近で、半凍結・微凍結状態で保存することである。たんぱく質の変性が少なく、解凍の手間も不要であるが、長期の保存には向かない。

63（問題集 p. 24） 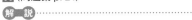 **答え** （4）

解説

（1） 嗜好型官能評価では、個人の好みを反映した主観的な評価を行う。

（2） 3 点識別法は、2 種類の試料の一方を 2 個、他方を 1 個組み合わせて提示し、異なる 1 個を選ばせる方法である。

(3) シェッフェの一対比較法は、対にした2つの試料に対し、特性の強さや好ましさで判断するだけでなく、その程度を尺度で評価させる方法である。

(5) 順位法は、試料の特性の強さや好ましさに順位をつけて評価させる方法である。

64 (問題集 p.24)　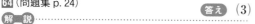　答え (3)

(1) 熱伝導率は、銀＞銅＞アルミニウム＞鉄＞ステンレス＞陶器＞耐熱ガラスなので、アルミニウム鍋は、耐熱ガラス鍋より保温性が低い。

(2) 熱伝導率は、鉄＞ステンレスなので、ステンレス鍋は、鉄鍋より熱が伝わりにくい。

(4) 金属には自由に動き回る電子（自由電子）があり、電子レンジのマイクロ波は、この自由電子の動きを加速させるので、異常高温や火花（放電）が起こる。電子レンジに金属は禁忌である。

(5) 鉄ほうろう鍋は、素材が鉄なので、鉄鍋と同様に電磁調理器で使用できる。

65 (問題集 p.25)　答え (5)

(1) 白身魚は、筋形質たんぱく質が少なく、赤身魚は、筋形質たんぱく質が多い。筋形質たんぱく質が多いほど軟らかいので、生のかつおの方が軟らかい。

(2) 筋形質たんぱく質は、65℃以上で凝固して硬くなり、温度の上昇とともに凝集が進むので、筋形質たんぱく質の多い魚は、煮ると身がしまって硬くなる。

(3) 霜ふりとは、魚を熱湯で処理して、臭みの元となる脂・血・ぬめりなどを除去する煮魚の前処理のことである。たんぱく質が熱変性して白っぽくなるので、この名がある。焼き魚の前処理として魚に塩を振るのは、ふり塩と呼ばれる。

(4) 煮こごりは、肉基質たんぱく質がゲル化したものである。

66 (問題集 p.25)　答え (3)

(1) 粉寒天は、水に懸濁し、撹拌しながら加熱して溶解させる。沸騰後撹拌しながら約2分間加熱を続けると、良好な溶液ができる。

(2) 寒天ゲルの作成時に、砂糖をまんべんなく加えると、砂糖がゲルの分子間で架橋して、硬く仕上がる。

(4) ゼラチンは、酸性ではゲル化しにくいので、生のオレンジ果汁を添加するとpHが下がり、軟らかく仕上がる。

(5) κ-カラギーナンのゲル化温度は、30～75℃なので、常室温で融解せず、崩れにくい。

67 (問題集 p.25)　答え (4)

生うどん150gをゆでると、150g×1.8（180%）＝270gのゆでうどんができる。ゆでうどん270gに含まれる食塩相当量＝0.3g/100g×270g＝0.81gである。したがって、(4)の0.8が最も適当である。

68 (問題集 p.25)　答え (2)

遺伝子多型の一塩基多型はSNP（スニップ）あるいはSNPs（スニップス）と呼ばれる。遺伝子多型は先天的要因により生じる。

69 (問題集 p.25)　答え (5)

(1) 主に脂肪細胞から分泌される。

(2) 肥満者では、血中濃度が上昇している。

(3) エネルギー消費を促進する。

(4) 摂食を抑制する。

70 (問題集 p.26)　答え (2)

(1) フルクトースの吸収には、エネルギーを必要としない。

(3) アミノ酸の吸収は、ナトリウムイオンによって促進される。

(4) ビタミンAは、レチニル脂肪酸エステルが加水分解したレチノールの状態で吸収される。

(5) 鉄の吸収は、体内の鉄貯蔵量に影響される。

71 (問題集 p.26)　答え (1)

(2) 空腹時には、アラニンは糖新生の材料となる。分枝アミノ酸（バリン、ロイシン、イソロイシン）は筋肉中でアラニン転換して肝臓で糖新生の材料になる。

(3) 空腹時には、パルミチン酸はアセチルCoAになりATPの合成に利用される。

(4) 糖質の十分な摂取は、たんぱく質の分解を抑制する。これがたんぱく質節約作用である。

(5) 糖質摂取量の増加は、ビタミンB$_1$の必要量を増加させる。

72 (問題集 p.26)　答え (2)

(1) 食後は、血中VLDL濃度が上昇する。

(3) 空腹時は、ホルモン感受性リパーゼが活性化する。

(4) 空腹時は、血中遊離脂肪酸濃度が上昇する。

(5) 空腹時は、肝臓でケトン体合成が促進される。

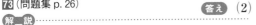

73（問題集 p. 26）　　　　**答え**（2）

解説

(1)　コレステロールは、エネルギー源として利用されない。

(3)　コレステロールは、ステロイドホルモンの材料となる。

(4)　コレステロールは、アセチル CoA から合成される。ビタミン D はコレステロールから合成される。

(5)　細胞内コレステロール量の減少は、HMG-CoA 還元酵素活性を促進する。

74（問題集 p. 26）　　　　**答え**（2）

解説

(1)　食後は、組織へのアミノ酸の取り込みが促進される。

(3)　空腹時は、体たんぱく質の合成が抑制される。

(4)　BCAA（分枝アミノ酸：バリン、ロイシン、イソロイシン）は、骨格筋で代謝される。

(5)　RTP（rapid turnover protein：急速代謝回転たんぱく質）は、アルブミンに比べ血中半減期が短い。

75（問題集 p. 26）　　　　**答え**（3）

解説

吸収窒素量は、摂取窒素量 −（糞便中窒素量 − 無たんぱく質食摂取時の糞便中窒素量）で算出される。すなわち、$10.0 − (2.4 − 0.4) = 8.0$ となる。

76（問題集 p. 27）　　　　**答え**（2）

解説

(1)　生体内で 7-デヒドロコレステロールから合成されない。7-デヒドロコレステロールから合成されるのは、ビタミン D である。

(3)　ビタミン C により、ビタミン E ラジカルはビタミン E に変換される。

(4)　欠乏すると、未熟児の溶血性貧血を引き起こす。悪性貧血は胃切除後など、内因子の分泌不全によるビタミン B_{12} の吸収障害により引き起こされる。

(5)　摂取量が必要量を超えると、速やかに尿中へ排泄されるビタミンは水溶性ビタミンである。ビタミン E は脂溶性ビタミンであるため体内に蓄積されやすい。

77（問題集 p. 27）　　　　**答え**（4）

解説

(1)　ビタミン B_1 は、チアミンピロリン酸の補酵素として働く。ビタミン B_2 は、フラビン酵素の補酵素として働く。

(2)　ビタミン B_6 は、たんぱく質摂取量の増加に伴い必要量が増加する。

(3)　ビタミン B_{12} は、内因子と結合すると吸収が促進

される。

(5)　パントテン酸は、腸内細菌で合成される。生体内でトリプトファンからナイアシンが合成される。

78（問題集 p. 27）　　　　**答え**（3）

解説

(1)　カルシウムの腸管吸収率が上がる。

(2)　活性型ビタミン D の産生が促進される。

(4)　尿細管でのカルシウムの再吸収が促進される。

(5)　カルシトニンの分泌が抑制される。

79（問題集 p. 27）　　　　**答え**（2）

解説

(1)　鉄の欠乏症は鉄欠乏性貧血で、ヘモクロマトーシスは鉄の過剰症である。

(3)　銅の欠乏症は遺伝疾患のメンケス病で、ウィルソン病は過剰症である。

(4)　セレンの欠乏症は克山病で、夜盲症はビタミン A の欠乏症である。

(5)　モリブデンの欠乏症は頻脈、多呼吸である。

80（問題集 p. 27）　　　　**答え**（3）

解説

(1)　血漿ナトリウムイオン濃度が低下する。

(2)　血漿浸透圧が低下する。

(4)　細胞内液量が増加する。

(5)　尿量の増加はみられない。

81（問題集 p. 27）　　　　**答え**（3）

解説

メッツは運動時の全エネルギー消費量が安静時エネルギー消費量の何倍にあたるかを示す単位である。すなわち、運動時のエネルギー消費量÷安静時代謝量がメッツである。計算式は、安静時代謝量：$1.0 × 60 kg/$時 と 1 時間の運動量：$150 × 60/30$ を使い、メッツは $(150 × 60/30) ÷ (1.0 × 60) = 5.0$ となる。

82（問題集 p. 28）　　　　**答え**（3）

解説

(1)　生体電気インピーダンス（BIA）法は、脂肪組織が除脂肪組織より電気を通しにくいことを利用している。

(2)　上腕三頭筋皮下脂肪厚は、対象者の利き腕と反対側の腕で計測する。

(4)　レチノール結合たんぱく質は、アルブミンに比べ短期間の栄養状態を反映する。

(5)　上腕周囲長は、筋肉量を表しているため、たんぱく質代謝の評価指標として用いられる。

83 (問題集 p. 28) 答え （4）

解　説

（1）尿ビリルビンは肝疾患や肝管閉塞を判断する。

（2）尿潜血は腎炎、膀胱炎などによる赤血球の混入を判断する。

（3）尿ウロビリノーゲンは肝機能障害を判断する。

（5）尿比重は糖尿病、ネフローゼ症候群などで糖やたんぱく質が漏れているか判断する。

84 (問題集 p. 28) 答え （4）

解　説

25 歳の成人男性である。男性の 1 日当たりの推定エネルギー必要量（kcal）は、基礎代謝量×身体活動レベルで算出する。基礎代謝量は基礎代謝基準値と体重の積である。また身体活動レベルは移動や立位の多い仕事であるからレベル 3 で 2.00 である。推定エネルギー必要量（kcal）＝24×60×2.00＝2,880 となる。

85 (問題集 p. 28) 答え （4）

解　説

組織増加分のエネルギー蓄積量は、組織増加量（体重増加量）と組織増加分のエネルギー密度の積として求める。すなわち、3.0(kg/年)×1,000 g/365 日×3.0 kcal/g＝24.6 から 25 となる。

86 (問題集 p. 29) 答え （2）

解　説

（2）たんぱく質の DG（目標量）下限値は、64 歳以下の成人では 18〜49 歳で 13、50〜64 歳で 14 であるのに対し、65 歳以上では 15 と高く設定されている。

87 (問題集 p. 29) 答え （4）

解　説

（1）エネルギー産生栄養素の DG（目標量）は、総エネルギー摂取量におけるたんぱく質の量を初めに定め、次に脂質の量を定め、その残余を炭水化物として、設定されている。

（2）トランス脂肪酸は、冠動脈疾患の明らかな危険因子であるが、日本での十分な実態把握ができていないため DG が設定されていない。

（3）ナトリウムは、高血圧及び CKD の重症化予防を目的として、食塩相当量の DG が男女とも 6.0 g/日未満に設定されている。

（5）カルシウムは、フレイル予防のための量を設定する科学的根拠が不足のため DG が設定されていない。

88 (問題集 p. 29) 答え （3）

解　説

（1）「妊娠前からはじめる妊産婦のための食生活指針」

（2021（令和 3）年 3 月策定）によると、非妊娠時の BMI が 18.5 kg/m² 未満の場合、妊娠中の体重増加量は 12〜15 kg が推奨されている。

（2）月経による鉄損失がなくても、循環血液量が増加し続けるので鉄欠乏性貧血は起こりやすい。

（4）キンメダイやメカジキは 1 回 80 g として妊婦は週 1 回までという制限があることから積極的に摂取することは、推奨されていない。

（5）ビタミン A の付加量は、妊娠後期に設定されている。

89 (問題集 p. 29) 答え （3）

解　説

（1）生理的体重減少では、細胞外液の減少が著しい。

（2）外呼吸は、腹式呼吸が中心である。

（4）排尿回数は、成人に比べて多い。

（5）探索反射は、口の近くに指や乳首が触れると、乳首を探すように顔を向ける動きである。

90 (問題集 p. 29) 答え （3）

解　説

（1）母乳は自由に与え、離乳食を 1 日 3 回与える。

（2）1 日 3 回食に進めていく。

（4）はちみつは、乳児ボツリヌス症予防のため 1 歳を過ぎるまでは食べさせない。

（5）手づかみ食べは、積極的にさせる。

91 (問題集 p. 29) 答え （5）

解　説

（1）身長の成長速度は、乳児期よりも遅くなる。

（2）唾液の分泌量は、成人期より少ない。

（3）体重 1 kg 当たりの水分必要量は、成人期より多い。

（4）胃の容量は、成人期よりも小さい。

92 (問題集 p. 30) 答え （3）

解　説

肥満度（標準体重比）＝｜(実測体重−標準体重)/標準体重｜×100 で算出する。軽度の肥満は 20 % 以上 30 % 未満である。

9 歳で (36−31)÷31×100＝16.1 %、10 歳で (44−35)÷35×100＝25.7 % であることから、10 歳で軽度の肥満といえる。

93 (問題集 p. 30) 答え （5）

解　説

（1）インスリン感受性は、低下する。

（2）プロゲステロンの分泌量は、減少する。

（3）骨吸収は、促進される。

（4）血中 LDL コレステロール値は、上昇する。

94 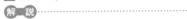(問題集 p. 30)　　　　　答え　(2)

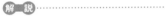**解説**

(1)　血中アルブミン濃度は、低下する。

(3)　血中ホモシステイン濃度は、増加する。

(4)　エリスロポエチンの分泌量は、低下する。

(5)　獲得免疫系機能は、抑制される。

95 (問題集 p. 30)　　　　　答え　(4)

解説

(1)　遅筋は、有酸素運動に適して耐久力に富んでいる。速筋は無酸素運動に適して瞬発力に富んでいる。

(2)　遅筋は赤筋ともいわれ、速筋よりトリグリセリド含量が多い。

(3)　遅筋のエネルギー源は、トリグリセリドであり、速筋のエネルギー源はグリコーゲンであるため、遅筋よりグリコーゲン含量が多い。

(5)　遅筋は有酸素運動に適して、耐久力が強く速筋より疲労しにくい。

96 (問題集 p. 30)　　　　　答え　(2)

解説

(1)　グリコーゲンローディングは、持久力を必要とする長時間の競技に適している。

(3)　溶血性貧血の主な原因は、赤血球が破壊されることである。

(4)　瞬発力を必要とする短時間の競技直前には、高たんぱく質食を摂取する。

(5)　女性アスリートの3主徴（エネルギー不足、無月経、骨粗鬆症）は、エネルギーの十分な摂取により予防できる。

97 (問題集 p. 31)　　　　　答え　(5)

解説

(1)　皮膚血流量は、増加する。

(2)　皮膚の血管は、拡張する。

(3)　基礎代謝量は、低下する。

(4)　アルドステロン分泌量は、増加する。

98 (問題集 p. 32)　　　　　答え　(5)

解説

　栄養教育における食物選択で扱う「食物」のレベルには、栄養素レベル、食品（食材料）レベル、料理（食事）レベルがあり、それぞれに対応する基準や指針がある。学習者の課題や知識、行動への関わりによって、適切に選択されなければならない。(5)の米国のMyPlateは、イラストで健康的な食事パターンを食品（食材料）で示したものであるので誤り。MyPlateは食卓に置かれた皿に、反時計回りに果物（赤）、野菜（緑）、たんぱく質源（紫）、穀類（オレンジ色）が、右上にコップとして乳製品（青）が示されている。

99 (問題集 p. 32)　　　　　答え　(3)

解説

(1)　管理栄養士自身の過去の成功経験というよりは、対象者の状況を適切にアセスメントした上で、対象者に合った方法を選択する必要がある。

(2)　栄養教育目標は行動変容にあるため、「知識の習得」も大切であるが、その知識の習得をどう行動に移行させるかが重要である。

(4)　適切に対象者の行動変容が実現できるのであれば、全部の行動科学の理論やモデルの概念を用いる必要はない。

100 (問題集 p. 32)　　　　　答え　(4)

解説

　オペラント条件づけは、刺激による反応の結果により強化刺激が起こることをいう。(4)は、B「期間限定デザートの看板を見る。」が刺激（きっかけ）になり、H「食べる。」という反応（行動）が起こり、その結果、I「おいしい、と満足する。」ことが次の行動の刺激（次の刺激）になるので、最も適当である。

(1)、(2)はいずれも、A「コーヒーチェーン店の前を通りかかる。」という、たまたま通りかかるという意図的ではない刺激に対し、C「食べてみたいと思う。」、D「店舗内に入る。」と反応し、その結果G「期間限定デザートを購入する。」あるいはH「食べる。」という行動になるというレスポンデント条件づけである。

(3)　B「期間限定デザートの看板を見る。」の刺激に対し、食べてみたい気持ちを、E「コーヒーだけで我慢しようかと迷う。」、さらに、F「今、食べないと後悔すると思う。」と、その後どうしようか、意思決定バランスの対応をしている。

(5)　(4)と同様に刺激に対して反応し、ここでは「おいしい、と満足する」という望ましい結果（次の刺激）を受けて、次の行動のJ「この次も、食べに来ようと思う。」を繰り返すようになるという、オペラント強化を示している。

101 (問題集 p. 33)　　　　　答え　(4)

解説

(1)　認知症カフェを運営している同じ境遇の男性が、気軽に立ち寄るよう夫を誘った。──個人間レベル

(2)　市の管理栄養士が、市の高齢者福祉プランに食料品買い出し支援強化を含めることを提言した。──政策レベル

(3)　遠方に住む息子が、配食サービス事業者を調べて、利用してみることを勧めた。──個人間レベル

(5)　夫が、災害時に備えた食品ストックのガイドブックを読み、買い物の参考にした。──個人内レベル

102（問題集 p. 33）　　　　　　　答え （1）

認知行動療法は、行動分析を行って、行動のきっかけ（刺激）や結果を整理していくものである。問題文にある「血糖値を気にしているが、給湯コーナー常備のお菓子（刺激）を、つい食べ過ぎてしまう」状況では、まずは選択肢(1)のその刺激を取り除くことで解決できると考えられ、最も適切である。ただ、環境を変えることが難しく、認知に問題があると判断されれば、選択肢(3)の「食べ過ぎずに我慢できた時のことを思い出す」といった認知再構成を試みる。

103（問題集 p. 33）　　　　　　　答え （4）

解　説

(1) 自宅のテーブルの上に置いてある菓子を、片付けるように勧める。──刺激統制
(2) 入浴後に、ビールの代わりに無糖の炭酸水を飲むことを勧める。──行動置換
(3) 友人からの菓子のお裾分けを断る練習をするように勧める。──ソーシャルスキルトレーニング
(5) 菓子を食べ過ぎた時は、そのような日もあると自分に言い聞かせるように勧める。──認知再構成

104（問題集 p. 33）　　　　　　　答え （4）

解　説

意思決定バランスは、行動変容することで得られるメリットとデメリットを比較する個人の認知のことである。問題文にある「まとめ買いでつい買い過ぎて食品を無駄にしてしまう」状況において、(4)は、「必要な分だけ購入する」とどのようなメリットがあるかを考えており、最も適当である。
(1) 子どもと食品の消費量と購入量のバランスを確認するのは、状況を把握するための情報取集である。
(2) 空腹でない時に買い物に行くのは、刺激統制である。
(3) 買い過ぎないと宣言することは、目標宣言・行動契約である。
(5) 購入リストを作り、どのくらいお金を使っているかを記録するのは、セルフモニタリングである。

105（問題集 p. 34）　　　　　　　答え （3）

解　説

ナッジを活用するフレームワークの「EAST」は、E：Easy（簡単）、A：Attractive（魅力的）、S：Social（社会的）、T：Timely（タイムリー）で構成される。Timely は(3)の健診の案内時にキャンペーンを実施する取組が該当する。
(1) 減塩メニューを、「数量限定」とするのは、Attractive（魅力的）を用いた取組である。
(2) 減塩メニューに POP をつけるのは、Attractive

（魅力的）を用いた取組である。
(4) 日替わり定食の主菜だけを減塩メニューにするのは、Easy（簡単）を用いた取組である。
(5) 全てのメニューを減塩メニューにするのは、Social（社会的）を用いた取組である。

106（問題集 p. 34）　　　　　　　答え （2）

市内在住の子育て世代をターゲットに「食品ロス削減」の普及活動をソーシャルマーケティングを活用して行う場合のチャネルの選択を問うものである。
(1) テレビコマーシャルは特にターゲットに関係なく行われるものであり、適切でない。
(3) デジタル媒体で世代にマッチしているが、地域のスーパーマーケットへの買い物は日常的に行われるものと考えられ、(2)の電子版チラシを見る頻度と市公式のアカウントから発信される SNS を見る頻度を比較すると、(2)の方が適切であると考えられる。
(4) 紙媒体も(1)と同様にターゲットが特定されておらず、更に子育て世代にはマッチしていないので適切でない。

107（問題集 p. 34）　　　　　　　答え （4）

解　説

(1) 毎朝体重を記録する。──行動目標
(2) 家族が甘い飲み物を買い置きしない。──環境目標
(3) 肥満度を改善する。──結果目標
(5) 希望があれば、保護者にも個別カウンセリングを行う。──実施目標

108（問題集 p. 34）　　　　　　　答え （2）

解　説

栄養教育プログラム作成で確認すべき 6W2H は、Why（なぜ：目的）、Whom（誰に：対象）、When（いつ：時期）、Where（どこで：実施場所）、Who（誰が：実施者）、What（何を：実施内容）、How（どのように：方法）、How much（いくら：予算）である。高校陸上部の競技力向上のための栄養教育の What に当たる実施内容は(2)の「補食の摂り方」が、最も適当である。
(1) 陸上部の部員は対象であり、Whom に該当する。
(3) 調理実習室の活用は実施場所に関係しており、Where に該当する。
(4) 各部員の競技記録の更新は栄養教育の目的にあたり、Why である。
(5) 体験型学習の実施は方法に関することであり、How にあたる。

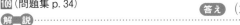

109 (問題集 p. 34) （2）

解説

　高齢者対象の低栄養予防の栄養教育の評価に関する問題である。形成的評価は、企画評価と経過評価をまとめた評価であり、プログラムの計画、実施が適切であるかどうかを評価するものである。(2)のスタッフの事前研修の出席状況は、計画段階の評価であり、形成的評価になる。

(1) 主食・主菜・副菜を組み合わせた食事をする頻度は、教育による行動の変化を評価しており、影響評価である。

(3) BMIの変化は、低栄養改善の指標となり、結果評価となる。

(4) 食事を準備するスキルは、影響評価である。

(5) 食事について相談できる友人の数は、環境目標になり、その達成度は影響評価となる。

110 (問題集 p. 34) （4）

解説

　栄養教育プログラムの経済評価には、費用効果分析、費用便益分析、費用効用分析などがある。

(1) 得られた効果を金額にして換算して評価するのは、費用便益分析にあたる。

(2) 質を調整した生存年数を指標にして評価するのは、費用効用分析である。

(3) 費用便益分析では、総費用よりも総便益が大きいほど、経済的に有益であったと評価する。

(5) 費用効果分析では、栄養教育プログラムを1回実施するのに必要な費用のみでは評価しない。

111 (問題集 p. 35) （3）

解説

(1) 入院栄養食事指導料は、入院中の患者であって、①厚生労働省が定める特別食が必要と認められた患者、②がん患者、③摂食機能または嚥下機能が低下した患者、④低栄養状態にある患者が対象である。2024（令和6）年の診療報酬改定後も同様である。

(2) 摂食障害入院医療管理加算は、摂食障害による著しい体重減少が認められ、かつBMI 15 kg/m² 未満の入院患者が対象である。医師、看護師、精神保健福祉士、公認心理師及び管理栄養士などにより、集中的かつ多面的な治療が計画的に行われた場合に算定される。2024（令和6）年の診療報酬改定後も同様である。

(4) 経口維持加算は、摂食機能障害により誤嚥が認められる入所者が対象である。医師又は歯科医師の指示に基づき、多職種で、入所者ごとに、経口による継続的な食事の摂取を進めるための経口維持計画を作成し、計画に基づき管理栄養士又は栄養士が栄養管理を行った場合に算定される。2024（令和6）年

の介護報酬改定後も同様である。

(5) 再入所時栄養連携加算は、介護保険施設の入所者が、医療機関に転院したのち、再度同じ介護保険施設に入所した場合に算定できる。施設入所時は普通に食べていた人が、病院入院中に厚生労働省大臣が定める特別食などの栄養管理が必要となった場合に、介護保険施設の管理栄養士が、病院（当該医療機関）での栄養食事指導に同席し、栄養ケア計画を一緒に策定した場合に算定される。

112 (問題集 p. 35) （5）

解説

(1) COPD は、慢性閉塞性肺疾患。Chronic（慢性的な）Obstructive（閉塞性の）Pulmonary（肺に関する）Disease（病気）の略である。patient は、患者・病人である。

(2) PEM は、たんぱく質・エネルギー栄養障害。Protein（たんぱく質）Energy（エネルギー）Malnutrition（栄養失調）の略である。process は過程。

(3) PEG は、経皮内視鏡的胃瘻造設術。Percutaneous（経皮的な）Endoscopic（内視鏡の）Gastrostomy（胃瘻造設術）の略である。

(4) PNI は、予後推定栄養指数。Prognostic（予測）Nutritional（栄養の）Index（指数）の略である。problem（問題）は、POS（Problem Oriented System の略）：「問題志向型システム」で使われる。

(5) TPN は、中心静脈栄養。Total（全体の）Parenteral（消化管以外の経路の）Nutrition（栄養）の略である。parenteral は消化管以外の経路（静脈、皮下など）を指す。

113 (問題集 p. 35) （4）

解説

　窒素出納値は、摂取した窒素量と排泄された窒素量の差である。摂取した窒素量（摂取たんぱく質（50 g）に含まれる窒素量）は、たんぱく質 6.25 g 中に窒素が1 g 含まれるので、50÷6.25＝8 g。排泄される窒素は、尿素、尿酸、クレアチニン、アンモニアの合計である。そのうち尿素の排泄量は、24時間尿中尿素窒素排泄量より 6 g/日、その他（尿酸、クレアチニン、アンモニア）の排泄量は、尿中尿素窒素以外の窒素損失量より 4 g/日。排泄量の合計は、6＋4＝10 g。よって 窒素出納値＝8 g（摂取窒素量）－10 g（排泄窒素量）＝－2 g となる。

114 (問題集 p. 35) （4）

解説

　経鼻胃管は、鼻から胃にチューブを通して栄養剤を注入する方法。合併症として、下痢が多い。下痢が続くと栄養吸収不良・脱水・スキントラブル・電解質異

常などが引き起こされる。
(1) 投与速度が速いと下痢が起きやすい。
(2) 脂肪含有量が多いほど下痢が起きやすい。
(3) 高濃度の栄養剤は、下痢が起きやすい。
(5) 栄養剤は常温に戻して投与する。冷たい栄養剤は下痢を引き起こす、また温めると雑菌が繁殖する。

115 (問題集 p. 35) **答え** (4)

解　説

NPC/N（Non-Protein Calorie/Nitrogen）比は、非たんぱくカロリー/窒素比のことである。

たんぱく質は、炭水化物や脂質からの十分なエネルギーが投与されないと、体たんぱく合成に利用されない。その指標としてNPC/N比が用いられる（基準値150〜200）。以下の式で算出される。

$$NPC/N比 = \frac{非たんぱくカロリー（kcal）}{窒素（g）}$$

$$= \frac{糖質カロリー＋脂質カロリー}{窒素（g）}$$

$$= \frac{50\%ブドウ糖基本輸液のカロリー＋20\%脂肪乳剤のカロリー}{総合アミノ酸輸液製剤中の窒素}$$

$$= \frac{1400 + 200}{4} = 400$$

116 (問題集 p. 36) **答え** (2)

解　説

半年間で体重が5kg減少し、BMIが14.8kg/m²であることより栄養状態の改善が必要である。
(1) 希望していない経管栄養を勧めるべきではない。胃瘻を勧める前に、エネルギーが取れる他の方法を指導すべきである。
(3) 寿司が好物であっても、嚥下障害の患者に勧めるべきではない。
(4) 栄養補助食品は中止すべきでない。栄養補助食品は、効果的に栄養摂取量を増やすツールである。特に高齢の患者の場合、上手に活用すべきである。

117 (問題集 p. 36) **答え** (3)

解　説

(1) Japan Coma Scale は、意識レベルの分類。覚醒レベルにより大きく3段階に分類される（さらにそれぞれに3段階の計9段階に分類される）。Ⅲは意識なし、Ⅱは刺激すると覚醒する、Ⅰは覚醒している状態を指す。4日目に軽快していることより、意識レベルⅡがⅢになるとは考えにくい。
(2) 起座呼吸は、横になる（仰臥位）と呼吸が苦しくなり、身体を起こす（起坐位）と楽になる症状で、心臓の機能が落ちた心不全でよくみられる。4日目に軽快していることより、4日目に起きるとは考えにくい。

(4) 頸静脈怒張は、頸静脈がぱんぱんに張っている状態（怒張）のこと。心機能が低下することにより血液が停滞することで起きる。軽快した4日目に起きるとは考えにくい。
(5) 心不全では、心拍数（回/分）が増加する。心臓のポンプ機能が低下し、十分な血液が全身に送り出せなくなると、心臓は拍動（収縮と拡張）の回数（＝心拍数）を増やして血液を送り出そうとする（動悸）。軽快している段階で脈拍が増加するとは考えにくい。

118 (問題集 p. 36) 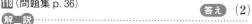 **答え** (2)

解　説

(1) Sは、主観的情報（患者本人が言っていること）なので、「ラーメンが好きで週5回食べている」と書く。「血圧 158/105mmHg」は、客観的情報（診察・検査から得られた情報）なので、Oに書く。
(3) Aは、評価（SとOから判断した栄養診断とその根拠：アセスメント）なので、「エネルギー摂取量および食塩摂取量の過剰」と書く。
(4) Pは、計画（アセスメントにより決定した治療方針や指導等）なので、Dx：診断、Mx：モニタリング、Rx：栄養ケア、Ex：栄養教育に分けて書く。計画（P）：Ex「1日当たりの食事摂取量の目安について指導する」と書く。
(5) Pは、計画。記入例の「エネルギー摂取量および食塩摂取量の過剰」は、アセスメントである。

119 (問題集 p. 36) **答え** (4)

解　説

栄養状態の評価には動的アセスメント（短期間での変動の評価）と静的アセスメント（普遍的な栄養状態の評価）がある。問題は、1週間後の栄養状態の評価であるため、動的アセスメントを用いる。
(1) 上腕三頭筋皮下脂肪厚（TSF）は、静的アセスメントである。皮下脂肪の量は短期間では増減が見られないため、短期間の栄養評価には向いていない。
(2) 上腕筋囲（AMC）は、静的アセスメントである。上腕筋囲は、全身骨格筋量の指標で、AC（上腕周囲長）とTSFから算出する。筋肉量は短期間の評価に向いていない。
(3) 血清アルブミン値は、静的アセスメントである。半減期が長いため、短期的な栄養状態の評価に向いていない。
(5) 血中CRP値（C反応性たんぱく）は、炎症反応の指標である。CRPは、C-リアクティブ・プロテインの略で、体内で細胞や組織が壊れたり、炎症性の反応が起きているときに増加するたんぱく質である。

120（問題集 p. 36） **答え** **(5)**

ビタミン B₂ を多く含む食品は、レバー、ウナギ、青魚、納豆、卵、乳・乳製品、モロヘイヤ、ブロッコリーなどである。問題の食品のビタミン B₂ 含量は、(1)蒸しじゃがいも（100 g）：0.03 mg、(2)調整豆乳（200 g）：0.04 mg、(3)キャベツ油いため（100 g）：0.04 mg、(4)キウイフルーツ（100 g）：0.02 mg、(5)牛乳（200 g）：0.3 mg である。

121（問題集 p. 37） **答え** **(5)**

BMI 35 以上で、肥満に起因する健康障害が加わっているため高度肥満症と診断される。減量目標は、3～6 か月で現体重の 5～10％ に設定する。

(1) 3 か月で行う最大の減量目安が現体重の −10 ％（80×0.1＝8 kg）になる。1 か月で 10 kg などの急激な減量は、易疲労、うつ病、生理不順などが現れやすくなる。

(2) 除脂肪体重は、減らさない。徐脂肪体重は、総体重から脂肪組織を除いた体重のことで、主に筋肉（その他、骨格、内臓、水分なども含まれる）である。減量で大切なことは脂肪を減らし、筋肉量を増加させることである。

(3) 高度肥満症の摂取エネルギーの算定基準は、20～25 kcal/kg 目標体重/日である。目標体重当たり 20～25 kcal を目安とした低エネルギー食（LCD：low calorie diet）から開始する。

(4) たんぱく質摂取量は、1.0～1.2 g/kg 目標体重/日以上が必要である。体たんぱく異化亢進を抑制するため、たんぱく質の保持は重要である。

122（問題集 p. 37） **答え** **(5)**

高齢者の食事療法は、体重減少や低体重を引き起こしやすくフレイル・サルコペニア予防の観点から、高度の腎障害がない場合は比較的多めのエネルギー確保・十分なたんぱく質確保が望まれる。エネルギー摂取量は、①目標体重×②エネルギー係数で求める。①目標体重＝身長（m）×身長（m）×BMI 22（高齢者は、22～25。平均 23.5）＝1.4×1.4×23.5≒46 kg。②エネルギー係数は、軽い労作なので 25～30 より 30。ゆえに 46 kg×30＝1380≒1400 kcal。たんぱく質摂取量は、20 ％ 未満であるため、18 ％ に設定すると、たんぱく質由来のエネルギー量は、1400×0.18＝252 kcal。たんぱく質は 1 g 当たり 4 kcal であるため 252÷4＝63≒65 g となる。

123（問題集 p. 37） 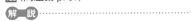 **答え** **(4)**

(1) 胃食道逆流症では、高脂肪食を制限する。胃食道逆流症では、高脂肪食、アルコールなどの胃酸の分泌を促す物、チョコレートなど下部食道括約部圧を低下させる食物を避ける。

(2) 胃・十二指腸潰瘍では、高脂肪食、硬い食品、冷・高温食品、香辛料、アルコールを制限する。症状に応じて、絶食→流動食→かゆ食→普通食と移行する。少量頻回食とする。

(3) たんぱく漏出性胃腸症では、高エネルギー、高たんぱく質、低脂質の食事とする。たんぱく漏出性胃腸症は、消化管の粘膜からたんぱく質（特にアルブミン）が過剰に漏出することにより低たんぱく血症をきたす症候。漏出するたんぱくを補うため高たんぱく質食とする。

(5) 胆石症では、脂質を制限する。脂質の消化には、胆嚢から分泌される胆汁が必要である。胆汁分泌時、胆嚢が収縮するがそれが刺激となり疝痛発作を引き起こす。疝痛発作を防ぐために、脂肪を制限する。

124（問題集 p. 37） **答え** **(1)**

クローン病の食事療法の原則は、高カロリー、低脂肪、低残渣、低刺激食である。

(2) たんぱく質含量の多い食品には、脂肪を含む食品が多い。たんぱく質摂取は控え目とする。体重 1 kg 当たり 0.6～0.8 とやや少ない摂取として標準体重（62 kg）に対する摂取量を算定すると 37.2～49.2 g/日となる。

(3) 脂肪 70 g/日の摂取は多すぎる。30 g/日以下である。

(4) 健常成人男性の食物繊維目標量は 21 g/日以上（食事摂取基準）とされているが、クローン病では消化管への負担を減らすため、食物繊維の少ない低残渣食である。30 g/日の投与は多すぎる。

(5) 過度な水分摂取制限は脱水症状を示す。1 日の総水分出納平衡値は平均 2,400 mL である。1,000 mL/日の摂取は少ない。

125（問題集 p. 37） 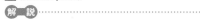 **答え** **(4)**

現病態状況では脂肪制限食である。他の栄養素については低栄養にならないように十分な摂取が必要である。目安として、エネルギー 30 kcal/kg 体重/日×65 kg＝1,950 kcal、たんぱく質 1.2 g/kg 体重/日×65 kg＝78 g となる。脂肪については制限であり、(4)が正答となる。

126 (問題集 p. 38) 　　答え（5）

解　説

　対象者の栄養改善点は肥満解消、血圧低下、血中脂質改善である。たんぱく質は十分量（目安量：1.2 g/kg 体重/日×67 kg＝80.4 g）の摂取であり、脂肪量は投与総エネルギー（1,800 kcal）の 20～30 ％を摂取するとして算定すると 40～60 g（(360～540 kcal)÷9（脂質は 1 g につき約 9 kcal））となる。飽和脂肪酸はコレステロール合成材料となり、LDL コレステロール合成を促進するため制限が必要である。以上より(5)が正答となる。

127 (問題集 p. 38) 　　答え（5）

解　説

　ワルファリンはビタミン K が関与する血液凝固因子の産生を抑え、血液を固まりにくくし、血栓ができるのを防ぐ薬である。作用が拮抗するビタミン K を多く含む食品は控える。(1)～(5)の中で青汁はビタミン K を最も多く含む食品である。(5)が正答である。

128 (問題集 p. 38) 　　答え（3）

解　説

(1) IgA 腎症は、糸球体への IgA の沈着を特徴とする。

(2) $1\alpha,25$-ジヒドロキシビタミン D は腎臓で活性化される。慢性腎不全が進行すると、血中 $1\alpha,25$-ジヒドロキシビタミン D 値は低下する。

(4) 血液透析でのリン摂取量は、たんぱく質摂取量（g）×15 以下とする。

(5) 急性糸球体腎炎の回復期では、水分の制限はしない。

129 (問題集 p. 38) 　　答え（3）

解　説

(1) エネルギーは、35 kcal/kg 標準体重とする。

(2) 脂肪エネルギー比率は、20～30 ％ E とする。

(4) 1 日 6 g 未満とする。厳しい食塩制限はしない。

(5) 十分量のカリウムを摂取する。制限はしない。

130 (問題集 p. 38) 　　答え（2）

解　説

　腹膜透析患者のエネルギー、たんぱく質の食事療法基準値は、30～35 kcal/kg 体重/日、0.9～1.2 g/kg 体重/日である。体重 50 kg ではエネルギー1,500～1,750 kcal/日と算定されるが、腹膜吸収エネルギー 300 kcal を差し引くと 1,200～1,450 kcal となる。たんぱく質は 45～60 g/日である。これらより(2)が正答である。

131 (問題集 p. 39) 　　答え（4）

解　説

(1) バセドウ病では、甲状腺機能は亢進し、血中甲状腺ホルモン値は高値である。

(2) バセドウ病では、エネルギー代謝は亢進する。エネルギー投与量は 35～40 kcal/kg 標準体重/日とする。

(3) 橋本病では、血中総コレステロール値は上昇する。

(5) 橋本病では、甲状腺ホルモン分泌低下（甲状腺機能低下症）である。TSH 受容体抗体は陽性にはならない。

132 (問題集 p. 39) 　　答え（5）

解　説

(1) 食事を全く摂らない、動けない状態であり、経管栄養は禁忌でない。

(2) 絶食状態に対し、エネルギーをはじめ多量の栄養素（食品）は投与できない。

(3) 摂取できればたんぱく質は制限しない。

(4) 摂取できる食品は摂取する。嗜好食品は禁止しない。

133 (問題集 p. 39) 　　答え（3）

解　説

　BMI は基準値以下であり、体重の維持、増加のため、十分なエネルギー補給が重要である。

(1) 春雨スープは低カロリー食に用いられる。十分なエネルギー補給はできない。

(2) コンビニエンス弁当は脂質、塩分を多く含む傾向にある。毎日弁当を食べているので、脂質含量の多いフライドポテト摂取は避ける。

(4) 水分補給であり、適切なエネルギー補給はできない。

(5) ところてんは低エネルギー食品である（100 g 当たり 2 kcal）。

134 (問題集 p. 39) 　　答え（3）

解　説

(1) 舌部分切除術——嚥下障害

(2) 食道全摘術——逆流性食道炎

(4) 膵頭十二指腸切除術——脂肪吸収障害

(5) 回盲部切除術——イレウス

135 (問題集 p. 39) 　　答え（1）

解　説

(2) NYHA 分類は、心不全症状の分類に用いられる。

(3) 褥瘡治療のための NPUAP/EPUAP ガイドラインでのエネルギー摂取量は、30～35 kcal/kg 体重/日である。

(4) たんぱく質は組織修復のために必要十分量を摂取

する。ガイドラインでは $1.25\sim1.5\,g/kg$ 体重/日の投与量が推奨されている。

(5) 水分の濾出があるため、こまめな水分補給は大切である。前日の尿量以下は極端すぎる制限である。

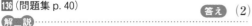 **136**（問題集 p. 40）　　　　**答え**（2）

解説

メープルシロップ尿症は分岐鎖 α-ケト酸脱水素酵素複合体異常による分岐鎖アミノ酸（ロイシン、イソロイシン、バリン）の代謝障害である。

(1) ケトアシドーシスを呈する。

(3) エネルギー摂取量は十分量とする。

(4) 乳糖除去ミルクは、ガラクトース血症の時に用いる。

(5) 尿中ホモシスチン排泄量をモニタリングするのは、ホモシスチン尿症である。

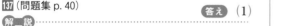 **137**（問題集 p. 40）　　　　**答え**（1）

解説

(1) ヘルスプロモーションは、1986 年にオタワで開催された世界保健機関（WHO）の第 1 回ヘルスプロモーションのための国際会議で提唱された。国際栄養会議は、国連食糧農業機関（FAO）と世界保健機関（WHO）が主催する会議である。

 138（問題集 p. 40）　　　　**答え**（2）

解説

脂質摂取量は、1995 年頃までに約 2.5 倍に増加し、その後は横ばい傾向にある。動物性たんぱく質摂取量は、1995 年まで増加し続け、その後は横ばい傾向にあるが、この約 60 年で約 1.5 倍に増加している。エネルギー摂取量は、1960 年以降徐々に増加したが、1971 年をピークに、それ以降は漸減傾向にある。炭水化物摂取量は、1960 年以降減少傾向にある。

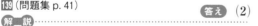 **139**（問題集 p. 41）　　　　**答え**（2）

解説

(1) フードバランスシート（食料需給表）は、わが国で供給される食料の生産から最終消費に至るまでの総量を明らかにし、国民 1 人あたりの供給純食料および栄養量を示している。実際の摂取量とは異なる。

(3) 最近 10 年間のカロリーベースの総合食料自給率は 38 ％前後、生産額ベースはおおむね 60 ％台を推移しており、カロリーベースと比べて生産額ベースが高くなっている。

メモ 2022（令和 4 ）年度の総合食料自給率は、カロリーベースが 38 ％、生産額ベースが 58 ％であった。

(4) 食料自給力は、わが国の農林水産業が有する食料の潜在生産能力を表しており、輸入食品は含まれない。

(5) 食料品が入手困難となる社会状況を、フードデザート（食の砂漠）という。フードファディズムとは、食べ物や栄養が健康に与える影響を、過大に信じたり評価したりすることである。

 140（問題集 p. 41）　　　　**答え**（3）

解説

(1) 乳幼児の健康診査の実施は、母子保健法に規定されている。

(2) 市町村保健センターの設置は、地域保健法に規定されている。

(4) 学校給食実施基準の策定は、学校給食法に規定されている。

(5) 食事摂取基準の策定は、健康増進法に規定されている。

 141（問題集 p. 41）　　　　**答え**（5）

解説

(1) 栄養指導員については、健康増進法に規定されている。

(2) 栄養教諭の免許取得については、教育職員免許法に規定されている。

(3) 食品衛生監視員の任命については、食品衛生法に規定されている。

(4) 食生活改善推進員の育成について規定した法律はない。市町村が開催する養成講座を修了した者が、推進員としてボランティア活動を行う。

 142（問題集 p. 41）　　　　**答え**（1）

解説

(2) 低栄養傾向（BMI 20 以下）の高齢者の割合の増加の抑制は、「目標値に達した」項目である。

(3) 20 歳代女性のやせの者の割合の減少は、「変わらない」項目である。

(4) 食塩摂取量の減少は、「現時点で目標値に達していないが、改善傾向にある」項目である。

(5) 共食の増加（食事を 1 人で食べる子どもの割合の減少）は、「目標値に達した」項目である。

143（問題集 p. 41）　　　　**答え**（5）

解説

(1) 国民栄養調査は、第二次世界大戦直後、GHQ（連合国軍総司令部）の司令に基づき、海外からの食料支援を受けるための基礎資料を得る目的で始まった。

(2) 調査対象地区は、厚生労働大臣が定める。調査対象世帯は、都道府県知事が定める。

(3) 腹囲の計測の対象は、20 歳以上である。

(4) 栄養摂取状況調査は、11 月中の日曜・祝祭日を除

く任意の1日に実施する。

144（問題集 p. 41） **答え** （2）
解説
(1) 厚生労働省と農林水産省が合同で策定した。
(3) 「つ（SV）」の基準は、主食であれば「主材料に由来する炭水化物がおおよそ40gで1つ（SV）」など、各料理区分で異なる。
(4) 主食、副菜、主菜、牛乳・乳製品、果物の5つの料理区分で構成されている。
(5) コマの軸は、水・お茶を示している。菓子・嗜好飲料は、コマを回すためのヒモで表されている。

145（問題集 p. 42） **答え** （1）
解説
(2) 2016年4月の国連総会において「栄養に関する行動の10年」が採択され、2016年より開始された。
(3) NCDsの予防と対策のためのグローバル戦略は、世界保健機関（WHO）が策定した。
(4) Global Nutrition Targets 2025は、世界保健機関（WHO）が設定した。
(5) ユニバーサル・ヘルス・カバレッジ（UHC）とは、全ての人が適切な予防、治療、リハビリ等の保健医療サービスを、支払い可能な費用で受けられる状態を指す。

146（問題集 p. 42） **答え** （2）
解説
(1) 日間変動は、個人内変動の一種である。
(3) 選択バイアスは、系統誤差であり、調査対象者の数を増やしても軽減できない。
(4) 情報バイアスは、系統誤差の一種である。
(5) エネルギー摂取量は、BMIが高い者ほど過小申告しやすい。

147（問題集 p. 42） **答え** （1）
解説
(2) 食品の摂取状況を詳細に記録しなければならない食事記録法（秤量法）と比べると、食物摂取頻度調査法の対象者の負担は小さい。
(3) 他の食事調査法の精度を評価する際には、食事記録法（秤量法）が基準に用いられる。
(4) 食品リストは、寄与率が高い食品で構成される。
(5) 妥当性は、食物摂取頻度調査法で把握された摂取量と、真の摂取量が一致するかを検討する。真の摂取量は、食事記録法（秤量法）や生体指標などで測定する。再現性は、一定期間を空けた後に同じ対象者に同じ調査をすることで検証できる。

148（問題集 p. 43） **答え** （2）
解説
総エネルギー調整ビタミンCは、集団の平均値（70mg）＋対象者の残差（実測値－回帰直線より得られる期待値）で求められる。総エネルギー調整ビタミンCは、残差がマイナスになる（実測値が期待値より低い）AさんとDさんは70mgを下回り、残差が0に近いEさんは70mg程度になる。残差がプラスになる（実測値が期待値より高い）BさんとCさんは70mgを超える値となるが、残差がより大きいのはBさんであるため、総エネルギー調整ビタミンC摂取量はBさんが最も多い。

149（問題集 p. 43） **答え** （2）
解説
(1) エネルギーの摂取不足の評価では、BMIが目標とするBMIの範囲を下回っている者の割合を算出する。
(3) AI（目安量）が設定されている栄養素の摂取不足の評価では、摂取量の中央値とAIを比較し、不足していないことを確認する。
(4) 集団の食事摂取状況の評価では、RDA（推奨量）は用いられない。
(5) 生活習慣病の発症予防を目的とした評価では、摂取量がDG（目標量）の範囲を逸脱する者の割合を算出する。

150（問題集 p. 44） **答え** （2）
解説
(1) 授乳期の栄養方法は、乳幼児栄養調査より把握される。
(3) 特定保健指導の実施率は、高齢者の医療の確保に関する法律に基づき、実施主体である保険者が毎年報告することとされており、厚生労働省がとりまとめて「特定健康診査・特定保健指導の実施状況」として公開している。
(4) 介護が必要になった原因は、国民生活基礎調査より把握される。
(5) 死因別死亡率は、生命表より把握される。

151（問題集 p. 44） **答え** （3）
解説
(3) 居宅療養管理指導は、介護給付におけるサービスのうち、都道府県が指定・監督を行う居宅サービスに含まれる。

152（問題集 p. 44） **答え** （2）
解説
(1) 摂取不足・過剰摂取を回避すべき栄養素として、目標とする摂取量が示されているのはエネルギー、

たんぱく質、ビタミンB₁、ビタミンB₂、ビタミンC の5つである。炭水化物の摂取量は示されていない。

(3) 脂質の摂取量は示されていない。

(4) 高齢者において配慮が必要な栄養素として、カルシウムの摂取量は示されていない。カルシウムは、骨量が最も蓄積される思春期に十分な摂取量を確保する観点から、特に6～14歳において600mg/日の摂取量が示されている。

(5) 成長期の子どもにおいて配慮が必要な栄養素として、ビタミンDの摂取量は示されていない。成長期の子ども（特に1～5歳）においては、欠乏による成長阻害や骨及び神経系の発達抑制を回避する観点から、ビタミンAの摂取量（300μgRE/日）が示されている。

153 (問題集 p. 44) 答え **(5)**

解 説

(5) 財務諸表は、外部利害関係者に開示する。

154 (問題集 p. 44) 答え **(4)**

解 説

(1) 保育所に配置規定はない。しかし、配置を規定している自治体が多い。

(2) 介護老人福祉施設は、健康増進法施行規則第7条第2号に該当し、継続的に1回500食以上又は1日1500食以上の食事を供給する場合は、管理栄養士を置かなければならない。

(3) 介護老人保健施設は、健康増進法施行規則第7条第1号に該当する医学的な管理を必要とする施設である。継続的に1回300食以上又は1日750食以上の食事を供給する場合は、管理栄養士を置かなければならない。

(5) 工場の従業員食堂は、健康増進法施行規則第7条第2号に該当し、継続的に1回500食以上又は1日1500食以上の食事を供給する場合は、管理栄養士を置かなければならない。

155 (問題集 p. 44) 答え **(1)**

解 説

(2) 食事箋は、医師が発行する。

(3) 原則として、午後6時以降とする。

(4) 特別食加算は、保険給付対象である。

(5) 食堂加算は、1日につき50円を算定できる。

156 (問題集 p. 45) 答え **(2)**

解 説

(1) 栄養・食事管理は、給与目標量の設定が該当する。

(3) 生産管理は、作業工程表の確認が該当する。

(4) 人事管理は、調理従事者の出勤簿の確認が該当する。

(5) 施設・設備管理は、厨房のドライシステム化が該当する。

157 (問題集 p. 45) 答え **(2)**

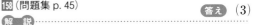

(2) 調理従事者に対する衛生管理（検便実施など）は、受託側が行う。

158 (問題集 p. 45) 答え **(3)**

解 説

(1) 年齢や業務内容で利用者集団を細分化する。——セグメンテーション

(2) 利用者集団の中から売りたい対象者層を定める。——ターゲティング

(4) 利用者が入手しやすい価格を設定する。——プライス

(5) ヘルシーメニューの導入を告知する。——プロモーション

159 (問題集 p. 45) 答え **(1)**

ABC分析とは、販売実績の高い順にABCの3つのグループに分類して分析する方法である。

(2) 売れ残り防止のため、Cグループのメニューの次回予定食数を減らす。

(3) 売上食数増加のため、Aグループのメニュー内容を分析する。Aグループのメニューから利用者の嗜好を把握し、新しいメニューを追加する。

(4) Aグループのメニューは、売り上げが大きいため、食材料を安価なものに変更することは、総原価抑制には効果的である。しかし、Cグループのメニューは、売り上げが少ないため、そこまでの効果はみられない。

(5) Cグループのメニューは提供頻度を減らすことやメニューの見直しが優先される。

160 (問題集 p. 45) 答え **(3)**

解 説

食品構成とは、1人1日または1回当たりの食品群別食品の使用量（目安量）を示したものである。食品構成表とは、使用量（目安量）に対するエネルギー・栄養素量を算出して一覧表にしたものである。一定期間における食品群ごとの平均値を示している。

(1) 使用頻度の高い食品を示したものではない。

(2) 一定期間における食品使用量の合計値ではなく平均値を示したものである。

(4) 100g当たりのエネルギー及び栄養素の量を示したものではない。

(5) 利用者の食形態を示したものではない。

161 (問題集 p. 45) 答え **(4)**

解説

設計品質とは、献立計画や献立作成の段階で、調理および提供の目標となる品質のことをさす。適合（製造）品質は、設計品質に適合しているかや実際に提供される食事の品質のことをさす。総合品質は、利用者の満足度をさす。

(1)(2) 設計品質は、レシピで示される。

(3) 適合（製造）品質は、提供時の温度、検食で示される。

(5) 総合品質は、喫食者の満足度で示される。

162 (問題集 p. 46) 答え **(2)**

解説

大量調理の特徴として、蒸発率が小さい、余熱が大きいことがあげられる。

(1) 水分が多いと、温度上昇の妨げになるため、水切りをする。

(3) 煮くずれしやすいため、沸騰後は、弱火を保つ。

(4) 攪拌は煮くずれの原因になる。

(5) 消火後に調味料を加えても、味つけが浸透しない。

163 (問題集 p. 46) 答え **(5)**

解説

(1) 貯蔵食品は、一定期間に使用する量をまとめて発注する。

(2) 納品された食品は、発注票と照合しながら確認する。

(3) 納品時の品温は、立ち会った調理従事者が確認する。

(4) 生鮮食品は、納品時の包装から移しかえて専用の容器に保管する。

164 (問題集 p. 46) 答え **(3)**

解説

ある月の食材料費の支払い額は、12 万円（期首在庫金額）＋348 万円（期間支払金額）−15 万円（期末在庫金額）＝345 万円である。この月の 1 食当たりの食材料費は、345 万円÷30 日÷500 食＝230 円である。

165 (問題集 p. 46) 答え **(5)**

解説

(5) 生産品目を増やすことは、作業量が増えることにつながり、労働生産性は低下する。

166 (問題集 p. 47) 答え **(2)**

解説

パントリー配膳とは、厨房で調理を行い、喫食する場所に隣接した各ユニットや病棟の配膳室（パントリー）に運び、盛りつけ・トレイセットなどを行うこ

とである。図に、ミニキッチンがあることから、パントリー配膳が適している。

(1) 中央配膳方式とは、厨房で調理と利用者ごとの盛りつけを行い、配膳車等で各病棟に搬送し、食事を提供する方式である。

(3) バイキング方式は、行事やイベントの際に実施することが多い方式である。テーブルの数や広い場所が必要である。

(4) 弁当配食方式は、食事を弁当箱に入れて提供する方式である。各家庭に訪問し、配布する際に適している。

167 (問題集 p. 47) 答え **(4)**

解説

(1) 中心温度が 3 点とも 75℃以上であり、問題ない。

(2) 中心温度が 3 点とも 75℃以上、(a)から 1 分以上であり、問題ない。

(3) 中心温度が 75℃以上であり、問題ない。

(4) 加熱調理後、冷却する場合は、中心温度を 30 分以内に 20℃付近まで下げる必要がある。

(5) 保冷温度は 10℃以下であり、問題ない。

168 (問題集 p. 48) 答え **(1)**

解説

(2) 10℃以下

(3) −15℃以下

(4) 3℃以下

(5) −18℃以下

169 (問題集 p. 48) 答え **(4)**

解説

(1) 喫食者も含まれる。

(2) 当事者が作成する。

(3)(5) インシデントレポート作成の目的は、内容を周知し、再発防止や安全対策を講じることである。

170 (問題集 p. 48) 答え **(4)**

解説

(1) 災害により活用できなくなることも想定し、数か所に分散して保管する。

(2) 停電も想定し、常温保存できるものとする。

(3) 最低 3 日分を準備する。

(5) 平時から備蓄食品を活用した献立を作成する。

171 (問題集 p. 48) 答え **(2)**

解説

特定保健指導の積極的支援を 2 年続けて受けることになった対象者は、1 回目の指導により週末に運動することで 6 か月後に 6kg の減量に成功している。その後、異動により接待の機会が週 1 回以上、さらに家

での飲酒も1日缶ビール2本400kcal摂るようになった。運動はしておらず、異動から4か月後に体重は元に戻り、80kg、BMI 27.0kg/m²の状況である。

今回の初回面談で対象者が「体重が戻った理由は自分でもわかっており、運動をすれば減らせると思う。」と言っており、それに対する応答としては、(2)の対象者の言葉を受容し、開かれた質問で、さらに対象者の思いを引き出すようにすることが適切である。(1)、(3)、(4)はいずれも、対象者の言葉を受け止めていない対応である。

172 (問題集 p.48) （4）
解説 ....

対象者の目標とする体重は、前回達成した体重で、「3か月で−3kg」である。1か月で1kg減量する場合、「健康づくりのための身体活動・運動ガイド2023」によれば、体脂肪1kgを減らすために必要なエネルギー量は約7,000kcalである。計画として、(1)、(2)は食事のみ、(3)、(4)は運動と食事の組み合わせである。対象者は運動をすれば体重を減らせると言っており、また、1年前は運動で減量に成功したことから、運動との組み合わせが適切である。その上で、(4)は食事から週2回の休肝日で−800kcal/週、運動は4メッツの運動を週4時間するとしているので、運動からのエネルギー消費量は（4メッツ−1メッツ）×4時間×80kgとなり、週当たり960kcalとなる。食事と運動の1週当たりの合計は1,760kcalとなり、4週間で7,040kcal、1日当たりから1か月分を計算しても｛(800＋960)/7｝×30日で約7,500kcalとなり、ほぼ7,000kcalとなるため(4)が最も適切である。(3)は食事からの減量分は明確にできず、また運動面でも(4)に及ばない。

173 (問題集 p.49) （4）
解説 ....

初回面談から1か月後の継続支援の面談で、対象者は計画どおり取り組めていたが、体重の変化は見られなかった。この後も継続して支援していくにあたり、まずは、(4)のようにこの1か月の取組を称賛し、この取組を続けつつ追加の行動目標を立てることで効果がでるようにすることが適切であると考えられる。

174 (問題集 p.49) （1）
解説 ....

この女性は新体操部に所属していることから体型が重要と考えて、食事摂取を常に控えている。一般的に女性アスリートの健康管理上の問題点として、エネルギー不足、無月経、骨粗鬆症の3主徴があり、エネルギーの不足が問題になっている。また、食事記録からもエネルギー源が少ないことからエネルギー摂取量を

増やすことを指導する。

175 (問題集 p.49) （3）
解説 ....

体重が増え、体調も良くなり、パフォーマンスが向上してきたと感じているので、もう少し今の食事を続けることを助言する。

176 (問題集 p.50) （2）
解説 ....

妊娠悪阻とは、つわりが重症化し、頻回な嘔吐と著しい食欲不振により体重減少、栄養代謝障害、脱水が起きる疾患である。患者は、体重減少（妊娠前より5％以上）、尿中ケトン体が2＋（代謝異常）、BUN（血中尿素窒素）/CRE（クレアチニン）比が37.5（基準値は10。20以上で脱水）が見られることより、妊娠悪阻と思われる。その場合、いったん絶食し、脱水症状や電解質の異常を補正するため、末梢静脈栄養（ブドウ糖、ビタミンB₁などを含んだ電解質液の点滴）を行い、症状の変化を観察する。

177 (問題集 p.50) （3）
解説 ....

患者は退院時も軽い吐き気が残っており、食欲もすぐに戻るわけではない。食べられるときに食べられるものを数回に分けて少しずつ食べることが重要である。

178 (問題集 p.50) （4）
解説 ....

つわりの症状が残っている状態で、3食に加え間食も摂取できており、体重も1kg増加している。不安により、つわりの症状が悪化することもあるため、安心させ、この状態を維持することが大切であることを伝える。(1)〜(3)の指導は、つわりの症状が落ち着いてからの指導である。

179 (問題集 p.51) （2）
解説 ....

この女児のエネルギーと脂質の摂取量は、朝食：ご飯234kcal、昼食：9歳時の給食660（＋おかわり）kcal、脂質22g、夕食：ご飯234kcal、照り焼きチキン192kcal、脂質14g、フライドポテト80kcal、脂質14g、間食：アイスクリーム312kcal、脂質14g、ポテトチップス157kcal、脂質10g、みかん70kcal、間食：牛乳126kcal、脂質7.8gで、エネルギー2065（＋α）kcal/日、脂質81.8g/日となりエネルギー・脂質ともに過剰摂取である。一方、たんぱく質の摂取量は、ごはん：たんぱく質3.7×2（杯）g、給食：同9歳基準：13〜20g、照り焼きチキン：同13.6g、牛乳：同6.6gで、47.6

（＋α）g/日である。これは医師の指示100g（たんぱく質エネルギー比20％）の半分に満たない。9歳という年齢を考慮すると、成長に必要なたんぱく質を増やすことが最優先課題となる。

180（問題集 p. 51） 答え（2）

解説

(1) 朝食のご飯をパンに変えても、たんぱく質は増加しない。ご飯の粒食を、パンの粉食に変更すると、血糖値が上がりやすくなり、腹持ちが悪くなるため肥満を助長する。

(3) これ以上の牛乳の追加は望ましくない。間食（夕方）にも牛乳を摂取しており、牛乳の多量摂取はエネルギーや動物性脂肪の過剰摂取につながる。

(4) 果物はたんぱく質の含量が少ない。肥満改善の意味で、間食のお菓子を果物にするのは望ましいが、優先課題のたんぱく質の増加にはつながらない。

181（問題集 p. 51） 答え（4）

解説

小児期の肥満は、厳しいエネルギー制限による体重減少ではなく、体重増加を抑えて、身長の伸びにより、自然に肥満度が低下することを待つ。この児童は、身長が2cm伸びたにもかかわらず、体重の増加が見られないことより肥満が改善（肥満度36.1％）している。このままの食事を継続する。

(1) 食べすぎが原因であるが、成長発達の観点から、無理なエネルギー制限は行わない。

(2) 放課後や休日は外遊びをよくしていることより、運動不足とは考えにくい。

(3) 合併症が起きるとは考えにくい。小児のメタボリックシンドロームの診断基準である腹囲80cm以上ではあるが、その他の項目は拡張期血圧が70mmHg以上のみである。このことより、この段階で合併症が起きるとは考えにくい。

182（問題集 p. 52） 答え（3）

解説

(1) 適量の炭酸飲料や菓子の摂取は許される。

(2) 適量のビールの摂取は許される。

(4) 適度に体を動かす事は大切であるが、低血糖症状の履歴があり、予防のために毎日の運動を義務化する必要はない。

183（問題集 p. 52） 答え（2）

解説

風呂上がりに低血糖を起こしていることより、入浴前の補食により糖分補給をしておくことが大切である。正答は(2)である。(1)(3)(4)の項目は、先月の指導を守り、体調は良くなっていることより、とくに変える

必要はない。

184（問題集 p. 53） 答え（2）

解説

(1)、(3) 適量の摂取は許される。

(4) 旅行中は移動等により体を動かす機会・時間が多いので、必ず散歩を続ける必要はない。

185（問題集 p. 53） 答え（2）

解説

(1) 感染性腸炎は、吐き気、嘔吐、腹痛の症状を発生し、下痢や発熱症状を伴う。低たんぱく血症、浮腫は示さない。

(3) バクテリアルトランスロケーションは腸内に生息する生菌が、腸管上皮を通過して腸管以外の臓器に移行して炎症を起こす疾患である。全身に発症することもある。

(4) 過敏性腸症候群は、便通・排便障害に関係した腹痛や腹部膨満を伴う機能性腸障害である。下痢型、便秘型、交替型がある。排便によって軽快する。

186（問題集 p. 53） 答え（3）

解説

(1) 水分摂取量が過剰であるため、下痢を再発する可能性が高い。

(2) 水分摂取量が多いため、下痢を再発する可能性がある。

(4) 成分栄養剤投与は、半消化態栄養剤に比べ、浸透圧性下痢を起こしやすい。

187（問題集 p. 54） 答え（3）

解説

(1) 同じたんぱく質給源食品であり、鶏唐揚げを焼き魚に変える特別な理由はない。

(2) 消化後、食物繊維の残渣を生じやすい野菜の摂取量を増やす必要はない。

(4) 十分量のたんぱく質を摂取するため、冷奴を減らす必要はない。消化器症状は改善している。

188（問題集 p. 54） 答え（4）

解説

(1) 血中アルブミン値は顕著な低値であり、十分量のたんぱく質補給を行う。

(2) 食塩制限をしなければならないような検査値はない。

(3) 鉄は肝臓に沈着し、肝障害を促進する可能性があるため、付加しない。

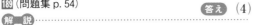

189（問題集 p. 54） 　**答え**（4）

解　説 ....

　肥満がない場合のエネルギー摂取基準値の目安は35kcal/kg 実体重/日である。体重 55〜60 kg の 1 日のエネルギー量は 1,925〜2,100 kcal である。Child-Pugh 分類 C は重症である。血中アンモニア値は正常であり、低アルブミン血症状態である。たんぱく質摂取基準値の目安は 1.2g/kg 実体重/日であり、体重 55〜60 kg の 1 日のたんぱく質量は 66〜72g である。よって(4)が正答となる。

190（問題集 p. 55） 　**答え**（3）

解　説 ....

(1)　十分量のエネルギー摂取は必要である。

(2)　胃腸機能は正常であり、分割食に変える必要はない。また、患者との意思疎通が困難になっているため、分割食を約束できない。

(4)　肝臓以外の消化機能は正常である。末梢静脈栄養を開始する必要はない。

191（問題集 p. 55） 　**答え**（4）

解　説 ....

　適合（製造）品質は、設計品質に適合するように作られた食事の品質をいう。

(1)　室温・湿度も影響するが、管理項目とした場合、調理時の室温・湿度を記録し、その際の全粥の品質を確認する必要がある。現実的ではない。

(2)　火加減により、沸騰までの時間が異なるため、標準化が難しい。

(3)　中心温度は、出来上がりの目安として衛生管理の観点から測定するが、適合（製造）品質向上を重視すべき項目には当てはまらない。ただし、出来上がった料理の保管中の温度管理は、品質管理の項目に該当する。

192（問題集 p. 55） 　**答え**（3）

解　説 ....

　ここでの、米と水の配合の重量比率は 1：6 である。

50g の米の 20 人分の水量は、1000g×6＝6000g

30 分間沸騰継続の際の水の蒸発量は、30 分×40g＝1200g

6000g＋1200g＝7200g＝7.2kg

193（問題集 p. 56） 　**答え**（4）

解　説 ....

(1)　対象者と調査者の負担は比較的少ない。しかし対象者の記憶に依存する他、チェックシートの精度を評価する必要もあるため、高い精度の結果が得られるとはいえない。

(2)　対象者の負担は比較的少ないが、調査者は対象者

380 人×7 日分の写真から、摂取した食材や調味料を推定して食塩摂取量を算出する必要がある。調査者の負担が大きく、技術も求められるため、高い精度の結果が得られるとはいえない。

(3)　3 日間の面接による 24 時間思い出し法は、対象者の負担は比較的少ないが、聞き取りやコード化を行う調査者に熟練した技術が求められる。また対象者の記憶に依存するため、精度の高い結果が得られるとはいえない。

194（問題集 p. 56） 　**答え**（3）

解　説 ....

　A 事業所は変化量の平均値が 0.54g/日減少しており、95％信頼区間が 0 を下回っていることから、摂取量が有意に減少したといえる。B 事業所は変化量の平均値が 0.35g/日減少しているものの、95％信頼区間が 0 をまたいでいるため、有意に減少したとはいえない。

195（問題集 p. 56） 　**答え**（1）

解　説 ....

　評価デザインの限界として、介入群と比較群の相違が介入だけによる効果なのかどうかわからない可能性があること、また、介入群と比較群が均一になるように性別、年齢や体型など一致させることが重要であることから、(1)が最も適切である。

196（問題集 p. 57） 　**答え**（3）

解　説 ....

　K 大学の学生で、家族と同居の者 500 名、一人暮らしの者 500 名の計 1000 名に対する調査の結果、400 名が朝食を欠食していた。朝食欠食者 400 名の内訳は、表から家族と同居者 100 名、一人暮らしの者 300 名であった。

　より多くの学生が朝食を摂取するための方法として、その対象者と朝食摂取の自己効力感の向上を目的とした内容につき、適切なものを選択する問題である。選択肢では対象者として、(1)、(2)が家族と同居の学生、(3)、(4)が一人暮らしの学生となっており、朝食欠食者の割合は一人暮らしの学生の方が高いため、効果的に教育が行えるのは(3)、(4)である。教育内容として、自己効力感を高める方法には、①過去の成功体験、②代理的体験、③言語的説得、④情動的喚起（生理的・感情的状態の変化の体験）があり、より自分の課題として認識しやすいのは、②の代理的体験であり、(3)の「かつて朝食を欠食していた学生が、朝食を毎日食べられるようになった工夫を話す」が適切と考えられる。

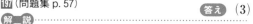

197 (問題集 p. 57)　　　　　　　答え (3)

解説

　栄養教育の評価において、影響評価は行動目標や学習目標、環境目標が達成できたかの評価である。「朝食欠食者を減らす」、即ち「朝食を食べる者を増やす」という目標に対し、影響評価となるのは、(3)の準備できる朝食のレパートリー数の変化で、朝食を作れるという自己効力感が高まり、実行（行動）に結びつくと考えられ、適切である。

(1) 朝食欠食と肥満に関する知識の変化は、経過評価となり、ここでは適切ではない。

(2) 朝食摂取の必要性を感じている人数の変化は、経過評価であり、ここでは適切でない。

(4) 不定愁訴の頻度の変化は、朝食を摂取するようになって、その後の最終的な変化の指標であるので、結果評価となる。

198 (問題集 p. 58)　　　　　　　答え (3)

解説

　事業所における食環境整備に関する事例である。肥満者が多く、男性社員の健康への関心が低い状況で、男性社員の利用率が高い社員食堂の男性社員 1,100 名のメニュー選択状況（売上食数）から現状を把握しようとしたものである。肥満予防、改善のための食事対策では、エネルギー量の管理が重要である。

　表に示された提供メニューの選択状況では、1 位がミニカツ丼とラーメンの組み合わせ、2 位がカレーライスのご飯大盛り、4 位はカツ丼のご飯大盛りとなっており、主食系の摂取量が多いことから、(3)が適切である。

(1) 食塩摂取量については、残食量や食卓での調味料の利用状況の詳細などがわからず、メニュー選択からだけでは把握しにくい。

(2) 脂質摂取量把握については、カレーライスやカツ丼などは脂質が多いと考えられるが、麺類については脂質が少ないため、優先して取り組むべき問題として最も適切とはいえない。

(4) ご飯や麺類からはたんぱく質の摂取は望めず、たんぱく質摂取量が多いとはいえない。

199 (問題集 p. 58)　　　　　　　答え (2)

解説

　ナッジでは、CAN フレームワークの C（利便性：

convenient)、A（魅力的：attractive)、N（標準的：normative）や EAST の E（簡単：easy)、A（魅力的：attractive)、S（社会的：social)、T（タイムリー：timely）などがある。

　定食は栄養のバランスがとれており、エネルギーや 1 つの栄養素の摂りすぎを防ぐことができるため、勧めていきたいメニューである。選択の少ない定食を選んでもらうような取組としては、(2)ではすぐに食べられるという利便性（convenient）を強調しており、それがわかるような「即出しランチ」とし、優先レーンで待ち時間を短縮することをしており、適切である。

(1) 定食のプライスカードにエネルギー量を表示しても、食材料の使用量が少ない和風の麺類に比べるとエネルギー量が多いため、エネルギー量を気にしている場合は選ばない。

(3) 定食を"ヘルシーランチ"として副菜を 2 つつけても、もともと野菜の小鉢が選ばれていないため、この対応では選択される可能性は低い。

(4) 定食の選択者にご飯大盛りを無料にすると、摂取エネルギー量が多くなってしまうことになり、適切でない。

200 (問題集 p. 59)　　　　　　　答え (4)

解説

　会社の健康課題である肥満解消の効果判定のため、男性社員を対象に、取組前後の食堂利用状況に関するアンケート調査結果のうち、以前は定食を利用していなかった者のデータ分析をする場合の設問である。肥満解消が課題で、その評価をするための分析であるので、(4)の肥満の有無でグループ分けをし、定食利用の頻度と BMI（肥満解消）の変化を比較することが最も適切である。

(1) 定食利用による摂取エネルギー量の変化の評価は、肥満解消と関係はない。

(2) BMI が改善された者の食堂利用状況の解析により、体重減少の理由を確認することにも意義があるが、10 名の事例を全体の評価や次の計画に反映させるには無理があり、他の分析も必要になる。

(3) 定食利用の視点から利用者の体重変化量を比較しても、肥満解消の効果判定にはならない。

Ⅰ 社会・環境と健康

1 社会と健康

1 減塩教室における PDCA サイクル（36-1、問題集 p. 64）

答え （4）

解説

PDCA サイクルとは、事業活動における生産管理や品質管理などの管理業務を円滑に進める手法の一つで、Plan（計画）→ Do（実行）→ Check（評価）→ Act（改善）の 4 段階を繰り返すことによって、業務を継続的に改善することをいう。それぞれ、(1)はアンケート実施（Do）後、集計して評価するので Check、(2)は対象者を選定して計画を立てるので Plan、(3)は評価項目を定めて計画するので Plan、(5)は指導内容を記録実行するので Do となる。

2 一次、二次および三次予防（37-1、問題集 p. 64）

答え （5）

解説

(1) がん検診は、二次予防である。二次予防は、早期発見・早期治療が基本となり、がん検診、循環器健診、各種スクリーニング検査、特定健康診査（これは一次予防でもある）などがある。

(2) ワクチン接種は、一次予防である。一次予防には、健康増進として、健康教育、栄養・運動・休養・生活環境改善、各種相談などがあり、特異的な予防対策として、予防接種、感染経路対策、病原物質の除去などがある。

(3) 機能回復訓練は、三次予防である。三次予防には、再発防止（追跡・観察）、機能回復訓練（リハビリテーション）や社会復帰などがある。

(4) ストレスチェックは、一次予防である。

3 熱中症とその予防・治療（37-2、問題集 p. 64）

答え （1）

解説

(2) 意識障害、痙攣、ひきつけ、刺激に対する無反応がみられたら熱中症Ⅲ度と判定する。Ⅲ度は 40℃以上の高体温となり体温調節ができない状態で「熱射病」ともいわれる。

(3) 起座呼吸とは、呼吸が困難になり、横になっておられず、起坐位または半坐位で楽になろうとする臨床的特徴をいう。左心不全、気管支喘息、肺炎、気管支炎などでみられる症状である。熱中症Ⅱ度は、脱水、頭痛、吐き気、嘔吐、倦怠感などで「熱疲労」

ともいわれる。

(4) めまい、立ちくらみ、失神、筋肉硬直、こむら返りなどがみられるのは熱中症Ⅰ度（熱失神、熱痙攣ともいう）である。

(5) 熱痙攣（Ⅰ度）では、水分、塩分の補給や休憩が大事である。Ⅱ度になると点滴などの加療、Ⅲ度では体温を下げ、緊急搬送などの処置が必要となる。

4 健康の社会的決定要因（36-2、問題集 p. 64）

答え （1）

解説

(1) WHO の報告書によると、健康の社会的決定要因とは、健康格差を生み出す政治的、社会的、経済的要因のことで、これらの要因によって、ライフスタイルや生活環境に差が生まれ、その結果、人々の健康状態に差が生じることになる。特に貧困は、疾病と死亡の最大の要因の一つで、貧しい国の貧困層では、病気にもかかりやすく、早く死亡する率も高くなる。豊かな国のなかであっても、社会的地位や収入が低いほど健康状態はよくないといわれている。

2 環境と健康

5 公害の発生地域と原因物質（35-1、問題集 p. 65）

答え （2）

解説

(1)(5) 新潟県阿賀野川下流地域で発生した公害は有機（メチル）水銀汚染が原因である。熊本県の水俣湾沿岸地域で起きた水俣病と同様の症状が確認されたために第二水俣病ともいわれる。

(3) 四日市市臨海地域で起きたのは、亜硫酸ガスなどの大気汚染が原因の四日市喘息である。

(4) 宮崎県土呂久地区や島根県笹ヶ谷地区で起きたのは、亜ヒ酸製造等によって生じた慢性ヒ素中毒である。

6 上・下水道および水質（34-10、問題集 p. 65）

答え （5）

解説

(1) 急速ろ過法は、硫酸アルミニウムやポリ塩化アルミニウムなど凝集剤によって細かい粒子を凝集・フロック形成させることで不純物をろ過する方法である。

(2) 水道水には、遊離残留塩素が 0.1mg/L 以上残留

していなければならない。

(3) 一般細菌は 1 mL の検水で形成される集落数が 100 以下でなければならない。なお、検出されてはならないのは大腸菌である。

(4) 活性汚泥法は、好気性微生物を含む活性汚泥を曝気させ、有機物を分解する方法である。

7 水道法に基づく上水道の水質基準（36-3、問題集 p. 65）　答え（3）

解　説

(1) 水道法では、遊離残留塩素量は 0.1 mg/L 以上保持されていなければならない。

(2) 生物化学的酸素要求量（BOD）は、「下水道法」のなかで水質汚濁の指標として用いられている。

(4) 総トリハロメタンは「0.1 mg/L 以下であること」とされている。

(5) 消毒のための塩素（カルキ）臭は残ることから、臭気は「異常でないこと」とされている。

8 上水道および水質（37-3、問題集 p. 65）　答え（3）

解　説

(1) クリプトスポリジウム原虫は、0.1 mg/L 程度の塩素消毒では死なないため、水道などに汚染すると集団感染の原因となる。膜型浄化システムが必要である。

(2) 一般細菌は 1 mL の検水で形成される集落数が 100 以下でなければならない。検出されてはならないのは大腸菌である。

(4) 水銀の量は、0.0005 mg/L 以下とされている。

(5) 生物化学的酸素要求量（BOD）や化学的酸素要求量（COD）が高いほど、水質は汚濁している。一方、溶存酸素（OD）が低いほど、水質は汚濁している。

3 健康、疾病、行動に関わる統計資料

9 わが国の保健統計指標と調査名（36-16、問題集 p. 66）　答え（2）

解　説

(1) 食中毒発生調査は、食品衛生法に基づき都道府県知事から厚生労働大臣に報告される情報を対象とする統計調査（毎年実施）である。国民健康・栄養調査では、身体状況、栄養摂取状況、生活習慣などが調査される。

(3) 死因別死亡数は、人口動態調査で行われる。人口動態調査では、出生・死亡・死産・婚姻・離婚件数などの調査を行う。国勢調査では、総人口数、家族構成、配偶者の有無などが調査される。

(4) 通院者率は、国民生活基礎調査で行われる。ほか

に、有訴者率やがん検診受診率などが行われる。一方、患者調査は、全国の無作為に抽出された医療施設を対象に行われる基礎統計（静態統計）調査で、主要疾病、患者数、受療率、平均在院日数などを調査する。

(5) 糖尿病の医療費は、年度ごとに「国民医療費の概況」で公表される。

10 わが国の人口指標（34-2、問題集 p. 66）　答え（5）

解　説

(1) 合計特殊出生率は、2011（平成23）年は 1.39、2013（平成25）年は 1.43、2015（平成27）年は 1.45 と年々増加している。

メモ ただし、2017（平成29）年は 1.43 に減少し、2019（令和元）年は 1.36、2021（令和3）年は 1.30、2022（令和4）年は 1.26 とさらに減少している。

(2) 2018（平成30）年は、75歳以上人口は約 1,798 万人で、前年度より約 50 万人の増加となり、65歳以上人口（3,558 万人）に占める割合が半数以上となった。

メモ 2023（令和5）年も、75歳以上人口（2,008 万人）が65歳以上人口（3,623 万人）に占める割合は半数以上であり、横ばいとなっている。

(3) 従属人口指数は、2013（平成25）年は 61.1、2015（平成27）年は 64.5、2017（平成29）年は 66.8 と増加している。

メモ 2022（令和4）年の従属人口指数は 68.4、2023（令和5）年は 68.2 である。

(4) 粗死亡率（全死因、人口千対）は、2017（平成29）年 10.8、2018（平成30）年 11.0 と増加している。

メモ 2019（令和元）年の粗死亡率は 11.2、2021（令和3）年は 11.7、2022（令和4）年は 12.9 である。

(5) メモ ただし、年齢調整死亡率（全死因、人口千対）は、2019（令和元）年までは男女ともに減少傾向にあったが、2020（令和2）年は男性 13.3、女性 7.2 だったものが 2021（令和3）年は男性 13.6、女性 7.4、2022（令和4）年は男性 14.4、女性 7.9 と増加した。

11 わが国の出生に関連する保健統計の定義と傾向（35-2、問題集 p. 66）　答え（1）

解　説

(2) 総再生産率は、各年齢別（15～49歳）女子人口当たりの女児出生数を足し合わせたものである。

(3) 純再生産率は、総再生産率に、その時点での生命表における母親世代の死亡率を見込んだもので、近年は 1.00 を下回り、2019（令和元）年は 0.66、2020（令和2）年は 0.64 であった。

メモ 2022（令和4）年の総再生産率は、0.61 である。

(4) 合計特殊出生率は、ここ数年 2.00 以下である。

2020（令和2）年では1.33であった。

メモ 2022（令和4）年の合計特殊出生率は1.26である。

(5) 第1子出産年齢は2011（平成23）年に30歳を超えたが、その後、上昇し、2015（平成27）年から2020（令和2）年の間は30.7歳が続いている。

メモ 2021（令和3）年および2022（令和4）年では、30.9歳となりやや上昇した。

12 女性の人口と出生の状況（37-4、問題集 p. 67）

解説 ・・・・・・・・・・・・・・・・・・・・・・・・・・・・ **答え** （5）

(1) 数値の上では、確かにA地区の方が高いが、子育てしやすい環境かどうかはそれにかかわる情報がないので判断できない。

(2) (1)と同様に、晩婚化にかかわる情報がないので、B地区がその影響で高いとは判断できない。

(3) 総再生産率はその年の出生率をもとに1人の女性が15〜49歳までの間に産む女児の数をいうが、女児の数がわからないため判断できない。

(4) 純再生産率は同じ考え方で、さらに女児が母親となる世代までの死亡率を考慮したものであるが、その情報がないので判断できない。なお、(5)の合計特殊出生率は、同様の考え方で、1人の女性が15〜49歳までの間に産む子どもの数であり、15〜49歳までの年齢別出生数を合計したものをいう（表でみるとA地区で1.211、B地区で1.318なのでB地区の方が高い）。

13 人口および死亡の状況（36-4、問題集 p. 67）

解説 ・・・・・・・・・・・・・・・・・・・・・・・・・・・・ **答え** （4）

(1) 人口に占める0〜39歳の割合は、A地域が200（千人）、B地域が300（千人）なので、A地域で低い。

(2) 人口に占める65歳以上の割合は、A地域が600（千人）、B地域が400（千人）なので、A地域で高い。

(3) 死亡数はA地域が1,400人、B地域が1,100人なのでA地域で多い。

(4) 粗死亡率は、（死亡数/人口）×1,000で表される。A地域が1,400（人）/1,000（千人）、B地域が1,100（人）/1,000（千人）なのでB地域で低い。

(5) 年齢調整死亡率は、観察集団の期待死亡数の合計/基準人口の総和（×1,000）で表される。A地域で80,000（人）/100,000（千人）、B地域も80,000（人）/100,000（千人）なのでA地域とB地域の年齢調整死亡率は等しい。

14 年齢調整死亡率（直接法）（35-4、問題集 p. 68）

解説 ・・・・・・・・・・・・・・・・・・・・・・・・・・・・ **答え** （5）

(1)(2) 年齢調整死亡率とは、年齢構成の著しく異なる集団では、単純に（粗）死亡率で死亡状況の比較はできないため、観察集団と基準集団の年齢構成の違いを考慮して補正した死亡率をいう。

(3) 年齢調整死亡率の間接法では、調査人口の期待死亡数を算出する際に基準人口の年齢別死亡率を用いる。年齢調整死亡率（直接法）の算出においては、調査人口の年齢階級別死亡率に従って基準人口の年齢階級別人口集団に死亡が起こると仮定して期待死亡数を算出する。したがって、基準人口の年齢構成によって、数値は変化する。なお、厚生労働省統計では、2019（令和元）年までは1985（昭和60）年の年齢構成を基準集団として用いて算出してきた。2020（令和2）年より、2015（平成27）年の国勢調査人口を基に補正した人口を基準人口として使用することとなった。

(4) 標準化死亡比（SMR）とは、期待死亡数（観察集団に基準集団の年齢階級別死亡率を当てはめて算出）と実際の死亡数の比をいう。

15 部位別悪性新生物の年齢調整死亡率の経年変化（34-3、問題集 p. 68）

解説 ・・・・・・・・・・・・・・・・・・・・・・・・・・・・ **答え** （3）

1985（昭和60）年を基準人口として算出した年齢調整死亡率に基づくと、1950〜1960年代は、胃→子宮→大腸→乳房の順であったが、その後、胃と子宮が減少傾向に、大腸と乳房が増加傾向となり、グラフの示す2015（平成27）年時点では、乳房≒大腸→胃→子宮の順となった。

メモ 2020（令和2）年の人口動態統計より、年齢調整死亡率の算出に使用するモデル人口が、それまでの1985（昭和60）年の国勢調査人口をもとに補正した人口から、2015（平成27）年の国勢調査人口をもとに補正した人口へ変更された。なお、2021（令和3）年および2022（令和4）年の出題部位の順は、大腸→乳房→胃→子宮となっている。

16 平均寿命、平均余命および健康寿命（35-3、問題集 p. 69）

解説 ・・・・・・・・・・・・・・・・・・・・・・・・・・・・ **答え** （5）

(1) 平均寿命は0歳における平均余命のことで、0歳における生存人数について、0歳以降に生存する年数の平均を算出したものである。

(2) 平均余命とは、ある年齢の者が、その後何年生きられるかという「期待値」のことで、生命表で計算されている。

(3) 健康寿命は、健康上の問題で日常生活が制限され

ることなく生活できる期間のことで、平均寿命から不健康な期間を引いた数となる。

(4) 通常、平均寿命が短くなれば健康寿命も短くなる。

17 わが国の平均寿命 (37-5、問題集 p. 69) 答え (3)

解説

(1) 0歳児・乳児死亡率が低下すると、平均寿命は長くなる。平均寿命は、出生直後における平均余命（0歳の平均余命）のことで、平均余命とは、ある年齢までに生きた人が、今後生存することが期待される平均年数をいう。

(2) 平均寿命は、0歳の平均余命であり、全ての年齢の死亡状況を集約したものである。

(4) DALYsという計算法は、平均寿命から障害や早死による損失年齢を差し引いたもので、国際比較などに用いられている。

(5) 健康寿命の増加分が平均寿命の増加分を上回ることを目標としている。健康寿命とは、「健康上の問題で日常生活が制限されることなく生活できる期間」のことで、平均寿命から介護を必要とするなどの不健康な期間を引いた数となる。

4 健康状態・疾病の測定と評価

18 疫学研究の方法に関する説明と名称 (36-5、問題集 p. 69) 答え (1)

解説

(2) 現在の疾病の有無と過去の曝露要因の有無との関係について分析するのは、症例対照研究（後ろ向き研究）である。

(3) 現在、疾病Aを有さない集団を追跡し、曝露要因の有無と疾病Aの発生との関連を分析するのは、コホート研究（前向き研究）である。

(4) 対象者を介入群と非介入群に無作為に分け、要因への曝露と疾病の発生との因果関係を検討するのは、ランダム化比較対照試験（RCT）である。

(5) 複数の分析疫学研究の結果を量的に総合評価することを、系統的レビュー、メタ解析（メタアナリシス）という。一方、生態学的研究とは、分析対象を個人でなく、地域または集団単位（国、県、市町村）とし、異なる地域や国の間での要因と疾病の関連を検討する方法である。

19 ランダム化比較試験 (34-4、問題集 p. 69) 答え (2)

解説

(1) 利益相反とは、例えば、社会奉仕する大学研究の役割と、競争力をもつ企業経営のあり方との間で利益がお互いに相反している状況のことをいい、利益

相反の関係にある企業の商品や大学の研究成果を評価・公表することができないわけではない。

(3) 患者集団と一般集団から、それぞれ無作為に抽出するのではなく、対象の集団（特定の疾患患者集団）から無作為に複数の群（介入群と対照群）に分ける。例えば、通常の治療に新治療を加えた群（介入群）と、通常の治療のみの群（対照群）に分けて比較する試験などがある。

(4) 参加者の先入観をなくすため、割り付けは本人の希望とは無関係に無作為に行う。割り付け後は変更できない。ただし、参加者が参加や中止を希望すればそれを妨げることはできない。試験前にインフォームド・コンセントや同意を得ることが重要となる。

(5) 本試験は、背景因子の偏り、すなわち交絡因子をできるだけ小さくすることができる。

20 スクリーニング検査の評価指標 (35-5、問題集 p. 70) 答え (3)

解説

(1) 敏感度は、実際に疾病がある者（患者）のうち、検査で陽性である者の割合である。一方、検査で陽性である者のうち、疾病がある者の割合を陽性反応的中度という。

(2) 特異度は、疾病がない者（健常者）のうち、検査で陰性である者の割合である。一方、検査で陰性である者のうち、疾病がない者（健常者）の割合を陰性反応的中度という。

(4) カットオフ値を高くすれば、敏感度は低くなるが、特異度は高くなる。

(5) ROC曲線は、縦軸は敏感度として描くが、横軸は偽陽性率（1－特異度）として描く。

21 スクリーニングテストの陽性反応的中度 (36-6、問題集 p. 70) 答え (2)

解説

疾病とスクリーニング検査の関係は、疾病（＋）検査（＋）＝a、疾病（－）検査（＋）＝b、疾病（＋）検査（－）＝c、疾病（－）検査（－）＝dとして4群を4分表にまとめると理解しやすい。1,000人の集

		実際の疾病	
		あり	なし
検査の結果	陽性	a	b
	陰性	c	d

団で有病率が10％とあるから疾病を有する者（a＋c）は100人となる。したがって、疾病を有さない者（b＋d）は1000－100人で900人となる。文章から、疾病（＋）検査（＋）の者（＝a）は90人とあるから、疾病（＋）検査（－）の者（＝c）は100－90＝10人となる。同様に、疾病（－）検査（－）の者（＝d）は720人とあるから、疾病（－）検査（＋）の者（＝

b）は 900 － 720 ＝ 180 人となる。陽性反応的中度とは、検査（＋）の者（＝a＋b）のうち疾病（＋）の者（＝a）の占める割合〔a/（a＋b）〕をいうので、90/（90＋180）＝0.33 となる。同様に、敏感度〔a/（a＋c）〕は 0.90、特異度〔d/（b＋d）〕は 0.80、陰性反応的中度〔d/（c＋d）〕は約 0.99 となる。

22 対象集団の有病率とスクリーニングの精度
（37-6、問題集 p. 70）

答え （4）

解説

有病（疾病）とスクリーニング検査の関係は、有病（＋）検査（＋）＝a、有病（－）検査（＋）＝b、有病（＋）検査（－）＝c、有病（－）検査（－）＝d として

		有病（疾病）	
		＋（あり）	－（なし）
検査	＋	a	b
	－	c	d

4 群を 4 分表にまとめると理解しやすい。有病率は対象者（a＋b＋c＋d）のうち有病（＋）の割合（a＋c）を、敏感度は有病（＋）のうち検査（＋）の割合（a/a＋c）を、特異度は有病（－）のうち検査（－）の割合（d/b＋d）を、陽性反応的中度は検査（＋）のうち有病（＋）の割合（a/a＋b）を、陰性反応的中度は検査（－）のうち有病（－）の割合（d/c＋d）を、偽陽性率は有病（－）のうち検査（＋）の割合（b/b＋d）をそれぞれ示すので、有病率と他の指標との関係を理解しやすい。

対象集団が一定数の（変わらない）場合、

(1) 有病率が高くなっても、敏感度が低くなるとは限らない。

(2) 有病率が高くなっても、特異度も高くなるとは限らない。

(3) 有病率が高くなっても、偽陽性率は高くなるとは限らない。

(5) 有病率が低くなると、陰性反応的中度は高くなる。

5 生活習慣（ライフスタイル）の現状と対策

23 生物心理社会モデル（35-6、問題集 p. 70）

答え （4）

解説

(4) 生物心理社会モデルとは、個人の発達や身体的・精神的健康に影響する様々な要因を、「生物」「心理」「社会」という 3 つの側面でまとめ、効果的な介入を行うための枠組み・考え方である。疾病を単一要因で解明するのではなく、要因同士が複雑に相互作用し合い、個人に影響を及ぼしているとして、対象者のニーズに応える考え方である。

24 NCD（35-7、問題集 p. 71）

答え （4）

解説

NCD とは、非感染性疾患（Non-Communicable Diseases）のことであり、WHO の定義では、不健康な食事や運動不足、喫煙、過度の飲酒などが原因で、生活習慣の改善により予防可能な疾患、例えば、がん、糖尿病、循環器疾患、慢性呼吸器疾患（COPD を含む）などをいい、世界の死因第 1 位を占めている。

(1) 遺伝的要因も影響を与える。

(2) 日本での割合は約 6 割である。

(3) 麻しんは感染症なので含まない。

(5) 発展途上国では、約 8 割を占め、世界平均では 7割が NCD で死亡している。

25 健康日本 21（第二次）における健康寿命（34-1、問題集 p. 71）

答え （2）

解説

(2) 健康寿命の増加分が平均寿命の増加分を上回ることを目標としている。健康寿命とは「健康上の問題で日常生活が制限されることなく生活できる期間」をいい、男女とも緩やかな上昇傾向が継続している。

メモ 健康日本 21（第三次）においても同様である。

26 身体活動・運動の現状（34-5、問題集 p. 71）

答え （2）

解説

(1) 運動習慣のある者の割合は、男性で 31.8 ％、女性で 25.5 ％であり、男性の方が高い（2018（平成 30）年）。この 10 年間でみると男性で有意な増減はなく、女性では有意に減少している。

メモ 2019（令和元）年の調査では、男性 33.4 ％、女性 25.1 ％であり、男性の方が高い。

(3) 目標値は 20〜64 歳で男性 36 ％、女性 33 ％、65 歳以上で男性 58 ％、女性 48 ％であるが、現状では 20〜64 歳で男性 21.6 ％、女性 16.6 ％、65 歳以上で男性 42.9 ％、女性 36.5 ％であり達成されていない。

メモ 2019（令和元）年の調査でも、20〜64 歳で男性 23.5 ％、女性 16.9 ％、65 歳以上で男性 41.9 ％、女性 33.9 ％であり達成されていない。

(4) 年齢階級別にみると、20〜64 歳の歩数は男性 7,644 歩、女性 6,705 歩であり、65 歳以上は男性 5,417 歩、女性 4,759 歩で、20〜64 歳の方が多い（2018（平成 30）年）。

メモ 2019（令和元）年の調査では、20〜64 歳の歩数は男性 7,864 歩、女性 6,685 歩であり、65 歳以上は男性 5,396 歩、女性 4,654 歩で、20〜64 歳の方が多い。

(5) 1 日歩数の平均値は男性で 6,794 歩、女性で 5,942 歩であり（2018（平成 30）年）、この 10 年間でみると、男女ともに有意な増減はみられない。

メモ 2019（令和元）年の調査では、1 日歩数の平均値

は男性で 6,793 歩、女性で 5,832 歩である。

27 健康づくりのための身体活動基準 2013（36-7、問題集 p. 71）

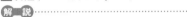 答え **解答なし**

解 説 ………………………………………

正解となる選択肢がないため、解答なし。

メモ 2024（令和 6）年 1 月に改訂され、「健康づくりのための身体活動・運動ガイド 2023」が策定された。

(1) 身体活動基準 2013 では、身体活動量を増やすことで、メタボリックシンドロームを含めた循環器疾患・糖尿病・がんなどの生活習慣病の発症リスク、これらを原因として死亡に至るリスク、加齢に伴う生活機能低下（ロコモティブシンドロームや認知症など）をきたすリスクなどを低減することができるとされている。

(2) 身体活動基準 2013 では、日常生活における労働、家事、通勤・通学などの「生活活動」と、体力維持・向上を目的とし実施される「運動」を合わせて、「身体活動」と定義している。

(3) 身体活動基準 2013 では、18～64 歳においては、3 メッツ以上の身体活動を毎日 60 分、週に 23 メッツ・時行うことが推奨されている。

(4) 身体活動基準 2013 では、65 歳以上においては、強度を問わず、横になったままや座ったままにならなければどんな動きでもよいので、毎日 40 分、週に 10 メッツ・時行うことが推奨されている。

メモ 2024（令和 6）年 1 月策定の「健康づくりのための身体活動・運動ガイド 2023」では、週に 15 メッツ・時行うことが推奨されている。

(5) 身体活動基準 2013 では、社会環境の整備の取組を進める上で、地域と職域、すなわち「まちづくり」と「職場づくり」の視点が重要とされている。

28 身体活動（37-7、問題集 p. 72）

答え **(1)**

解 説 ………………………………………

(2) 男女とも 2010（平成 22）年以降で 8,000 歩を超えた年はない。20 歳以上の 1 日の歩数の平均値は、2019（令和元）年調査結果では男性が 6,793 歩、女性が 5,832 歩となっており、この 10 年間では、特に女性が減少している（男性はやや減少）。

(3) 国民健康・栄養調査では、運動習慣のある者の定義を「1 回 30 分以上の運動を週 2 回以上実施し、1 年以上継続している者」としている。運動習慣のある者は、2019（令和元）年調査結果では男性 33.4 ％、女性 25.1 ％となっている。

(4) 小児を含む 18 歳未満については、十分な科学的根拠がないため、現段階では定量的な基準は示されていない。ただし、積極的に身体活動に取り組み、こどもの頃から健康づくりは始まるという考え方を育むことが重要としている。

(5) メッツ（METs）は、安静時の酸素摂取量 3.5 ml/kg/分を 1 としたときに、その運動で何倍のエネルギーを消費できたかで運動強度を示す単位（身体活動の強さを、安静時の何倍に相当するかで表す単位）である。例えば、座って安静にしている状態が 1.0 メッツ、普通歩行が 3.0 メッツに相当する。

29 喫煙（36-8、問題集 p. 72）

答え **(2)**

解 説 ………………………………………

(1) 特定保健指導対象者の選定・階層化の項目として、喫煙習慣は必須項目である。

(3) 多数の者が利用する施設等における喫煙の禁止等に関して、罰則規定が設けられている。

(4) 35 歳以上の者は、ブリンクマン指数（1 日の喫煙本数×喫煙年数＝喫煙指数）やニコチン依存症のスクリーニングテスト（TDS テスト）において条件を満たしていれば健康保険で禁煙治療が受けられる。

(5) 健康日本 21（第二次）において、COPD の「認知度の向上」が目標になっている。

メモ 2024（令和 6）年 4 月からの健康日本 21（第三次）では、COPD の「死亡率の減少」が目標になっている。

30 たばこ規制枠組条約（35-8、問題集 p. 72）

答え **(2)**

解 説 ………………………………………

たばこ問題は、20 世紀末、新たな保健上の課題として地球規模での対応が求められるようになり、WHO の世界保健総会において検討が進められ、「たばこ規制枠組条約（FCTC）」を策定し、2005 年 2 月 27 日に発効した。受動喫煙の防止、包装・ラベルについての健康警告表示、広告・販売促進・後援の禁止または制限、未成年者に対するたばこの販売禁止などが盛り込まれている。

31 飲酒（37-8、問題集 p. 72）

答え **(2)**

解 説 ………………………………………

(1) 生活習慣病のリスクを高める飲酒量の定義は、1 日当たりの純アルコール摂取量で、男性 40 g 以上、女性 20 g 以上とされている。

(3) 飲み始める年齢が早ければ早いほど、アルコール依存症になるリスクや有病率が高くなることが証明されている。体内に入ったアルコールが身体の発達に悪影響を及ぼし、健全な成長を妨げ、また臓器の機能が未完成のためにアルコールの分解能力が低くアルコールの影響を受けやすいとされている。

(4) 血管を拡張する作用があるため、飲酒をしている間や少量では血圧は下がるが、習慣的に飲酒を続けていると収縮期血圧と拡張期血圧ともに上昇することが証明されている。

(5) アルコール依存症とは、アルコールを繰り返し多

量に摂取した結果、アルコールに対し依存を形成し、生体の精神的および身体的機能が持続的あるいは慢性的に障害されることである。症状には、身体依存と精神依存がある。身体依存では、摂取をやめることで病的な身体症状（発熱・発汗、頻脈、不眠、振戦など）である離脱症状を示す。精神依存は依存性物質を「精神」的にやめられなくなる状態で、飲酒したいという強烈な欲求（渇望）がわき起こり、いらいらや不快感、抑うつなどが生じる。

32 睡眠と休養 (34-6、問題集 p. 73)

 答え（2）

解 説

(1) 積極的休養とはスポーツや旅行など気分転換により疲労を回復させる方法である。自分にあった方法で心身ともにリラックスして、その日の眠気に応じて寝床に就くように習慣づけることがスムーズな入眠への近道である。

(3) 睡眠で休養が十分にとれていない者の割合は約21.7%であり（2018（平成30）年）、2009（平成21）年からの推移でみると有意に増加している。

(4) アルコールは、入眠を一時的には促進するが、中途覚醒が増えて睡眠が浅くなり、熟睡感が得られなくなる。

(5) 成人が必要とする睡眠時間は、6〜8時間が最も健康な状態といわれており、必要以上に長く睡眠をとったからといって、健康になるわけではない。

メモ 2024（令和6）年度の健康日本21（第三次）の開始にあわせ、「健康づくりのための睡眠指針2014」を見直した「健康づくりのための睡眠ガイド2023」が策定されている。

6 主要疾患の疫学と予防対策

33 わが国のがん（悪性新生物）(36- 9、問題集 p. 73)

答え（5）

解 説

(1) 人口の高齢化により、がんの死亡数は増加し続けているが、がんの年齢調整死亡率は減少傾向にある。

(2) 「全国がん登録」は、日本でがんと診断されたすべての人のデータを、国で一つにまとめて集計・分析・管理することを目的としている。

(3) 厚生労働省は、健康増進法に基づいて実施されるがん検診を、市町村の事業として行われるよう指針を示している。

(4) 2019（令和元）年国民生活基礎調査によると、40〜69歳の乳がん検診（女性のみ）の受診率は47.4%で、それ以外の年齢層では20%程度にとどまる。2022（令和4）年では、40〜69歳が47.4%でそれ以外の年齢層が30%程度である。

34 乳がん (35-9、問題集 p. 73)

答え（5）

解 説

(1) 2016（平成28）年から2020（令和2）年の5年間では、胃がんより高い。

メモ 2021（令和3）年および2022（令和4）年も胃がんより高い。

(2) 授乳経験のない女性に比較的多いことから、授乳は発症リスクを低下させるといわれている。

(3) 乳がんは、エストロゲンの影響（約6割）、遺伝、生活習慣などさまざまな発症要因が考えられているが、ウイルスや細菌が発症要因だとする報告は今のところない。

(4) 国は40歳から、2年に1回の、問診とマンモグラフィ検査を推奨している。

35 わが国の循環器疾患 (36-10、問題集 p. 73)

答え（4）

解 説

(1) Ⅰ度高血圧は、「収縮期血圧 140-159 mmHg かつ／または拡張期 90-99 mmHg」（診療室血圧）と定義されている。

(2) 厚生労働省が毎年公表する人口動態統計では、脳血管疾患は、くも膜下出血、脳内出血、脳梗塞に分類される。

(3) 死亡率は脳梗塞が最も高く、次いで脳内出血、くも膜下出血の順である。

(5) 総コレステロール値から、HDL コレステロール値を差し引いた値を、non-HDL コレステロール値といい、高ければ高いほど狭心症や心筋梗塞などを起こしやすいことが示唆されている。

36 循環器疾患の疫学 (37-9、問題集 p. 74)

答え（4）

解 説

(1) 高血圧のリスク因子として、食塩に含まれるナトリウムの過剰摂取が挙げられる。ナトリウムは、血管内に水分を引き寄せ血圧を上げる作用があり、一方、カリウムは、ナトリウムを体外へ排泄し血圧を下げる作用をもっている。

(2) 血清総コレステロール高値、高血圧、不整脈（心房細動）、糖尿病、喫煙、肥満などにより脳梗塞の発症リスクが上昇することが知られている。高血圧や乱れた血流が血管を傷つけ、血栓をつくり、動脈硬化が進み脳梗塞を起こす。

(3) 虚血性心疾患の3大リスク因子として、喫煙、血清 LDL コレステロールの高値（脂質異常症）、高血圧が挙げられている。また加齢や遺伝などに加えて、糖尿病やメタボリックシンドロームも危険因子として挙げられている。

(5) わが国の虚血性心疾患（急性心筋梗塞や狭心症）の年齢調整死亡率は、欧米諸国と比較して男女とも

低い。

37 脳血管疾患の年齢調整死亡率 (34-8、問題集 p. 74)

 答え（4）

（1） 昭和40年代は1位を占めていたが、その後次第に下降し、昭和50年代からは悪性新生物に、昭和60年代からは心疾患にも順位を譲っている。

（2） 2015（平成27）年の年齢調整死亡率は、悪性新生物、心疾患、老衰、脳血管疾患、肺炎の順で心疾患に比べて低い。

メモ 2020（令和2）年に算出のための基準人口が変更され2022（令和4）年では、男性が悪性新生物、心疾患、老衰、脳血管疾患、肺炎、女性では悪性新生物、心疾患、老衰、脳血管疾患、肺炎の順となっている。

（3） 2015（平成27）年の年齢調整死亡率をみると、脳血管疾患は男性37.8、女性21.0であり、男性の方が女性より高い。

メモ 2020（令和2）年では算出のための基準人口が変更された。2022（令和4）年の脳血管疾患の年齢調整死亡率は、男性94.3、女性55.2である。

（5） 脳梗塞が最も高く、次いで脳内出血、くも膜下出血の順である。

メモ 2020（令和2）年では、算出のための基準人口が変更されたが、この順位に変動はない。2022（令和4）年の順位も同じである。

38 わが国の成人の肥満とメタボリックシンドローム (37-10、問題集 p. 74)

答え（2）

（1） 2019（令和元）年の国民健康・栄養調査における肥満者（BMI ≧ 25）の割合は、男性33.0％、女性22.3％であり、男性では2013（平成25）年から有意に増加している。男性では40歳代（39.7％）が最も多く、次いで50歳代（39.2％）の順である。

（3） メタボリックシンドロームの診断は、ウエスト周囲径（内臓脂肪蓄積）が男性85cm以上、女性90cm以上（内臓脂肪面積が男女ともに100cm^{2}以上に相当）で、かつ血圧・血糖・血中脂質の3つのうち2つ以上が基準値から外れることとされる。空腹時血糖値は110mg/dL以上とされている。

（4） 血中脂質の基準値は、高トリグリセライド血症150mg/dL以上かつ/または低HDLコレステロール血症40mg/dL未満とされている。なお、血圧は収縮期130mmHg以上、拡張期85mmHg以上とされている。

（5） 40歳から74歳までのすべての医療保険の被保険者・被扶養者を対象としたメタボリックシンドロームに着目した健診で、医療保険者にその実施が義務づけられている。

39 糖尿病 (34-7、問題集 p. 74)

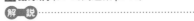 答え（2）

（1） 糖尿病が強く疑われる者は約1,000万人と推計され、1997（平成9）年以降増加傾向にあったが、ここ10年間では男女とも有意な増減はみられない。

（3） 糖尿病が強く疑われる者のうち、現在治療を受けている者の割合は2016（平成28）年は76.6％、2017（平成29）年は69.6％、2018（平成30）年は69.9％となっている。

メモ 2019（令和元）年は76.9％である。

（4） 男女別にみると男性約184万8,000人、女性約144万2,000人であり、男性の方が女性よりも多い（2017（平成29）年）。

（5） 以前は10位以内のこともあったが、最近では10位以内には入っていない。

40 高齢者の健康および骨・関節疾患 (36-11、問題集 p. 75)

答え（5）

（5） 変形性膝関節症は、体重過多、肥満や加齢などの影響から膝の軟骨がすり減り、骨が変形し、膝に強い痛みを生じる疾患である。女性の罹患者は男性の2倍（推定、男性860万人、女性1,670万人）といわれ、その原因としては、女性ホルモン（エストロゲン）の減少、（男性と比べて）筋肉量が少ない、体脂肪率が高い、膝が内側に入るようになりがちである、などが考えられている。

41 感染症法により届け出る疾患 (34-11、問題集 p. 75)

答え（2）

　直ちに保健所に届けなければならないのは1類〜4類感染症、指定感染症および新型インフルエンザ等感染症である。5類は一部を除き7日以内に届けるようになっている。

　E型肝炎は4類だが、梅毒、クリプトスポリジウム症、後天性免疫不全症候群およびクロイツフェルト・ヤコブ病はすべて5類である。

メモ 2020（令和2）年指定感染症に新型コロナウイルス感染症が追加されたが、2021（令和3）年には、新型および再興型コロナウイルス感染症は「新型インフルエンザ等感染症」の中に入れられた（新型インフルエンザ等感染症と同等の扱い）。2023（令和5）年5月8日から5類へ移行となった。

42 検疫の対象となる感染症 (35-10、問題集 p. 75)

答え（1）

　検疫法の対象となるのは、感染症法に基づく、1類感染症、2類感染症の中東呼吸器症候群（MERS）、鳥

インフルエンザ（H5N1、H7N9）、および 4 類感染症の
デング熱、チクングニア熱、マラリア、ジカウイルス
感染症である。また、新型インフルエンザ等感染症も
対象となる。(2)麻しんおよび(3)風しんは 5 類で対象
外、(4)コレラは 3 類であり、検疫法改正前は対象であっ
たが現在は除外されている。(5)腸管出血性大腸菌感染
症は 3 類で対象外である。

❹ 1 ～ 5 類感染症 (37-11、問題集 p. 75) （3）

解　説

(1) コレラは 3 類感染症である。なお、3 類には、コ
レラの他、細菌性赤痢、腸管出血性大腸菌感染症、
腸チフスおよびパラチフスがある。

(2)(4) 痘そうおよびペストは 1 類感染症である。な
お、1 類には、その他、エボラ出血熱、クリミア・
コンゴ出血熱、南米出血熱、マールブルグ病および
ラッサ熱がある。

(5) 結核は 2 類感染症である。なお、2 類には、結核
の他、急性灰白髄炎、ジフテリア、重症急性呼吸器
症候群（SARS コロナウイルス）、中東呼吸器症候群
（MERS コロナウイルス）、鳥インフルエンザ
（H5N1）および鳥インフルエンザ（H7N9）がある。

❹ 児童虐待 (35-11、問題集 p. 75) **答え** （4）

解　説

児童虐待には、身体的虐待、性的虐待、ネグレクト、
心理的虐待がある。ネグレクトは、育児放棄、育児怠
慢などともいい、食事を与えない、不潔にする、病気
になっても病院に連れて行かないなど、児童の身体面、
医療面、教育面、情緒面で必要不可欠なものを与えな
いことをいう。

(1)(5) 暴言や言葉による脅し、目の前で家族に暴力を
振るう、きょうだい間での差別などは心理的虐待で
ある。

(2) 性的行為をしたり、性的行為を見せたり、児童を
性的被写体にするのは性的虐待である。

(3) 体罰を加えたり、殴る、蹴る、叩く、投げ落とす、
やけどを負わせる、溺れさせる、首を絞める、縄な
どにより拘束するなどは身体的虐待である。

7 保健・医療・福祉の制度

❹ わが国の社会保障における 4 つの柱 (37-13、問題集 p. 76) **答え** （1）

解　説

(2) 高齢者に年金を給付するのは、社会保険である。
社会保険とは、国民が病気、けが、出産、死亡、老
齢、障害、失業など生活の困難をもたらす色々な事
故に遭遇した場合に一定の給付を行い、その生活の

安定を図ることを目的とした強制加入の保険制度の
ことで、医療・年金・介護保険などがある。

(3) 生活保護は、公的扶助である。公的扶助とは、生
活に困窮する国民に対して、最低限度の生活を保障
し、自立を助けようとする制度で、生活保護制度が
ある。

(4) 社会的弱者を援護育成するのは、社会福祉である。
社会福祉とは、障害者、母子家庭など社会生活をす
るうえで様々なハンディキャップを負っている国民
が、そのハンディキャップを克服して、安心して社
会生活を営めるよう、公的な支援を行う制度で、児
童福祉や高齢者に対するサービスなどがある。

(5) 医療機関での現物給付を行うのは保健医療・公衆
衛生である。保健医療・公衆衛生は、国民が健康に
生活できるよう様々な事項についての予防、衛生の
ための制度で、医療サービス、保険事業、母子保健、
食品や医薬品の安全性を確保する公衆衛生などがあ
る。

❹ わが国の医療保険制度 (35-12、問題集 p. 76)

 （3）

解　説

(1) 保険給付の対象となる者は、被保険者である。一
方、保険者は経営主体などで給付をする側をいう。

(2) 被用者保険の対象は、被用者であるサラリーマン、
共済組合員、船員などである。

(4) 正常な妊娠や分娩費、予防接種、健康診断などは
制度には適用されない。

(5) 後期高齢者医療制度により、75 歳以上の後期高齢
者からも保険料を徴収することになっている。

❹ 医療保険制度 (34-13、問題集 p. 76) **答え** （2）

解　説

(1) 義務教育就学前の者は 2 割、義務教育就学後から
69 歳未満の者は 3 割、70 歳から 74 歳までの一般・
低所得者は 2 割、75 歳以上の一般・低所得者は 1 割、
75 歳以上の一定所得以上である者は 2 割で、70 歳
以上の現役並み所得者は 3 割となる。

(3) 医療費給付の内容は、原則として現物給付である。
被保険者は保険者から現金を受け取るのではなく治
療という「現物」を受け取ることになる。

(4) 保険料率は、保険者によって異なる。

(5) 年齢で自己負担割合は異なるが、保険の種類によ
り異なることはない。

❹ 国民医療費 (34-15、問題集 p. 76) **答え** （1）

解　説

(2) 医療費に含まれないのは、正常な妊娠や分娩費、
予防接種、健康診断、メタボ検診、がん検診、美容
整形費、一部の居宅・施設サービス、固定した身体

障害のために必要とする義眼や義肢、入院時の差額ベッド代、付添看護料などである。

(3) 国民1人当たり医療費は、年々増加し年間約30万円を超えている（2017（平成29）年度で33万9,900円）。

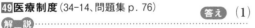2020（令和2）年度の国民1人当たり医療費は、34万600円、2021（令和3）年度は、35万8,800円である。

(4) 2017（平成29）年度でみると、65歳以上1人当たり医療費は73万8,300円で、65歳未満（18万7,000円）の約4倍である。

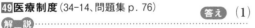2021（令和3）年度では、65歳以上1人当たり医療費75万4,000円で、65歳未満（19万8,600円）の約4倍である。

(5) 2017（平成29）年度では、「循環器系の疾患」6兆771億円（19.7%）が最も多く、次いで「新生物〈腫瘍〉」4兆3,761億円（14.2%）、「筋骨格系及び結合組織の疾患」2兆4,452億円（7.9%）、「損傷、中毒及びその他の外因の影響」2兆3,814億円（7.7%）、「呼吸器系の疾患」2兆2,892億円（7.4%）となっている。

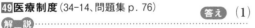2021（令和3）年度では、「循環器系の疾患」6兆1,116億円（18.9%）が最も多く、次いで「新生物〈腫瘍〉」4兆8,428億円（14.9%）、「筋骨格系及び結合組織の疾患」2兆6,076億円（8.0%）、「損傷、中毒及びその他の外因の影響」2兆4,935億円（7.7%）、「腎尿路生殖器系の疾患」2兆3,143億円（7.1%）となっている。

49 医療制度（34-14、問題集 p. 76）　　答え（1）

(1) 医療法に基づき、医療計画は、地域の事情に応じて各都道府県が策定する。適切な地域医療の体系的な整備、災害時の医療の確保、医療連携体制を記載する。一次医療圏では、地域の規定はないが、通常の医療サービス、疾病、診断、治療、健康管理などを、二次医療圏では、広域市町村において一般の医療・入院の提供・確保、病床整備などを、三次医療圏では、都道府県において高度先端技術や特殊な医療などを提供する。

50 医療と福祉に関する事業等とその根拠法
（35-14、問題集 p. 77）　　答え（4）

(1) がん検診は、「健康増進法」に基づく健康増進事業として市町村が実施している。
(2) 特定健康診査および特定保健指導の実施については、「高齢者の医療の確保に関する法律」の規定に基づき実施されている。
(3) 地域支援事業とは、「介護保険法」に基づく事業の

一つである。介護予防を行い、要支援や要介護が必要な状態においても自立した日常生活を営むことができるように支援する。

(5) 生活機能評価は、「介護保険法」に基づく評価の一つである。生活機能が低下し要支援・要介護状態になるおそれのある高齢者を早期に把握し、介護予防への効果的な取組みにつなげることを目的としている。

51 わが国の医療計画（36-13、問題集 p. 77）　　（3）

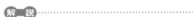
(1) 医療計画は、「医療法」に基づいて策定される。
(2) 地域の事情に応じて、各都道府県が策定する。
(4) 適切な地域医療の体系的な整備、災害時の医療の確保、医療連携体制などを含む。
(5) 一次医療圏では、地域の規定はないが、通常の医療サービス、疾病、診断、治療、健康管理などを、二次医療圏では、広域市町村において一般の医療・入院の提供・確保、病床整備などを、三次医療圏では、都道府県において高度先端技術や特殊な医療などを提供する。

52 わが国のデータヘルス計画（37-14、問題集 p. 77）　　（1）

(1) 医療法に基づいて策定されるわけではない。国の成長戦略として医療情報（レセプト）や健診結果の情報などのデータ分析に基づき、効率的・効果的な保健事業をPDCAサイクルで実施する取り組みで、2015（平成27）年度からすべての健康保険組合に実施が義務づけられている。データヘルス計画の策定においては、保険者が電子化された健康・医療情報を分析し、被保険者のQOL改善や健康課題を明確にしたうえで保健事業の企画を行う。

53 地域保健（36-12、問題集 p. 77）　　（4）

(1) 設置については「地域保健法」により規定されている。
(2) 保健所は、2021（令和3）年4月1日現在では470か所設置されている。そのうち都道府県型の保健所は354か所である。

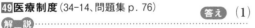2024（令和6）年4月1日現在では468か所（うち都道府県型は352か所）である。

(3) 市町村保健センターは、地域における母子保健、老人保健などの拠点で、市町村レベルでの健康づくり、対人保健サービスなどを行う。広域的、専門的かつ技術的拠点と位置づけられているのは保健所である。

(5) 環境衛生の監視は、保健所の業務である。

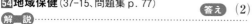

54 地域保健（37-15、問題集 p. 77）　答え（2）

解　説

保健所は、地域における広域的、専門的かつ技術的拠点と位置づけられていて、環境衛生の監視、精神保健、難病対策、感染症対策（結核など伝染病予防）、公共医療事業の向上・増進、地域保健医療計画策定への関与といった業務を担っている。一方、市町村保健センターは、地域における母子・老人保健などの拠点で、市町村レベルでの健康づくりや対人サービスが基本となる。住民に対し、健康相談、保健指導、予防接種や各種検診（がん検診など）、地域保健に関する必要な事業を行っている。

(1) 保健所は、都道府県以外にも、政令指定都市、中核市、保健所政令市ならびに特別区でも設置することができる。

(3) 医療機関の監視（立ち入り検査など）は、保健所の業務である。

(4) 食品衛生の監視（営業許可なども含む）は、保健所の業務である。

(5) 人口動態統計に関する業務は、保健所の業務である。

55 市町村保健センター（35-13、問題集 p. 78）　答え（5）

解　説

(1) 設置については地域保健法により規定されている。地域における母子保健、老人保健の拠点で市町村レベルでの健康づくり、対人保健サービスなどを行う。

(2) 市町村に設置することができるため、全国に約2,500か所設置されている。

メモ 2024（令和6）年4月1日現在では、市町村保健センターは2,422か所、保健所は468か所設置されている。

(3) センター長は、医師である必要はない。

(4) 飲食店の営業許可など食品衛生にかかわる業務を行うのは保健所である。

56 母子保健（34-16、問題集 p. 78）　答え（3）

解　説

(1) 母子健康手帳は、健康記録（妊娠、出産、育児）、出産時の母体の経過、乳幼児身体・発育曲線、予防接種の記録、妊婦の職業や環境などを書き込むもので、妊婦・乳幼児に関する行政情報、保健・指導の情報提供などを含むが、乳児の食事摂取基準（厚生労働省策定検討会で策定）は含まない。

(2) 市町村（身近な健康センターや保健センターなど）が行う。指定養育医療機関において入院治療（養育

医療）は通常公費負担となるが、世帯の所得税額に応じて、治療費の一部は自己負担となることがある。

(4) 対策としては、窒息事故を防ぐ意味であおむけに寝かせること、できるだけ母乳で育てること、妊婦や乳幼児のそばで喫煙をしないことなどがあげられている。

(5) 発見率は、ホモシスチン尿症およびメープルシロップ尿症は数十万人に1人、フェニルケトン尿症（3.1万人に1人（2021（令和3）年度））、ガラクトース血症および先天性副腎過形成症は数万人に1人であるが、先天性甲状腺機能低下症（クレチン症）は1,400人に1人（2021（令和3）年度）で最も多い。

57 母子保健（36-15、問題集 p. 78）　答え（3）

解　説

(1) 通常、妊娠していることが判明した時点で、住所地の市町村長に「妊娠届」を提出し、市町村長から交付される。

(2) 身体発育曲線は、厚生労働省の調査（10年ごとに乳幼児の身体発育を調査）に基づき作成され、子供の成長を把握するための目安となるものである。

(4) 先天性代謝異常等検査（新生児マススクリーニング検査）は、生後4〜7日の新生児を対象に行われている。

(5) 歯・口腔の検査は、1歳6か月児健康診査から実施される。そのほか、1歳6か月児健康診査では、運動機能や視聴覚など身体の成長、精神発達の状況、言語障害の有無などを検査する。

58 児童虐待（37-12、問題集 p. 78）　答え（5）

解　説

(5) 児童虐待には、身体的虐待（殴る、蹴る、叩く、投げ落とす、激しく揺さぶる、やけどを負わせるなど）、性的虐待（性的行為を行う、見せるなど）、ネグレクト（育児放棄、育児怠慢、監護放棄、食事を与えない、不潔にするなど）、心理的虐待（暴言や言葉による脅し、目の前で家族に暴力を与えるDV、兄弟間での差別など）がある。経済的虐待は、高齢者や障害者に対して、本人が望む金銭の使用を理由もなく制限する、日常生活に必要な金銭を本人に渡さない、本人の財産を意思や利益に反して使用したり不当に処分するなどの行為である。

59 介護保険制度（35-15、問題集 p. 78）　答え（3）

解　説

(1) 40歳から介護保険の被保険者となり、保険料の支払い義務が発生する。

(2) 介護給付により提供されるサービスとして、住宅改修のほかに、居宅（訪問型、通所型、短期入所型）サービス、施設サービス、居宅介護支援、地域密着

型サービス、福祉用具に関するサービスなどがある。

(4) 認知症対応型共同生活介護は、利用者が可能な限り自立した日常生活を送ることができるよう、グループホームに入所し、家庭的な環境と地域住民との交流のもとで、食事や入浴などの日常生活上の支援や、機能訓練などを受けることができるサービスである。

(5) 要介護1〜5と認定された者（介護が必要と認められた者）は、介護給付の対象となる。予防給付の対象となるのは、要支援1・2に該当する者（支援が必要と認められた者）である。

60 介護保険制度（36-14、問題集 p. 79） （2）

解説

(1) 要介護1〜5と認定された者は、介護給付の対象となる。予防給付の対象となるのは、要支援1・2に該当する者である。

(3) 要介護認定はまず、市町村の担当者、あるいは委託されたケアマネジャー（介護支援専門員）が聞き取り調査を行い、主治医が意見書の作成を行う。その結果を踏まえ、コンピュータによりデータをまとめる（一次判定）。その後、市町村に設置された介護認定審査会が、要介護認定区分の判定を行う（二次判定）。

(4) 施設サービスは、介護給付により提供されるもので、予防給付では提供されない。施設サービスには、介護老人福祉施設、介護老人保健施設、介護医療院がある。

(5) 通所介護（デイサービス）は、居宅サービスに含まれる。居宅サービスには、訪問介護（ホームヘルプサービス）、通所介護、短期入所（ショートステイ）などのほかに、住宅改修、福祉用具貸与、特定福祉用具販売などがある。

61 介護保険制度（37-16、問題集 p. 79） （3）

解説

(1) 介護保険制度における保険者は、全国の市町村および特別区である。市町村に住所を有する40歳以上の者が納めた保険料と、国や市区町村の公費（税金）を1：1の比率で合わせ、介護の費用に充てる仕組みになっている。

(2) 被保険者は、40歳以上の介護保険加入を義務づけられた者をいう。65歳以上の第1号被保険者と40歳以上65歳未満の第2号被保険者に分類される。

(4) 要介護認定はまず、市区町村の担当者、あるいは委託されたケアマネジャー（介護支援専門員）が聞き取り調査を行い、主治医が意見書の作成を行う。

その結果を踏まえ、コンピュータによりデータをまとめ（一次判定）、その後、市区町村に設置された介護認定審査会が、要介護認定区分の判定を行い（二次判定）、判定結果を市区町村に通知する。

(5) 要介護度は本人が選択・決定することはできないが、要介護度に応じて利用するサービスについては利用者自身が自由に選択・決定することができる。

62 作業環境管理（34-12、問題集 p. 79） （4）

解説

「作業環境管理」とは、作業場所の物理的環境（温度・湿度・気圧・照度・騒音など）や有害物質（有害ガス・粉じん・有機溶剤など）の濃度などを測定しコントロールすることをいう。

(1) 産業医の選任は、健康管理である。「健康管理」とは、労働者の健康状態を産業医や保健師などの専門家の意見を取り入れて継続的に把握することにより、疾病の早期発見、労働による健康への影響の評価を行うことである。

(2) 耳栓の使用は、作業管理である。「作業管理」とは、作業時間・作業量・作業方法・作業姿勢などをコントロールし、保護具を適切に使用することにより、快適な作業が遂行できるようにすることをいう。

(3) 給食従事者の検便は、健康管理である。

(5) 適正部署への配置転換は、健康管理である。

63 作業管理（35-16、問題集 p. 79） （4）

解説

(1) 排気装置の設置は、作業環境管理である。

(2) 健康診断の実施は、健康管理である。

(3) 衛生管理者の選任は、健康管理である。

(5) 労働衛生教育の実施は、3管理には含まれないが、総括管理と合わせて5管理とすることもある。

64 「持続可能な開発」を示した文書（34-9、問題集 p. 79） （3）

解説

(1) モントリオール議定書は、オゾン層破壊物質規制を示したものである。

(2) 京都議定書は、気候変動枠組条約第3回締結国会議（COP3）で採択されたものである。

(4) バーゼル条約は、有害廃棄物越境移動規制に関する条約である。

(5) ワシントン条約は、種の保存、野生動物国際取引規制に関する条約である。なお、その他地球規模の条約として、ラムサール条約（湿地保護）、ロンドン条約（海洋環境保全）などがある。

1 人体の構造

1 ヒトの細胞（36-17、問題集 p. 82） 答え （2）

解　説

(1) 平滑筋と心筋は自律神経の支配を受ける不随意筋、骨格筋は体性運動神経支配を受ける随意筋である。

(3) 肥満細胞は細胞表面に IgE 受容体をもつ。受容体に IgE が結合し、そこに抗原が結合すると、細胞内の顆粒からヒスタミンが放出される（脱顆粒）。

(4) 形質細胞は、B細胞から分化する。B細胞（Bリンパ球）は、抗原刺激により分裂増殖し、さらに形質細胞に分化して大量の抗体を産生する。

(5) マクロファージは、単球から分化する。白血球の一種である単球は、循環血中から組織内に遊走し、マクロファージに分化する。

2 器官・組織とその内腔を被う上皮細胞（34-17、問題集 p. 82） 答え （4）

解　説

(1) 食道は重層扁平上皮である。重層扁平上皮は、物理的な刺激を受ける皮膚、口腔、食道などにみられる。

(2) 胃は単層円柱上皮である。単層円柱上皮は、胃粘膜、腸粘膜、気管粘膜、卵管粘膜などにみられ、外分泌が多く、分泌物が楕円状に貯蔵されている。

(3) 小腸は単層円柱上皮である。

(5) 肺胞は単層扁平上皮である。単層扁平上皮は血管や肺胞など、物質の交換に関する部位にみられる。

3 ヒトの細胞の構造と機能（35-17、問題集 p. 82） 答え （1）

解　説

(2) 核では、遺伝情報の転写が行われる。翻訳が行われるのは細胞質基質（サイトゾル）のリボソーム上である。

(3) プロテアソームでは、たんぱく質の分解が行われる。プロテアソームはユビキチンで標識されたたんぱく質を特異的に分解する。分解に ATP を必要とする。

(4) リボソームでは、たんぱく質の合成が行われる。

(5) ミトコンドリアでは、酸化的リン酸化が行われる。ゴルジ体は細胞外へ分泌するたんぱく質の糖鎖修飾などを行う。

4 線毛を持つ上皮で内腔が覆われる器官（37-17、問題集 p. 82） 答え （2）

解　説

(1) 血管は単層扁平上皮で覆われる。単層扁平上皮は血管や肺胞など、物質の交換を行う部位にみられる。

(3) 食道は重層扁平上皮で覆われる。重層扁平上皮は物理的な刺激を受けやすい皮膚、口腔、食道などにみられる。

(4) 小腸は円柱上皮で覆われる。円柱上皮は物質の分泌と吸収を行う胃腸などにみられる。

(5) 膀胱は移行上皮で覆われる。移行上皮は伸展時には薄くなり、収縮時には厚くなる。伸展と収縮を繰り返す膀胱や尿管などにみられる。

2 アミノ酸・たんぱく質・糖質・脂質・核酸の構造と機能

5 アミノ酸と糖質（34-18、問題集 p. 83） 答え （3）

解　説

(1) 人のたんぱく質を構成するアミノ酸は、L型である。人は鏡像異性体であるD型アミノ酸を利用できない。

(2) アルギニンは、塩基性アミノ酸である。バリン、ロイシン、イソロイシンが分枝アミノ酸（BCAA）である。アルギニン、リシン、ヒスチジンが塩基性アミノ酸である。

(4) グルコースの分子量は、ガラクトースの分子量と同じである。グルコース、ガラクトース、フルクトース、マンノースは構造異性体であり、その化学式は $C_6H_{12}O_6$ である。

(5) グリコーゲンは、α-1,4 グリコシド結合と α-1,6 グリコシド結合をもつ。β-1,4 グリコシド結合をもつのは、セルロースである。

6 アミノ酸とたんぱく質（35-18、問題集 p. 83） 答え （2）

解　説

(1) ロイシンは、分枝アミノ酸である。芳香族アミノ酸としては、トリプトファン、チロシン、フェニルアラニンがある。

(3) αヘリックスは、たんぱく質の二次構造である。二次構造には β シート構造もある。

(4) たんぱく質の二次構造は、水素結合により形成される。ジスルフィド結合は、システインの-SH 間に

形成される結合で、たんぱく質の三次構造を形成する。

(5) たんぱく質の四次構造は、複数のポリペプチド鎖により形成される。四次構造を形成するポリペプチド鎖のそれぞれをサブユニットという。

7 糖質 (36-18、問題集 p. 83)
 答え (2)
解 説
(1) ガラクトースは、還元糖である。非還元糖の代表例はスクロースとトレハロースである。

(3) スクロースは、グルコースとフルクトースが α-1, β-2 グリコシド結合をした二糖類である。グルコースのアルデヒド基とフルクトースのケトン基が結合に用いられているため非還元糖である。

(4) アミロースは、直鎖状構造をもつ。分枝状構造をもつのは、アミロペクチンである。

(5) グリコーゲンは、グルコース分子のみからなるホモ多糖である。

8 脂肪酸 (37-18、問題集 p. 83)
 答え (1)
解 説
(2) 脂肪酸は、二重結合が多くなるほど酸化されやすい。不飽和脂肪酸を多く含む魚油では自動酸化が光、熱、金属などで促進される。

(3) カプリル酸は、炭素数 8 の中鎖脂肪酸である。炭素数 8 から 12 の脂肪酸を中鎖脂肪酸といい、長鎖脂肪酸より吸収・分解が速くエネルギーとして消費されやすく、脂肪として蓄積されにくい。中鎖脂肪酸 100 ％の油のことを MCT（Medium Chain Triglycerides）オイルといい、機能性表示食品の 1 つである。

(4) リノール酸は、体内で合成できない。リノール酸とリノレン酸は、ヒト体内で他の脂肪酸から合成できない必須脂肪酸である。n-6 系脂肪酸、n-3 系脂肪酸の目安量は 1 日あたりの摂取量で示されている。

(5) オレイン酸は、不飽和結合を 1 つもつ n-9 系不飽和脂肪酸である。

9 ホスファチジルコリン（レシチン）(35-19、問題集 p. 83)
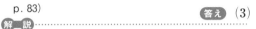 答え (3)
解 説
(1) ホスファチジルコリン（レシチン）はグリセロール、脂肪酸の他にコリンとリン酸がエステル結合した複合脂質である。

(2) 小胞体の細胞質ゾル側で生合成される。

(4) 細胞膜のリン脂質二重層を構成する主要な成分である。骨組織は皮質骨と海綿骨という 2 つの組織で構成されている。皮質骨は骨の外壁でカルシウムやリン、コラーゲンを主成分とする硬い組織である。

(5) ホスホリパーゼで分解される。トリプシンは膵液に含まれるたんぱく質分解酵素の一種で、塩基性アミノ酸のカルボキシ側のペプチド結合を加水分解する。

10 核酸とその分解産物 (34-19、問題集 p. 84)
 答え (4)
解 説
(1) 核酸は、ヌクレオチドに分解される。ヌクレオチドは核酸の基本構成単位であり、ペプチドはたんぱく質の基本構成単位であるアミノ酸の重合体である。

(2) ヌクレオチドは、構成糖として五炭糖を含む。リボースを含むものはリボヌクレオチド、デオキシリボースを含むものはデオキシリボヌクレオチドである。

(3) シトシンは、ピリミジン塩基である。プリン塩基にはアデニン、グアニンがあり、ピリミジン塩基にはチミン、シトシン、ウラシルがある。

(5) 尿酸の排泄は、アルコールの摂取により抑制される。アルコールの利尿作用とともに、体内尿酸量が増え、高尿酸血症となる。時に痛風発作を引き起こす。

11 ヒトの mRNA (36-19、問題集 p. 84)
 答え (3)
解 説
(1) 核小体では rRNA 転写とリボソームの構築が行われる。mRNA は核内で生成される。

(2) mRNA はウラシルを含む。チミンは DNA に含まれ、RNA には含まれない。

(4) プロモーター領域は DNA 上に存在し、RNA ポリメラーゼが結合する。

(5) mRNA の遺伝情報は細胞質ゾルにあるリボソーム上で翻訳される。

12 核酸の構造と機能 (37-19、問題集 p. 84)
 答え (2)
解 説
(1) DNA の構成糖は、デオキシリボースである。リボースは、RNA の構成糖である。

(3) クロマチンの主成分は、DNA である。クロマチンは、DNA とヒストンの複合体で、真核細胞の核内に存在する。

(4) tRNA は、アミノ酸と結合する部位を持つ。tRNA には、アミノ酸を識別する部位とコドンを識別するアンチコドン部位が存在する。mRNA は、DNA と相補的塩基対で水素結合する。

(5) イントロンは、転写される。DNA 中のイントロン部位は、エキソン部位とともに転写され（hnRNA）、その後スプライシングという過程で切

り取られ、エキソン部分のみがつなぎ合わされて成熟 mRNA となる。

3 生体エネルギーと代謝

13 生体エネルギーと代謝 (36-20、問題集 p. 84)

(36-20、問題集 p. 84)

解 説 ⋯⋯⋯⋯ **答え** (5)

(1) 電子伝達系は、コエンザイムQを含む。コエンザイムQはユビキノン、コエンザイム Q10 とも呼ばれる。コエンザイム A (CoA) は、クエン酸回路やβ酸化回路の補酵素として働く。

(2) 電子伝達系では、酸素が電子の受容体として働き、水が産生される。

(3) 脱共役たんぱく質 (UCP) は、熱を産生する。UCP はプロトン濃度勾配を解消し、ATP を生成しない。

(4) ATP 合成酵素は、酸化的リン酸化により ATP を合成する。ATP 合成酵素は電子伝達系における複合体Vであり、水素イオン (プロトン) 濃度勾配を利用して ATP 合成を行う。

14 生体エネルギーと酵素 (34-20、問題集 p. 84)

解 説 ⋯⋯⋯⋯ **答え** (3)

(1) クレアチンリン酸は、ADP にリン酸を渡し ATP を合成するのに用いられる。静止時の筋肉にはクレアチンリン酸が蓄えられており、運動時に ATP 生成のために使われる。

(2) 酸化的リン酸化による ATP 合成は、ミトコンドリアで行われる。細胞質ゾルでは、基質レベルのリン酸化が行われる。

(3) アイソザイムは、同一反応を触媒するが、たんぱく質構造は異なる酵素である。ミカエリス定数 (Km) と最大反応速度が異なる。

(5) 酵素は、触媒する化学反応の活性化エネルギーを減少させる。

15 酵素 (35-20、問題集 p. 85)

解 説 ⋯⋯⋯⋯ **答え** (2)

(1) ホロ酵素は、単独で酵素活性をもつ。補因子が結合して活性をもっている酵素をホロ酵素、ホロ酵素のたんぱく質部分をアポ酵素という。アポ酵素は、単独では酵素活性をもたない。補因子には補酵素、補欠分子族、金属イオンがある。

(3) 律速酵素は、代謝経路において全体の反応速度を決定する反応を触媒する酵素である。

(4) リパーゼは、中性脂肪を分解する。脂肪酸はβ酸化系でアシル CoA デヒドロゲナーゼにより分解さ

れる。

(5) プロテインホスファターゼは、リン酸化たんぱく質を分解する。グリコーゲンはグリコーゲンホスホリラーゼによって加リン酸分解され、グルコース-1-リン酸を生じる。

16 酵素 (37-20、問題集 p. 85)

解 説 ⋯⋯⋯⋯ **答え** (3)

(1) 酵素は、化学反応の活性化エネルギーを減少させる。

(2) 競合阻害では、反応の最大速度 (Vmax) は変わらず、ミカエリス定数 (Km) が増加する。

(4) ミカエリス定数 (Km) は、親和性の高い基質で小さくなる。Km は最大反応速度 (Vmax) の 1/2 を示す時の基質濃度のことで、酵素と基質の親和性を示す。

(5) トリプシノーゲンは、エンテロキナーゼによりN末端側のペプチドが分解され、活性型のトリプシンとなる。

4 アミノ酸・たんぱく質・糖質・脂質の代謝

17 アミノ酸・たんぱく質・糖質の代謝 (34-21、問題集 p. 85)

解 説 ⋯⋯⋯⋯ **答え** (5)

(1) アスパラギン酸は、アミノ基転移反応によりオキサロ酢酸になる。アミノ基転移反応でピルビン酸を生じるのはアラニンである。

(2) ロイシンは、ケト原性アミノ酸である。ロイシンとリシンはケト原性のみを示す。

(3) ペントースリン酸回路は、細胞質ゾルに存在する。ペントースリン酸回路は解糖系の側路ともいわれる。

(4) グルコース-6-ホスファターゼは、肝臓に存在する。グルコース-6-ホスファターゼは糖新生系の酵素で、肝臓には存在するが、筋肉には存在しない。そのため、筋肉ではグルコースが生成されず、血糖を供給することができない。

18 アミノ酸・糖質・脂質の代謝 (35-21、問題集 p. 85)

解 説 ⋯⋯⋯⋯ **答え** (2)

(1) ドーパミンは、チロシンから生成される。中枢神経系に存在する神経伝達物質で、アドレナリン、ノルアドレナリンの前駆体でもある。

(3) ヒスタミンは、ヒスチジンの脱炭酸反応によって生成される。脱炭酸反応にはピリドキサールリン酸を必要とする。

Ⅱ 人体の構造と機能及び疾病の成り立ち

(4) ペントースリン酸回路は、NADPH を生成する。NADPH は脂肪酸合成、コレステロール合成に利用される。

(5) コレステロールは、生体のエネルギー源にならない。

19 糖質代謝 (37-21、問題集 p. 85) （2）

解　説

(1) グリセロールは、トリグリセリドの分解により生じる。グリコーゲンの分解によって生じるのは、グルコース-1-リン酸である。

(3) グルコース輸送体4（GLUT4）は、筋肉細胞に存在し、インスリン依存性である。細胞内の小胞（GLUT4 小胞）に蓄積されており、インスリンの刺激に応答して細胞膜に輸送され、血中のグルコースを細胞内に取り込む。肝細胞にはグルコース輸送体2（GLUT2）が存在し、インスリン非依存性である。

(4) アラニンは、肝臓でグルコースに変換される。筋肉から供給されたアラニンは、肝臓でピルビン酸となり、糖新生系でグルコースとなり、筋肉に供給される。これをグルコース・アラニン回路といい、血液を介して循環している。筋肉には糖新生系がない。

(5) ロイシンは、ケト原性アミノ酸である。ケト原性アミノ酸には他にリシンなどがある。糖原性アミノ酸は、糖新生に利用されるアミノ酸である。ロイシンとリシンはケト原性のみを示す。

20 脂質の代謝 (36-21、問題集 p. 86) （3）

解　説

(1) アラキドン酸は、多価不飽和脂肪酸である。

(2) オレイン酸は、体内で合成できる。オレイン酸はステアリン酸から Δ^9 デサチュラーゼ（不飽和化酵素）により生成される。

(4) キロミクロンは、小腸で形成され、食事由来の脂肪酸を輸送する。

(5) LDL は、VLDL から IDL を経て生成される。

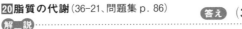

5 個体のホメオスタシスとその調節機構

21 個体の恒常性 (36-22、問題集 p. 86) （5）

解　説

(1) 副交感神経の興奮は、消化管運動を促進する。消化管運動を抑制するのは、交感神経である。

(2) 膵液の分泌は、外分泌である。膵臓の内分泌組織はランゲルハンス島で、インスリンとグルカゴンを分泌する。

(3) 血糖値が上昇すると、グルカゴンの分泌は抑制される。血糖値の上昇により分泌が促進されるのは、インスリンである。

(4) 自然免疫は、抗原非特異的である。抗原特異的なのは獲得免疫である。

22 恒常性（ホメオスタシス）(34-22、問題集 p. 86)

 （4）

解　説

(1) 感覚神経は、体性神経である。末梢神経系は体性神経と自律神経に分類され、体性神経は運動神経と感覚神経に分類される。

(2) 生体にストレスが加わると、交感神経が優位に活性化される。交感神経が働くのは短期的な反応で、長期的な反応では糖質コルチコイドが働く。

(3) ヒトの概日リズム（サーカディアンリズム）は、約 24 時間である。

(5) 代謝性アシドーシスが生じると、呼吸が促進される。呼吸を促進することによって二酸化炭素の排出を促し、アシドーシス状態を解消する反応が起こる。

23 個体の恒常性（ホメオスタシス）(35-22、問題集 p. 86) （4）

解　説

(1) 体の水分は、全体重のおおよそ 60 ％である。小児では水分量が高く 70～80 ％であるが、年齢とともに減少する。女性の水分量は男性より低い。

(2) 動脈血の pH は 7.4 になるように保たれる。7.4 未満になった場合はアシドーシス、7.4 を超えた場合はアルカローシスと判定される。

(3) 交感神経と心筋の間の神経伝達物質は、ノルアドレナリンである。交感神経系では、節前神経終末からはアセチルコリンが、節後神経終末からはノルアドレナリンが神経伝達物質として放出される。副交感神経系では、どちらもアセチルコリンである。

(5) 正常のヒトの核心温度は、規則正しい日内変動（0.5～0.7℃）を示す。早朝に最も低く、日中に高く、夕方に最も高くなる。

24 酸塩基平衡 (37-22、問題集 p. 87) （2）

解　説

(1) 血液の pH は、7.40 ± 0.05 に維持されている。

(3) 代謝性アシドーシスでは、呼吸数が増加する。アシドーシスの代償反応として、呼吸を促進して二酸化炭素の排出を促し、アシドーシス状態を解消する反応が起こるためである。

(4) 腎機能が低下すると、腎臓での重炭酸イオンの再吸収が阻害される。血中の重炭酸イオンが減少すると pH 維持が行われにくくなるため、しばしば代謝性アシドーシスを引き起こす。

(5) ケトン体が増加すると、アシドーシスを起こす。ケトン体のうち、アセト酢酸と 3-ヒドロキシ酪酸がカルボン酸であるため、血液の pH は低下する。ケトアシドーシスという。

6 加齢・疾患に伴う変化

25 炎症と腫瘍 (35-23、問題集 p. 87) （3）

解説

(1) 急性炎症では、血管透過性は亢進する。
(2) 慢性炎症でみられる浸潤細胞は、マクロファージ、リンパ球、線維芽細胞などである。好中球は、急性炎症でみられる。
(4) 良性腫瘍は、悪性腫瘍と比べて細胞の分化度が高い。腫瘍細胞が、本来の正常な細胞の形態をどれくらい維持しているかを「分化度」といい、「未分化」「低分化」「高分化」などと表現する。
(5) 肉腫は、非上皮性の悪性腫瘍である。上皮性の悪性腫瘍は、がん、またはがん腫と呼ばれる。

26 炎症と腫瘍 (36-23、問題集 p. 87) **答え** （5）

解説

(1) 肥大は、組織あるいは器官が通常の容積よりも大きさを増した状態で、炎症の徴候には含まれない。
(2) 線維化は、炎症の急性期より慢性期に著しい。線維化によって肉芽組織が形成される。
(3) 肉芽腫は肉芽からなる腫瘤で、腫瘍ではない。
(4) 肉腫は、非上皮性腫瘍で、筋肉や神経、骨などに発生する悪性腫瘍である。上皮性腫瘍は表皮や消化管、腺組織の腫瘍で、悪性である場合をがんという。

27 疾患に伴う変化 (37-23、問題集 p. 87) **答え** （1）

解説

(2) 急性炎症では、血管透過性は亢進する。血管透過性の亢進は炎症の 4 主徴（発赤、疼痛、発熱、腫脹）のうち腫脹や疼痛の原因となり、血管から漏れ出た血漿成分によって組織は腫れる。
(3) 腸上皮化生とは、腸ではない組織の細胞が本来あるはずのない腸の細胞に変化する現象をいう。胃では、ピロリ菌感染により慢性胃炎が長く続く状態で見られ、胃がんに進行するリスクが高く前がん病変と考えられる。
(4) 播種は、悪性腫瘍の進展様式である。播種とは、あたかも種をまいたように腹腔や胸腔などの体腔内に腫瘍細胞が広がり、転移性腫瘍を形成するものをいい、転移様式の一つである。
(5) 植物状態では、大脳の機能は障害されているが、脳幹の機能は保たれている。循環、呼吸、対光反射などの脳幹反射は維持されており、人の死と区別される。

れる。

7 疾患診断の概要

28 症候 (34-25、問題集 p. 88) （3）

解説

(1) 浮腫は血漿膠質浸透圧の低下により出現する。血漿たんぱくであるアルブミンは毛細血管壁を通過せず、組織内の水分を血管内に引き込む力を生じる。これを血漿膠質浸透圧という。アルブミン濃度が低下すると組織液から水分を引き込めなくなり浮腫を生じる。
(2) 鮮血便は下部消化管、特に直腸か肛門からの出血である。結腸からの出血では血便は暗赤色を呈し、上部消化管（胃、十二指腸）からの出血では黒色のタール便となる。
(4) 吐血は消化管からの出血である。呼吸器からの出血は喀血という。
(5) JCS（Japan Coma Scale）は意識障害の指標である。Coma は昏睡を表す。

29 症候 (36-24、問題集 p. 88) （5）

解説

(1) ショック状態では、血圧、体温、血糖値が低下する。このためにアナフィラキシーショックの際にはエピペン® によりアドレナリンを投与して血圧を上昇させる。
(2) JCS（Japan Coma Scale）は意識障害の指標である。Coma は昏睡を表す。
(3) チアノーゼは血中の酸素濃度が低下し、還元ヘモグロビン濃度が 5g/dL 以上に増加して皮膚や粘膜が紫色になった状態をいう。
(4) 吐血は消化管からの出血である。呼吸器からの出血は喀血という。

30 臨床検査 (34-24、問題集 p. 88) 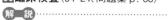 （4）

解説

(1) 心電図検査は生理機能検査である。
(2) X 線検査は画像検査である。
(3) 超音波検査である腹部エコー検査は胎児や母体に安全なので、妊娠中の女性に用いられ、胎児の様子を観察するのに利用される。
(5) 核磁気共鳴イメージング（MRI）検査は磁気を用いるので、放射線被曝はない。放射線被曝があるのは X 線検査である。

31 臨床検査 (35-24、問題集 p. 88) （4）

解説

(1) C 反応性たんぱく質（CRP）の血中濃度は、炎症

があると上昇する。

(2) 血中尿素窒素は、たんぱく質の異化亢進で上昇する。

(3) 胆道が閉塞すると、血中で直接ビリルビンが優位に増加する。間接ビリルビンが上昇するのは、溶血性貧血などの場合である。

(5) 75g経口ブドウ糖負荷試験は、糖尿病の有無を判断するために行うものであり、糖尿病網膜症があるかどうかはこの試験ではわからない。糖尿病網膜症の判断には、眼底検査など眼科的診察が必要である。

32 臨床検査（37-24、問題集 p. 88） 答え（3）

解説

(1) 溶血性貧血による高ビリルビン血症では、間接ビリルビンが優位になる。溶血により大量のヘモグロビンが放出され、ヘムを構成しているポルフィリンが分解されるとビリルビンになるが、生成されたばかりのビリルビンは疎水性が高い間接ビリルビンである。肝臓でグルクロン酸抱合を受けると直接ビリルビンとなる。

(2) 血中CRP値は、炎症で上昇する。CRP（C反応性たんぱく質）は、炎症反応や組織の破壊が起きている時に血中にあらわれる。24時間以内に急増するので、炎症の早期発見に役立つ。

(3) 抗GAD抗体は、グルタミン酸脱炭酸酵素に対する「自己抗体」で、1型糖尿病で陽性率が高い。この抗体が陽性であるということは、膵臓に炎症が起きていることを示し、糖尿病がほぼ1型であることを示す。

(4) 腹部エコー検査は、妊娠中の女性にも使用可能である。エコー検査（超音波検査）は、画像診断の中で最も胎児への影響が少なく、胎児の大きさ、発育の度合い、母胎の大きさ（産道の直径）などを評価するのに頻用されている。

(5) MRI（Magnetic Resonance Imaging）検査は、強力な磁気を利用して画像を得る方法で、断層撮影が可能である。放射線被曝はない。

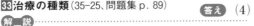

8 疾患治療の概要

33 治療の種類（35-25、問題集 p. 89） 答え（4）

解説

(4) 急性胆嚢炎に対する胆嚢摘出は、根治療法に該当する。保存療法にあたる治療としては、抗菌薬投与などがある。

34 治療（36-25、問題集 p. 89） 答え（5）

解説

(1) 自己血輸血とは、待機手術などで多量の出血が予

想される場合に手術前にあらかじめ自分の血液を採取・保存（貯血）し、出血後に使用する治療法である。緊急手術ではあらかじめ貯血の準備をすることはできない。

(2) 自己血輸血では、GVHD（移植片対宿主病）はみられない。献血血液からつくられる輸血用血液製剤を用いる一般的な輸血（同種輸血）では、献血者のリンパ球が患者の体内に生着し患者の体組織を攻撃・傷害する輸血後GVHDがまれにみられる。

(3) 透析療法には血液透析と腹膜透析がある。血液透析は体外循環を利用して患者血液を人工膜（ダイアライザー）に通し尿毒症物質を除去し、体内に戻す治療法である。

(4) 白血球除去療法とは、活性化した白血球を除去して抗炎症効果を誘導する治療法である。中等症から重症の活動性潰瘍性大腸炎の患者に行う。

35 治療（37-25、問題集 p. 89） 答え（5）

解説

(1) 発熱の患者に対する解熱鎮痛薬投与は、対症療法である。対症療法とは、患者の症状を軽減するために行う治療であり、原因療法ができない場合などに行われる。

(2) 交差適合試験（クロスマッチ）は、輸血直前に行う検査法である。患者血液と輸血用血液製剤との間で免疫反応が起こるかをあらかじめ試験管内で検査し、血液型不適合などによる副作用を未然に防止することができる。

(3) 早期胃がんに対する手術療法は、原因療法である。原因療法とは、根本的な原因を除去することで疾病を治癒させる治療行為をいう。例えば、インフルエンザに対する治療薬として、抗インフルエンザ薬の投与は原因療法、解熱鎮痛薬や鎮咳去痰薬の投与は対症療法である。

(4) 放射線治療は、腫瘍の局所に放射線を照射し制御を図る治療法である。周辺正常組織への放射線波及による早期障害として、皮膚炎、口内炎など、晩期障害（治療終了後6か月以降に出現する有害事象）として、肺線維症、白内障、二次がんなどがある。

9 栄養障害と代謝疾患

36 栄養・代謝に関わるホルモン・サイトカイン
（34-26、問題集 p. 89）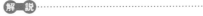 答え（5）

解説

(1) グレリンは、胃から分泌される。グレリンの分泌は空腹によって刺激され、食欲を亢進する。

(2) GLP-1（グルカゴン様ペプチド-1）は、食後に分泌が増加する。インスリンの分泌を促すインクレチ

ンの一種である。

(3) アディポネクチンの分泌は、メタボリックシンド
ロームで低下する。アディポネクチンは、小型の脂
肪細胞から分泌され、インスリン感受性を上げるよ
うに働く。

(4) グルカゴンは、グリコーゲン分解を促進する。血
糖上昇作用をもつ。

37 栄養・代謝に関する生理活性物質とその働き
（36-26、問題集 p. 90）　（5）

解　説
(1) 成長ホルモンはホルモン感受性リパーゼを活性化
し、脂肪分解を促進する。増加した遊離脂肪酸はイ
ンスリンの作用を抑制し、血糖値が上がる。巨人症
や末端肥大症では、糖尿病の合併が多い。

(2) グレリンは、摂食促進作用をもつ。胃で産生され、
下垂体に働き成長ホルモン（GH）分泌を促進し、ま
た視床下部に働いて食欲を増進させる働きをもつ。
食欲を抑制するのは脂肪細胞から分泌されるレプチ
ンである。

(3) ガストリンは、胃酸の他に、ペプシノーゲン、イ
ンスリン分泌促進作用をもつ。胃の幽門前庭部にあ
るG細胞から分泌されるペプチドホルモンである。
ガストリンの分泌は、セクレチンによって抑制され
る。

(4) インスリンは、グリコーゲン合成を促進する。イ
ンスリンの生理的作用は、グルコースの細胞内取り
込み促進（筋肉、脂肪組織）、グリコーゲン合成促進
（肝臓、腎臓、筋肉）、脂肪合成促進（脂肪組織）、
タンパク質合成促進、糖新生系抑制（肝臓）などが
ある。

38 ホルモンの分泌と働き（37-26、問題集 p. 90）

解　説　答え（4）
(1) ソマトスタチンは、インスリン及びグルカゴンの
分泌を抑制する。

(2) グルカゴンは、糖新生を促進し、血糖値を上昇さ
せる。

(3) アディポネクチンは、脂肪燃焼を促進し、インス
リン感受性を上げるように働く。

(5) 血中グレリン値は、空腹時に濃度が上昇し、食後
に分泌が低下する。胃に存在する内分泌細胞から分
泌される。食欲を促進し、体重増加、脂肪組織増大
をもたらすことから、レプチンに拮抗するホルモン
と捉えられている。

39 肥満症の診断基準に必須な健康障害（34-27、問
題集 p. 90）　答え（4）

解　説
(4) COPD（慢性閉塞性肺疾患）は、肥満症の診断基
準に必須な健康障害ではない。

40 先天性代謝異常症（35-26、問題集 p. 90）

解　説　答え（4）
(1) 糖原病Ⅰ型では、高血糖性ではなく、低血糖性の
昏睡を生じやすい。

(2) フェニルケトン尿症では、フェニルアラニンが体
内に蓄積して精神発達障害などを引き起こす。

(3) ホモシスチン尿症では、メチオニンの代謝産物で
あるホモシスチンをシスチンに代謝するシスタチオ
ニンβ合成酵素の欠損により、血中・尿中のホモシ
スチン、血中のメチオニンが増加し、シスチンの低
下が起こる。

(5) ガラクトース血症では、ガラクトース制限、乳糖
（ラクトース）除去ミルクが使用される。

10 消化器系

41 消化器系の構造と機能（34-28、問題集 p. 90）
　答え（4）

解　説
(1) 食道は胃の入口である噴門に続く。胃の出口であ
る幽門は十二指腸に続く。

(2) ガストリンは胃酸分泌を促進する。胃に食物が入
ると、その刺激で胃の幽門部のG細胞からガストリ
ンが分泌される。

(3) 肝臓は消化酵素を分泌しない。肝臓は消化酵素を
含まない胆汁を分泌する。

(5) 肝臓はカイロミクロンを分泌しない。カイロミク
ロンは食物中の脂肪を運搬するリポたんぱく質で、
小腸上皮細胞で合成、分泌される。

42 消化器系の構造と機能（37-27、問題集 p. 91）
　答え（4）

解　説　
(1) 味蕾は、茸状乳頭、有郭乳頭、葉状乳頭に存在す
るが、糸状乳頭には存在しない。

(2) 膵液は、大十二指腸乳頭（ファーター乳頭）から、
十二指腸に分泌される。

(3) S状結腸は、下行結腸と直腸の間にある。回腸と
上行結腸の間にあるのは、盲腸である。

(5) GLP-1は、小腸から分泌されるインクレチンの一
種である。GLP-1は、インスリン分泌を促進すると
ともに、胃からの内容物の排出速度を低下させる作

用（胃排出遅延作用）がある。

43 消化管 (35-27、問題集 p. 91) 答え（5）

解説
(1) 食道は、気管の背側を通る。咽頭は下部で2つに分岐し、腹側は空気の通る喉頭から気管へ、背側は食物の通る食道へと通じる。
(2) 胃底部は、胃体部よりも噴門側にある。胃底部は、胃体部よりも上部にあり、胃の出口である幽門ではなく、胃の入り口である噴門に近い。
(3) 十二指腸には、腸間膜が付着しない。腸間膜は消化管を後腹膜に固定するが、十二指腸は腹膜の後ろに埋もれている後腹膜臓器であるため、腸間膜が付着しない。
(4) 空腸は、十二指腸と回腸の間にある。小腸は、上部から十二指腸、空腸、回腸に分けられる。空腸と回腸は明確な境界はみられないが、おおよそ上部5分の2が空腸、残りの5分の3が回腸とされる。

44 消化器系 (36-27、問題集 p. 91) 答え（4）

解説
(1) 味覚は、顔面神経と舌咽神経により伝えられる。三叉神経は顔面の知覚と咀嚼筋の運動を支配する。
(2) 食道は、嚥下運動により食べ物を胃に運ぶ。分節運動は小腸の輪走筋の収縮により腸内容物の混和に働く。
(3) 胃酸分泌は、セクレチンにより抑制される。胃酸分泌を促進する消化管ホルモンは、ガストリンである。
(5) 排便の中枢は、仙髄にある。直腸に糞便が送り込まれると直腸壁が伸展し、その刺激が仙髄の排便中枢に伝えられる。その結果、肛門括約筋が弛緩し、排便が促される。

45 消化器系がんとそのリスク因子 (35-28、問題集 p. 91) 答え（4）

解説
(1) 食道がんのリスク因子は、喫煙と飲酒である。アスベストは悪性胸膜中皮腫のリスク因子となる。
(2) 胃がんのリスク因子は、ピロリ菌の感染などである。アフラトキシンはカビの毒素であるが、肝細胞がんのリスク因子となるといわれている。
(3) 肝細胞がんのリスク因子は、B型、C型肝炎ウイルスである。ウイルス以外では、多量飲酒や喫煙、またアフラトキシンなどもリスク因子となる。ヒトパピローマウイルスは子宮頸がんに関連がある。
(5) 結腸がんは食生活習慣とかかわりがあり、赤肉(動物性たんぱく質)や動物性(飽和)脂肪の高摂取などがリスク因子となる。また、家族性大腸腺腫症の家族歴は遺伝的リスク要因となる。EBウイルスは

上咽頭がんに関連する。

46 消化器疾患と、頻度の高い原因 (36-28、問題集 p. 91) 答え（5）

解説
(1) カンジダはカンジダ性食道炎の原因病原真菌である。ステロイド薬の使用や悪性疾患などの免疫能が低下した状態で発症しやすい。食道がんの危険因子として喫煙や飲酒があげられる。
(2) 胃潰瘍は十二指腸潰瘍とともに消化性潰瘍と総称され、ヘリコバクター・ピロリ感染と非ステロイド性抗炎症薬（NSAIDs）の使用が二大要因である。サルモネラは感染性腸炎の病原菌の一つである。
(3) 肝炎が6か月以上持続するものを慢性肝炎という。成因としてウイルス性とその他の原因があり、C型慢性肝炎が70％程度、B型慢性肝炎が20％程度をしめる。
(4) 胆石は結石の成分によりコレステロール胆石と色素胆石に分類される。コレステロール胆石が全体の60％を占め肥満や2型糖尿病、脂質異常との関連が強く、色素胆石は細菌感染が成因に関与する。

47 肝疾患の検査 (37-28、問題集 p. 92) 答え（5）

解説
(1) γ-GT（γ-グルタミルトランスフェラーゼ）は、たんぱく質を分解する酵素であり、肝の解毒作用に関与する。アルコールは肝細胞のγ-GT合成を刺激するため、アルコール性肝炎では、血清γ-GT値は上昇する。
(2) ウイルス性慢性肝炎は、C型肝炎ウイルスがおよそ70％で最も多く、B型肝炎ウイルスは次いで20％程度を占める。
(3) コリンエステラーゼは肝細胞で合成される酵素であり、アルブミンと同様に肝臓でのたんぱく質合成能を反映する。肝硬変ではたんぱく質合成が低下し、血清コリンエステラーゼ値も低下する。
(4) 非代償期の肝硬変では、血液中のBCAA（分枝アミノ酸）値は低下する。BCAAの低下とAAA（芳香族アミノ酸）の上昇の結果、フィッシャー比（BCAA/AAAモル比）は低下する。

11 循環器系

48 循環器系の構造と機能 (34-29、問題集 p. 92) 答え（1）

解説
(2) 肺静脈を流れる血液は動脈血である。体循環では静脈には静脈血、動脈には動脈血が流れるが、肺循環では肺静脈には動脈血、肺動脈には静脈血が流れ

る。

(3) 左心室の壁厚は、右心室より厚い。左心室は全身に血液を送り出すために高い圧力をかける必要があり、右心室の約3倍の厚さがある。

(4) 交感神経の興奮は心拍数を増加させる。交感神経は活動時に働き、心拍数を増加することにより、脳や全身の筋肉に多くの血液を送り出す。

(5) アンジオテンシンⅡは末梢血管を収縮して、血圧を上昇させる。また、副腎皮質から血圧上昇作用をもつアルドステロンの分泌を促進させる。

49 循環器系の構造と機能(36-29、問題集 p. 92)

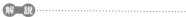 （2）

(1) 心筋は、横紋筋である。一般に内臓の筋肉は平滑筋だが、心筋は例外である。ちなみに横紋筋の中で、骨格筋は随意筋であるが、心筋は不随意筋である。

(3) 肺動脈を流れる血液は、静脈血である。動脈は心臓から出ていく血管で、動脈血は酸素を多く含む血液である。体循環では動脈に動脈血が流れるが、肺循環では肺動脈に静脈血、肺静脈には動脈血が流れる。

(4) 動脈の容量は、静脈の容量より小さい。静脈は動脈に比べ壁が薄く、多くの血液を貯めることができる。

(5) リンパ（リンパ液）は、鎖骨下静脈に流入する。小腸で吸収された脂肪は腹部のリンパ管に入り、胸管を上行し、鎖骨下静脈に注ぐ。

50 循環器系の構造と機能(37-29、問題集 p. 92)

（5）

(1) 左心室の壁厚は、右心室の壁厚よりも厚い。左心室は全身に血液を送り出すために高い圧力をかける必要があり、右心室の約3倍の厚さがある。

(2) 洞房結節は、右心房にある。洞房結節は心拍のペースメーカーとして重要である。

(3) 両下肢と腸管からのリンパ液は胸管を上行して、左鎖骨下静脈に流入する。

(4) 門脈を流れる血液は、静脈血である。腸管などの腹腔臓器からの多数の静脈が合流して、1本の門脈となって肝臓に流入する。

51 循環器系(35-29、問題集 p. 92)

（4）

(1) 心臓血管中枢は、延髄にある。延髄にはほかにも呼吸中枢があり、生存に必要な心肺機能を調節している。小脳は運動調節や平衡感覚の中枢である。

(2) 三尖弁は、右心房と右心室の間にある。左心房と左心室の間にあるのは僧帽弁である。

(3) 洞房結節は、右心房にある。心臓は刺激伝導系により、心拍が調節されているが、洞房結節はそのペースメーカーとして重要である。

(5) 心電図の QRS 波は、心室の興奮を示す。心電図で心房の興奮を示すのはP波である。

52 循環器疾患(36-30、問題集 p. 93)

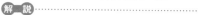 （3）

(1) 仮面高血圧とは、家庭血圧は高値であるが診察時の血圧が正常の状態をいう。白衣高血圧では診察時に高血圧を示すが24時間血圧は正常である。

(2) 狭心症は、一過性の心筋虚血により胸痛、胸部圧迫感などの症状が出現する症候群であり、心筋は壊死に陥ることはない。虚血により心筋細胞が壊死に陥るものは心筋梗塞という。

(4) 右心不全では肺へ十分な拍出ができないため、右心系に戻れない血液が全身の静脈系にうっ血し、頸静脈の怒張や肝腫大、胸水・腹水の貯留、消化管粘膜の浮腫などの症状が出現する。肺うっ血を生じるのは左心不全である。

(5) ラクナ梗塞は、大脳の深部に血液を供給する細い動脈である穿通枝の異常に起因する小さな脳梗塞巣である。繰り返し再発すると血管性認知症をきたす。太い血管の閉塞による脳梗塞はアテローム血栓性脳梗塞である。

53 循環器疾患(37-30、問題集 p. 93)

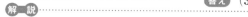 （3）

(1) 狭心症は、心筋の一過性虚血によって起こる胸痛を主な症状とする症候群であり、心筋が壊死に陥ることはない。非可逆性の心筋壊死を生じるものは、心筋梗塞である。

(2) 本態性高血圧とは、原因不明に起こる高血圧をいう。腎血管性高血圧や内分泌性高血圧など血圧を高くする原因が明らかなものは、二次性高血圧という。

(4) 肺水腫が生じるのは、左心不全である。右心不全では、右心系に戻れない血液が全身にうっ血し、頸静脈の怒張や肝腫大、腹水・胸水、全身浮腫、消化管粘膜の浮腫などが出現する。

(5) 心不全では、血中 BNP（脳性ナトリウム利尿ペプチド）値は上昇する。BNP は心室で産生されるホルモンで、心不全の重症度評価に用いられる。

54 高血圧(35-30、問題集 p. 93)

（1）

(2) 副交感神経の興奮は、血圧を低下させる。血圧を上昇させるのは交感神経である。

(3) 孤立性収縮期高血圧は、収縮期血圧のみが高くなり拡張期血圧は上昇しない。これは動脈硬化によるため、高齢者に多くみられる。

(4) 仮面高血圧は、診察室（医療機関）で測定する血圧は高くないが、診察室外（家庭や職場）では高血圧を示す状態。診察時では発見できず、高血圧がマスクされているもの。

(5) 二次性高血圧は、明らかな原因疾患のために高血圧をきたしているもので、腎疾患、内分泌疾患、心血管の異常などによるものがある。本態性高血圧よりも患者数は少ない。

12 腎・尿路系

55 腎・尿路系の構造と機能（34-30、問題集 p. 93）

 答え （5）

解説
(1) 集合管はネフロン（腎単位）に含まれない。ネフロンは腎小体と尿細管から構成される。

(2) アンジオテンシンⅡはアルドステロンの分泌を促進する。アンジオテンシンⅡは末梢血管を収縮することで血圧を上げる。またアルドステロンは Na^+ の再吸収を促進することで血圧を上げる。これら2つのホルモンは血圧上昇系として連動して働く。

(3) アルドステロンは、副腎皮質から分泌されるミネラルコルチコイドの一種である。

(4) バソプレシンの分泌は血漿浸透圧の上昇により増加する。血漿浸透圧の上昇は脱水を意味する。バソプレシンは脱水時に水の再吸収を促進し、尿量を減少させることにより、水分の損失を防ぐホルモンである。

56 腎・尿路系の構造と機能（35-31、問題集 p. 93）

答え （5）

解説
(1) 糸球体を流れる血液は、動脈血である。腎動脈から分かれた輸入細動脈が糸球体に流入し、輸出細動脈となって流出する。

(2) ボーマン嚢は、糸球体を包んでいる。糸球体で濾過された原尿はボーマン嚢に集められ、近位尿細管に送られる。

(3) 腎盂から膀胱までの尿路は尿管である。尿細管は腎小体に続く管で、近位尿細管、ヘンレのループ（ヘンレ係蹄）、遠位尿細管からなる。

(4) 原尿は、糸球体で血液が濾過された後の液体である。原尿は尿細管と集合管を流れる間に分泌と再吸収を行い、尿となり膀胱に溜まる。尿の量は原尿の約1%である。

57 腎・尿路系の構造と機能（36-31、問題集 p. 94）

 答え （1）

解説
(2) イヌリンは、尿細管で再吸収されない。イヌリンは、植物の根に含まれる多糖類で、腎臓の糸球体で濾過されるが尿細管で再吸収もされないことから糸球体濾過量を測定するために使用される。

(3) ヘンレ係蹄は、近位尿細管と遠位尿細管との間に位置する。糸球体で濾過された原尿は、ボーマン嚢、近位尿細管、ヘンレ係蹄、遠位尿細管、集合管を順に通って尿となる。

(4) レニンは、腎臓の傍糸球体装置から分泌される。レニンは循環血液量が低下すると分泌され、レニン―アンジオテンシン―アルドステロン系により、血圧を上昇させる。

(5) エリスロポエチンは、腎臓から分泌される。エリスロポエチンは酸素低下により分泌され、骨髄における赤血球の産生を促進する。

58 腎・尿路系の構造と機能（37-31、問題集 p. 94）

 答え （4）

解説
(1) 赤血球は、糸球体基底膜を通過しない。糸球体で濾過される物質は、およそ分子量1万以下である。

(2) 1日当たりの糸球体濾過量は、約150Lである。1日の尿量は、約1.5Lである。

(3) eGFR（推算糸球体濾過量）の算出には、24時間蓄尿は必要ない。24時間蓄尿は、糸球体濾過量（GFR）の算出に必要である。

(5) レニンの分泌は、循環血漿量が減少すると促進される。循環血漿量が減少すると血圧が低下し、これがレニンの分泌刺激となる。

59 腎疾患（37-32、問題集 p. 94）

答え （5）

解説
(1) 高血圧は、ネフローゼ症候群の診断基準に含まれない。蛋白尿（3.5g/日以上）と低アルブミン血症（3.0g/dL以下）の両所見を認めることが、成人ネフローゼ症候群の診断必須条件となる。血清総蛋白の低値、浮腫・脂質異常症は参考所見として定義される。

(2) ネフローゼ症候群では、血清アルブミンの低下により肝臓でのリポ蛋白質合成とコレステロール合成が亢進し、高LDLコレステロール血症を主とする脂質異常症がみられる。

(3) 早期腎症期（第2期）では、微量アルブミン尿（30〜299mg/gCr）が陽性である。顕性腎症期（第3期）では、顕性アルブミン尿（300mg/gCr以上）が陽性となる。

(4) 慢性腎不全では、ネフロン数の減少に伴い尿中リ

ン排泄量が低下し、高リン血症がみられる。

13 内分泌系

⑩内分泌器官と分泌されるホルモン(34-31、問題集 p. 94)
答え(3)

解説

(1) メラトニンは松果体から夜間に分泌されるホルモンである。
(2) 黄体形成ホルモン(LH)は下垂体前葉から分泌される。下垂体後葉からはバソプレシンとオキシトシンが分泌される。
(4) ノルアドレナリンはアドレナリンとともに副腎髄質から分泌される。副腎皮質からはミネラルコルチコイドやグルココルチコイドなどが分泌される。
(5) レプチンは脂肪細胞から分泌され、摂食を抑制するホルモンである。

⑪ホルモンと分泌部位(35-32、問題集 p. 94)
答え(2)

解説

(1) 成長ホルモンは下垂体前葉から分泌され、骨や筋肉の成長を促進するホルモンである。
(3) プロラクチンは下垂体前葉から分泌され、乳腺の発達と乳汁の合成を促進するホルモンである。
(4) ノルアドレナリンはアドレナリンとともに、副腎髄質から分泌されるホルモンで、心拍を促進し、血圧を上昇させる作用を持つ。
(5) アルドステロンは副腎皮質から分泌され、腎臓の遠位尿細管からのナトリウムイオンの再吸収を促進し、血圧を上昇させるホルモンである。

⑫腎臓に作用するホルモン(36-32、問題集 p. 95)
答え(3)

解説

(1) バソプレシンは、水の再吸収を促進する。
(2) カルシトニンは、破骨細胞を抑制することで、骨からのカルシウム放出(骨吸収)を抑制する。
(4) 心房性ナトリウム利尿ペプチド(ANP)は、ナトリウムの排泄を促進する。血液量が増加して心房筋が伸展されると ANP の分泌が増加し、腎臓に作用してナトリウムの排泄を促進させる。
(5) アルドステロンは、カリウムの排泄を促進する。アルドステロンは、ナトリウムの再吸収を促進するとともに、カリウムの排泄を促進する。

⑬内分泌疾患(34-32、問題集 p. 95)
答え(3)
解説

(1) 抗利尿ホルモン不適合分泌症候群(SIADH)では、

低ナトリウム血症がみられる。抗利尿ホルモンの過剰作用により水貯留が起こり、血液が希釈されるため、血清中のナトリウム濃度が低下する。
(2) バセドウ病では、血清甲状腺刺激ホルモン(TSH)値の低下がみられる。
(4) クッシング症候群では、高血糖がみられる。
(5) 原発性アルドステロン症では、低カリウム血症がみられる。その原因は、カリウムの排泄量の増加である。

⑭内分泌疾患の主な症候(35-33、問題集 p. 95)
答え(4)

解説

(1) テタニーがみられるのは副甲状腺機能低下症や原発性アルドステロン症である。原発性アルドステロン症では、アルカローシスによるイオン化カルシウム(Ca)濃度の低下や、マグネシウム(Mg)排泄促進による Mg の低下でテタニーが誘発される。
(2) 甲状腺機能低下症では、低体温がみられる。
(3) 褐色細胞腫では、高血糖がみられる。
(5) 尿崩症はバソプレシン(抗利尿ホルモン:ADH)の分泌不足状態であり、尿浸透圧は低下し、低張尿が多量に出る。

⑮内分泌疾患と血液検査所見(36-33、問題集 p. 95)
答え(1)
解説

(2) 甲状腺ホルモンは、肝臓における LDL 受容体の発現を増加させ血中の LDL コレステロールを低下させる作用がある。橋本病では甲状腺機能低下症をきたすため、LDL コレステロール値は上昇する。
(3) 原発性アルドステロン症は、副腎でアルドステロンが自律的に過剰分泌する疾患である。腎尿細管におけるナトリウムの再吸収が促進し循環血漿量が増加するために、レニンの分泌は抑制される。
(4) 糖質ステロイドであるコルチゾールの過剰分泌によっておこる病態をクッシング症候群とよぶ。コルチゾールは過剰になると糖質コルチコイド受容体以外に電解質(鉱質)コルチコイド受容体とも結合が可能となり、尿中カリウム排泄が亢進するため低カリウム血症をきたす。
(5) 褐色細胞腫は、カテコールアミン産生細胞が腫瘍化したものであり、カテコールアミンが過剰に分泌される。

⑯内分泌疾患とホルモン(37-33、問題集 p. 95)
答え(2)
解説

(1) 中枢性尿崩症では、バソプレシンの分泌が低下する。腎臓における水の再吸収が障害され、大量の低

張尿が排出される。

(3) 原発性アルドステロン症では、血漿レニン活性が低下する。アルドステロンが過剰に分泌され、腎臓におけるナトリウムの再吸収が亢進するため、循環血漿量が増加する。循環血漿量の増加はレニンの合成と分泌を抑制する。負のフィードバック機構により血圧を調整する。

(4) アジソン病は慢性副腎皮質機能低下症であり、副腎皮質から分泌されるコルチゾール、アルドステロン、副腎アンドロゲンのデヒドロエピアンドロステロン（DHEA）の分泌が低下する。

(5) 褐色細胞腫では、カテコールアミンの分泌が増加する。褐色細胞腫とは副腎髄質に発生する腫瘍で、約90％の症例で腫瘍細胞がカテコールアミンを産生する。

14 神 経 系

67 神経系の構造と機能 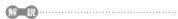(37-34、問題集 p. 96)

 （4）

解 説

(1) くも膜は脳の表面に密着せず、硬膜と軟膜の間にある。脳の表面に密着しているのは、軟膜である。

(2) 体温調節中枢は、間脳の視床下部にある。視床は知覚を中継し、大脳皮質に伝達する。

(3) 呼吸中枢は、延髄にある。中脳にはドーパミンニューロンが存在する。

(5) 錐体路は、運動の調節を行う。脊髄視床路が体性感覚の伝達を行う。

68 交感神経の興奮で起こる反応 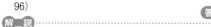(36-34、問題集 p. 96)

 （5）

解 説

(1) 交感神経の興奮により、瞳孔は散大する。暗いところではものが良く見えないために緊張し、交感神経が興奮する。瞳孔を散大することにより光を多く取り入れ、暗いところでも良く見えるようにする。

(2) 交感神経の興奮により、気管支は拡張する。気管支の平滑筋が弛緩し、気管が拡張することで、多くの空気を取り入れるようにする。

(3) 交感神経の興奮により、肝臓のグリコーゲン分解は促進される。グリコーゲンを分解して血糖値を上げる。

(4) 交感神経の興奮により、皮膚の血管は収縮する。闘争時に交感神経が興奮することにより、皮膚からの出血を防ぐのに役に立つ。

69 迷走神経 (35-34、問題集 p. 96)

  （2）

解 説

(1) 迷走神経は脊髄神経ではなく、脳神経である。第10脳神経である迷走神経は延髄から発する。

(3) 迷走神経は副交感神経に属し、興奮により、胃酸分泌が促進される。副交感神経は消化機能を促進する。

(4) 迷走神経は副交感神経に属し、興奮により、心拍数が減少する。副交感神経は循環器の機能を抑制する。

(5) 迷走神経は副交感神経に属し、興奮により、胆嚢が収縮し、胆汁の分泌を促す。副交感神経は消化機能を促進する。

70 神経疾患 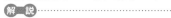(34-33、問題集 p. 96)

 （3）

解 説

(1) パーキンソン病では、筋強剛がみられる。

(2) レビー小体型認知症は、レビー小体（中枢および末梢の神経細胞に出現する円形・好酸性の細胞質内封入体）の脳内蓄積により起こる。

(4) アルツハイマー病では、症状が不可逆的に進行する。症状が階段状に進行するのは脳血管性認知症である。

(5) まだら認知症がみられるのは脳血管性認知症である。

15 呼 吸 器 系

71 呼吸器系の構造と機能 (34-34、問題集 p. 97)

 （4）

解 説

(1) 気管は左右2本の気管支に分かれるが、右気管支の方が左気管支より太く垂直に近い。このため気管に入った異物は右気管支に入りやすい。

(2) 外肋間筋は吸気時に収縮する。外肋間筋が収縮すると肋骨が挙上し胸腔が広がる。その結果、胸腔内が陰圧となり、空気が肺に入る。

(3) ガスの拡散能は、ガスの溶解度に比例する。二酸化炭素の溶解度は、酸素の溶解度の約20倍である。よって、二酸化炭素の拡散能は酸素より高い。

(5) 動脈血の酸素飽和度は、約97％である。静脈血（混合静脈血）の酸素飽和度はもっと低く、約75％である。混合静脈血とは、上大静脈・下大静脈・冠静脈の血液を混合したものである。

72 呼吸器系の構造と機能 (37-35、問題集 p. 97)

 （4）

解 説

(1) 右肺は、3葉からなる。2葉からなるのは、左肺

である。

(2) 気管支平滑筋は、交感神経の興奮で弛緩する。気管支平滑筋が弛緩すると気管支は拡張し、換気が促進される。気管支平滑筋は、副交感神経の興奮で収縮する。

(3) 横隔膜は、吸気時に収縮する。横隔膜が収縮すると胸腔が拡がり、空気が肺に流入する。

(5) 外呼吸は、肺胞におけるガス交換である。末梢組織における酸素と二酸化炭素のガス交換は、内呼吸である。

73 肺の構造、呼吸機能および酸素の運搬(35-35、問題集 p. 97) 答え (5)

🈁 **解 説**‥‥‥‥‥

(1) 右肺は、3葉からなる。2葉からなるのは左肺で、心臓が左寄りにあるため、左肺の方がやや小さい。

(2) 肺静脈には、動脈血が流れている。ほとんどの静脈には静脈血が流れているが、肺静脈には肺でガス交換を行った後の酸素に富んだ動脈血が流れている。

(3) 肺胞で行われるガス交換を、外呼吸という。内呼吸は末梢組織で行われるガス交換である。

(4) 動脈血の酸素飽和度は、約97％である。

74 呼吸器疾患(36-35、問題集 p. 97) 答え (2)

🈁 **解 説**‥‥‥‥‥

(1) 肺がんは男性に多く、男性のがん死因のトップである。男性の肺がんの70％は喫煙に起因する。

(3) COPDの病期分類には、予測1秒量に対する比率（対標準1秒量：% FEV$_1$）が用いられる。

(4) アスペルギルス属は肺日和見感染症の重要な病原真菌である。肺アスペルギルス症と呼ばれ、白血病などの免疫不全状態で発症し急激に悪化することが多い。COPDや陳旧性肺結核などでも合併することがある。

(5) ツベルクリン反応は、結核菌から精製した液を皮内注射し、48時間後に接種部位の発赤などを測定・観察して、結核感染を診断する検査法である。

75 COPD（慢性閉塞性肺疾患）(34-35、問題集 p. 97) 答え (3)

🈁 **解 説**‥‥‥‥‥

(1) わが国では、男性に多い。

(2) 吸気時ではなく、呼気時に、口すぼめ呼吸がみられる。口すぼめ呼吸は、ゆっくりと鼻から吸い、すぼめた口からゆっくり少しずつ息をはく方法で、呼吸困難感を軽減し、労作時の動脈血酸素飽和度の低下を防ぐ効果も大きい。

(4) 動脈血中の酸素分圧は、低下する。病期が進行すると動脈血中の二酸化炭素分圧は、上昇する。

(5) 病期分類には、予測1秒量に対する比率（対標準1秒量：% FEV$_1$）が用いられる。

16 運動器（筋・骨格）系

76 運動器系(34-36、問題集 p. 98) 答え (1)

🈁 **解 説**‥‥‥‥‥

(2) 頸椎は7個である。脊柱は、頸椎7個、胸椎12個、腰椎5個、仙椎5個、尾椎3〜5個（計32〜34個）からなる。

(3) 橈骨は前腕の骨である。前腕には橈骨と尺骨があり、下腿には脛骨と腓骨がある。

(4) 骨格筋は横紋筋である。平滑筋は消化管、気管、膀胱、血管などに存在し、自律神経によって支配される。

(5) 持続的な収縮に適しているのは赤筋である。赤筋は遅筋と呼ばれ、ミトコンドリアやミオグロビンを多く含み、有酸素運動時に使われる。それに対し、白筋は速筋と呼ばれ、短時間の無酸素運動時に使われる。

77 運動器(35-36、問題集 p. 98) 答え (5)

🈁 **解 説**‥‥‥‥‥

(1) 腰椎は、5個である。椎骨は頸椎が7個、胸椎が12個、仙椎が5個（癒合して仙骨となる）である。

(2) 舌運動は、舌下神経支配である。舌咽神経は副交感神経を含むほか、舌の後方3分の1の味覚を伝える。

(3) 咬筋は咀嚼筋の一種で、三叉神経支配である。顔面神経は表情筋を支配するほか、舌の前方3分の2の味覚を伝える。

(4) 筋が収縮する際は、筋小胞体からカルシウムイオンが放出される。運動神経が興奮すると神経末端からアセチルコリンが放出され、その刺激でカルシウムイオンが放出される。

78 運動器系(36-36、問題集 p. 98) 答え (5)

🈁 **解 説**‥‥‥‥‥

(1) 骨軟化症は、ビタミンDの欠乏で生じる。骨軟化症は骨の石灰化障害で、ビタミンDは骨の石灰化を促進する。

(2) 骨基質は、骨芽細胞によって産生される。破骨細胞は骨基質を分解する。

(3) 骨型アルカリフォスファターゼ（BAP）は、骨形成マーカーである。BAPは骨芽細胞に含まれ、骨形成が亢進している時期に上昇する。一方、病的に骨代謝が亢進している骨粗鬆症においてもBAPの上昇がみられる。

(4) 尿中デオキシピリジノリンは、骨吸収マーカーで

ある。デオキシピリジノリンは骨に含まれるコラーゲン線維間の架橋成分で、骨吸収の際に放出され尿中に排出される。

79 運動器系 (37-36、問題集 p. 98)

解説 答え（2）

(2) 低リン血症は、骨軟化症の原因である。骨基質の主成分はリン酸カルシウムであるため、リンの欠乏は骨の石灰化を阻害し、骨軟化症を引き起こす。

80 骨粗鬆症 (34-37、問題集 p. 98)

解説 答え（5）

(1) 骨芽細胞は、骨形成に働く。
(2) カルシトニンは、骨吸収を抑制する。
(3) エストロゲンは、骨形成を促進する。
(4) 尿中デオキシピリジノリンは、骨吸収マーカーである。

81 サルコペニア(34-23、問題集 p. 99)

解説 答え（5）

(1) 加齢による場合は、一次性サルコペニアという。二次性サルコペニアは、活動量による場合（寝たきり、不活発な生活習慣など）、疾患による場合（重症臓器不全、炎症性疾患など）、栄養による場合（吸収不良、消化管疾患など）をいう。
(2) サルコペニアは、筋肉量、筋力、身体機能で評価する。
(3) 筋肉量は、減少する。
(4) 握力は、減少する。

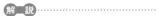

17 生殖器系

82 前立腺 (37-37、問題集 p. 99)

解説 答え（3）

(1) 前立腺は、腹膜腔内に位置しない。腹膜は膀胱と直腸の上部を覆い、この部位が男性の腹膜で最も下端にあたる。前立腺は膀胱の下に位置するので、前立腺は腹膜に覆われない。
(2) テストステロンを分泌するのは、精巣のライディッヒ細胞である。前立腺は、精液を分泌する外分泌腺である。
(4) 前立腺がんでは、血清 PSA 値が増加する。PSA（前立腺特異抗原）は前立腺がんのマーカーである。
(5) 前立腺がんの進行は、アンドロゲン（男性ホルモン）によって促進される。前立腺がんの治療として、アンドロゲンの分泌部位である精巣の摘出手術や抗男性ホルモン剤の投与が行われる。

83 女性生殖器疾患と妊娠合併症(34-38、問題集 p. 99)

 答え（3）

解説

(1) 子宮頸がんは、扁平上皮がんが多い。
(2) ヒトパピローマウイルス（HPV）ワクチンは、子宮頸がんの予防に用いる。
(4) 妊娠高血圧症候群は、高血圧が重度の場合や母体の臓器障害、子宮胎盤機能不全を認める場合に重症とする。
(5) 妊娠中に発症した明らかな糖尿病は、妊娠中の明らかな糖尿病という。妊娠糖尿病は、妊娠中にはじめて発見または発症した糖尿病に至っていない糖代謝異常である。

84 妊娠、分娩および乳汁分泌(35-37、問題集 p. 99)

 答え（4）

解説

(1) 妊娠 0 週 0 日は、受精卵が着床した日ではなく、最終正常月経の初日である。
(2) ヒト絨毛性ゴナドトロピン（hCG）は、黄体を維持する。hCG は黄体形成ホルモン（LH）に類似のホルモンで、胎盤から分泌される。黄体を維持し、プロゲステロンの分泌を促進する。
(3) インスリンは、母体から胎児へ移行しない。母体から胎児に移行するためには胎盤を通過する必要があるが、インスリンを含む多くのたんぱく質は胎盤を通過しない。抗体たんぱくである IgG は例外的に胎盤を通過する。
(5) プロラクチンは、射乳を起こさない。プロラクチンは、乳腺の発達と乳汁の合成を促進する下垂体前葉ホルモンである。

85 妊娠糖尿病(36-37、問題集 p. 99)

 答え（5）

解説

(1) 妊娠糖尿病は、75 g OGTT において空腹時血糖値 92 mg/dL 以上、1 時間値 180 mg/dL 以上、2 時間値 153 mg/dL 以上の 3 つの基準の 1 つ以上を満たした場合に診断する。「空腹時血糖 126 mg/dL 以上」は、妊娠中の明らかな糖尿病と診断する。
(2) 「HbA1c 6.5 ％以上」は、妊娠中の明らかな糖尿病と診断する。
(3) 「妊娠糖尿病の家族歴」は、妊娠糖尿病の診断基準には含まれない。
(4) 経口血糖降下薬は、胎児の安全性に関する情報が不足していることや妊娠中の必要インスリン量の変化に経口血糖降下薬のみで対応できないため、妊娠糖尿病では用いられない。

18 血液・凝固系

86 血液系 (37-38、問題集 p. 100) （5）

解説
(1) 末梢血中の赤血球は、核及びミトコンドリアを持たない。そのため赤血球は解糖系でエネルギーを産生する。
(2) 好中球は、微生物感染の初期に微生物を取り込んで処理する自然免疫を担う。抗体を産生するのは、形質細胞である。
(3) 単球が血管外へ遊走すると、マクロファージとなる。
(4) フィブリノーゲンは、トロンビンによりフィブリンに変換される。

87 赤血球 (35-38、問題集 p. 100) 答え（5）

解説
(1) 赤血球は、中央が凹んだ円盤状の構造をもつ。赤血球は成熟の過程で、脱核により核を失う。
(2) ABO 血液型がO型の場合、赤血球の表面にはA抗原もB抗原も発現していない。なお、A抗原をもつものはA型、B抗原をもつものはB型、両方もつものは AB 型である。
(3) 赤血球の寿命は、約 120 日である。老朽化した赤血球は脾臓で分解される。
(4) 網赤血球は、赤血球の前駆細胞である。骨髄の血液幹細胞から赤芽球に分化し、脱核したのちに網赤血球となる。網赤血球は顆粒状あるいは網状の構造物が染まる幼若な赤血球で、1～2日で成熟赤血球になる。

88 血球 (36-38、問題集 p. 100) 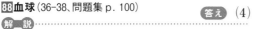 （4）

解説
(1) 成熟赤血球は、核もミトコンドリアももたない細胞で、細胞質にはヘモグロビンを多量に含有している。
(2) 好中球は、白血球の中で最も多く、生体内に侵入した細菌や真菌などの病原菌や異物を貪食して分解・殺菌を行い、感染を防ぐ。微生物感染の初期の自然免疫を担い、炎症の急性期に浸潤する。抗体を産生するのはB細胞である。
(3) B細胞（Bリンパ球）は、他の血球と同様に骨髄で成熟する。一方、T細胞（Tリンパ球）は、胸腺で分化・増殖する。T細胞の"T"は、胸腺 Thymus の"T"である。
(4) 血小板には、核は存在しない。血小板は、骨髄にある巨核球の細胞片であり、細胞そのものではない。

89 血液疾患 (34-39、問題集 p. 100) 答え（2）

解説
(1) 鉄欠乏性貧血では、総鉄結合能（TIBC）が上昇する。
(3) 腎性貧血では、エリスロポエチン産生が低下する。
(4) 特発性血小板減少性紫斑病（ITP）では、血小板数の減少がみられる。
(5) 血友病は、血液凝固第Ⅷ因子または第Ⅸ因子が低下する。第Ⅷ因子欠乏症は血友病A、第Ⅸ因子欠乏症は血友病Bである。ハプトグロビンは、血漿中に遊離したヘモグロビンを結合する特異結合たんぱく質で、溶血性貧血で低下する。

90 血液疾患 (35-39、問題集 p. 100) （5）

解説
(1) 血友病では、外因系凝固機序の指標であるプロトロンビン時間（PT）は正常であるが、内因系凝固機序の指標である活性化部分トロンボプラスチン時間（APTT）は著明に延長する。
(2) 再生不良性貧血では、骨髄の低形成がみられる。
(3) 悪性貧血は、自己免疫性機序に伴う内因子欠乏によるビタミン B_{12} 吸収障害が原因である。
(4) 鉄欠乏性貧血では、血清鉄の低下、血清フェリチンの低下、総鉄結合能（TIBC）の増加、不飽和鉄結合能（UIBC）の増加がみられる。

91 血液疾患 (36-39、問題集 p. 101) 答え（4）

解説
(1) 再生不良性貧血は骨髄における造血機能が全般的に低下する疾患であり、造血幹細胞の障害を認める。赤血球だけでなく白血球や血小板も減少する。
(2) 多発性骨髄腫は、形質細胞が腫瘍性に増殖しその産物の免疫グロブリンが増加する疾患である。骨髄で形質細胞が増殖し骨破壊性病変をきたすため高カルシウム血症が起こる。
(3) 悪性貧血は、壁細胞や内因子に対する自己抗体による自己免疫疾患であり、慢性萎縮性胃炎に伴う壁細胞由来内因子の減少に基づくビタミン B_{12} の吸収障害によって貧血が起こる。
(5) 成人T細胞白血病は、ヒトT細胞白血病ウイルス-1型（HTLV-1）の感染によって発症する白血病である。HTLV-1 は母乳を介して垂直感染する。ヒト免疫不全ウイルス（HIV）は、後天性免疫不全症候群（AIDS）を発症させるウイルスである。

92 血液疾患 (37-39、問題集 p. 101) 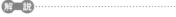 （3）

解説
(1) 鉄欠乏性貧血は、小球性貧血に分類され、MCV が低値となる。また WBC（白血球数（基準値 4,000～10,000/μL））や血小板数（基準値 15～40 万

/μL）は正常である。

(2) ビタミン B_{12} 欠乏性貧血は、大球性貧血に分類され、MCV が高値となる。

(4) 溶血性貧血は、再生不良性貧血や腎性貧血と同様に正球性貧血に分類される。溶血性貧血では、総ビリルビン値（基準値 0.4〜1.5mg/dL）や網赤血球が上昇する。また、腎性貧血では、腎機能障害を反映し Cr（クレアチニン）が上昇する。

19 免疫、アレルギー

93 免疫と生体防御（34-40、問題集 p. 101） （3）

解 説

(1) 自己免疫性溶血性貧血は、Ⅱ型（細胞傷害型）アレルギーの機序で起こる。自己免疫性溶血性貧血では赤血球表面に対する抗体（IgM、IgG）が産生され、自分の細胞が攻撃される。

(2) ツベルクリン反応は、Ⅳ型（遅延型）アレルギーの機序で起こる。T細胞やマクロファージによる細胞性免疫が原因となり炎症が起こる。抗体は関与しない。

(4) 免疫グロブリンの中で最も血中濃度が高いのはIgGで、全免疫グロブリンの約 80 % を占める。IgAは約 15 % を占める。

(5) IgG は単量体である。5 量体の免疫グロブリンは、IgM である。IgM は抗原に対して最初につくられる抗体で、抗原認識部位が多いので、効率的に抗原と結合できる。

94 免疫・生体防御（35-40、問題集 p. 101） （1）

解 説

(2) B細胞は、骨髄で成熟する。胸腺で成熟するのはT細胞である。

(3) 免疫グロブリンを産生するのはB細胞である。T細胞のうちヘルパーT細胞はマクロファージからの抗原提示を受け、B細胞に抗体産生の指令を出す。キラーT細胞は病原菌にアポトーシスを起こさせて殺す。

(4) アナフィラキシーショックは、IgE が関与する。アレルギーの原因抗原（アレルゲン）に対するIgEが肥満細胞や好塩基球の表面に結合して、アレルギー反応を引き起こす。アナフィラキシーショックは短時間で全身にアレルギー症状があらわれるのが特徴である。

(5) ワクチン接種による免疫は、能動免疫である。ワクチン接種は、弱毒化または無毒化した病原菌を投与することによって抗体を能動的に産生させる。受動免疫は抗体投与のように、抗体を産生しない免疫である。

95 免疫（36-40、問題集 p. 102） 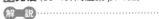（1）

解 説

(2) 特異的防御機構（獲得免疫）には、中心的役割を抗体が担う体液性免疫と、キラーT細胞が担う細胞性免疫がある。どちらもマクロファージなどの抗原提示細胞やヘルパーT細胞との連携が必要である。

(3) Ⅰ型アレルギー（即時型）は、アレルゲンが侵入するとすぐ出現し、IgE が関与する。IgE 抗体が肥満細胞や好塩基球に結合し、そこに抗原が結合することでヒスタミンが放出されアレルギー症状が現れる。食物アレルギーはⅠ型アレルギーである。

(4) 胎盤関門を通過できる抗体は IgG のみである。新生児の免疫系は未発達で、母体から受け取る IgG（胎盤経由）や IgA（母乳経由）により守られる。このように体外から抗体を受け取ることで獲得する免疫を、受動免疫という。

(5) 血漿中に最も多く存在する抗体は、IgG である。総免疫グロブリンの 75 % を占める。

96 免疫及びアレルギー（37-40、問題集 p. 102）

解 説 （2）

(1) 抗体は、形質細胞により産生される。

(3) 自己免疫性溶血性貧血は、Ⅱ型アレルギーの機序で起こる。

(4) ツベルクリン反応は、Ⅳ型アレルギーの機序で起こる。

(5) アナフィラキシーショックは、Ⅰ型アレルギーにより発症する。アドレナリンの筋肉注射が第一選択である。

97 免疫・アレルギー疾患（34-41、問題集 p. 102）

解 説 （1）

(2) 全身性エリテマトーデス（SLE）は、女性に多い。

(3) 関節リウマチでは、関節炎や関節の変形がみられる。全身性エリテマトーデス（SLE）では、蝶形紅斑がみられる。

(4) シェーグレン症候群では、涙液分泌の低下がみられる。

(5) 食物依存性運動誘発アナフィラキシーは、IgE 依存性である。

98 自己免疫疾患とその特徴的な症候（35-41、問題集 p. 102）

解 説 （5）

(1) 強皮症では、食道の蠕動運動が低下する。

(2) シェーグレン症候群では、涙液分泌の低下がみられる。

(3) バセドウ病では、頻脈がみられる。

（4） 橋本病では、皮膚が乾燥する。橋本病は、甲状腺機能低下症の原因として最も頻度が高い疾患である。

99 自己免疫疾患（36-41、問題集 p. 102）　答え（4）
解　説

（1）　全身性エリテマトーデスの 80〜90％は女性で、発症年齢は 15〜40 歳が多い。

（2）　全身性エリテマトーデスでは日光過敏症を有することが多く、日光浴によって疾患が全身性に悪化することもある。

（3）　1 型糖尿病では膵臓の β 細胞が破壊・消失し、通常は絶対的インスリン欠乏に至る。おもに自己免疫を基礎とし、抗グルタミン酸脱炭酸酵素（GAD）抗体や抗 IA-2 抗体などの膵島関連自己抗体が出現する。

（5）　シェーグレン症候群は、唾液腺、涙腺などの外分泌腺へリンパ球が浸潤し慢性炎症が生じ外分泌機能が低下する病態である。従って、唾液や涙液の分泌が減少する。

100 食物アレルギー（37-41、問題集 p. 103）　答え（3）
解　説

（1）　食物アレルギーは、Ⅰ型アレルギーによって発症する。即時型または IgE 型ともいう。Ⅱ型アレルギーは細胞傷害型であり、自己免疫性溶血性貧血や橋本病が代表的な疾患である。

（2）　食物アレルギーとは、食物によって引き起こされる抗原特異的な免疫学的機序を介して生体にとって不利益な症状が惹起される現象をいう。免疫学的機序を介さないものは食物不耐症と総称され、乳糖不耐症は食物不耐症の一つである。

（3）　食物経口負荷試験は、アレルギーが確定しているか、または疑われる食品を摂取させ、症状の有無を確認する検査法である。アナフィラキシーなど重篤な症状が誘発される危険性があり、緊急対応が可能な体制を整備して実施する必要がある。

（5）　アナフィラキシーショックの第一選択は、アドレナリンの筋肉注射である。アドレナリン自己注射薬の薬剤名がエピペン® である。

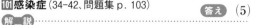
20 感 染 症

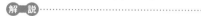**101 感染症**（34-42、問題集 p. 103）　答え（5）
解　説

（1）　わが国の肝細胞がんの原因として、C 型肝炎ウイルスが最も多い。

（2）　黄色ブドウ球菌は、グラム陽性球菌である。

（3）　結核は、再興感染症である。

（4）　レジオネラ感染症の原因は、自然界の土壌や淡水（川や湖）に生息するレジオネラ属菌である。レジオネラ属菌が人工的な水循環設備（循環式浴槽、冷却塔、給湯設備など）中に侵入、繁殖し、それらの施設から発生するレジオネラ属菌を含むエアロゾルを吸入することで感染する。ヒトからヒトに直接感染することはない。

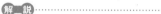**102 感染症**（35-42、問題集 p. 103）　答え（5）
解　説

（1）　ニューモシスチス肺炎は、真菌感染症である。

（2）　日和見感染とは、宿主の感染防御能が低下し、正常な宿主に対しては病原性を示さない病原体により感染が起こるものをいう。緑膿菌感染症、カンジダ症、サイトメガロウイルス感染症などが含まれる。

（3）　再興感染症とは、一旦は封じ込めたようにみえた感染症が再び流行するものをいう。結核、デング熱、ジフテリアなどが含まれる。

（4）　不顕性感染とは、病原体が感染していても、臨床的に確認できる症状を示さない感染様式のことを指す。

103 感染症（36-42、問題集 p. 103）　答え（3）
解　説

（1）　日和見感染とは、免疫が低下している人が弱毒菌に対して感染を起こすことをいう。感染しても発症しない状態を不顕性感染という。

（2）　潜伏期とは、病原体が体内に侵入してから症状が出現するまでの期間をいう。

（3）　垂直感染とは、母体から胎児や新生児、乳児など世代をこえて感染することをいう。経胎盤感染は風疹ウイルスやトキソプラズマで、経産道感染は B 型肝炎ウイルスやクラミジアで、経母乳感染はHTLV-1 やサイトメガロウイルスで認められる。

（5）　耐性菌とは、薬物に対する感受性が低下し防衛機構を備えるようになった細菌である。代表的な耐性菌としてメチシリン耐性黄色ブドウ球菌（MRSA）やペニシリン耐性肺炎球菌（PRSP）、多剤耐性緑膿菌（MDRP）などがある。

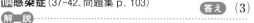**104 感染症**（37-42、問題集 p. 103）　答え（3）
解　説

（1）　感染症の原因となる微生物は、病原体という。宿主とは、病原体が感染することが可能な生物をいう。感染症は、病原体が宿主に侵入・増殖し症状が出現することをいう。

（2）　潜伏期は、病原体が体内に侵入してから症状が出現するまでの期間をいう。

（4）　新興感染症とは、新型コロナウイルス感染症やSARS（重症急性呼吸器症候群）など新しく発見さ

れ、局所的にあるいは国際的に公衆衛生上問題となる感染症をいう。結核は、再興感染症である。

(5) 再興感染症とは、既知の感染症で、すでに公衆衛生上の問題とならない程度までに患者が減少したが、近年再流行し始め、患者数が増加したものをいう。

1 人と食べ物

1 食料と環境（34-43、問題集 p. 106） 答え （1）

解 説
(2) 食品ロスの増加は、ロス処理が増加するので、環境負荷を増大させる。
(3) フードマイレージ＝食料輸入重量（ｔ）×輸送距離（km）と定義される。地産地消の推進によって食料輸入量が減少するので、フードマイレージは減少する。
(4) 食料の輸入拡大によって追跡の負荷が増加するので、トレーサビリティは低下する。
(5) フードバンク活動とは、食品企業の製造工程で発生する規格外品などを引き取り、福祉活動等に活用する活動であり、食品ロスを削減する効果がある。

2 食料と環境（36-43、問題集 p. 106） 答え （4）

解 説
(1) フードマイレージは、食料の輸入量（ｔ）に輸送距離（km）を乗じて求める。
(2) 地産地消により食料輸入量が減少するので、フードマイレージは減少する。
(3) わが国のフードマイレージは、約 9,000 億 t・km であり、米国（約 3,000 億 t・km）の約 3 倍（2001年）である。
(5) 日本の家庭、食堂およびレストランにおける食品ロス率は約 4 ％であるが、宴会および宿泊施設などでは 10～15 ％に達する（農林水産省「食品ロス統計調査報告」）。

3 人間と食品（37-43、問題集 p. 106） 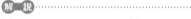 答え （3）

解 説
(1) 人間は、雑食性の高次消費者として、食物連鎖ピラミッドの頂点に位置している。
(2) 個人の食嗜好は、先天的要因（人種、性別、遺伝的体質、個人的体質など）と、後天的要因（経験、心理的な影響、風土的な影響、生理的要因）が影響する。従って、個人の食嗜好は、変化する。
(3) ただし、カロリーベースの総合食料自給率は、約 40 ％で推移している。
(4) フードマイレージは、地産地消が進むと移動距離が減少するので、小さくなる。
(5) 食品ロスは、不可食部を除いた純食料のうち、廃棄された部分（直接廃棄、過剰除去および食べ残し

廃棄）を示している。

2 食品の分類、成分及び物性

4 粉類とその原料（34-44、問題集 p. 106） 答え （4）

解 説
(1) 上新粉は、うるち米を精米・洗浄・乾燥の後に粉末にして製造する。
(2) 白玉粉は、もち米に水を加えながら挽き、沈殿したものを乾燥させて製造する。
(3) 道明寺粉は、もち米を水に浸して蒸し、乾燥の後に粗めに挽いて製造する。
(5) きな粉は、大豆を焙煎した後に皮をむき、挽いて製造する。黄大豆から製造したものは褐黄色であるが、青大豆から製造したものは淡緑色なので「うぐいす粉（うぐいすきな粉）」ともいう。

5 穀類の加工品（36-44、問題集 p. 107） 答え （1）

解 説
(2) 生麩は、小麦たんぱく質を主原料として製造される。小麦に食塩を加え混捏して、グルテニンとグリアジンからグルテンを形成し、流水中でデンプンを洗い流して得られる。
(3) ポップコーンは、爆裂種のとうもろこしを加熱して製造される。爆裂種は、硬質でんぷんを含み、加熱すると、水蒸気が固い種皮を弾き、スポンジ状に膨張してポップコーンになる。
(4) オートミール（oatmeal）は、えん麦（oat）を脱穀した後、ローラーで押しつぶして製造される。なお、えん麦を挽いた粉製品もオートミールと呼ばれる。
(5) ライ麦パンに使用されるライ麦は、グルテニンを含まずグルテンを形成しないので、通常のパン酵母ではほとんど膨らまない。そのために、サワードウ（乳酸菌と酵母を主体に複数の微生物を共培養したパン種）を使用して製造される。

6 糖・甘味類と構成糖（34-48、問題集 p. 107） 答え （2）

解 説
(1) マルトースは、グルコースとグルコースが（α-1,4）結合した還元糖である。
(3) スクロースは、グルコースとフルクトースが（α-1, β-2）結合した非還元糖である。
(4) トレハロースは、グルコースとグルコースが

（α-1，α-1）結合した非還元糖である。

(5) ソルビトールは、グルコースの糖アルコールで二糖ではない。アルデヒド基がヒドロキシメチル基に還元されているために還元性をもたない。

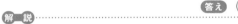7 砂糖および甘味類（36-45、問題集 p. 107）
解説 **答え (4)**

(1) 黒砂糖は、サトウキビの絞り汁を煮詰めて作る黒褐色の砂糖であり、精製工程を経ていないので、糖蜜（蔗糖以外の不純物を含む黒褐色の混合物）を含み、含蜜糖と称する。

(2) 車糖は、蔗糖の結晶生成時に、多量の結晶のタネを加えて急速冷却したもので、結晶粒子は小さい。一方、ざらめ糖（粗目糖）は、少量の結晶のタネを加えて徐々に冷却したもので、結晶粒子は大きい。

(3) 異性化糖は、ブドウ糖の液糖に異性化酵素（グルコースイソメラーゼ）を作用させて、一部を果糖に変化させたもので、果糖とブドウ糖の混合物である。果糖の含有率により、高果糖液糖（90 %以上）、果糖ぶどう糖液糖（50 %以上90 %未満）、ぶどう糖果糖液糖（50 %未満）に分類される。

(4) サッカリンは、甘味料（指定添加物）である。グリチルリチンを含む甘草抽出物は、甘味料（既存添加物）である。

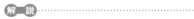8 豆類とその加工品（36-46、問題集 p. 107）

解説 **答え (5)**

(1) 大豆の炭水化物（約 30 g/100 g）は、でんぷんを殆ど含まないのに対し、小豆の炭水化物（約 60 g/100 g）は、約 60 %がでんぷんである。

(2) グリーンピースは、マメ科エンドウ（*Pisum sativum*）の未熟種子である。緑豆は、マメ亜科のヤエナリ（*Vigna radiata*）の種子で、モヤシの原料として使われる。

(3) つぶしあんは、煮た小豆の粒を潰して炊き上げたものである。粒あんとは異なり、つぶつぶ感はないが、皮を除かないので、小豆の独特の味を残している。

(4) 豆腐は、にがりのマグネシウムイオン、またはすまし粉のカルシウムイオンで、豆乳のたんぱく質を架橋して凝固させるか、もしくはグルコノ-δ-ラクトンで、酸変性により凝固させて製造される。

9 野菜類（34-45、問題集 p. 107）
解説 **答え (5)**

(1) だいこんの根部は 12 mg/100 g、葉部は 53 mg/100 g のビタミンCを含み、根部の方が少ない。

(2) β-カロテンは、植物に存在する赤橙色の色素であ

り、野菜の有色部分に多い。根深ねぎ（82 μg/100 g）は、葉ねぎ（1,500 μg/100 g）よりβ-カロテン量が少ない。

(3) れんこんは、はすの肥大した地下茎である。茎からは根、根からは側根（ひげ根）が生える。れんこんの節から生える根が、「茎」の証拠である。

(4) たけのこ水煮における白濁沈殿は、チロシンの析出による。

10 野菜類の成分（37-44、問題集 p. 108）
解説 **答え (2)**

(1) ほうれんそうのシュウ酸は、カルシウムと結合して不溶性のシュウ酸カルシウムを生成するので、腸管でのカルシウム吸収は抑制される。

(2) β-カロテンなどのカロテノイドは、二重結合が多いので光照射により光酸化を受け退色する。

(3) なすのナスニンは、金属イオンと安定な紫色の錯体（キレート）を作るので、色が安定化する。

(4) だいこんのイソチオシアネート類は、ミロシナーゼの作用で、配糖体（シニグリン）から生成する。

(5) きゅうりのノナジエナールは、リポキシゲナーゼによってα-リノレン酸の9-位が酸化されて生じたヒドロペルオキシ体が、リアーゼによって開裂して生じた炭素数9のアルデヒドである。α-リノレン酸のn-3 および n-6 の 2 つの二重結合は保持されている。

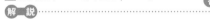11 果実類（35-43、問題集 p. 108）
解説 **答え (4)**

(1) りんごの切断面の褐変は、クロロゲン酸などのポリフェノールがポリフェノールオキシダーゼにより酸化され、キノン型の褐色物質が生成するためである。

(2) バナナは、自ら発生するエチレンガスによって追熟が促進。ジベレリン処理では追熟が抑制される。

(3) 西洋なしは、クライマクテリック型の果実である。有機酸を呼吸基質として発生するエチレンガスが追熟を加速する。

(4) いちじくに含まれるたんぱく質分解酵素は、フィシンである。アクチニジンは、キウイフルーツ果実に含まれるたんぱく質分解酵素である。

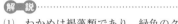12 藻類（35-44、問題集 p. 108）
解説 **答え (2)**

(1) わかめは褐藻類であり、緑色のクロロフィルの他に褐色のフコキサンチンを含み褐色である。わかめを湯通しするとフコキサンチンが分解するので、緑色になる。

(3) てんぐさの熱水抽出で得られるのは、寒天である。ゼラチンは牛、豚などのコラーゲンから得られる。

（4）　こんぶの主なうま味成分は、グルタミン酸である。グアニル酸は、しいたけのうま味成分である。

（5）　干しこんぶ表面の白い粉の主成分は、マンニトールである。

13 畜肉 (34-46、問題集 p. 108)
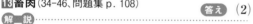
答え（2）

解説

（1）　畜肉の主要な赤色色素は、ヘム色素とグロビンから構成されるミオグロビンである。

（3）　酸素供給が停止するので、嫌気的解糖系による乳酸の蓄積および ATP の分解によるリン酸の蓄積がおこり、pH が低下する。また ATP 枯渇の結果、アクトミオシンは結合したままとなり、筋肉は収縮したまま硬直する。

（4）　筋たんぱく質の構成割合は、塩溶液に可溶性の筋原繊維たんぱく質（40～50％、ミオシン、アクチンなど）、水溶性の筋形質（筋漿）たんぱく質（30～40％、ミオグロビンなど）、不溶性の筋基質（肉基質）たんぱく質（20～30％、コラーゲンなど）であり、筋原繊維たんぱく質が最も多い。

（5）　畜肉の筋基質（肉基質）たんぱく質の割合（20～30％）は、魚肉（2～10％）に比べ高い。このため、魚肉は畜肉より軟らかく、身が崩れやすい。

14 食肉(生)の部位 (34-64、問題集 p. 108)
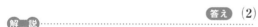
答え（2）

解説

本問は、鶏肉の「ささ身」が「ヒレ」に相当し、「ヒレ」は脂質の割合が最も低い部位であることを理解していれば容易に解ける設問である。

（1）　鶏肉において、「むね」は「ささ身」より脂質の割合が高い。「ささ身」はむね肉の奥の竜骨に張り付いている部分で、形が「笹の葉」に似ていることからこのように呼ばれる。豚・牛肉の「ヒレ」に相当する部位で、脂質の割合は低い。

（3）　豚肉において、「ばら」は「ヒレ」より脂質の割合が高い。「ばら」は腹部の肉で多くの脂質を含むのに対して、「ヒレ」はロース腰椎部に付着する大腰筋の部位であり、脂質の割合が低い。

（4）　牛肉において、「ヒレ」は「肩ロース」より脂質の割合が低い。豚肉と同様「ヒレ」は大腰筋の部位であり、脂質の割合が低い。また「肩ロース」は胸最長筋の部位で、脂肪交雑が入りやすく、脂質の割合が高い。

（5）　牛肉において、「サーロイン」は「ヒレ」より脂質の割合が高い。「サーロイン」は胸椎（きょうつい）の後方の背中部分の肉で、赤身に脂肪が交雑しているので脂質の割合が高い。

15 魚介類 (36-47、問題集 p. 109)
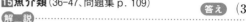
答え（3）

解説

（1）　魚類の血合肉は、普通肉に比べ、チトクロム、ミオグロビン、ヘモグロビンなどの色素たんぱく質を多く含むので、赤褐色を示す。まぐろは、遠洋回遊魚であり、特に血合肉が発達している。

（2）　春獲りかつおは、産卵後なので脂肪の蓄えが少なく（0.5g/100g）、秋獲りかつおは、産卵前なので10倍以上の脂肪を蓄えている（6.2g/100g）。なお、かつお節には長期保存の必要性から、脂肪の少ない春獲りかつおが使用されている。

（4）　とびうおの旨味成分は、かつお節と同様にイノシン酸である。とびうおは、いわしに比べて脂質が少ないので、出汁（あごだし）は、煮干し出汁に比べて、脂質の酸化による「雑味」が少ない。

（5）　海水魚のトリメチルアミンは、魚に含まれるトリメチルアミンオキシドが、細菌によって分解されて生じる。従ってトリメチルアミン量は、鮮度低下に伴って増加する。

16 魚介類 (37-45、問題集 p. 109)
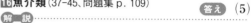
答え（5）

解説

（1）　ぶりは成魚の名称で、はまちはぶりの若年魚の呼称である。ぶりは、「出世魚」と呼ばれ、発育段階により、様々な呼称で呼ばれる。また、地域によっても呼称は異なる。

（2）　かつおは、赤道付近での産卵後に春に北に上り、秋に産卵のために南へ下る。そのため、春獲りのかつおは、上りがつお、または初がつおと呼ばれる。また秋獲りのかつおは、下りがつお、または戻りがつおと呼ばれる。

（3）　辛子めんたいこは、スケトウダラの卵巣の塩蔵品である。めんたいは、韓国語でスケトウダラを意味する明太（ミョンテ）に由来する。なお、まだらの卵巣は、真鱈子（マダラコ）である。

（4）　キャビアは、チョウザメの卵巣の塩蔵品である。

17 牛乳 (35-45、問題集 p. 109)

答え（2）

解説

（1）　牛乳中の炭水化物は、大部分がラクトースである。

（3）　カゼインが凝集沈殿するのは pH4.6 付近である。

（4）　乳脂肪の約96％は、トリグリセリドであり、その他にジグリセリド（約2～3％）、リン脂質（約1％）および、微量のモノグリセリド、遊離脂肪酸、脂溶性物質（コレステロール、脂溶性ビタミン、カロテノイドなど）を含む。

（5）　市販の牛乳は、牛から搾ったままの生乳（せいにゅう）を成分無調整で殺菌し、パック詰めしたものであり、水などを加えることは法令で禁じられている。

18 牛乳の成分（37-46、問題集 p. 109） **答え**（2）

解説

(1) 牛乳は 4.7 g/100 g の糖質を含み、そのほとんど（99.8％）が乳糖である。

(3) カゼインホスホペプチド（CPP）は、カゼインが小腸で部分分解されたペプチドで、カルシウムを可溶化して、その吸収を促進する。

(4) 乳清たんぱく質は、全たんぱく質の約 20％を占める。約 80％を占めるのは、カゼインである。

(5) 人乳に含まれない β-ラクトグロブリンは、牛乳アレルギーの強力なアレルゲンである。

19 鶏卵（34-47、問題集 p. 109） **答え**（4）

解説

(1) 卵殻の主成分は、炭酸カルシウムで、その他に炭酸マグネシウム、リン酸カルシウムなどを含む。

(2) 卵白は脂質をほとんど含まない。約 30％の脂質を含むのは卵黄である。卵黄脂質の約 65％は中性脂質、約 30％はリン脂質（その約 85％がレシチン）、約 5％はコレステロールである。

(3) 卵白のたんぱく質は、ほとんどが卵白アルブミンであり、リゾチームの卵白たんぱく質に占める割合は約 0.3％にすぎない。

(5) 卵黄の水分含量（約 50％）は、卵白（約 90％）に比べて少ない。

20 鶏卵（37-47、問題集 p. 110） **答え**（1）

解説

(2) アビジンと強く結合するのは、ビオチンである。生卵を過剰に摂取すると、ビオチンの吸収が阻害され、ビオチン欠乏症になる場合がある。

(3) ホスビチンは、卵黄に含まれる、糖たんぱく質であり、リン酸化されたセリン残基を多く含むので、2 価の金属イオン、特に鉄イオンと強く結合する。

(4) 脂溶性ビタミンは、卵白より卵黄に多く含まれる。卵白は、脂質をほとんど含まないので、脂溶性ビタミンもほとんど含まない。

(5) 産卵直後から、卵白に含まれている炭酸ガスが、卵殻を通じて散逸するために、卵白は古くなると、pH が上昇する。

21 油脂類（36-48、問題集 p. 110） **答え**（2）

解説

(1) 豚脂（ラード、融点 33～46℃）は、牛脂（ヘット、融点 40～50℃）より不飽和脂肪酸が多いので融点が低い。

(3) マーガリンは、乳脂肪のほか、大豆油、コーン油、パーム油、なたね油などに、粉乳、発酵乳、ビタミン類、食塩などを加えて練り合わせて製造し、油脂含有量が 80％以上である。ファットスプレッドも

同様にして製造し、油脂含有量が 80％未満のものである。

(4) サラダ油の製造では、0～10℃で 10～45 時間冷却し、融点の低い成分（ろう分）を凝固させて除く。この工程をウインタリング処理という。

(5) 硬化油の製造では、不飽和脂肪酸の二重結合に水素を添加させるので、不飽和脂肪酸の割合は低くなる。

22 嗜好飲料（35-46、問題集 p. 110）  **答え**（4）

解説

(1) 紅茶は、茶葉をしおれ（萎凋）させた後、圧力をかけて揉み（揉捻）、加熱せずに発酵させた発酵茶である。カテキン類が重合してテアフラビンになり、紅茶特有の色を生じる。

(2) 煎茶の製造における加熱処理は、主に蒸し（蒸気）である。緑茶は収穫後直ぐに加熱するので酵素的褐変を受けず、緑色が保持される。釜炒りは、嬉野茶などの釜炒り茶の製造に使われる。

(3) 茶のうま味成分は、テアニンを主とするアミノ酸である。種々のアミノ酸の他、有機酸やポリフェノールなど複数の成分が総合的に寄与して茶のうま味を形成している。

(5) ココアは、発酵させたカカオ豆を焙煎した後、胚乳部分を磨砕してカカオマスとし、脂肪分（ココアバター）を一部除去して乾燥微粉末としたものである。

3 食品の機能

23 食品に含まれるたんぱく質（36-49、問題集 p. 110） **答え**（5）

解説

(1) 大豆に含まれる主なたんぱく質は、グリシニン（グロブリン属）である。大豆の学名（*Glycine max*）に由来する。

(2) 米に含まれる主なたんぱく質は、オリゼニン（グルテリン属）である。米の学名（*Oryza sativa*）に由来する。

(3) コラーゲンは、水不溶性のたんぱく質である。

(4) 等電点は、たんぱく質などの両性電解質の電荷平均が 0 となる pH のことであり、等電点では、溶解度が最小となる。

24 食品の脂質（34-49、問題集 p. 110） 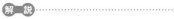 **答え**（4）

解説

(1) けん化価＝油脂 1 g をけん化するのに必要な水酸化カリウム（KOH）の mg 数であり、高値は構成脂肪酸の平均分子量が低いことを示す。大豆油のけん

化価（188-196）は、短鎖および中鎖脂肪酸を多く含むやし油（245-271）より低い。

(2) ヨウ素価＝油脂100gに付加するヨウ素のg数であり、高値は構成脂肪酸の不飽和度が高いことを示す。パーム油のヨウ素価（50-55）は、不飽和脂肪酸を多く含むいわし油（163-195）より低い。

(3) オレイン酸に含まれる炭素原子の数は、18である。オレイン酸は炭素末端9番目に1個のシス型の二重結合をもち、18：1（n-9）と表記する。

(5) ドコサヘキサエン酸（DHA）は、炭化水素鎖に二重結合を6つ含む。名称中のドコサ＝22、ヘキサ＝6、エン＝二重結合を意味し、22：6（n-3）と表記する。

25 まぐろや青魚から摂取される n-3 系脂肪酸
（37-48、問題集 p. 111） **答え（3）**

解説

n-3系脂肪酸とは、カルボキシル基から最も遠い炭素（ω位）から数えて3番目の炭素に、最初の二重結合が入る脂肪酸のことであり、化合物(2)および(3)が該当する。

主にまぐろや青魚から摂取されるn-3系脂肪酸は、EPA（エイコサペンタエン酸）およびDHA（ドコサヘキサエン酸）であり、エイコサは20、ドコサは22を意味することを想起すれば、化合物(3)のDHAの正答に到達する。なお、ペンタエンは二重結合が5箇所、ヘキサエンは6箇所という意味である。

(1) 炭素数16、二重結合0（$C_{16:0}$）のパルミチン酸である。

(2) $C_{18:3}$（n-3）のα-リノレン酸である。n-3系であり、まぐろや青魚にも含まれるが、主な摂取源は、えごま油、亜麻仁油等の植物油である。

(3) $C_{22:6}$（n-3）のドコサヘキサエン酸で、まぐろや青魚が主な摂取源である。

(4) $C_{18:2}$（n-6）のリノール酸である。

(5) $C_{18:1}$（n-9）のオレイン酸である。

26 ビタミン含有量（34-50、問題集 p. 111）
答え（2）

解説

(1) 精白米は、玄米からビタミンB_1を多く含む胚芽部分を除去したもので、精白米のビタミンB_1含有量（0.02mg/100g）は、玄米（0.41mg/100g）より少ない。

(3) 鶏卵白のビオチン含有量（7.8μg/100g）は、鶏卵黄（65.0μg/100g）より少ない。なお、卵白はビオチンに強く結合するアビジンを含み、生卵の卵白ではアビジンとの結合型として存在している。

(4) ビタミンEは脂溶性であり、乾燥大豆より大豆油に多く含まれることが想起される。α-トコフェ

ロール量としての乾燥大豆のビタミンE含有量（2.3mg/100g）は、大豆油（10.4mg/100g）より少ない。

(5) 肝臓は代謝の中心臓器であり、ビタミンAを多量に含有することが想起される。レチノール量としての鶏むね肉のビタミンA含有量（50μg/100g）は、鶏肝臓（14,000μg/100g）より少ない。

27 食品中のビタミン（35-50、問題集 p. 112）
答え（1）

解説

(2) ビタミンB_2は光に対して不安定である。

(3) アスコルビン酸は、他の食品成分の酸化を抑制する。アスコルビン酸は、酸化防止剤（指定添加物）として使用される。

(4) 最もビタミンE活性が強いのは、α-トコフェロールである。α-体の生理活性を100とすると、それぞれの生理活性は、β-体で40、γ-体で10、δ-体で1とされている。

(5) エルゴステロールに紫外線が当たることで、ビタミンDが生成される。

28 食品中の水（35-47、問題集 p. 112）
答え（5）

解説

(1) 水分活性＝（食品の蒸気圧÷純水の蒸気圧）で表される。純水の水分活性は、純水の蒸気圧を純水の蒸気圧で除したものであり、1.00である（％表示でないので100ではない）。

(2) 結合水は、食品成分と水素結合したり、食塩などと水和したり、食品の構造中に閉じ込められたりして、束縛された状態にある水である。

(3) 塩蔵では自由水が食塩と水和するので、結合水の量が増加する。微生物が利用できる自由水の量が減少するので、保存性が高まる。

(4) 非酵素的褐変は、反応の溶媒として水が必要であり、水分活性が低いと反応は抑制される。また、水分活性が高すぎると、反応基質が希釈されて反応が抑制される。この結果、中間水分食品程度の水分活性で非酵素的褐変は最大となる。

29 標準的な栄養成分含有量（37-49、問題集 p. 112）
答え（3）

解説

(1) たんぱく質含有量は、強力粉＞薄力粉である。薄力粉は、たんぱく質が少ない「軟質小麦」から製造し、8〜9％のたんぱく質を含む。一方、強力粉は、たんぱく質が多い「硬質小麦」から製造し、12〜13％のたんぱく質を含む。

(2) 脂質含有量は、大豆＞小豆である。小豆の脂質含有量は、約2％である。一方、大豆は、約20％の脂質を含む油糧作物である。

(3) 一般に、不飽和脂肪酸の含有量が多くなるほど融点が低くなる。ラードは常温で固体、なたね油は液体なので、飽和脂肪酸含有量は、ラード＞なたね油が想起される。

(4) ビタミンD含有量は、乾しいたけ＞生しいたけである。しいたけは、乾燥時の紫外線により、エルゴステロールがビタミンDに変化し、また乾燥により重量が減少するので、重量当たりのビタミンD含有量は、増加する。含有量は、生しいたけが0.3$\mu g/100g$、乾しいたけが$17\mu g/100g$である。

(5) ビタミンB_{12}含有量は、牡蠣＞柿である。ビタミンB_{12}は、動物性食品（特に貝類）には多く含まれ、植物性の食品にはほとんど含まれないので、菜食主義者は、サプリメントなどでビタミンB_{12}を補う必要がある。

30 食品成分とその分析方法（37-50、問題集 p. 112）

解説 ・・・・・・・・・・・・・・・・・・・・・・・・・・・ **答え**（1）

(2) 脂質の定量は、ソックスレー抽出法で行う。試料をエーテル抽出した後にエーテルを蒸去して、残渣の重量を測定して求める。

(3) 脂肪酸の定量は、脂質を酸分解した後に、ガスクロマトグラフ法で行う。

(4) 炭水化物の定量は、試料を単糖に分解した後に、高速液体クロマトグラフ法で行う。

(5) ナトリウムの定量は、試料を希酸抽出、灰化法、分解法などで処理した後に、原子吸光光度法で行う。

31 食品に含まれる色素（34-51、問題集 p. 112）

解説 ・・・・・・・・・・・・・・・・・・・・・・・・・・・ **答え**（4）

(1) β-クリプトキサンチンは、パプリカ、うんしゅうみかん、オレンジ等に多く含まれる橙色のカロテノイド色素で、ヒト体内でレチノールに変換されるため、プロビタミンAである。炭素40個の骨格に1個の水酸基をもつ脂溶性化合物で、pH変化の影響をほとんど受けないため、アルカリ性にしても変色しない。アルカリ性で青色を呈するのはアントシアニンである。

(2) フコキサンチンは、褐藻などに含まれる褐色のカロテノイド色素ではあるが、ヒト体内でレチノールに変換されないので、プロビタミンAではない。

(3) クロロフィルは、ポルフィリン環に配位するマグネシウムイオンと側鎖のフィトールとからなる植物の緑色色素である。酸性ではマグネシウムイオンが水素イオンと置換してフェオフィチンとなり、黄褐色に変化する。また弱アルカリ溶液中で加熱すると、側鎖が脱離してクロロフィリンになる。クロロフィリンは緑色なので色調の変化はない。

(5) ハム、ソーセージ等の製造過程で亜硝酸塩を加えると、生肉のミオグロビン（Fe^{2+}）がニトロソ化されてニトロソミオグロビン（Fe^{2+}）を生じる。これを加熱すると、桃赤色のニトロソミオクロモーゲン（Fe^{2+}）になる。一方、亜硝酸塩を加えない場合、ミオグロビンは酸化されて赤褐色のメトミオグロビン（Fe^{3+}）となり、これを加熱すると灰褐色のメトミオクロモーゲン（Fe^{3+}）になる。

32 食品と主な色素成分（36-50、問題集 p. 113）

解説 ・・・・・・・・・・・・・・・・・・・・・・・・・・・

化合物の骨格から、化合物(1)および(2)は、アントシアニジンであり、紅鮭およびトマトの主な色素ではない。また、化合物(3)、(4)および(5)は、カロテノイドであり、ナスおよびブルーベリーの主な色素ではない。にんじんは、カロテノイドを含むので、選択肢(4)が正解と判断できる。主な化合物群の骨格は覚えておこう。

(1) 化合物(1)は、シアニジンで、ブルーベリーに含まれる。

(2) 化合物(2)は、デルフィニジンで、ナスに含まれる。なお、デルフィニジンは、花の青色色素でもあり、その合成酵素の遺伝子をバラに導入して、「青いバラ」が作出された。

(3) 化合物(3)は、アスタキサンチンで、紅鮭に含まれる。

(4) 化合物(4)は、β-カロテンで、にんじんに含まれる。

(5) 化合物(5)は、リコペンで、トマトに含まれる。

33 食品とその呈味成分（35-49、問題集 p. 113）

解説 ・・・・・・・・・・・・・・・・・・・・・・・・・・・ **答え**（2）

(1) 柿の渋味成分は、水溶性タンニンである。この水溶性タンニンを不溶化すれば渋味を感じなくなる（渋抜き）。オイゲノールは、クローブ、シナモン、ナツメグなどのスパイスの香気成分である。

(3) ヨーグルトの酸味成分は、乳酸である。酒石酸は、ぶどうの酸味成分である。

(4) コーヒーの苦味成分は、カフェインである。ナリンギンは、グレープフルーツや夏みかんの苦味成分である。

(5) とうがらしの辛味成分は、カプサイシンである。チャビシンは、ピペリンとともにコショウの辛味成分である。

34 食品の物性（35-48、問題集 p. 113）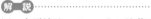

解説 ・・・・・・・・・・・・・・・・・・・・・・・・・・・

(1) 大豆油は、ニュートン流体である。

(3) メレンゲは、一定以上の力を加えた時に変形する

ビンガム流体（塑性流体）である。

⑷　水ようかんは、分散系が水のヒドロゲルである。

⑸　マヨネーズは、水中油滴（O/W）型エマルション
である。

メモ ⑵例えばチューブ入りのコンデンスミルク（加糖
練乳）は、チューブを逆さにしても流出しないが、
チューブを押して力を加えると流出する。このように
力を加えると粘度が下がる現象を擬塑性流動という。

35 食品と主な香気・におい成分 (35-51、問題集 p. 114)

答え ⑸

解説

⑴　ももの香気成分は、γ-ウンデカラクトンである。
この化合物は、甘い香りを持ち、化粧品などにも配
合されている。ヌートカトンは、グレープフルーツ
の香気成分である。

⑵　淡水魚の匂いは、ピペリジンという飽和6員環の
イミンで、特有のにおいを持つ。桂皮酸メチルは、
まつたけの香気成分である。

⑶　発酵バターの香気成分は、ジアセチルである。こ
の化合物は、清酒のつわり香、ビールの未熟臭の成
分として知られている。レンチオニンは、しいたけ
の香気成分である。

⑷　干ししいたけの香気成分は、レンチオニン
（1,2,3,5,6-に硫黄を含む7員環化合物、ペンタチ
エパン）である。

36 食品の三次機能により期待される作用 (34-52、問題集 p. 114)

答え ⑷

解説

⑴　摂食による血糖値の上昇には、摂食～小腸での吸
収までの時間が必要である。胃内滞留時間を短縮す
ると、吸収までの時間が短縮されるので、小腸での
糖吸収が急激になり、食後血糖値の上昇は急になる。

⑵　α-グルコシダーゼは、α-アミラーゼで分解された
二糖類を単糖に分解する酵素であり、これを阻害す
ると糖の分解・吸収が遅れるが、インスリンの分泌
は促進しない。α-グルコシダーゼ阻害剤は、食後血
糖値の上昇を遅らせるので、食後のインスリン分泌
のタイミングが遅れるタイプの糖尿病の治療薬とし
て使われている。

⑶　アンジオテンシン変換酵素は、アンジオテンシン
Ⅰを血圧上昇作用を有するアンジオテンシンⅡに変
換する酵素である。この酵素を阻害するとアンジオ
テンシンⅡへの変換が抑制されるので、高血圧を緩
和する。

⑸　例えばダイズイソフラボンは、そのエストロゲン
様作用により骨吸収を抑制し、関与成分として「骨
の健康維持に役立つ」保健用途の表示ができる特定
保健用食品が許可されている。また、更年期の血管

障害、骨粗鬆症に対して有効性が示唆されている。

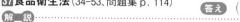

4 食品の安全性

37 食品衛生法 (34-53、問題集 p. 114)

答え ⑵

解説

⑴　「この法律で食品衛生とは、食品、添加物、器具及
び容器包装を対象とする飲食に関する衛生をいう。」
（第4条第6項）。また「食品とは、全ての飲食物を
いう。ただし医薬品、医療機器等の品質、有効性及
び安全性の確保等に関する法律（薬機法）に規定す
る医薬品、医薬部外品及び再生医療等製品は、これ
を含まない。」（第4条第1項）とされているので、
添加物（＝食品添加物）も対象であるが、医薬部外
品は対象外である。

⑶　基準を定めるのは厚生労働大臣である（第13条
第1項）。

⑷　施設ごとに置かなければならないのは、食品衛生
管理者である（第48条第1項）。食品衛生監視員に
は①内閣総理大臣または②厚生労働大臣が任命する
国家公務員および③都道府県知事等が任命する地方
公務員があり、①は食品などの表示や広告の、②は
検疫所で輸入食品の、③は保健所に配置されて管轄
地域の流通食品の、監視・指導を行う（第30条）。

⑸　食中毒患者を診断した医師が届け出なければなら
ないのは、最寄りの保健所長である（第63条第1
項）。

38 食品安全委員会 (35-52、問題集 p. 114)

答え ⑷

解説

⑴　食品安全委員会は、2007（平成19）年に内閣府に
設定された行政機関である。

⑵　食品安全委員会は、食品安全基本法により設置さ
れている。

⑶　食品安全委員会は、食品に含まれる有害物質のリ
スク評価を行う。リスク管理は、それぞれの関連行
政機関（食品の衛生のリスクは厚生労働省、農林・
畜産・水産のリスクは農林水産省、食品表示のリス
クは消費者庁）が行う。

⑸　食品安全委員会は、リスクコミュニケーションを
推進する機関である。

39 食品の変質 (34-54、問題集 p. 115)

答え ⑷

解説

⑴　ヒスタミンは、ヒスチジン脱炭酸酵素によるヒス
チジンの脱炭酸によって生成する。

⑵　水分活性の低下は、微生物の増殖を阻害するので、
腐敗を抑制する。

⑶　過酸化物価は、油脂から自動酸化によって発生す

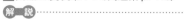

る過酸化物（ヒドロペルオキシド）の量を示す値であり、過酸化物をヨウ化カリウムと反応させて生じたヨウ素の油脂1kgに対するミリ当量数で示す。過酸化物価は、油脂の酸化初期の指標であり、過酸化物は酸化とともに分解するので、油脂の酸化が進むと減少し、その分解物であるカルボニル化合物の量（カルボニル価）が増加していく。

(5) 油脂中の遊離脂肪酸は、リパーゼによる加水分解で生成する。

40 食品成分の変質 (36-51、問題集 p.115) 答え (4)
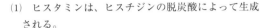
(1) ヒスタミンは、ヒスチジンの脱炭酸によって生成される。

(2) 炭素鎖に二重結合のない飽和脂肪酸は、水素の引き抜きが起こる活性メチレン基を含まないので、自動酸化が進行しにくい。

(3) 硫化水素は、含硫アミノ酸を含むたんぱく質の変質で発生する。

(5) K値は、「イノシン＋ヒポキサンチン」の量が「ATP＋ATP総分解物」の量に占めるパーセントで、魚類の鮮度の指標に用いる。K値が低いほど新鮮である。なお、2022（令和4）年3月に高速液体クロマトグラフィー法によるK値の測定法が、魚類の鮮度測定法のJAS規格に採用された。

41 食品の変質 (37-51、問題集 p.115) 答え (5)
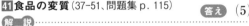
(1) 水分活性の低下は、自由水の減少を意味し、細菌の増殖が抑制されるので、腐敗は抑制される。

(2) 揮発性塩基窒素は、細菌によるたんぱく質の分解により発生するので、変質が進行すると増加する。

(3) K値は、イノシン＋ヒポキサンチンの和がATP＋総分解物の和に占めるパーセントであり、イノシンの割合が増加すると上昇する。

(4) 酸価は、油脂1g中に含まれる遊離脂肪酸を中和するのに必要な水酸化カリウム（KOH）のmg数で、油脂中の遊離脂肪酸量が増加すると上昇する。

42 食中毒の原因 (34-55、問題集 p.115) 答え (3)

黄色ブドウ球菌は耐塩性が高く、食品衛生検査指針（平成27年食安発0729第4号）に黄色ブドウ球菌の選択分離培地として食塩7.5％を含む培地を使用することが記載されている。

(1) リステリア菌は、熱に弱いが低温には強く、4℃（冷蔵庫中）でもゆっくり増殖する。未殺菌の生乳、ナチュラルチーズ、生ハム、加熱殺菌不十分の惣菜などが感染源になりやすい。プロセスチーズはチーズを熱殺菌したものであり、感染源にはなりにくい。

(2) サルモネラ菌は、通性嫌気性（嫌気性であるが酸素存在下でも生存できる）の細菌である。

(4) ボツリヌス菌の毒素は易熱性であり、100℃×数分の加熱で失活する。

(5) 海水中廃棄された糞便などに含まれるノロウイルスが、プランクトンを介してカキの中腸腺に集積され、これを生で摂食すると感染する。ウイルスがカキの中腸腺で増殖することはない。なお、生食用カキは比較的清浄な海域（海水100mLあたり大腸菌群最確数70以下）で養殖したものであり、多くの生産地ではノロウイルスの検査を行っている。また加熱用カキは栄養豊富な海域で養殖されたものであり、生食用カキより美味とされている。

43 細菌性およびウイルス性食中毒 (36-53、問題集 p.115) 答え (5)
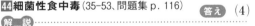
(1) カンピロバクターは、家畜や鶏の消化管内に生息する、人畜共通感染症の原因菌である。

(2) エルシニア・エンテロコリチカは、低温でも増殖できることが特徴である。

(3) 黄色ブドウ球菌の毒素は、耐熱性であり、100℃×30分間の加熱でも不活化されない。

(4) ノロウイルスの不活化には、85〜90℃×90秒以上の加熱が必要である。

(5) シカ、イノシシなどの野生動物は、E型肝炎ウイルスを保有しており、これら動物の肉を生食することによる感染が報告されている。

44 細菌性食中毒 (35-53、問題集 p.116) 答え (4)
(1) サルモネラ菌は、感染した菌が腸管で増殖して、腸管上皮細胞などに侵入して発症する感染侵入型であり、毒素を産生しない。

(2) 黄色ぶどう球菌は、食品中で増殖した細菌が産生する毒素による毒素型であり、細菌の増殖なしで発症するので、潜伏期間は1.5〜6時間と短いのが特徴である。

(3) ウェルシュ菌は、感染した菌が腸管で毒素を産生する感染毒素型であり、主症状は、嘔吐、下痢、腹痛である。

(5) 腸管出血性大腸菌は、芽胞を形成しないため、75℃×1分間の加熱で殺菌できるとされている。したがって100℃×3分間の煮沸で充分殺菌できる。

45 細菌性食中毒 (37-52、問題集 p.116) 答え (4)

(1) カンピロバクターは、感染型食中毒で、体内で菌が増殖してから発症するので、潜伏期間は、2〜7日と長い。

(2) サルモネラは、感染型食中毒で、主な原因食品は、卵および鶏肉である。

(3) ウェルシュ菌は、偏性嫌気性細菌で、好気的条件ではほとんど増殖しない。

(5) 乳児ボツリヌス症の原因食品は、主にハチミツである。一般に、ハチミツは包装前に加熱処理を行わないため、ボツリヌス菌が混入している可能性があり、通常の加熱では殺菌できないので、1歳未満の乳児にはリスクが高い食品である。

46 ボツリヌス菌 (36-52、問題集 p. 116)　答え（5）

解 説

(1) ボツリヌス菌は、偏性嫌気性の細菌なので、真空包装内でも繁殖する。

(2) ボツリヌス菌は、熱抵抗性の芽胞を形成するので、レトルト殺菌法（120℃×4分間加熱又はこれと同等以上）を用いる。

(3) ボツリヌス菌の主な感染源は、ビン詰、缶詰、ハム、ソーセージなどである。ボツリヌスは、ラテン語の "botulus"（ソーセージ）に由来する。ボツリヌス症は、致死率が高く、1984（昭和59）年の辛子レンコン事件では、36名中11名が死亡した。また、最近では蜂蜜による乳児ボツリヌス症も報告されている。

(4) ボツリヌス食中毒は、毒素型なので潜伏期間は短く、汚染された食品の摂取後、8〜36時間で発症する。

(5) 神経伝達物質であるアセチルコリンの放出を阻害し、弛緩性の麻痺を引き起こす。

47 ノロウイルスとそれによる食中毒 (35-54、問題集 p. 116)　答え（1）

解 説

(2) ノロウイルスに汚染された二枚貝（カキなど）を、生食または加熱不足のまま喫食することで感染する場合が多く、カキのシーズンである11〜3月の冬季に頻発する。

(3) ノロウイルスはヒトの腸内で増殖して、感染者の吐物や糞便などからヒトからヒトへの感染を起こす。

(4) 2012年のCodexのガイドラインでは、中心温度が85〜90℃×90秒間の加熱が必要とされている。

(5) プランクトンを介してカキなどの二枚貝の中腸腺に濃縮される。

48 自然毒食中毒と毒素 (34-56、問題集 p. 116)

答え（5）

解 説

(1) 下痢性貝毒は、有毒プランクトンが生産し、食物連鎖により二枚貝の中腸腺に集積する。毒素はオカ

ダ酸およびその誘導体のジノフィシストキシンである。二枚貝の出荷には規制値（可食部1kg当たり0.16mgオカダ酸当量）が設定されている。なお、貝毒が中腸腺等に偏在するホタテガイなどでは、指定された処理場で中腸腺を除去し、可食部に含まれる毒量が規制値以下となる場合に、出荷可能とする。このため、市販の二枚貝による中毒は発生していないが、潮干狩りなどで収穫した二枚貝による中毒は時折発生している。テトロドトキシンは、フグの毒素である。

(2) シガテラ毒は、食物連鎖により毒素を集積した南方海域に生息する魚類を摂食することにより発生する。オニカマス、バラフエダイ、ドクヒラアジなどがシガテラ魚として知られている。毒素は、シガトキシン、スカリトキシン、マイトトキシン、シガテリンなどが知られている。リナマリンはキャッサバの毒素である。

(3) スイセンは食品ではないが、球根や葉をそれぞれ玉ねぎやニラの葉と取り違えた誤食による食中毒が発生している。毒成分として、リコリンやガランタミン等のアルカロイドが知られている。イボテン酸はテングタケ科キノコの毒素である。

(4) イヌサフランは食用ではないが、葉、鱗茎をそれぞれ、ギョウジャニンニク、ジャガイモやタマネギやミョウガなどと取り違えた誤食による食中毒が発生している。毒成分はコルヒチンである。また、スパイスのサフランと誤用されて食中毒に至る場合もある。ソラニンはジャガイモの芽の毒素である。

49 自然毒食中毒と、その原因となる毒素 (37-53、問題集 p. 117)　答え（2）

解 説

(1) フグによる食中毒の原因毒素は、テトロドトキシンである。海洋細菌が産生し、食物連鎖でフグに集積され、知覚麻痺、運動麻痺、呼吸麻痺を起こす。効果的な治療法はなく、体内で分解されるまで呼吸管理を行えば救命できる。パリトキシンは、アオブダイの毒素である。

(3) トリカブトによる食中毒の原因毒素は、アコニチンである。野草のニリンソウ（ヤマソバ）と誤食され、解毒方法は存在しない。リナマリンは、キャッサバなどに含まれる青酸配糖体である。

(4) スイセンによる食中毒の原因物質は、リコリンである。鱗茎をノビルと誤食される。ソラニンは、じゃがいもの毒素である。

(5) ツキヨタケによる食中毒（誤食）の原因物質は、イルジンSである。しいたけと誤食される。アコニチンは、トリカブトの毒素である。

50 経口感染症、人畜共通感染症および寄生虫症

(37-54、問題集 p. 117)　　（4）

解説

(1) コレラの主症状は、嘔吐を伴う激しい下痢である。この結果、厳しい脱水症状を起こす。

(2) リステリア症は、人畜共通感染症であり、家畜、ペットからの感染の他、汚染食品（牛乳、食肉、チーズなど）からの感染も報告されている。4℃でも生育し、12％食塩水でも死滅しない。

(3) トキソプラズマは、猫の糞便からの他、生肉、生ハムなどからも感染する。妊婦が感染すると、胎児が先天性プラズマ症を発症する場合がある。

(4) 有鉤条虫（カギサナダ）の中間宿主は、イノシシ、ブタで、これらの生または加熱不十分な肉の喫食により感染する。無鉤条虫（カギナシサナダ）の中間宿主は、ウシ、ヒツジである。なお、サケ・マスは、日本海裂頭条虫の第2中間宿主である。

(5) サルコシスティスは、生または加熱不十分の馬肉の喫食により感染する。− 20℃ × 48 時間以上の凍結で死滅する。

51 寄生虫とその感染源（35-55、問題集 p. 117）

解説　　（2）

(1) アニサキスは、サバ、アジ、タラ、サケ、イカなどの海産魚介類が感染源である。コイは肝吸虫の感染源である。

(3) サルコシスティスは、ウシ、ウマ、ブタなどの家畜が感染源である。馬刺しによる感染はよく知られている。マスはアニサキスの感染源である。

(4) トキソプラズマは、ブタ、ヒツジなどの家畜が感染源である。最終宿主はネコ科動物であり、ネコの糞便から感染する場合もある。妊産婦が感染すると、死産、流産、胎児奇形に至る場合がある。ホタルイカは旋尾線虫の感染源である。

(5) 有鉤条虫は、ブタが感染源である。アユは横川吸虫の感染源である。

52 アニサキスとそれによる食中毒（36-54、問題集 p. 117）

解説　　（4）

(1) アニサキスの主な感染源は、サバ、アジ、タラ、サケ、イカなどの海産魚介類である。

(2) アニサキスは、食材を食酢で処理しても死滅しない。また、ワサビ、醤油でも死滅しない。

(3) アニサキスは、食材を5℃で冷蔵しても死滅しない。死滅させるには、− 20℃ × 24 時間の冷凍または、60℃ × 1 分間の加熱が必要である（Codex 規格）。

(5) アニサキスの最終宿主は、イルカなどの海棲哺

類である。アニサキスは、第一中間宿主のオキアミ中で幼虫になり、第2中間宿主の海産魚介類（サケ、イカなど）で生物学的濃縮を受ける。これを海棲哺乳類が摂食すれば、宿主内で成虫となる。ヒトが摂食した場合は、成虫になれずに幼虫のまま、胃壁や腸壁に侵入し、アニサキス症を発症する。

53 食品に含まれる物質（34-57、問題集 p. 117）

（4）

解説

(4) ヘテロサイクリックアミンは、高温調理時にアミノ酸とクレアチニンが反応して生じる。トリプトファンからは、Trp-P-1 および Trp-P-2、グルタミン酸からは、Glu-P-1 および Glu-P-2、フェニルアラニンからは、Phe-P-1 が生成する。

54 食品中の有害物質（35-56、問題集 p. 118）

（4）

解説

(1) アフラトキシンを生産するカビ類は、主に熱帯〜亜熱帯に生息している。

(2) デオキシニバレノールは、フザリウム（赤カビ）が産生する麦類を汚染するカビ毒で、主に麦類に蓄積される。

(3) 放射性物質であるヨウ素 131 は、主に甲状腺に蓄積される。

(5) ベンゾ［a］ピレンは、主に有機物質の不完全燃焼の過程で生成され、生物濃縮による海水産物への蓄積が観測されている。直火で調理した肉、魚などのほか、燻製や鰹節に多く含まれる。

55 放射性物質（37-55、問題集 p. 118）　（3）

解説

(1) 食品摂取を介しての被曝は、内部被曝である。食事による経口摂取、吸入による吸入摂取、皮膚から吸収される経皮吸収、傷口からの創傷侵入の他、治療・診療のための放射性物質の投与などで、体内に放射性物質が侵入して、被曝する。

(2) わが国における食品中の放射性物質の基準値は、セシウムを対象として、飲料水 10 Bq/kg、牛乳 50 Bq/kg、乳児用食品 50 Bq/kg、一般食品 100 Bq/kg と定められている。

(4) ストロンチウム 90 は、同じアルカリ土類金属であるカルシウムと同様に、骨に蓄積される。

(5) わが国ではじゃがいもの発芽防止に、コバルト 60 から放射されるガンマ線の照射が用いられている。

56 食品添加物（35-57、問題集 p. 118）　（4）

解説

(1) 一日摂取許容量（ADI）は、生涯にわたって毎日

摂取したとしても健康に影響が出ない量である。

(2) 無毒性量とは、動物に対する毒性試験の結果、動物に毒性（有害な影響）がみられない最大の投与量である。ヒトを対象に毒性試験を実施するのは倫理上不可能である。

(3) 指定添加物とは、食品衛生法第12条に基づき、厚生労働大臣が定めた食品添加物で、化学的合成品だけでなく、天然由来の添加物も含まれる。

(5) エリソルビン酸（Erythorbic acid）は、ビタミンCの立体異性体で、酸化防止剤である。

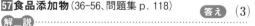

57 食品添加物（36-56、問題集 p. 118） **答え （3）**

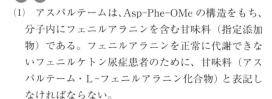

(1) アスパルテームは、Asp-Phe-OMe の構造をもち、分子内にフェニルアラニンを含む甘味料（指定添加物）である。フェニルアラニンを正常に代謝できないフェニルケトン尿症患者のために、甘味料（アスパルテーム・L-フェニルアラニン化合物）と表記しなければならない。

(2) ソルビン酸（Sorbic acid, 2,4-hexadienoic acid）には、静菌作用はあるが、殺菌作用はない。カビ・酵母・好気性菌に対して保存料（指定添加物）として使われる。

(3) 亜硝酸イオンが暗赤色のミオグロビンと結合して、赤色のニトロソミオグロビンを生じ、ミオグロビンの酸化によるメトミオグロブリンの生成を抑制する。ただし、生鮮食肉や鮮魚介類に使用することは禁止されている。

(4) コチニール色素は、エンジムシから抽出した赤色の色素で、着色料（既存添加物）として使用されている。主色素はカルミン酸である。

(5) ナイシンは、乳酸球菌 Lactococcus lactis が生産する抗菌性ペプチドであり、グラム陽性菌の芽胞の発芽を抑制するので、保存料（指定添加物）として、食肉製品、チーズ、ホイップクリーム、ソース類、ドレッシング、マヨネーズ、洋（生）菓子、卵加工品、味噌等について、使用が認められている。

58 食品添加物（37-56、問題集 p. 118） **答え （4）**

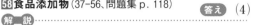

(1) 一日摂取許容量（ADI）は、生涯にわたって毎日摂取したとしても健康に影響が出ない量であり、食品添加物の一日摂取許容量（ADI）は、食品安全委員会が設定する。

(2) 無毒性量（NOAEL）は、動物の毒性試験で得られた一日摂取許容量の1/100と計算される。ヒトに対する毒性試験は、倫理上許されない。

(3) ばら売りでも、防かび剤の表示は省略できない。値札や品名札あるいは陳列棚などに、使用した物質名を分かりやすい方法で表示する。

(4) 調味料には、①アミノ酸類、②核酸類、③有機酸類、④無機塩類の4グループがあり、同じグループのみの場合は、調味料（アミノ酸）のように一括名での表示が可能である。異なるグループ、例えば①のグルタミン酸と②のイノシン酸を併用した場合は、調味料（アミノ酸等）との表示も可能である。

(5) 着色料である赤色2号は、指定添加物（厚生労働大臣が安全性と有効性を確認して指定した添加物）である。

59 食品添加物の使用（34-58、問題集 p. 119） **答え （3）**

(1) ソルビン酸カリウムは、カビ・酵母・好気性菌に対して静菌効果がある保存料として使用される。

(2) 食用赤色2号は、菓子、清涼飲料水、冷菓などに用いられるタール系着色料であり、鮮魚介類の着色には使用できない。使用基準により、鮮魚介類（鯨肉を含む）の他、カステラ、きなこ、魚肉漬物、鯨肉漬物、こんぶ類、しょう油、食肉、食肉漬物、スポンジケーキ、茶、のり類、マーマレード、豆類、みそ、めん類（ワンタンを含む）、野菜およびわかめ類への使用は禁止されている。

(3) 「食品、添加物等の規格基準」（昭和34年厚生省告示第370号）には、亜硝酸根（イオン）の残存基準が規定されており、食肉製品・鯨肉ベーコン70ppm未満、魚肉ハム・ソーセージ50ppm未満、いくら・すじこ・たらこ5ppm未満とされている。すなわち、食肉製品より魚卵の方が低い。

(5) アスパルテームは、アスパラギン酸－フェニルアラニンメチルエステルの構造をもつジペプチドである。フェニルアラニンの摂取を制限されているフェニルケトン尿症患者の過剰摂取を予防するために「L-フェニルアラニン化合物」と表示しなければならない。

5 食品の表示と規格基準

60 一般用加工食品の表示（34-59、問題集 p. 119） **答え （5）**

(1) 原材料名は、原材料に占める重量の割合の高いものから順に表示しなくてはならない。

(2) 期限表示として、一部を除き消費期限または賞味期限を表示しなければならない。製造又は加工した日から期限までの期間が3か月を超えるものは、賞味期限年月のみの表示も認められている。

(3) 一般用加工食品の義務表示項目は、エネルギー、たんぱく質、脂質、炭水化物、ナトリウム（食塩相

当量で表示）であって、灰分の含有量は表示しなくてもよい。

(4) 食物繊維の含有量を表示する場合は、炭水化物の内訳として、糖質の含有量を同時に表示しなくてはならない。また糖類の含有量を表示する場合は、糖質の内訳として記載する。

メモ 2019（令和元）年9月19日付けで特定原材料「落花生」が「落花生（ピーナッツ）」と改正され、ピーナッツとの表示も可能になった。また「アーモンド」が特定原材料に準ずるものとして追加された。

61 一般用加工食品の表示（35-58、問題集 p. 119）

解説 答え （4）

「食品表示基準について」（平成30年3月28日消食表第154号）の、5表示の方式(4)栄養成分表示⑨に「機能を表示する栄養成分、栄養強調表示をする栄養成分の量及び熱量は、別添栄養成分等の分析方法等に規定された分析法により測定すること」とされているため、栄養機能食品の機能成分の値は、実測値でなければならない。

62 食品表示基準に基づく一般用加工食品の表示
（36-57、問題集 p. 119）

解説 答え （5）

(5) ノンシュガーは、砂糖使用の有無にかかわらず、100g（または100mL）あたりの糖類が0.5g未満の場合に表示することができる。

63 一般用加工食品の表示（37-57、問題集 p. 120）

解説 答え （2）

(1) 品質が急速に劣化しやすい食品には、消費期限（安全に食べられる期限）を表示する。

(2) 炭水化物の内訳として、糖質は任意表示、食物繊維量は推奨表示である。なお、糖質と食物繊維はセットで記載しなければならない。

(3) 食塩相当量（g）の表示値は、ナトリウム総量（mg）×2.54÷1000の式で換算されるので、グルタミン酸ナトリウムに由来するナトリウムを含む。ただし、ナトリウム塩（食塩を含む）を添加していない食品は、ナトリウム量（mg）を記載した後に、食塩相当量（g）をカッコ書きで記載できる。

(4) 大麦は、アレルギー表示の義務表示および推奨表示に該当しない。小麦は義務表示である。

(5) 2023（令和5）年4月から表示制度が改正され、大豆およびとうもろこしについて、分別生産流通管理により、遺伝子組換えの混入が認められない加工食品は、「遺伝子組換えでない」旨の任意表示、意図せざる混入が5％以下と認められる加工食品は、「遺

伝子組換え混入防止管理済」「分別生産流通管理済」の旨の任意表示に変更された。また、大豆およびとうもろこし以外の対象農作物の場合は、遺伝子組換え農作物の混入が認められない場合のみ、「遺伝子組換えでない」旨の任意表示に変更された。分別生産流通管理を行わなかった場合の「遺伝子組換え不分別」、遺伝子組換え農作物を分別生産流通管理した場合の「遺伝子組換え」の義務表示には変更がない。

64 食品の規格基準（36-55、問題集 p. 120）

解説 答え （3）

(1) トランス脂肪酸のバターにおける規格基準は、制定されていない。ウシの反芻胃に生息する微生物がトランス脂肪酸を産生し、牛乳中にも移行するので、牛乳を原料とするバターは、約2g/100gのトランス脂肪酸を含む。

(2) パツリンのりんご果汁における規格基準は、50ppb（＝50μg/kg）以下と定められている。

(3) 生あんの原料にはシアン化合物を含む豆があり、製造基準でシアン化合物を除去する方法が定められている。シアン化合物除去を確認するために、「検出せず」との規格基準が定められている。

(4) ヒ素のひじきにおける規格基準は、制定されていない。2004年7月に英国食品規格庁が、「無機ヒ素を多く含むひじきを食べないように」と勧告した。これに対して、厚生労働省は、無機ヒ素の暫定的耐容週間摂取量、ひじきのヒ素含有量、日本人のひじきの摂取量などを勘案して、「バランスのよい食生活を心がければ健康上のリスクが高まることはない。」とコメントしている。

(5) 米のカドミウム許容量は、Codex委員会の策定した国際基準に従って、玄米および精米で0.4ppm以下とされている。

65 特別用途食品および保健機能食品（35-59、問題集 p. 120）

解説 答え （4）

(1) 総合栄養食品（いわゆる濃厚流動食）は、許可基準型病者用食品の1つであって、病者を対象としている。

(2) 特定保健用食品（規格基準型）は、科学的根拠が蓄積されている関与成分を含む食品について、定められた規格基準への適合性のみの審査で許可される食品であって、申請者は当該規格基準への適合性を示さなければならない。

(3) 栄養機能食品は、特定の栄養成分を規定量含み、当該栄養成分の補給のために利用される食品で、個別の許可申請は不要である。当該栄養成分に定められた機能を表示できる。

(5) 機能性表示食品は、保健機能食品の1つである。

66 特別用途食品および保健機能食品 (36-58、問題集 p. 120)

答え (4)

解 説
(1) 特別用途食品には、特定保健用食品、妊産婦・授乳婦用粉乳、乳児用調製粉乳、えん下困難者用食品および病者用食品があり、いずれも国の許可が必要である。
(2) 栄養機能食品は、通常の食生活では不足する栄養成分を補給するための食品で、厚生労働省の定めた基準値（上限値、下限値）を充たせば、国の許可なしで、栄養機能を表示できる。
(3) 機能性表示食品は、安全性と機能性に関する科学的根拠などの必要事項を、国（消費者庁長官）に届け出て受理されれば、その60日後から機能性を表示して販売できる。すなわち、国の個別の許可は受けない。
(5) 特定保健用食品には、関与成分を用いた *in vitro* および *in vivo*（動物）試験に加え、申請食品を用いたヒト試験で、その保健の用途に係る有効性を示さなければならない。

67 特別用途食品および保健機能食品 (37-59、問題集 p. 121)

答え (5)

解 説
(1) 特定保健用食品以外の特別用途食品には、(ア)の許可証票が定められており、区分欄には、「乳児用食品」「幼児用食品」「妊産婦用食品」「病者用食品」または、その他の「特別の用途」を記載する。なお、特定保健用食品には、(イ)の許可証票が定められている。

(ア)
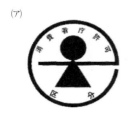
(イ)
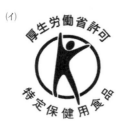

(2) 「食生活は、主食、主菜、副菜を基本に、食事のバランスを。」（啓発文）の表示は、保健機能食品（栄養機能食品、特定保健用食品、機能性表示食品）に義務付けられており、特別用途食品（総合栄養食品）には、適用されない（表示不要）。
(3) 特定保健用食品（条件付き）は、有効性の科学的根拠が特定保健用食品のレベルに届かないが、一定の有効性が確認されているために、限定的な科学的根拠であるという表示を条件に許可された食品である。トクホより開発資金が低額であるが、申請数・認可数はごく僅かである。機能性表示食品の登場

で、当該制度の必要性が低下している。
(4) 食品表示基準第2条第1項第10号には、「機能性表示食品は、疾病に罹患していない者」を対象にする旨が規定されており、「未成年者、妊産婦（妊娠を計画している者を含む。）及び授乳婦」は、対象から除外されている。従って、妊産婦を対象に開発された機能性表示食品は存在しない。ただし、妊産婦に機能性表示食品の喫食を禁じるという意味ではない。

68 特定保健用食品の関与成分と保健の用途 (35-60、問題集 p. 121)

答え (2)

解 説
キトサンの保健の用途は、「コレステロールが高めの方に適する食品」である。

69 特定保健用食品の関与成分と保健の用途に関する表示 (36-59、問題集 p. 121)

答え (1)

解 説
(1) サーデンペプチドは、Val-Tyr のジペプチドで、その保健の用途は、「血圧が高めの方に適した食品」である。作用機作は、ACE（アンジオテンシン変換酵素）阻害である。
(2) 作用機作は、末梢交感神経系の抑制である。
(3) 作用機作は、小腸での糖分の吸収の抑制である。
(4) 作用機作は、腸内でのコレステロールの吸着であり、「おなかの調子を整える」と「血中コレステロールを低下させる」の2つの保健の用途が認められている。
(5) 作用機作は、腸内でのコレステロールの吸着である。

70 栄養成分と栄養機能表示 (34-60、問題集 p. 121)

答え (3)

解 説
疾病の診断、予防、治療、疾病のリスク軽減などを表示することは、栄養機能表示としては認められていないので、症状の改善の選択肢(1)、疾病のリスク軽減の選択肢(2)および疾病の予防の選択肢(4)、(5)が誤りであることは瞬時に判断できる。
　各栄養素の栄養機能表示は以下のとおりである。
(1) n-3系脂肪酸は「皮膚の健康維持を助ける栄養素です」と表示される。
(2) カルシウムは「骨や歯の形成に必要な栄養素です」と表示される。
(4) ビタミンEは「抗酸化作用により、体内の脂質を酸化から守り、細胞の健康維持を助ける栄養素です」と表示される。
(5) ビタミンCは「皮膚や粘膜の健康維持を助けるとともに、抗酸化作用を持つ栄養素です」と表示され

る。

71 栄養成分と栄養機能表示 (37-58、問題集 p. 122)

答え（4）

食品のリスク低減表示は、特定保健用食品の関与成分、カルシウム（骨粗鬆症）と葉酸（神経管閉鎖障害）の２例のみであることを想起すれば、選択肢(4)が誤りであることは即断できる。

選択肢(4)ビタミンDの栄養機能表示は、「腸管でのカルシウムの吸収を促進し、骨の形成を助ける栄養素です」である。

6 食品の生産・加工・保存・流通と栄養

72 食品の加工 (34-61、問題集 p. 122)

答え（2）

(1) （糸引き）納豆の製造では、納豆菌を発酵に利用する。

(3) かまぼこの製造では、魚肉に塩化ナトリウムを加えてすり潰す。魚肉に食塩を加えてすり潰すと、アクトミオシンが溶け出し、これが加熱によって絡み合い、特有の歯ごたえ「足」ができる。

(4) 豆腐の製造では、豆乳に硫酸カルシウムを加えて凝固させる。豆腐製造用凝固剤として使用する塩化マグネシウム（にがり）や硫酸カルシウム（すまし粉）の二価金属イオンが、豆乳のたんぱく質を架橋して凝固させる。

(5) 干し柿の製造では、タンニンの不溶化により渋味を除去する。渋柿を干すとタンニンが不溶化するので、渋味を感じなくなる。他に、アルコール、加温、炭酸ガスなどでの処理で渋味を除去することができる。

73 食品加工に利用される酵素とその働き (36-60、問題集 p. 122)

答え（2）

本問の酵素は、すべて既存添加物である。

(1) α-アミラーゼは、でんぷんやグリコーゲンのα-1,4-結合をランダムに加水分解する酵素で、デキストリンやマルトースなどのオリゴ糖を生成する。マルトースをグルコースに分解するのは、マルターゼである。

(3) ラクターゼは、ラクトースをガラクトースとグルコースに加水分解する酵素である。でんぷんをグルコースに分解する酵素は、グルコアミラーゼである。

(4) リパーゼは、中性脂肪を脂肪酸とグリセリンに加水分解する酵素である。RNAをイノシン酸に分解

するには、酵母のRNAを、RNA分解酵素で、5'-グアニル酸と5'-アデニル酸の混合物にする。次いで、含まれる5'-アデニル酸をAMPデアミナーゼで、5'-イノシン酸に変換すれば、5'-グアニル酸と5'-イノシン酸の混合物が得られる。この混合物から、核酸系うまみ調味料を製造する。

(5) ヘスペリジナーゼは、ヘスペリジンをヘスペレチン（水溶性）に分解する酵素で、みかん缶詰シロップの白濁防止に使用される。

74 食品加工に利用される酵素とその利用 (37-60、問題集 p. 122)

答え（4）

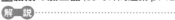

(1) パパインは、パイナップルのたんぱく質分解酵素で、ビールの混濁防止および食肉軟化に使用される。選択肢の用途には、ヘスペリジナーゼが使用される。

(2) キモシンは、仔牛の胃に含まれるたんぱく質分解酵素で、チーズの製造に使用される。なお、現在は遺伝子組換えキモシンが汎用される。選択肢の用途には、プロテアーゼが使用される。

(3) ペクチナーゼは、果実のペクチンを分解する酵素で、果汁の混濁防止に使用される。選択肢の用途には、インベルターゼが使用される。

(4) トランスグルタミナーゼは、たんぱく質を架橋する酵素で、畜肉製品、魚肉製品、乳製品、ベーカリー製品等の品質改良剤として使用される。

(5) グルコースイソメラーゼは、グルコースをフルクトースに変換する酵素で、異性化糖の製造に使用される。選択肢の用途には、ナリンギナーゼが使用される。

75 穀類の加工品 (35-61、問題集 p. 123)

答え（2）

(1) アルファ化米は、炊飯した米を熱風で急速に乾燥させたものである。でんぷんがアルファ化されたまま乾燥されているので、熱湯や冷水を注ぐことで飯に復元する。

(3) 薄力粉は、たんぱく質が比較的少なめの「軟質小麦」から製造するので、たんぱく質含量は、8〜9％である。なお、中力粉は9〜10％、強力粉は12〜13％のたんぱく質を含む。

(4) 発酵パンは、酵母が出す炭酸ガスにより生地を膨らませる。

(5) コーンスターチは、とうもろこしを磨砕してでんぷんを分離したものである。コーンミールは、とうもろこしを挽き割りにしたものであり、コーングリッツは、とうもろこしから皮と胚乳を除去して挽き割りにしたものである。

76 食品とその加工方法 (37-61、問題集 p. 123)

答え (3)

解説

(1) かん水は、炭酸ナトリウム、炭酸カリウムなどを主成分とするアルカリ塩水溶液で、中華麺などの製造に使用する。小麦粉に混ぜると、グルテンと反応して独特の歯触りを生み出し、フラボノイドと反応して、黄色の中華麺ができる。うどんには、かん水を使用しない。

(2) パンは、パン酵母を利用して膨化させ製造する。パンには、麹かびを使用しない。

(4) きなこは、乾燥大豆を焦げ目のつく程度に炒って、微粉末に粉砕したものである。豆乳を加熱して表面にできた膜は、湯葉（生湯葉）で、これを乾燥させると、干し湯葉ができる。

(5) コーングリッツは、乾燥させたとうもろこしから、皮や胚芽を取り除き、胚乳の部分を粗く粉砕したものである。とうもろこしの湿式粉砕は、コーンスターチの製造工程の一部である。

77 畜肉の加工および加工品 (35-62、問題集 p. 123)

答え (4)

解説

(1) ドメスティックソーセージは、水分含量が 50～60 ％で、保存性は低い。ドライソーセージは、水分含量が 35 ％以下、セミドライソーセージは、水分含量 35～55 ％以下のソーセージで、ドメスティックソーセージより水分含量が低いため、保存性が高い。

(2) ベーコンは、豚肉を塩漬し、くん煙したものである。

(3) ボンレスハムは、豚もも肉を整形、塩漬、ケーシングで包装後、必要に応じてくん煙し、湯煮または蒸煮したものである。選択肢はプレスハム（またはチョップドハム）の製造方法である。

(5) ビーフジャーキーは、薄切りの牛肉を香辛料などで調味した後に乾燥したもので、好みに応じてくん煙する（スモークジャーキー）。

78 発酵食品とその製造に関わる微生物 (36-61、問題集 p. 123)

答え (5)

解説

(1) ワインの醸造には、酵母が用いられる。

(2) ビールの醸造には、酵母が用いられる。下面発酵をするラガー株と、上面発酵をするエール株があり、それぞれ、ラガービールとエール（およびスタウト）の醸造に用いられる。麦角菌は、ライ麦などの穀類の穂に寄生するカビで、食中毒の原因となる。

(3) 食酢は、酢酸菌を用いて製造する。穀物の糖化物や果実をアルコール発酵させて、これに酢酸菌を植菌して酢酸発酵を行う。

(4) 糸引き納豆は、枯草菌（*Bacillus subtilis*）を用いて製造する。時に納豆菌（*B. subtilis var. natto*）と呼ばれることもある。

79 加工食品で利用されている多糖類とその原料 (37-62、問題集 p. 123)

答え (2)

解説

(1) アガロースは、てんぐさに含まれる多糖類で、主に D-ガラクトースと 3,6-アンヒドロ-L-ガラクトースから成る。ゲル化剤として使用される。あまのりに含まれる多糖類は、ポルフィラン（硫酸多糖）である。

(3) ペクチンは、りんごなどに含まれる複合多糖類で、主にポリガラクツロン酸から成る。ゲル化剤、安定剤、増粘剤としてジャムやフルーツソース等に使用される。

(4) カラギーナンは、紅藻類のスギノリやツノマタなどに含まれる硫酸多糖で、主に D-ガラクトースまたは 3,6-アンヒドロ-D-ガラクトースから成る。増粘剤として使用される。

(5) グルコマンナンは、こんにゃくに含まれる多糖類で、主にグルコースとマンノースから成る。きく芋に含まれる多糖類は、イヌリン（果糖の重合体）である。

80 食品の保存 (34-62、問題集 p. 124)

答え (2)

解説

(1) ブランチング処理により、酵素は不活化する。ブランチング処理では、酵素的褐変に関与する酵素を、短時間の加熱処理により失活させる。冷凍食品製造工程でよく行われる。

(3) 塩蔵では、結合水が増加し、自由水が減少するので、食品の浸透圧は高くなる。

(4) CA 貯蔵では、庫内空気中の酸素を低濃度にし、二酸化炭素を高濃度にする。加えて低温にすれば、青果物の呼吸作用が抑制され、青果物に含まれる糖や酸の消耗を防止するので、鮮度の保持期間が大幅に延長される。

(5) 酸を用いた保存では、有機酸が用いられる。有機酸は、解離型では菌体内に入れないが、非解離型では菌体内に取りこまれ、菌体内で解離してプロトンを生成して、菌体内の pH を低下させる。これにより、酵素の不活化がおき、殺菌力を示す。無機酸は解離度が大きく、細胞内に取り込まれ難いので殺菌力は弱い。

81 食品の保存 (35-63、問題集 p. 124)

答え (1)

解説

(2) 低温障害とは、冷蔵保存に不向きな青果物を冷蔵保存した場合に発生する障害のことである。暑い環

境で育つ青果物（なす、きゅうり、さつまいも、トマト、バナナ、マンゴーなど）に起きやすい。

(3) 水産物の缶詰では、主に高温殺菌が用いられている。容器包装詰加圧加熱殺菌食品の製造基準では、ボツリヌス菌芽胞の生存可能範囲（pH4.6 を超え、かつ、水分活性 0.94 を超える場合）では、120℃（中心部）× 4 分間加熱またはこれと同等以上の効力を有する方法で殺菌することとなっている。

(4) ガス置換による保存・貯蔵では、空気を窒素または二酸化炭素に置換する。

(5) わが国において、コバルト 60 の γ 線照射がじゃがいもの発芽防止のために許可されており、それ以外の用途には認められていない。

82 食品の保存（36-62、問題集 p. 124）　　答え（2）

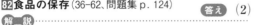

(1) グレーズ処理は、表面に氷衣（グレーズ）をかける保存法であり、水分が失われるのを防ぎ、酸素との接触を抑えるので、油脂の酸化を防止する。

(2) 一般の化学反応では、反応温度を 10℃ 下げると、反応速度は、1/2～1/3 に低下する（温度係数 Q_{10} ＝ 2～3）。青果物の呼吸も化学反応なので、同様に低下する。

(3) CA 貯蔵の二酸化炭素濃度は、青果物の種類によって異なるが、2～8％ である。

(4) 熱燻法は、主に調味を目的に、120～140℃ の高温で 2～4 時間燻煙処理する。一方、冷燻法は、主に保存を目的に、15～30℃ で 3～5 週間燻煙処理する。従って保存性は、冷燻法のほうが高い。

(5) 食肉の缶詰の殺菌には、ボツリヌス菌芽胞を殺菌するため、レトルト殺菌法（120℃ × 4 分間加熱又はこれと同等以上）を用いる。

83 食品の保存法と保存性を高めるための加工法
（37-63、問題集 p. 124）　　答え（5）

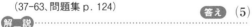

(1) －1～－5℃ の温度帯は、最大氷結晶生成帯と称し、この温度帯の滞留時間が長いほど、氷結晶が大きくなり、細胞が損傷されて、品質が損なわれる。高品質の冷凍食品を製造するには、この温度帯の通過時間を 30 分以下（急速冷凍）にする必要がある。

(2) パーシャルフリージングは、－3℃ 付近で保存する方法で、一般にたんぱく質の変性は抑制される。ただし、最大氷結晶生成帯での保存なので、長期保存には向かない。

(3) 浸透圧は、加える溶質の濃度に比例するので、ショ糖を大量に加える糖蔵では、浸透圧が上昇する。

(4) 冷燻法は、主に保存を目的に、15～30℃ × 3～5 週間、熱燻法は、主に調味を目的に、120～140℃ × 2～4 時間、処理する方法であり、保存性は、冷燻

法＞熱燻法である。

(5) 耐熱性芽胞形成菌を殺菌する条件で、容器包装詰加圧加熱殺菌食品の製造基準に規定されている。

84 食品の容器・包装（34-63、問題集 p. 124）　　答え（4）

(1) ガラスは、ケイ酸塩を主成分とする無機物で、プラスチックに比べて化学的安定性が高い。

(2) 生分解プラスチックは、微生物などによって、最終的に水と二酸化炭素に完全に分解される。デンプンなどを原料にして生産され、「環境に優しい」が、通常のプラスチックより高価で、耐久性に劣る。

(3) ラミネート包材は、基剤フィルム（包材の素材）、シーラントフィルム（熱で素材をシールする材料）を組み合わせた種々の素材を積層（ラミネート）させて作られる。素材の組合せで種々の機能を持ったラミネート包材が開発されている。

(5) 真空包装は、嫌気性微生物の生育を阻止できない。偏性嫌気性菌では酸素の存在が生育を抑制するので、真空包装で酸素を除くと生育を促進する。また、通性嫌気性菌では酸素を除いても生育は阻止できない。

85 容器包装（36-63、問題集 p. 125）　　答え（1）

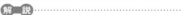

(2) セロハンは、セルロースを加工したもので、防湿性が劣る。セロハンに防湿塗装を施した、防湿セロハンも使用される。

(3) ガラスは、ガス遮断性が高く、ビン詰などに使用される。

(4) 無菌包装とは、無菌化した包装材料を使用して、無菌化した食品を、無菌の環境下で包装することであり、包装後の殺菌処理は不要である。

(5) ガス置換包装では、容器内の空気を、窒素および二酸化炭素のような不活性ガスで置換する。

86 調理器具・機器（35-64、問題集 p. 125）　　答え（3）

(1) 三徳包丁は、刃渡りが 16～18cm 程度の洋包丁で、肉や魚、野菜など、あらゆる食材に対応できる万能包丁として使われている。

(2) かつらむきには、片刃の薄刃包丁が適している。

(4) 蒸し器内の水蒸気の温度は、100℃ 以下である。加圧しない限り水蒸気の温度は 100℃ を超えない。

(5) 家庭用冷凍庫の庫内温度は、JIS 規格により －18℃ 以下と決められている。

7 食事設計と栄養・調理

87 嗜好性を高めるための調理（35-65、問題集 p. 125）
（35-65、問題集 p. 125）

答え（3）

解 説

(1) 煮魚では、煮汁をしっかり煮立ててから魚を入れる。低温の煮汁とともに加熱すると、魚臭が煮汁に移る。

(2) でんぷん糊液でとろみが出るのは、でんぷんが加熱により水を吸って膨らみ、粘度を増して糊状になる（糊化）ためである。スムーズに糊化するためには、でんぷんに充分に水を吸わせておき（水溶き）、手早く回し入れる。デキストリン化は、でんぷんに油脂を加え加熱して低分子化する反応で、例えばホワイトソースの調理に関与している。

(4) みその香りは揮発性なので、みそを入れたら、煮立つ直前で火を止める。

(5) さつまいもの皮の近くには、クロロゲン酸などのポリフェノールが多く、空気に触れると褐変するので、色よく仕上げるためには、皮を厚く剥いてポリフェノールの混入を減らす。

88 鶏卵を用いた調理・加工（34-65、問題集 p. 125）

答え（2）

解 説

(1) 卵をゆでるには、中心部まで均一に加熱するために、水からゆでる。半熟卵のゆで時間は、沸騰してから7～8分間である（12分間加熱では固ゆで卵）。

(3) 卵豆腐を作るには、卵液中の気泡を追出してから凝固させるために、卵の凝固温度（80℃）よりわずかに高い温度（85℃位）でゆっくり加熱する。

(4) 最初に砂糖を加えると卵白が泡立ち難くなるので、砂糖は泡立てながら徐々に加える。砂糖の添加は泡の離水を防ぎ、メレンゲの安定性を増加させる。

(5) マヨネーズは、油滴を乳化剤（卵黄）の親水性の部分が水と接するように外側にして取り囲んだO/W 型エマルションであるので、卵黄（または全卵）をよく撹拌しながら油を少量ずつ加えて乳化させて調製する。調味料などを加える方法は様々に提案されている。

89 食品の硬さを調整するための調理（37-64、問題集 p. 126）

答え（5）

解 説

(1) 野菜をゆでると、50～60℃付近でペクチンが脱メチル化されて、分解し難くなるので、硬くなる（硬化現象）。また、80～90℃付近では、ペクチンが分解され、軟らかくなる（軟化現象）。じゃがいもは、水からゆでて沸騰させ、80～90℃を保ちながらゆで

ると、軟化現象のため、軟らかくゆであがる。65℃では、硬化現象のため、硬くなる。

(2) さつまいもをゆでるには、水から弱火でゆでて、70℃位に保つと、でんぷんが糖に分解されて甘く、軟らかくゆであがる。また、ゆで水に1 ％程度の塩を加えると、対比現象で、甘味が引き立つ。ミョウバンは、さつまいもを色よくゆでるのに使用される。

(3) れんこんをゆでるには、少量の酢を加える。酢は、タンニンによる着色を抑制し、ペクチンの分解を抑制するので、白く、歯ごたえが良く仕上がる。

(4) だいこんの千切りをゆでるには、少量の米を加えるか、米のとぎ汁を用いると、アクが除去でき、歯ごたえが良く仕上がる。塩を加えると、細胞から水分が失われるので、逆効果である。

(5) 鯉のあらいを作るには、卸した半身をそぎ切りにして湯引きした後に、氷水に漬ける。

90 飲み物の調理（34-66、問題集 p. 126）

答え（1）

解 説

(2) 茶葉のタンニンは、高温でより多く抽出される。冷水（低温）での抽出は、タンニンおよびカフェインの溶出を抑制し、テアニンやアミノ酸などの旨味成分が多く抽出されるので、苦み・渋味を抑えたまろやかな味のお茶が抽出できる。

(3) 抽出温度が高いほど、コーヒー粉からカフェインの抽出量は増加する。サイフォン式は、蒸気圧を利用して高い温度でコーヒー粉を抽出するので、より低い温度で抽出するペーパードリップ式に比べて、カフェインが多く抽出される。

(4) 赤じそに含まれる色素は、シソニン（アントシアニン系）であり、酸性では赤系色、塩基性では青系色を示す。赤じそジュースの赤色を鮮やかにするためには、クエン酸などの有機酸を添加する。

(5) 牛乳を40℃以上に加熱すると、表面から水分が蒸発し、たんぱく質を主体とした濃縮凝固が起こり、周辺の脂肪や乳糖を包み込んで皮膜ができる（ラムスデン現象）。これを防ぐには撹拌しながら加熱する。牛乳200mL に小さじ1杯程度の砂糖を加えて加熱しても防ぐことができる。

91 酢による食品の色の変化（35-66、問題集 p. 126）

答え（1）

解 説

(2) 赤たまねぎの色素は、アントシアニンであり、酸性で赤色、アルカリ性で青色になる。酢を加えると酸性になるので、赤紫色から赤色になる。

(3) れんこんは、タンニンというポリフェノールを含み、空気に触れると褐変する。れんこんに酢を加えると、褐変酵素が抑えられるので、白色になる。

(4) にんじんの色素は、α-カロテンなどのカロテン類

III 食べ物と健康

であり、分子中にpHで変化する構造を持たないため、酢を加えても変色しない。

(5) 新鮮な牛肉は、ミオグロビンによる暗赤色を示すが、新鮮な切り口は、ミオグロビンが酸素化されオキシミオグロビンに変化するので、鮮赤色を示す。酢は、牛肉のミオグロビンを酸化してメトミオグロビンにするので、牛肉は、暗赤色から赤褐色になる。

92 調理による食品の色の変化 (37-65、問題集 p. 126)

答え (5)

(1) ほうれんそうは、短時間のゆで調理では、色調は変化しない。ただし、酸性下ではクロロフィルが、マグネシウム離脱して、黄褐色のフェオフィチンになるので、酢水でゆでると変色する。

(2) カリフラワーは、重曹とともにゆでると黄色になる。カリフラワーには、フラボノイドが含まれており、酸性では白色、アルカリ性では黄色になる。重曹は、弱アルカリ性なので、加えてゆでると黄色になる。白色にゆでるには食酢を加える。

(3) マッシュルームは、チロシナーゼを含むので、切り口は酵素的褐変により黒褐色になる。

(4) 乾燥のりを火であぶると、フィコエリスリン（赤色）およびフィコシアニン（青色）が分解し、熱に強いクロロフィル（緑色）が残るので青緑色になる。

93 食塩の調理特性 (36-64、問題集 p. 126) 答え (2)

食塩には、グルテン分子を収斂させる作用があるので、小麦粉生地に食塩を添加すると、粘弾性は、増加する。なお、(1)はポリフェノールオキシダーゼ活性阻害、(3)は浸透圧による水の移動、(4)はアクチンとミオシンの可溶化、(5)は、浸透圧による脱水に伴う、トリメチルアミン（水溶性）の除去。それぞれ食塩の作用を利用したものである。

94 食品の栄養成分と調理 (37-66、問題集 p. 127)

答え (3)

(1) カロテンは脂溶性なので、油炒めにすると油脂に溶解し、油脂と共に消化管から吸収されるので、吸収率が上昇する。

(2) カリウムは水溶性なので、ゆで汁に流出する。

(3) さつまいもを、65℃付近で加熱を続けると、さつまいものβ-アミラーゼが活性化され、でんぷんをマルトースに分解（低分子化）するので、甘くなる。65℃は、β-アミラーゼの至適温度である。

(4) アミノカルボニル反応である。

(5) 選択肢は、魚肉練り製品の製造方法である。魚肉に食塩を加えてすりつぶす（塩擂り）と、筋原線維

たんぱく質が溶けだして絡み合って、アクトミオシンができ（塩すり身）、これを成型して加熱、ゲル化させて、魚肉練り製品を製造する。

95 食品の安全性を高めるための調理 (36-65、問題集 p. 127)

答え (5)

(1) ソラニンは、耐熱性であり、じゃがいもを210℃で10分間油揚げしても、半減しない。

(2) アクリルアミドは、食品中のアスパラギンと還元糖（ぶどう糖、果糖など）が120℃以上に加熱されることで生じる。過度の加熱は、アクリルアミドの増加を招くため、フライドポテトの揚げ温度は、175℃以下が望ましい。

(3) ジャムは、高濃度の砂糖で水分活性を低下させることにより、微生物の増殖を抑え、防腐効果をもたせているので、砂糖濃度を低くすると、防腐効果が弱まる。

(4) あさりの砂出しには、海水程度の食塩水（約3%）に浸す。

(5) 海水魚による食中毒をおこす腸炎ビブリオ菌は、好塩菌なので、真水による洗浄で死滅する。

96 味の相互作用 (36-66、問題集 p. 127) 答え (5)

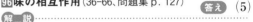

(1) だし汁のうま味が、少量の食塩の添加で強まるのは、対比効果（異なる系統の複数の呈味成分が存在する場合に、一方が他の一方の味を強める）による。

(2) ぜんざいの甘味が、少量の食塩の添加で強まるのは、対比効果による。

(3) 昆布とかつお節の混合だしが、単独よりもうま味が強いのは、相乗効果（異なる系統の複数の呈味成分が存在する場合に、それらの味の和より強調される）による。

(4) 甘味を繰り返し感じ続けると、甘味をあまり感じなくなるのは、「順応」（同じ刺激を繰り返し受けることにより、受容細胞が疲労して、それ以上興奮することができなくなる）に至るためである。閾値が刺激の回数と共に増大し、刺激に対する反応性が低下する。

(5) 二種類の成分を味わう時、後者の味が異なって感じる、変調現象による。

97 代表的な料理の献立の構成 (35-67、問題集 p. 127)

答え (5)

(1) 会席料理は、本膳料理を簡略化したもので、一汁三菜（吸い物・刺身・焼き物・煮物）を基本に種々の酒肴が加わり、酒を楽しんだ後に飯と汁が供される。

(2) 精進料理では、動物性食材を使用せず、昆布、干椎茸、干瓢、大豆などを材料にした「精進だし」の汁が供される。

(3) 西洋料理の正餐では、最初に前菜（オードブル）が供され、次いで、スープ、魚料理（ポアソン）、口直し（ソルベ）、肉料理（アントレ）、デザート、コーヒーの順に供される。最初に食前酒が供される場合は、食前酒と共にお通し（アミューズ）が供される。

(4) メインテーブルに並べられた料理を各自が取り分ける立食形式の食事を「ビュッフェ」と呼ぶ。一応、コース料理と同様に前菜、メインディッシュ、デザートの順に何回かに分けて料理をとるのがマナーとされているが、必ずしもこだわらない。

98 伝統的な料理の配膳 (36-67、問題集 p. 127)

 （4）

(1) 日本料理の日常食では、飯椀および汁椀を左手で持ち上げるので、持ち上げる回数の多い飯椀を手前左側に、少ない汁椀を手前右側に配置する。

(2) 日本料理の日常食では、菜を奥に配置するが、右は左より高位なので、主菜を奥右側（汁椀の奥）に、副菜を奥左側（飯椀の奥）に配置する。

(3) 西洋料理では、喫食者から見て、皿の左にフォーク、右にナイフを置く。料理の進行に伴い、外側から使うので、魚料理と肉料理が供される場合、外側が魚用、内側が肉用である。

(5) 中国料理の宴席では、あらかじめ大皿に盛り付けた料理を、各個人で取り分ける。

99 日本食品標準成分表 2015 年版（七訂）(34-67、問題集 p. 128)

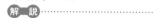 （3）

(1) アミノ酸組成によるたんぱく質の値は、同時に改訂された「日本食品標準成分表準拠アミノ酸成分表 2010」の各アミノ酸量からアミノ酸の脱水縮合物の量として算出した値が、「日本食品標準成分表 2010」から収載された。

(2) トリアシルグリセロール当量の値は、「五訂増補日本食品標準成分表脂肪酸成分表編」の各脂肪酸量からトリアシルグリセロールに換算した量として算出した値が「日本食品標準成分表 2010」から収載された。

(3) 調理による重量変化率は、「五訂増補日本食品標準成分表 2005 年」から収載された。

(5) 「kcal」及び「kJ」の 2 種類の単位によるエネルギー値は、「五訂増補日本食品標準成分表 2005 年」から収載された。

メモ 2019（令和元）年 12 月 24 日には「日本人の食事摂取基準（2020 年版）」が策定され、2020（令和 2 ）年 12 月 25 日に「日本食品標準成分表 2020 年版（八訂）」が公表された。

100 ゆでた後のビタミンC量 (37-67、問題集 p. 128)

 （2）

可食部 50 g のモロヘイヤを、重量変化率 150 ％でゆでると、50 g×150÷100＝75 g となる。これに含まれるビタミンCは、11 mg÷100 g×75 g＝8.25 g となり、(2)の 8 mg が正解である。

1 栄養の概念

1 栄養素とその過剰摂取による健康障害 (36-68、問題集 p. 130)

解 説 ...... **答え** (4)

(1) ビタミンEは、成人では過剰症はみられない。頭蓋内圧亢進はビタミンAの過剰症である。

(2) ビタミンB$_1$は過剰症がみられない。血液凝固障害はビタミンKの欠乏症である。

(3) ビタミンB$_2$は過剰症がみられない。胎児奇形はビタミンAの過剰症である。

(5) マグネシウムは過剰摂取により下痢を起こす。高血圧はナトリウムの過剰摂取により起こる。

2 栄養学の歴史上の人物 (37-68、問題集 p. 130)

解 説 ...... **答え** (4)

(1) ルブネル (Rubner M) は、食事誘発性熱産生 (DIT) を提唱した。

(2) クレブス (Krebs HA) は、クエン酸回路を発見した。

(3) ケルダール (Kjeldahl J) は、たんぱく質の窒素定量法を開発した。

(5) ラボアジェ (Lavoisier AL) は、呼吸が燃焼と同じ現象であることを証明した。

3 遺伝形質 (35-68、問題集 p. 130)

解 説 ...... **答え** (4)

(1) 遺伝子多型は、遺伝子変異の発生頻度が集団の1%以上である。

(2) 遺伝子多型は、食習慣の影響を受けて生活習慣病を生じる。

(3) 遺伝子多型の出現頻度は、人種による差がある。

(5) 倹約 (節約) 遺伝子は、積極的にエネルギーを蓄積するように変異した遺伝子である。

2 食物の摂取

4 食欲の調節 (35-69、問題集 p. 130)

解 説 ...... **答え** (4)

(1) 摂食中枢は、脳の視床下部に存在する。

(2) 血中遊離脂肪酸の増加は、摂食中枢を刺激する。

(3) 血糖値の上昇は、満腹中枢を刺激する。

(5) グレリンは、摂食ペプチドで食欲を促進する。

5 食欲と日内リズム (34-68、問題集 p. 131)

答え (5)

解 説 ......

(1) 食経験は、食欲の形成に影響する。

(2) 血中遊離脂肪酸濃度の上昇は、食欲を促進する。

(3) レプチンは、摂食を抑制し、エネルギー消費を促進する。

(4) 食事のサイクルは、日内リズムに影響し、摂食リズムを形成する。

6 食欲を促進する要因 (36-69、問題集 p. 131)

答え (3)

解 説 ......

(1) 満腹中枢の興奮により、食欲は抑制される。

(2) 血中グルコース濃度の上昇により、食欲は抑制される。

(4) レプチン分泌量の増加により、食欲は抑制される。

(5) 胃壁の伸展により、満腹感が起こり食欲は抑制される。

3 栄養素の消化・吸収と体内動態

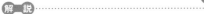

7 消化酵素 (34-69、問題集 p. 131)

答え (5)

解 説 ......

(1) α-アミラーゼは、唾液腺や膵臓から分泌する。チモーゲンとは、酵素の前駆体で、例えばたんぱく質の消化酵素であるトリプシンのチモーゲンはトリプシノーゲンとして膵液に分泌される。

(2) トリプシンは、エンド型酵素である。例えば、カルボキシペプチダーゼなどがエキソ型酵素である。

(3) 膵リパーゼの働きは、胆汁酸により脂肪が乳化されることにより促進される。

(4) ペプシンの至適 pH は、pH2 前後の強酸性である。

8 管腔内消化の調節 (35-70、問題集 p. 131)

答え (4)

解 説 ......

(1) 胃相とは、食物が胃に入った刺激により胃はもとより、消化器系のほかの部分の働きに目的にかなった変化が起こることをいう。

(2) 消化管運動は、副交感神経系により促進される。

(3) ガストリンは、ペプシノーゲンの分泌を促進する。

(5) セクレチンは、膵臓からの重炭酸イオンの分泌を促進する。

9 栄養素の吸収・移送の仕組み (37-69、問題集 p. 132)

解　説 ・・・・・・・・・・・・・・・ （4）

正しい組合せを以下に示す。

栄養素	微絨毛膜での吸収方式	主な移送経路
(1) グルコース	能動輸送	門脈
(2) 長鎖脂肪酸	促進拡散	リンパ管
(3) コレステロール	単純拡散	リンパ管
(5) ビタミン B12	能動輸送	門脈

10 消化吸収率 (36-70、問題集 p. 132)

解　説 ・・・・・・・・・・・・・・・ 答え （4）

消化吸収率は、摂取した栄養素が吸収された割合を示し、その割合は、同時に摂取する食品成分や調理により影響を受ける。

(4) 見かけの消化吸収率は、摂取量から糞中排泄量を差し引いて求める。さらに糞中内因性排泄量を差し引いて求めたものが真の消化吸収率である。

11 たんぱく質の真の消化吸収率 (37-70、問題集 p. 132)

解　説 ・・・・・・・・・・・・・・・ 答え （4）

たんぱく質の真の吸収率の計算式は、｛摂取窒素量 −（糞便中窒素量 − 糞便中内因性窒素量）｝/摂取窒素量 ×100 で計算すると、｛10.0 −（2.5−1.0）｝/10.0 ×100 ＝85 となる。

4 炭水化物の栄養

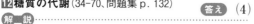

12 糖質の代謝 (34-70、問題集 p. 132)

解　説 ・・・・・・・・・・・・・・・ 答え （4）

(1) 糖質の摂取量増加は、ビタミン B_1 の必要量を増加させる。ビタミン B_6 はたんぱく質摂取量増加により必要量が増加する。

(2) 食後、グルコースは肝臓で脂肪酸に変換される。

(3) 食後、グルコースは、可欠アミノ酸に変換される。

(5) 赤血球にはミトコンドリアがないため、解糖系で ATP を生成させる。

13 糖質の代謝 (35-71、問題集 p. 133)

解　説 ・・・・・・・・・・・・・・・ （4）

(1) 解糖系は、酸素の供給を必要としない嫌気的反応である。

(2) 赤血球には、ミトコンドリアがないため、ATP の

産生が解糖系で行われる。

(3) グルクロン酸経路（ウロン酸経路）は、グルクロン酸抱合の UDP-グルクロン酸を産生する。

(5) 糖質の摂取は、血中遊離脂肪酸値を減少させ、脂肪の合成を促進させる。

14 糖質代謝 (36-71、問題集 p. 133)

解　説 ・・・・・・・・・・・・・・・ （3）

(1) 空腹時は、肝臓のグルコースが血中に出ていき血糖値を維持する。食後は、筋肉への血中グルコースの取り込みが亢進する。

(2) 空腹時は、肝臓でのグリコーゲン分解が亢進する。

(4) 空腹時では、筋肉でできた乳酸が肝臓に運ばれ、グルコース合成が亢進する。

(5) 食後は、GLP-1（グルカゴン様ペプチド-1）の分泌が亢進される。GLP-1 は食後の血糖値が高くなると働く。

15 食後の糖質代謝 (37-71、問題集 p. 133)

解　説 ・・・・・・・・・・・・・・・ （1）

(2) 食後、肝臓グリコーゲンの合成が亢進する。

(3) 空腹時に、グルコース・アラニン回路によるグルコースの合成が亢進する。

(4) 空腹時、絶食時に、脂肪酸からのエネルギー産生が亢進する。

(5) 食後、インスリンの分泌は亢進し、グルカゴンの分泌は抑制される。

16 血糖とその調節 (34-71、問題集 p. 133)

解　説 ・・・・・・・・・・・・・・・ （5）

(1) 筋肉グリコーゲンは、血糖維持に利用されない。血糖維持には肝臓で生成されたグルコースが利用される。

(2) インスリンは、筋肉への血中グルコースの取り込みを促進する。

(3) 健常者の血糖値は、食後 30 分から 1 時間で最高値となる。

(4) 糖新生は、肝臓で行われる。

17 血糖の調節 (35-72、問題集 p. 133)

解　説 ・・・・・・・・・・・・・・・ （4）

(1) 食後には、インスリンは、筋肉へのグルコースの取り込みを促進する。

(2) 食後には、インスリンは、肝臓のグリコーゲン合成を促進する。

(3) 食後には、単位重量当たりのグリコーゲン貯蔵量は、筋肉よりも肝臓で多い。

(5) 急激な無酸素運動時のグルコース生成は、主にコリ回路による。

IV
基礎栄養学

18 難消化性の炭水化物の生理作用（37-72、問題集 p. 134）

 答え（1）

解説

(2) フラクトオリゴ糖は、食後の血糖値を上昇させない。

(3) グアーガム酵素分解物は、腸内の pH を低下させる。

(4) ポリデキストロースは、腸内有用菌の増殖を促進する。

(5) ラクツロースを過剰に摂取すると、下痢を引き起こす。

---

5 脂質の栄養

19 空腹時の脂質代謝（34-74、問題集 p. 134）

答え（5）

解説

(1) 空腹時では、脂肪組織でホルモン感受性リパーゼの活性が上昇する。食後では、リポたんぱく質リパーゼの活性が上昇する。

(2) 空腹時では、脂肪組織のトリグリセリドの分解が促進される。

(3) 空腹時では、肝臓で脂肪酸の分解が促進される。食後では、肝臓で脂肪酸の合成が促進される。

(4) 肝臓では、エネルギー源としてケトン体を利用できない。

20 絶食時の脂質代謝（37-74、問題集 p. 134）

答え（5）

解説

(1) 絶食時には、血中のキロミクロンが減少する。

(2) 絶食時には、脂肪組織でホルモン感受性リパーゼ活性が上昇する。

(3) 絶食時には、血中の遊離脂肪酸が増加する。

(4) 絶食時には、筋肉でエネルギー源としての脂肪酸の利用が促進される。

21 脂質の代謝（35-74、問題集 p. 134）

答え（4）

解説

(1) ホルモン感受性リパーゼの活性は、糖新生に関与するホルモン（グルカゴンなど）により亢進する。

(2) 脂肪細胞内のトリグリセリドは、ホルモン感受性リパーゼにより遊離脂肪酸とグリセリンに分解される。

(3) 食後は、肝臓でグリコーゲンの産生が促進する。ケトン体の産生は、肝臓で空腹時、飢餓時の状態で促進される。

(5) VLDL のトリグリセリド含有率は、カイロミクロンより低い。

---

22 脂質代謝（36-74、問題集 p. 134）

 答え（1）

解説

(2) 空腹時は、肝臓での脂肪酸分解が亢進する。

(3) 空腹時（飢餓時）は、肝臓でのケトン体産生が亢進する。

(4) 食後は、血中のキロミクロンが増加する。

(5) 食後は、リポたんぱく質リパーゼ活性が上昇して、脂肪組織に脂肪が蓄積される。

23 コレステロール（35-75、問題集 p. 135） **答え**（3）

解説

(1) エストロゲンは、血中 HDL コレステロール値を上昇させる。

(2) コレステロールの合成は、フィードバック阻害を受ける。

(4) コレステロールは、ステロイドホルモンの前駆体である。

(5) 胆汁酸は、肝臓で産生され、胆嚢で濃縮される。

24 脂質の栄養（34-75、問題集 p. 135） **答え**（4）

解説

(1) 脂肪酸の利用が高まると、ビタミン B_2、ナイアシン、パントテン酸の必要量が増加する。ビタミン B_1 は、糖質の利用が高まると必要量が増加する。

(2) パルミチン酸は、非必須脂肪酸である。

(3) エイコサペンタエン酸（EPA）は、α-リノレン酸から合成される。リノール酸からアラキドン酸が合成される。

(5) α-リノレン酸は、n-3 系脂肪酸である。n-6 系脂肪酸はリノール酸などである。

25 脂肪酸（36-75、問題集 p. 135） **答え**（3）

解説

(1) パルミチン酸は非必須脂肪酸である。必須脂肪酸は、リノール酸、α-リノレン酸である。

(2) オレイン酸は、一価不飽和脂肪酸である。多価不飽和脂肪酸は分子内に二重結合が 2 個以上ある不飽和脂肪酸をいう。

(4) エイコサペンタエン酸は、n-3 系不飽和脂肪酸である。n-6 系不飽和脂肪酸は、リノール酸、γ-リノレン酸、アラキドン酸である。

(5) ドコサヘキサエン酸は、炭素数 22 であり、エイコサノイドはつくられない。エイコサノイドの前駆体は、炭素数 20 のアラキドン酸、エイコサペンタエン酸である。

26 胆汁酸の代謝（37-75、問題集 p. 135） **答え**（1）

解説

(2) 胆汁酸は、肝臓でコレステロールから合成される。

(3) 腸管内に分泌された胆汁酸は、主に回腸で再吸収

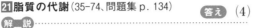

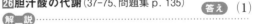

される。

(4) 腸内細菌の作用を受けて生成された胆汁酸を、二次胆汁酸という。

(5) コール酸は、一次胆汁酸に分類される。

6 たんぱく質の栄養

27 たんぱく質とアミノ酸の代謝 (34-72、問題集 p. 136)

解説 **答え** (4)

(1) 過剰なたんぱく質の摂取は、アミノ酸の異化を促進する。

(2) ロイシンは、体たんぱく質の合成を促進する。

(3) インスリンは、体たんぱく質の合成を促進する。

(5) アルブミンは、トランスサイレチンより代謝回転速度が遅い。

28 たんぱく質とアミノ酸の代謝 (36-72、問題集 p. 136)

解説 **答え** (4)

(1) 空腹時は、体たんぱく質分解が亢進する。

(2) 食後は、血中アミノ酸濃度が上昇する。

(3) たんぱく質の摂取量が増加すると、ビタミン B_6 の要求量が増加する。

(5) 糖質を十分に摂取すると、たんぱく質の要求量が減少する。これをたんぱく質節約作用という。

29 たんぱく質・アミノ酸の体内代謝 (37-73、問題集 p. 136)

解説 **答え** (4)

(1) たんぱく質の摂取が不足すると、筋たんぱく質量が減少する。

(2) たんぱく質の摂取が不足すると、急速代謝回転たんぱく質の血中濃度が低下する。

(3) たんぱく質の摂取が不足すると、ビタミン B_6 の必要量が低下する。

(5) たんぱく質の過剰摂取時は、窒素出納が正になる。

30 食品たんぱく質の評価 (34-73、問題集 p. 136)

解説 **答え** (3)

(1) アミノ酸評点パターンは、ヒトの不可欠アミノ酸の必要量を示す。

(2) 生物価は、食品たんぱく質の生物学的評価法の一つである。

(4) 無たんぱく質食の摂取時でも、尿中に窒素が排泄される。これを不可避窒素損失という。

(5) 摂取窒素量が排泄窒素量を上回ると、窒素出納は正になる。

31 食品たんぱく質の評価 (36-73、問題集 p. 136)

解説 **答え** (4)

(1) アミノ酸価は、食品たんぱく質の化学的評価法の1つである。生物学的評価法には生物価、たんぱく質効率 (PER)、正味たんぱく質利用率 (NPU) がある。

(2) たんぱく質効率 (PER) は、体重変化を指標として求める。

(3) 生物価は、窒素出納を指標として求める。

(5) 無たんぱく質食の摂取時でも、尿中への窒素排泄がみられる。

32 摂取するたんぱく質の量と質 (35-73、問題集 p. 137)

解説 **答え** (2)

(1) 飢餓時には、窒素出納が負になる。

(3) たんぱく質効率 (PER) は、摂取したたんぱく質量 1 g 当たりで何 g の体重を増加させるかを評価したものである。生物価に消化吸収率を加味したものは、正味たんぱく質利用率である。

(4) アミノ酸価は、化学的評価方法であるため摂取エネルギー量に影響されない。

(5) 可欠アミノ酸は、体たんぱく質合成に利用される。

7 ビタミンの栄養

33 脂溶性ビタミン (34-76、問題集 p. 137) **答え** (2)

解説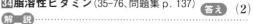

(1) ビタミン A は、脂肪と同時に摂取すると吸収が促進される。

(3) ビタミン D は、カルシウム吸収を促進する。ビタミン K は、血液凝固に関与している。

(4) ビタミン E は、抗酸化作用をもつ。ビタミン A やビタミン D は、核内受容体に結合する。

(5) ビタミン A は、視覚機能に関与している。

34 脂溶性ビタミン (35-76、問題集 p. 137) **答え** (2)

解説

(1) 吸収された脂溶性ビタミンは、リンパ管に流れる。

(3) ビタミン D は、腸内細菌により合成されない。ビタミン K は腸内細菌により合成される。

(4) ビタミン E は、膜脂質の酸化を抑制する。

(5) ビタミン K は、血液凝固を促進する。

35 脂溶性ビタミン (36-76、問題集 p. 137) **答え** (5)

解説

(1) ビタミン A は、網膜細胞の保護作用や視細胞における光刺激反応に重要である。血液凝固因子の活性

化にはビタミンKが必要である。

(2) ビタミンDは、腎臓で活性型に変化される。小腸ではカロテノイド（β, α-カロテン、β-クリプトキサンチン）がビタミンA（レチノール）に変化する。

(3) 活性型ビタミンDは、カルシウムの小腸での吸収を促進する。

(4) ビタミンEは、過酸化脂質の生成を抑制する。抗酸化ビタミンである。

36 水溶性ビタミン（34-77、問題集 p. 137）（5）

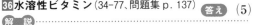

(1) ビタミンB_{12}は、内因子と結合して吸収される。

(2) ナイアシンは、トリプトファンから合成される。

(3) ビタミンB_{12}は、分子中にコバルトを含む。

(4) パントテン酸は、コエンザイムA（CoA）の構成成分である。

37 水溶性ビタミン（35-77、問題集 p. 138）（1）

(2) ビタミンB_6必要量は、たんぱく質摂取量の影響を受ける。

(3) ナイアシンは、トリプトファンから合成される。

(4) ビタミンB_{12}は、主に回腸で吸収される。

(5) ビタミンCは、酸化型ビタミンEを還元型に変換する。

38 水溶性ビタミン（36-77、問題集 p. 138）（4）

(1) ビタミンB_1の要求量は、エネルギー摂取量に比例する。たんぱく質摂取量に比例するのは、ビタミンB_6である。

(2) ビタミンB_2の補酵素型は、FMN（フラビンモノヌクレオチド）、FAD（フラビンアデニンジヌクレオチド）である。ピリドキサールリン酸はビタミンB_6の補酵素である。

(3) ビタミンB_{12}は、分子内にコバルトを含有する。

(5) ビオチンの吸収は、アビジンにより阻害される。

39 水溶性ビタミンと、それが関与する生体内代謝
（37-76、問題集 p. 138）
（5）

(1) ビタミンB_1は脱炭酸反応に関与し、アミノ基転移反応はビタミンB_6が関与する。

(2) ビタミンB_2は酸化還元反応に関与し、一炭素単位代謝は葉酸が関与する。

(3) ナイアシンは酸化還元反応に関与し、炭酸固定反応はビオチンが関与する。

(4) パントテン酸はアシル基やアセチル基の転移反応に関与し、血液凝固因子合成にはビタミンKが関与する。

40 ビタミンの消化・吸収および代謝（37-77、問題集 p. 138）（2）

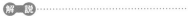

(1) ビタミンAは、脂質と一緒に摂取すると吸収率が上昇する。

(3) ビタミンB_1は、組織飽和量に達すると尿中排泄量が増加する。

(4) 吸収されたビタミンB_2は、水溶性ビタミンであるので門脈に吸収される。キロミクロンに取り込まれ、リンパ管に吸収されるのは脂溶性ビタミンである。

(5) 吸収に胃の内因子が必要なビタミンはビタミンB_{12}である。

8 ミネラルの栄養

41 ミネラル（34-78、問題集 p. 138）（5）

(1) 骨の主成分は、リン酸カルシウムである。

(2) 血中カルシウム濃度が上昇すると、骨形成が促進する。

(3) 骨中マグネシウム量は、体内マグネシウム量の約60％である。

(4) セレンが欠乏すると、克山病が発症する。モリブデンは過剰摂取により銅欠乏症を起こす。

42 微量ミネラル（36-79、問題集 p. 139）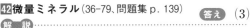（3）

(1) 鉄は、ヘモグロビン、ミオグロビン、カタラーゼ、チトクロームなどの構成成分である。グルタチオンペルオキシダーゼの構成成分はセレンである。

(2) 亜鉛は、アルカリホスファターゼ、メタロチオネインの構成成分である。甲状腺ホルモンの構成成分はヨウ素である。

(4) セレンは、グルタチオンペルオキシダーゼの構成成分である。シトクロム（チトクローム）の構成成分は鉄である。

(5) クロムは、クロモデュリンの構成成分である。ミオグロビンの構成成分は鉄である。

43 カルシウムとリン（36-78、問題集 p. 139）

（5）

(1) 体内カルシウムの約99％が骨や歯に存在し、残り1％は血液、組織液、細胞に含まれている。血液中には10mg/dLしか存在しない。

(2) 血中カルシウム濃度の低下は、骨吸収を促進する。

(3) カルシウムの小腸での吸収は、リンにより抑制される。

(4) 体内に最も多く存在するミネラルはカルシウムである。リンは二番目に多い。

44 鉄 (35-78、問題集 p. 139) **答え** (1)
解説
(2) 鉄の吸収率は、ヘム鉄の方が非ヘム鉄より高い。
(3) 非ヘム鉄は、2価鉄として吸収される。
(4) 貯蔵鉄は、アポフェリチンと結合しフェリチンとなって貯蔵される。
(5) ヘモクロマトーシスは、鉄の過剰症である。

45 鉄代謝と栄養 (37-78、問題集 p. 139) **答え** (2)
解説
(1) ヘム鉄は、動物性食品に含まれる。
(3) 体内総鉄量に占める機能鉄の割合は、貯蔵鉄より多い。
(4) 吸収された鉄は、トランスフェリンと結合して輸送され、主にフェリチンと結合して貯蔵される。
(5) 鉄欠乏では、血中フェリチン値が血中ヘモグロビン値より先に低下する。

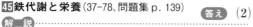
9 水・電解質の栄養的意義

46 体水分 (34-79、問題集 p. 139) **答え** (2)
解説
(1) 成人の体重当たりの体水分量は、女性に比べ男性の方が多い。
(3) 浮腫では、細胞間液（間質液）量が増加する。
(4) 血漿アルブミン濃度が低下すると、膠質浸透圧が低下する。
(5) バソプレシン（抗利尿ホルモン）は、尿細管での水の再吸収を促進する。

47 体水分 (35-79、問題集 p. 140) **答え** (3)
解説
(1) 体重1kg当たりの水分量は、体脂肪率が高い者の方が低い者より少ない。
(2) 成人の体水分の分布は、体重の60％が水分で、そのうち細胞内液が40％で細胞外液が20％である。
(4) 不可避尿量は、飲水量に影響されない。
(5) 水分必要量は、不可避尿量と不感蒸泄の和から代謝水を差し引いた量である。

48 水と電解質 (37-79、問題集 p. 140) **答え** (4)
解説
(1) 代謝水は、栄養素の代謝により生成される水である。
(2) 不感蒸泄は、呼気や皮膚から失われる水であり、発汗により失われる水ではない。

(3) 不可避水分摂取量は、不可避尿量と不感蒸泄量と糞中水分量から代謝水を差し引いた水分量である。
(5) 細胞内液では、カリウムイオン濃度がナトリウムイオン濃度より高い。

49 電解質 (34-80、問題集 p. 140) **答え** (4)
解説
(1) カリウムイオン濃度は、細胞内液の方が細胞外液より高い。
(2) 不感蒸泄では、電解質の喪失が起こらない。
(3) 低張性脱水では、水よりも細胞外液のナトリウムなどの電解質が失われるため、水と同時にナトリウムを補給する。
(5) 血中ナトリウムイオン濃度が上昇すると、血漿浸透圧が上昇する。

50 電解質 (36-80、問題集 p. 140) **答え** (2)
解説
(1) 電解質の分布は、細胞外液と細胞内液で違う。細胞内液ではカリウムが多く、細胞外液ではナトリウムが多い。
(3) 血液のpHは、7.35〜7.45の範囲に調整されている。
(4) アルカローシスは、血液が正常範囲からアルカリ性に傾く状態である。酸性に傾く状態をアシドーシスという。
(5) 血中ナトリウム濃度の上昇は、血漿浸透圧を上昇させる。

10 エネルギー代謝

51 エネルギー代謝 (36-81、問題集 p. 141) **答え** (2)
解説
(1) 1日当たりのエネルギー消費量は、基礎代謝の方が食事誘発性熱産生（DIT）によるものより多い。日本人の場合、食事誘発性熱産生（DIT）によるエネルギー産生は摂取エネルギーの10％程度である。
(3) 食事誘発性熱産生（DIT）により発生したエネルギーは、筋肉の運動に利用されず、熱エネルギーとして体温維持に利用される。
(4) 安静時における単位重量当たりのエネルギー消費量は、骨格筋の方が脂肪組織よりも多い。
(5) 単位重量当たりに産生される熱エネルギー量は、褐色脂肪組織の方が白色脂肪組織よりも多い。

52 エネルギー消費量 (35-80、問題集 p. 141)
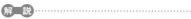 **答え** (2)
解説
(1) 基礎代謝量は、体表面積に比例する。

（3）　メッツ（METs）は、1日のエネルギー消費量を安静時代謝量の倍数で表したものである。

（4）　身体活動レベル（PAL）は、日常生活の平均的活動の強度を表したもので、1日の総エネルギー消費量が基礎代謝量の何倍になるかを示したものである。

（5）　食事誘発性熱産生（DIT）は、1日のエネルギー消費量に含まれる。

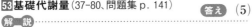基礎代謝量（37-80、問題集 p. 141）　答え（5）

解説

（1）　基礎代謝量は、同じ体重の場合、体脂肪量が多いほど低く、筋肉が多いほど高くなる。

（2）　基礎代謝量は、体表面積に比例するので、体表面積が大きいほど高くなる。

（3）　体重当たりの基礎代謝量は、加齢とともに低くなる。

（4）　基礎代謝量は、発熱に伴い高くなる。

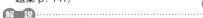総エネルギー消費量(kcal)の計算式（34-81、問題集 p. 141）　答え（3）

解説

　運動時のエネルギー消費量は、安静時代謝量×メッツで求められる。安静時代謝量は基礎代謝の1.2倍であることから、基礎代謝基準値×1.2（kcal/kg 体重/日）である。これに体重を掛けることでこの女性の1日（24時間）の安静時代謝量となる。3メッツで1時間当たりを計算に入れると計算式は、22.1×50×

1.2×3.0×1/24 になる。

エネルギー代謝とその測定法（35-81、問題集 p. 142）　答え（5）

解説

（1）　物理的燃焼値と生理的燃焼値の差は、たんぱく質の方が糖質より大きい。

（2）　呼吸商は、排出された二酸化炭素量を消費された酸素量で除して求める。

（3）　糖質のみが燃焼した時の呼吸商は、1.0である。なお、脂質0.7、たんぱく質0.8である。

（4）　間接法は、呼気中の酸素、二酸化炭素、尿中排泄窒素量を測定する方法である。直接法は、身体から放散される熱量を測定する方法である。

非たんぱく質呼吸商を求めるための計算式（37-81、問題集 p. 142）　答え（2）

解説

　非たんぱく質呼吸商は、たんぱく質由来の酸素消費量と二酸化炭素排泄量を各々差し引いて、糖質、脂質燃焼由来の酸素消費量、二酸化炭素排泄量を求める。

　求めた糖質、脂質燃焼由来の酸素消費量に対する糖質、脂質燃焼由来の二酸化炭素排泄量の比で表す。すなわち、非たんぱく質呼吸商＝二酸化炭素排出量 B（L：リットル）−たんぱく質の燃焼による二酸化炭素排出量 D（L）/酸素消費量 A（L）−たんぱく質の燃焼による酸素消費量 C（L）となる。

1 栄養ケア・マネジメント

1 栄養ケア・マネジメントの基本的構造 (37-82、問題集 p. 144)

答え (5)

解説

栄養ケア・マネジメントの基本的構造は、栄養スクリーニング⇒栄養アセスメント⇒栄養ケア計画⇒実施・チェック⇒モニタリング⇒評価の順にする。改善が十分でない場合は、また栄養スクリーニングを行い、栄養ケア計画を改善していく方法である。

2 栄養ケア・マネジメント (35-82、問題集 p. 144)

答え (5)

解説

(1) 栄養スクリーニングは、栄養障害に付随する特徴的な所見を判別する。PDCA サイクルの C（check）は、モニタリングにあたる。

(2) 栄養アセスメントでは、血液検査データを用いる。栄養アセスメントは、臨床所見データ、食物摂取データ、身体組成データ、生化学的データを収集して評価することである。

(3) 栄養ケア計画の目標設定には、優先順位をつける。

(4) モニタリングでは、栄養に関するリスクを有する者を観察、再評価する。

3 栄養スクリーニング (37-83、問題集 p. 144)

答え (4)

解説

栄養スクリーニングについて、①簡便で侵襲性が低く、実施時間が短く、点数化ができて使いやすい、②妥当性と信頼性がある、③感度（敏感度）と特異性が高い、④低コストである、などの項目を検討して実施する。SGA（主観的包括的評価法）で、血液などの生化学的結果を用いず、身体所見や問診だけで栄養スクリーニングができる。MNA（簡易栄養状態評価表）も、血液生化学検査を必要としない方法で、問診を主体として、高齢者の栄養状態を体重変化などから判断する栄養スクリーニング方法である。

4 栄養アセスメントに用いる血液成分 (34-82、問題集 p. 145)

答え (4)

解説

半減期は、レチノール結合たんぱく質が約 16 時間、トランスサイレチンが約 3 日、トランスフェリンが約

7 日、アルブミンが約 20 日、ヘモグロビンが約 30 日である。

5 栄養アセスメント (36-82、問題集 p. 145)

答え (3)

解説

(1) ウエスト周囲長の測定は、内臓脂肪蓄積量の推定に用いる。

(2) 生体指標は、食事摂取状況を反映する。

(4) 高張性脱水では、血漿浸透圧が上昇する。すなわち、血液中のナトリウム濃度が高く、血漿浸透圧が上昇している状態である。

(5) 窒素出納が負の時は、体たんぱく質量が減少している。

6 栄養アセスメント (34-83、問題集 p. 145)

答え (4)

解説

(1) 食事記録法による食事調査では、肥満度が高い者ほど過小申告しやすい。

(2) 内臓脂肪面積は、CT 検査か、腹囲径男性 85 cm 以上、女性 90 cm 以上である（内臓脂肪面積 100 cm^2 以上に相当する）ことで評価する。皮下脂肪厚は、肩甲骨下部皮下脂肪厚で評価する。

(3) 上腕筋面積は、上腕周囲長と上腕三頭筋皮下脂肪厚で算出する。

(5) 窒素出納が負の時は、体たんぱく質量が減少している。

7 栄養アセスメントに用いる指標 (36-83、問題集 p. 145)

答え (2)

解説

(1) レチノール結合たんぱく質の半減期は約 16 時間。

(3) トランスフェリンの半減期は約 7 日。

(4) アルブミンの半減期は約 20 日。

(5) ヘモグロビンの半減期は約 30 日である。

2 食事摂取基準

8 日本人の食事摂取基準 (2015 年版) の策定の基本的事項 (34-84、問題集 p. 146)

答え (5)

解説

(1) 対象者に、生活習慣病のリスクを有する者は含まれる。

(2) 対象とする摂取源に、ドリンク剤などの栄養補助食品も含まれる。

(3) 示された数値の信頼度は、栄養素間で差がある。

(4) 望ましい摂取量は、個人間で差がある。

メモ 「日本人の食事摂取基準（2020年版）」においても同様に設定されている。

9 日本人の食事摂取基準（2020年版）における栄養素の指標（35-84、問題集 p. 146）

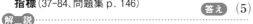 答え （3）

解説

(3) UL（耐容上限量）には、サプリメント由来の栄養素を含む。

10 日本人の食事摂取基準（2020年版）の栄養素の指標（37-84、問題集 p. 146）

 答え （5）

解説

(1) EAR は、人の実験研究、疫学研究を基に算定する。

(2) RDA は、EAR の結果を根拠に算定する。

(3) AI は、疫学研究、国民健康・栄養調査のデータを根拠に算定する。

(4) UL は、サプリメント由来の栄養素も対象として算定する。

11 日本人の食事摂取基準（2020年版）の基本的事項（35-85、問題集 p. 146）

答え （3）

解説

(1) 糖類は炭水化物に含まれており、EAR（推定平均必要量）は設定されていない。

(2) EAR の算定の根拠として用いられた数値は、特定の年齢区分で観察されたものである。

(4) 高齢者の年齢区分は、65歳以上とし、65〜74歳と75歳以上の2区分とされた。

(5) おおむね1か月間の食事摂取の基準を示すものである。

12 日本人の食事摂取基準（2020年版）における栄養素の基準の設定（35-86、問題集 p. 147）

 答え （2）

解説

(1) たんぱく質の DG（目標量）の下限は、1〜49歳で13% E、50〜64歳で14% E、65歳以上で15% E である。

(3) ビタミン D の AI（目安量）の設定には、紫外線曝露の影響が考慮されている。

(4) ビタミン B_1 の EAR（推定平均必要量）は、尿中にビタミン B_1 の排泄が起こる飽和量を示す摂取量を基に算定された。

(5) 葉酸の EAR は、モノグルタミン酸型（プテロイルモノグルタミン酸）で設定されている。

13 推定エネルギー必要量（EER）（35-83、問題集 p. 147）

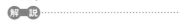 答え （3）

解説

推定エネルギー必要量の算定式は、基礎代謝基準値（kcal/kg 体重/日）×体重（kg）×身体活動レベルである。この場合、身体活動レベルはこの年齢での代表値1.50である。計算すると、22 kcal/kg 体重/日×50 kg×1.50 ＝1,650 kcal となる。

14 日本人の食事摂取基準（2015年版）と日本食品標準成分表2015年版（七訂）（34-85、問題集 p. 147）

 答え （3）

解説

ビタミン E は、日本人の食事摂取基準（2015年版）では α-トコフェロールの量で示されているが、日本食品標準成分表2015年版（七訂）では α-、β-、γ-、δ-トコフェロール量をビタミン E 量としている。

メモ 「日本人の食事摂取基準（2020年版）」および「日本食品標準成分表2020年版（八訂）」においても同様に設定されている。

15 日本人の食事摂取基準（2020年版）における EAR（36-84、問題集 p. 147）

 答え （2）

解説

(1) ビタミン A は、肝臓内のビタミン A 最小貯蔵量を維持するために必要なビタミン A 摂取量をもって EAR（推定平均必要量）とした。

(3) ナイアシンは、欠乏症のペラグラを予防する最小摂取量を EAR とした。

(4) ビタミン B_{12} は、悪性貧血患者に筋肉注射し、貧血の治療に要した量を EAR とした。

(5) 葉酸は、巨赤芽球性貧血を予防するために、赤血球中の葉酸濃度を維持する最小摂取量を EAR とした。

16 日本人の食事摂取基準（2020年版）における EAR の算定根拠（37-85、問題集 p. 148）

 答え （3）

解説

(1) たんぱく質は、出納法を基に算定した。

(2) ビタミン B_2 は、体内飽和量（ビタミン B_2 の尿中排泄量が増大し始める摂取量）を基に算定した。

(3) ナイアシンは、欠乏症のペラグラの発症を予防できる最小摂取量を基に算定した。

(4) カルシウムは、要因加算法を基に算定した。

(5) 鉄は、要因加算法を基に算定した。

17 日本人の食事摂取基準（2020年版）における小児（35-87、問題集 p. 148）

答え （3）

解説

(1) 1〜2歳児の参照体重は、日本小児内分泌学会、

日本成長学会合同標準値委員会による小児の体格評価に用いる身長・体重の標準値を基に設定された。

(2)　１歳児の基礎代謝基準値は、３歳児より大きい。

(4)　小児（１～17歳）の脂質のDG（％エネルギー）は、成人（18歳以上）と同じである。

(5)　３～５歳児のビタミンAのUL（耐容上限量）には、性差があり女児の方が高い。

18 日本人の食事摂取基準（2015 年版）における EAR の策定根拠 (34-86、問題集 p. 148)　答え　(1)

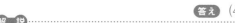

(2)　ナイアシンは、欠乏症のペラグラの発症を予防できる最小摂取量から算定された。

(3)　ビタミンCは、心臓血管系の疾患予防効果並びに抗酸化作用効果から算定された。

(4)　カルシウムは、要因加算法から算定された。

(5)　鉄は、要因加算法から算定された。

メモ 「日本人の食事摂取基準（2020 年版）」においても同様に設定されている。

19 日本人の食事摂取基準（2020 年版）における成人の食塩相当量の目標量 (36-85、問題集 p. 148)　答え　(4)

解説

実施可能性を考慮して、WHOが推奨している量（5g/日）と国民健康・栄養調査における摂取量の中央値との中間値とした。

3 成長、発達、加齢

20 成長・発達 (34-87、問題集 p. 149)　答え　(4)

(1)　精神機能の変化の過程を、発達という。発達とは、歩けるようになったり、言葉が話せるようになったり、身体的・神経精神的な機能の伸びを表している。

(2)　身長が伸びる過程を、成長という。

(3)　臓器発育は、一定の速度では進まない。例えば、脳、内分泌腺等は一定の速度で発育しない。

(5)　体重１kg 当たりの体水分量は、新生児期の方が学童期よりも多い。

21 成長・発達 (35-88、問題集 p. 149)　答え　(2)

(1)　成長とは、各組織が形態的に成熟する過程をいう。

(3)　咀嚼機能は、２歳半～３歳頃に完成する。

(4)　運動機能の発達では、粗大運動が微細運動に先行する。

(5)　頭囲と胸囲が同じになるのは、１歳頃である。

22 成長による身体的変化 (37-86、問題集 p. 149)　答え　(2)

解説

(1)　体重は、幼児期に発育急進期がある（スキャモンの発育曲線（下図参照）の一般型）。

(3)　肺重量は、18歳頃に成人のレベルになる（スキャモンの発育曲線の一般型）。

(4)　胸腺重量は、思春期以後に萎縮する（スキャモンの発育曲線のリンパ型）。

(5)　子宮重量は、18歳頃に成人のレベルになる（スキャモンの発育曲線の生殖器型）。

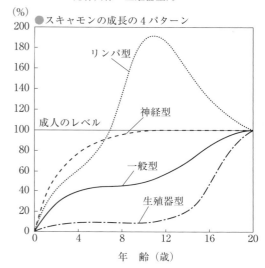

23 加齢に伴う体水分量の変化とその調整 (36-86、問題集 p. 149)　答え　(1)

(2)　体重に対する細胞内液量の割合は、高齢者が成人より低い。

(3)　体重１kg 当たりの不感蒸泄量は、乳児が成人より多い。

(4)　体重１kg 当たりの水分必要量は、幼児が成人より多い。

(5)　口渇感は、高齢者が成人より鈍感である。

4 妊娠期、授乳期の栄養管理

24 妊娠期の母体の変化 (36-87、問題集 p. 150)　答え　(1)

(2)　基礎代謝量は、上昇する。

(3)　腎血流量は、上昇する。

(4)　インスリン感受性は、低下する。

(5)　膀胱容量は、減少する。

25 妊娠中期における鉄の EAR・RDA の付加量
(37-88、問題集 p. 150)

 答え (4)

解説

合計鉄必要量に吸収率を加味したものが EAR であるので、合計必要量 2.68÷6.7×100 ＝40 と計算される。日本人の食事摂取基準（2020 年版）の鉄の妊娠中期の吸収率は 40 ％として計算されている。

26 妊娠期の生理的変化 (34-88、問題集 p. 150)

答え (3)

解説

(1) インスリン抵抗性は、増大する。
(2) 腸管のカルシウム吸収率は、上昇する。
(4) 循環血液量は、増加する。
(5) 血清トリグリセリド値は、上昇する。

27 妊娠期・授乳期の生理的変化 (35-89、問題集 p. 151)

答え (5)

解説

(1) 血漿フィブリノーゲン値は、妊娠期には上昇するため、血液凝固も亢進し、血液粘度も高くなる。
(2) 糸球体濾過量は、妊娠期には増加する。
(3) 体たんぱく質の蓄積量は、妊娠期には増加する。
(4) インスリン感受性は、妊娠期には低下する。

28 授乳期の母体の生理的特徴 (36-88、問題集 p. 151)

答え (4)

解説

(1) エネルギー必要量は、非妊娠時に比べ上昇する。そのため、日本人の食事摂取基準（2020 年）ではエネルギーの付加量が策定されている。
(2) 血中プロゲステロン濃度は、妊娠期に比べ低下する。
(3) プロラクチンは、乳汁の分泌を促進する。オキシトシンは、分娩後の子宮収縮を促す。
(5) 尿中カルシウム排泄量は、非妊娠時に比べ減少するので、日本人の食事摂取基準（2020 年）ではカルシウムの付加量は策定されていない。

29 母乳と調乳 (36-89、問題集 p. 151)

答え (3)

解説

(1) 人乳は、牛乳よりカゼイン含量が少ない。
(2) 人乳は、牛乳より飽和脂肪酸含量が少ない。
(4) エンテロバクター・サカザキ（坂崎菌）の死滅に必要な調乳温度は、70℃以上である。
(5) 家庭での 1 回分の調乳では、無菌操作法を用いる。病院や保育園などでは、1 日分をまとめて調乳し最後に殺菌する終末殺菌法が行われている。

30 母乳成分 (37-87、問題集 p. 151)

 答え (4)

解説

(4) 初乳には、ラクトフェリン、IgA、リゾチーム、ビタミン A などが成乳に比べて多く含まれているが、ラクトース（乳糖）は初乳よりも成乳に多く含まれている。

31 妊娠期の栄養 (34-89、問題集 p. 151)

 答え (2)

解説

(1) 胎児の神経管閉鎖障害の発症リスクを低減させるために、妊娠前から葉酸を付加的に摂取する。
(3) β-カロテンを大量摂取しても過剰症は見られないが、妊婦がビタミン A を大量摂取すると胎児奇形をもたらす。
(4) 妊娠中の低体重は、産後の乳汁産生不足の原因になる。
(5) 鉄の需要は、妊娠初期に比べ後期に増加する。

5 新生児期、乳児期の栄養管理

32 新生児期・乳児期の生理的特徴 (34-90、問題集 p. 152)

答え (1)

解説

(2) 生理的黄疸は、生後 2 ～ 3 日頃に出現する。
(3) 第一乳臼歯が生えるのは、1 歳 4 か月頃である。
(4) 糸球体濾過量は、2 歳前に成人と同程度となる。
(5) 呼吸数は、学童期以降（15 歳頃）に成人と同程度となる。

33 新生児期・乳児期の生理的特徴 (35-90、問題集 p. 152)

答え (3)

解説

(1) 新生児の唾液アミラーゼ活性は、成人より低い。
(2) 生後 3 か月頃の乳児では、細胞内液が細胞外液より多い。
(4) 乳歯は、生後 6 ～ 7 か月頃に生え始める。
(5) 母乳栄養児は、人工栄養児よりビタミン K の欠乏になりやすい。

34 出生による胎児循環から新生児循環への変化
(37-89、問題集 p. 152)

答え (5)

解説

出生後、新生児は肺動脈が開き、肺血流量が増え、卵円孔が閉鎖し、動脈管が閉じ、静脈管が閉じる。

(1) 肺胞は、拡大する。
(2) 肺静脈は、拡張する。
(3) 動脈管は、閉鎖する。
(4) 左心房内圧は、上昇する。

③⑤離乳の進め方 (34-91、問題集 p. 152) 答え (4)

解 説

(1) 探索反射や哺乳反射が減弱して咀嚼反応が活発になってきたら、離乳食を開始する。

(2) 離乳食を開始しても、母乳か育児用ミルクを与える。

(3) 離乳食開始後1か月頃には1日2回食に、生後9か月以降は3回食にする。

(5) 離乳期には、手づかみ食べが奨励されている。

③⑥離乳食 (36-90、問題集 p. 152) 答え (3)

解 説

授乳・離乳の支援ガイド (2019年厚生労働省) による。

(1) 果汁などの液体を与えることは、離乳の開始とはいわない。

(2) なめらかにすりつぶした状態のものは、離乳初期 (生後5～6か月) を目安に開始する離乳食である。

(4) 歯ぐきでつぶせる固さのものは、離乳後期 (生後9～11か月) を目安に開始する離乳食である。

(5) 歯ぐきで噛める固さのものは、離乳完了期 (生後12～18か月) を目安に開始する離乳食である。

6 幼児期、学童期、思春期の栄養管理

③⑦幼児期、学童期の栄養 (34-92、問題集 p. 153)

答え (3)

解 説

(1) 咀嚼機能は2歳半～3歳頃に完成する。

(2) 幼児期の間食は、食事で補うことのできない栄養素の補食であるため、好きなだけ摂取させるものではない。

(4) 学童期の肥満は、成人期の肥満に繋がっている。

(5) 学童期のたんぱく質の目標量は、13～20％Eである。

③⑧幼児期・学童期における栄養 (35-91、問題集 p. 153)

答え (4)

解 説

(1) 最近10年間の学校保健統計調査では、小学生の肥満傾向児の出現率は5～10％くらいである。

(2) 最近10年間の学校保健統計調査では、小学生のう歯の者の割合は減少している。

(3) カウプ指数による肥満判定基準は、男女で同じである。

(5) 日本人の食事摂取基準 (2020年版) では、カルシウムのRDA (推奨量) は、12～14歳で最も多い。

③⑨幼児期・学童期のやせと肥満 (37-90、問題集 p. 153)

答え (4)

解 説

(1) 幼児期の肥満は、摂取エネルギーが消費エネルギーを上回る単純肥満が多い。二次性肥満は基礎疾患による症候性肥満をいう。

(2) 幼児期の肥満では、成長している状態のため厳しいエネルギー制限を行わない。過食を避け、運動によるエネルギー消費を図る。

(3) 小児メタボリックシンドロームの診断基準では、腹囲の基準が男女で同じである。

(5) 学童期でも、内臓脂肪の蓄積が見られる。

④⓪成長期 (36-91、問題集 p. 153) 答え (3)

解 説

(1) 幼児身体発育曲線で、3歳児の身長を評価する場合は、立位で測定した値を用いる。仰臥位で測定した値を用いるのは、2歳未満の乳幼児の場合である。

(2) カウプ指数による肥満判定の基準は、3か月以降の乳児から5歳児に用いられ、各年齢ごとに異なる。

(4) 永久歯が生えそろうのは、12～14歳くらいで、永久歯が生え始めるのが6～7歳である。

(5) 基礎代謝基準値 (kcal/kg 体重/日) は、思春期が幼児期より低い。

7 成人期の栄養管理

④①高血圧予防 (36-93、問題集 p. 154) 答え (5)

解 説

高血圧予防に食物繊維、カリウム、カルシウム、マグネシウムなどの積極的な摂取が推奨されている。しかし、ヨウ素は関係がない。

④②生活習慣病の重症化予防を目的とした摂取量 (37-92、問題集 p. 154) 答え (3)

解 説

日本人の食事摂取基準 (2020年版) では生活習慣病の発症予防を目的として目標量 (DG) が設定されているが、重症化予防およびフレイル予防を目的とした量を設定できる場合は、目標量とは区別して示されている。

(1) たんぱく質の目標量は、たんぱく質の摂取量が低すぎても高すぎても他のエネルギー産生栄養素とともに主な生活習慣病の発症予防および重症化予防に関連することから設定されているが、目標量の下限は、推奨量以上であり、かつ高齢者においてはフレイル等の発症予防を目的とした値を算定することは難しいため、推奨量以上として目標量が設定された。

(2) 飽和脂肪酸は、高LDLコレステロール血症の主

な危険因子の一つであり、循環器疾患（冠動脈疾患を含む）の危険因子でもあることから、生活習慣病の発症予防の観点から目標量（上限のみ）が設定されている。

(3) コレステロールは、体内で合成されるが、コレステロール摂取量の変化と血中コレステロールの変化は有意な相関を示すことから望ましい摂取量の上限を決め得る必要があると考えられ、脂質異常症の重症化予防の目的から 200 mg/日未満に留めることが望ましいとされた。

(4) 食物繊維は、摂取量不足が生活習慣病の発症率または死亡率に関連していることから、目標量（下限のみ）を設定したが、理想的な目標量は成人では 24 g/日以上と考えられる。しかし、現在の日本人の実態摂取量を鑑み、実行可能性を考慮して目標量を設定した。

(5) カリウムは、WHO が提案する高血圧予防のための望ましい摂取量と日本人の摂取量に基づき目標量（下限）を設定した。しかし、設定された目標量は WHO 提案値よりも低い値である。

43 更年期女性の生理的変化 (34-93、問題集 p. 154)

【解説】……… 答え （2）

(1) 血中黄体形成ホルモン値は、上昇する。
(3) 血中エストロゲン値は、低下する。
(4) 血中 LDL コレステロール値は、上昇する。
(5) 骨密度は、低下する。

44 更年期の女性の生理的変化 (35-92、問題集 p. 154)

【解説】……… 答え （5）

(1) インスリン感受性は、低下する。
(2) 骨密度は、減少する。
(3) 血中 HDL コレステロール値は、低下する。
(4) 血中エストロゲン値は、低下する。

45 更年期の女性にみられる生理的変化 (36-92、問題集 p. 155)

【解説】……… 答え （2）

(1) 黄体形成ホルモン（LH）分泌量は、亢進する。
(3) 一酸化窒素合成は、減少する。
(4) 骨形成は、骨吸収を下回る。
(5) 血中 LDL コレステロール値は、上昇する。

46 更年期の生理的変化 (37-91、問題集 p. 155)

【解説】……… 答え （2）

(1) 性腺刺激ホルモン放出ホルモンの分泌量は増加する。

(3) 卵胞刺激ホルモン（FSH）の分泌量は増加する。
(4) 黄体形成ホルモン（LH）の分泌量は増加する。
(5) 血中 LDL コレステロール値は上昇する。

8 高齢期の栄養管理

47 高齢期で増加・亢進する項目 (35-93、問題集 p. 155)

【解説】……… 答え （1）

(2) 高齢者は、腸管運動が低下することで便秘症が見られる。
(3) 高齢者の除脂肪体重は、筋たんぱく質の合成が低下し、筋肉量が減少することで低下する。
(4) 高齢者の細胞内液量は減少し、そのことからやせや皮膚の皺が多くなる。
(5) 高齢者は、萎縮性胃炎の発生率が高い。そのためペプシン活性は低下する。

48 高齢期の生理的変化 (34-94、問題集 p. 155)

【解説】……… 答え （1）

(2) 肺活量は、減少する。
(3) 免疫機能は、低下する。
(4) 筋たんぱく質代謝は、低下する。
(5) 胃酸分泌量は、低下する。

49 高齢期の身体的・生理的変化 (37-93、問題集 p. 156)

【解説】……… 答え （2）

(1) 筋肉量が減少するため、除脂肪量は減少する。
(3) 肺活量は、減少する。
(4) 唾液分泌量は、減少する。
(5) インスリン抵抗性は、増大する。

50 高齢期の生理的特徴 (35-94、問題集 p. 156)

【解説】……… 答え （2）

(1) 塩味の閾値は、上昇する。
(3) 高齢者は、萎縮性胃炎によりビタミン B_{12} の吸収に必要な内因子の分泌が少なくなるため、食品中のビタミン B_{12} 吸収率は、低下する。
(4) 腸管からのカルシウム吸収率は、低下する。
(5) 腎血流量は、腎機能の低下により減少する。

51 IADL（手段的日常生活動作）を評価するための項目 (36-94、問題集 p. 156)

【解説】……… 答え （4）

IADL（手段的日常生活動作）の評価項目には、買い物や家事などの日常生活・社会生活における動作に加

えて、それに伴う判断や意思決定も含まれている。介護やリハビリテーションにおける評価にはADL（日常生活動作）がある。ADLの評価項目は移動、食事、更衣、入浴、排泄などの最低限の日常生活動作である。

52 誤嚥しやすいもの (34-95、問題集 p. 156)

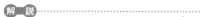 答え （1）

嚥下機能が低下している高齢者では、少し粘性がある料理の方が嚥下しやすいとされている。水やお茶などは誤嚥の原因になりやすい。

53 栄養アセスメント (36-95、問題集 p. 156)

解 説 答え （4）

(1) 食欲が低下し、体重が3か月で2kgも減少しているということは、エネルギー量が充足していないといえる。
(2) エネルギーが不足し、体重減少であるため、除脂肪体重は減少しているといえる。
(3) 歩行速度の低下もみられることより、筋力は低下しているといえる。
(5) 濃い味を好むようになったことから、塩味の閾値は上昇しているといえる。

54 老年症候群にみられる症候と、その評価法 (37-94、問題集 p. 157)

答え （5）

解 説
(1) 嚥下機能障害の評価法には、RSST、ASAPがある。
(2) うつの評価法には、SRQ-D、GDS-15がある。
(3) 褥瘡の評価法には、DESIGN-R®がある。
(4) 転倒の評価法には、BIやFIMがある。

メモ
BI（Barthel Index）：バーセル指数は日常生活動作（食事、移乗（車椅子・ベット間）、整容、トイレ動作、入浴、歩行、階段昇降、着替え、排便、排尿）の生活動作を採点し、障害者や高齢者の介護度合いを判断する方法。

DESIGN-R®：日本褥瘡学会から発表された褥瘡状態判定スケールで、褥瘡状態を判断する方法。

FIM（Functional Independence Measure）：機能的自立度評価法は、患者や利用者の日常生活動作（ADL）の介護度を測定する方法。

RSST（Repetive Saliva Swallowing Test）：反復唾液嚥下テストで、臨床における意義はその簡便さであり、摂食嚥下障害のリハビリを伴う評価方法。

MMSE（Mini-Mental State Examination）：ミニメンタルステート検査は、認知症が疑われるときに行われる神経心理検査の一つ。

9 運動・スポーツと栄養管理

55 運動 (35-95、問題集 p. 157)

答え （3）

解 説
(1) 骨格筋は、随意筋である。
(2) 遅筋は赤筋でミトコンドリアが多く、速筋は白筋でミトコンドリアが少ない。
(4) 骨格筋の瞬発的な収縮の主なエネルギー源は、グルコースである。
(5) 遅筋は、速筋より持久力に優れている。速筋は嫌気的に働くため瞬発性が強く、遅筋は有酸素運動に向き持久性に富んでいる。

56 習慣的な持久的運動による生理的変化 (36-96、問題集 p. 157)

答え （5）

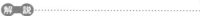
(1) インスリン抵抗性は、改善する。
(2) 血中HDLコレステロール値は、上昇する。
(3) 安静時血圧は、低下する。
(4) 骨密度は、上昇する。

57 身体活動時における骨格筋のエネルギー供給 (37-95、問題集 p. 157)

答え （3）

解 説
(1) クレアチンリン酸の分解によるエネルギー供給は、酸素を必要としない。
(2) 筋グリコーゲンは、グルコースに変換されず（血糖維持には利用されず）、筋収縮のエネルギー源としてのみ利用される。
(4) 脂質のみが燃焼した時の呼吸商は、0.7である。
(5) 無酸素運動では、筋肉中の乳酸が増加する。

58 健康づくりのための身体活動基準 2013 (34-96、問題集 p. 157)

答え （5）

解 説
(1) 対象者に、65歳以上は含まれる。
(2) 対象者に、血圧・血糖・脂質のいずれかが保健指導レベルの者が含まれる。
(3) 推奨する身体活動の具体的な量は、示されている。
(4) かなりきついと感じる強度の運動は、推奨されていない。18〜64歳で推奨されている運動は、息が弾み汗をかく程度の運動である。

メモ 2024（令和6）年度の健康日本21（第三次）の開始にあわせ、「健康づくりのための身体活動基準2013」を改訂した「健康づくりのための身体活動・運動ガイド2023」が策定されている。

V
応用栄養学

10 環境と栄養管理

59 ストレス時（抵抗期）の生体反応（35-96、問題集 p. 158）

答え（5）

解説
(1) エネルギー消費量は、増加する。
(2) たんぱく質の異化は、促進される。
(3) 脂肪の合成は、低下する。
(4) 糖新生は、亢進する。

60 ストレス応答の抵抗期（37-96、問題集 p. 158）

答え（3）

解説
(1) エネルギー代謝は、亢進する。
(2) 窒素出納は、負に傾く。
(4) 脂肪分解量は、増加する。
(5) 尿中カルシウム排泄量は、増加する。

61 特殊環境下での生理的変化（34-97、問題集 p. 158）

答え（4）

解説
(1) 高温環境下では、体温を発散するため皮膚血管は拡張する。
(2) 低温環境下では、エネルギー産生が上昇するためビタミン B_1 の必要量が増加する。
(3) 低温環境下では、皮膚血管が収縮するため血圧は上昇する。
(5) 無重力環境下では、尿中カルシウム排泄量が増加する。

62 特殊環境下での生理的変化（36-97、問題集 p. 158）

答え（4）

解説
(1) 高温環境では、皮膚血管が拡張する。
(2) 低温環境では、基礎代謝量が上昇する。
(3) 低温環境では、アドレナリン分泌が促進される。
(5) 無重力環境では、循環血液量が減少する。

63 特殊環境における生体反応（37-97、問題集 p. 158）

答え（5）

解説
(1) 低温環境では、熱産生が上昇する。
(2) 高温環境では、アルドステロン分泌量が増加する。
(3) 低圧環境では、食欲が抑制される。
(4) 高圧環境では、肺胞内の酸素分圧が上昇する。

64 被災者に対して優先的に対応すべき栄養上の問題（35-97、問題集 p. 159）

答え（1）

解説
　最初に不足する栄養素は、エネルギーであるため、最も優先される栄養素はエネルギー摂取である。

1 栄養教育のための理論的基礎

1 急性アルコール中毒に関する教育 (35-98、問題集 p. 162)

答え (4)

解説

　ヘルスビリーフモデルの「罹患性の認知」は、ある疾病（状況）に罹る（陥る）かもしれないと認識することである。(4)のアルコールパッチテストの結果を個別に返却して説明することは、そのことによりアルコールに弱いかどうか（事実）がわかり、弱ければ罹るかもしれないと感じ、「罹患性の認知」にあたる。

(1) 「急性アルコール中毒で辛い経験をした社員の例を話す」では、身近な人の体験を自分にあてはめやすいため、急性アルコール中毒になると大変なことになると感じることになり、「重大性の認知」にあたる。

(2) アルコール・ハラスメントについて話し合うことは、同僚同士で同じ問題を共有して解決策を考えることにあたり、「グループダイナミクス」の効果が得られる可能性がある。「罹患性の認知」ではない。

(3) 急性アルコール中毒で救急搬送された際の医療費について考えることは、「障害」の確認にあたる。

(5) 飲酒を適量にすることのメリットを考えることは、「有益性」の確認にあたる。

2 トランスセオレティカルモデルに基づいた指導 (34-98、問題集 p. 162)

答え (5)

解説

　トランスセオレティカルモデルにおける行動変容ステージでは、「牛乳は苦手だけど、明日から残さず飲もうと思います」は「準備期」にあたる。準備期へのアプローチとしては「自己の解放（コミットメント）」がある。(5)は行動変容をすると決心して行動契約を明確にすることであり、「自己の解放」にあたるため正解。

(1) 無関心期へのアプローチのうち、新しい知識を提供する「意識の高揚」にあたる。

(2) 無関心期へのアプローチのうち、行動変容による周囲への影響を考える「環境への再評価」にあたる。

(3) 関心期へのアプローチとして、行動変容が自分にとって重要であることを気づかせる「自己の再評価」にあたる。

(4) 実行期へのアプローチのうち、不健康行動に対する報酬を減らす「強化のマネジメント」にあたる。

3 トランスセオレティカルモデルに基づいた支援 (36-98、問題集 p. 162)

答え (2)

解説

　トランスセオレティカルモデルの「無関心期」では、自分の現状について考えてもらうように促すことで、問題を見出すことにつながる。したがって、(2)の「やせが胎児に及ぼす影響を考える」が適当である。

(1) 「食べる量を増やす工夫について説明する」は具体的な行動に対する助言であり、「準備期」あるいは「実行期」での対応となる。

(3) 「体重を増やすと目標宣言をする」は、行動契約・目標宣言にあたり、準備期の対応である。

(4) 「毎日体重を測ってグラフ化する」はセルフモニタリングにあたり、トランスセオレティカルモデルの行動変容のプロセスに提唱された行動療法ではないが、実行期での対応と考えられる。

(5) 「ストレスへの対処方法を考える」はストレスマネジメントにあたり、トランスセオレティカルモデルの変容のプロセスに提唱された行動療法ではない。

4 計画的行動理論における行動のコントロール感を高める働きかけ (36-99、問題集 p. 162)

答え (4)

解説

　計画的行動理論の行動のコントロール感とは、ある行動を実行できるかどうかという個人的な認知であり、社会的認知理論の自己効力感（セルフ・エフィカシー）に似た概念である。(4)の5歳児クラスの事例を話すことは、代理的体験であり、モデリングとして4歳児も自分でできると思うのは行動のコントロール感を高めることであり、最も適当である。

(1) 「野菜をたくさん食べると風邪をひきにくくなる」ことを知るのは、行動への態度である。

(2) 給食の野菜を残さず食べようと声がけすることにより、野菜摂取量が増えるかもしれないが、行動のコントロール感が高まって自ら食べることにはならない。

(3) 食育だよりの配布は保護者への情報の提供であり、社会的認知理論の環境要因への働きかけである。

(5) 「給食の野菜を食べたらシールをもらえる」は、オペラント強化法である。

⑤ 結果期待を高めるための支援（34-99、問題集 p. 163）

 答え （2）

解説

社会的認知理論における「結果期待」とは、ある行動を起こした結果、どのような結果が得られるかを想像し、その結果に対して持つ価値観をいう。「結果期待」を高めれば、人は行動を起こしやすくなる。したがって、(2)は結果を期待する気持ちが高まり、最も適当である。

(1) 便秘による悪影響を知ることで、このままではいけないと感じることができる。これはトランスセオレティカルモデルにおける無関心期へのアプローチのうちの「感情的体験」にあたり、社会的認知理論の「結果期待」を高めるものではない。

(3) 野菜摂取量を記録することで、自身の行動を自分で観察して判断・評価し、行動をコントロールすることができるようになる。これは、社会的認知理論の行動要因のうち、「セルフモニタリング（自己監視）」にあたる。

(4) 対象者が行動を起こすときに、ソーシャルサポートがあると行動変容が起こりやすくなる。社会的認知理論での「環境要因」にあたる。

(5) 対象者が手本となる人（モデル）の行動を観察して、自分の行動変容に生かすことが有効である。これは、社会的認知理論の環境要因のうちの「モデリング」にあたる。

⑥ 社会的認知理論の構成概念と、それを活用した取組（37-98、問題集 p. 163）

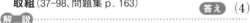 **答え** （4）

解説

社会的認知理論の代表的な概念は、個人、行動、環境の3要因が影響し合う相互決定主義であり、それぞれの要因に選択肢に示されているようないくつかの構成概念がある。(4)の「減塩醤油の試供品を配布し、家庭で使ってもらう」は、減塩醤油の試供品により簡単に減塩できると思うことができ、自己効力感を高めることにつながるため、適当である。

(1) 「社員食堂の定食を、全て減塩メニューに変更する」は、環境要因に当たり、取り巻く環境を変化させることである。

(2) 「減塩によるメリットを、社員食堂の卓上メモで周知する」は、結果期待に当たる。

(3) 「減塩によって高血圧が改善した社員の体験談を、社内ウェブサイトに掲載する」は、観察学習に当たる。

(5) 「血圧の記録表を、社員全員に配布する」は、自己制御に当たる。

⑦ 保護者へのソーシャルサポート（35-99、問題集 p. 163）

 答え （4）

解説

(1) 食育講習会参加手続きの手助けは、道具的サポートである。

(2) 親子食事会の案内を手渡すことは、情報的サポートである。

(3) 地域農家による野菜宅配の取組の紹介は、情報的サポートである。

(5) 「食事づくりは、ストレスになりますね」との声がけは、情動的サポートである。

⑧ ソーシャルサポートの内容とサポートの種類（37-99、問題集 p. 163）

 答え （2）

解説

(1) 冷凍のヘルシー弁当を手配する。――道具的サポート

(3) 市販の惣菜をアレンジして野菜を増やす方法を教える。――情報的サポート

(4) 毎月、野菜を使った常備菜を作りに行く。――道具的サポート

(5) 毎週、励ましのメールを送る。――情動的サポート

⑨ イノベーション普及理論（35-100、問題集 p. 164）

 答え （2）

解説

イノベーション普及理論の普及に必要な条件には、比較優位性、適合性、複雑性、試用可能性、可観測性がある。(2)の新商品を使った減塩教室を開くことで、新商品を試しに使うことが可能になり、「試用可能性」で最も適当である。

(1) 既存の商品よりも低塩割合が高いことをラベルに記載する。――比較優位性

(3) 減塩商品利用者のニーズから生まれた商品であることを宣伝する。――適合性

(4) 1回使用量の調整ができる新容器を採用する。――複雑性

(5) モニターに新商品の感想を SNS で発信してもらう。――可観測性

⑩ イノベーション普及理論の観察可能性（可観測性）（37-100、問題集 p. 164）

 答え （5）

解説

イノベーション普及理論における普及の条件の「観察可能性（可観測性）」とは、イノベーションを採用したことが周囲から観察できることをいう。(5)はスマートフォンで利用でき、仲間に見せられる点が、観察可能性に当たり、適当である。

(1) 「従来の食事管理アプリより、利用料金が安い」は、

相対的優位性に当たる。

(2)　「食事管理アプリの試用体験会を実施する」は、試行可能性に当たる。

(3)　「毎日の食事内容の入力が簡単である」は、実施が複雑でないことを示しており、複雑性に当たる。

(4)　「画面の文字が大きく、見やすい」は、中高年向けのアプリとして適合していることを示しており、適合性に当たる。

11 参加者の行動とヘルスリテラシー（36-100、問題集 p. 164）

答え （5）

解説

ヘルスリテラシーには、機能的ヘルスリテラシー（基本的な健康情報を理解する能力）、相互作用的（伝達的）ヘルスリテラシー（情報を引き出し、さまざまなコミュニケーションを通して新たな情報を応用する能力）、批判的ヘルスリテラシー（情報を批判的に分析し、現在の状況をコントロールするために情報を活用する能力）の3つのレベルがある。

(1)　自分と同年代の人の体験談を読んで、自分にあてはまるか考えた。――相互作用的ヘルスリテラシー

(2)　健康教室の参加者と一緒に、情報の信頼性について議論した。――相互作用的（伝達的）ヘルスリテラシー

(3)　説明文書をよく読んで、確実に理解するようにした。――機能的ヘルスリテラシー

(4)　その食品に関して集めた情報を家族に伝えた。――相互作用的ヘルスリテラシー

12 栄養カウンセリング（34-100、問題集 p. 164）

答え （5）

解説

栄養カウンセリングでは、クライアントと管理栄養士が信頼関係（ラ・ポール）をつくりあげることが重要である。そのためには、(1)外見で判断したり、(2)心の交流が十分に行われていない「最初」に解決案を提示したり、(3)匿名であっても SNS に投稿したりしてはいけない。また、栄養カウンセリングを行うなかで、クライアントが自分の問題は何か、解決するためにはどうすればよいかを自分で考えられるようにサポートするのが管理栄養士の役割であるので、(4)も誤り。

13 栄養カウンセリングにおけるラポールの形成（36-101、問題集 p. 165）

答え （2）

解説

肥満児童の母親の悩みは、不在時に子どもが菓子を食べ過ぎてしまうことである。栄養カウンセリングにおいて、ラポールを形成するためには、クライアントに対し受容、傾聴、共感的理解をすることが必要であ

る。(2)の「食べ過ぎてしまうのは心配ですね」は、対象者を受入れて共感しているので最も適切である。

(1)　子どもが菓子を食べ過ぎてしまうことに悩んでいることに対して「仕方がないこと」とするのは、対象者に寄り添っていない。

(3)　帰宅時間を早めるために母親の職場の上司に相談することを助言するのは必要であるが、母親の気持ちに直接かかわっていない。

(4)　お菓子の買い置きをやめることを助言するのは、具体的に子どもの食べ過ぎを防ぐ目的の対応であり、対象者の気持ちに対応していることではない。

14 栄養カウンセリング（37-101、問題集 p. 165）

答え （3）

解説

栄養カウンセリングにおける受容的態度は、文字通りクライアントの気持ちを受容することである。問題文にある、クライアントの訴えたい内容をすべて受け止めているのは、(3)の「なんとか間食を控えて減量したいと、思っていらっしゃるのですね」である。

(1)　「そんなに深刻にならなくても、大丈夫」との発言は、クライアントの気持ちを受容していない。

(2)　介護のストレスは、減量のために間食を控えたいことの妨げになっているので、そのことを受容することも大切であるが、まずは「なんとか間食をやめたい」という訴えを受容すべきである。

(4)　「そういうことはありますよね」という言い方をする場合もあるが、カウンセリングでは、具体的に何をどのように受容しているかを示すことが大切である。

15 動機づけ面接におけるチェンジトーク（36-102、問題集 p. 165）

答え （1）

解説

動機づけ面接におけるチェンジトークは、クライアントが自ら変わりたいと思っているような発言のことで、それを引き出すことで自己効力感を高めていくことが求められている。(1)の「どうしてやめられないか」とたずねるのは、問題行動の原因を探る質問で、言い方によっては非難し、問い詰めるような形となり、チェンジトークにはならない。(2)～(5)は、それぞれ、変わるきっかけや変わりたい気持ちに気づかせるための質問である。

16 動機づけ面接のチェンジトーク（37-102、問題集 p. 165）

答え （4）

解説

動機づけ面接におけるチェンジトークは、クライアントが自ら変わりたいという意思表示のことである。(4)の「忙しい中でも、できることを考えてみると良い

のですよね」は、クライアントが変化しようとしている気持ちがわかる発言である。

(1) 「仕事が忙しくて、食生活を改善できる気がしません」は、変える自信がない気持ちを表しており、チェンジトークには該当しない。

(2) 「仕事帰りに、居酒屋に寄ることが唯一の楽しみなんです」は、変えたくない気持ちを表している。

(3) 「仕事で、食事が不規則になるのは仕方ないですよね」は、変えようと思っても障害になることについて話しているので、チェンジトークには該当しない。

(5) 「家族のためにも、今は仕事を頑張ろうと思っています」は、変えることよりも家族のために仕事を優先したい気持ちを表しており、変えようと思っていない発言である。

17 面接の進め方（35-101、問題集 p. 166） （3）

解 説 ……………

特定保健指導の初回面接における進め方に関する問題である。対象者は「会社に言われたから来た」と言い、口数が少ない者であるため、(3)の簡単に答えることができる「閉ざされた質問」を開かれた質問と組み合わせることによって、少しずつ発言をしてもらう方向が最も適切である。

(1) 生活習慣改善の必要性を強く伝えるのは、初回のラポールが形成されていない時点では最優先される事項ではない。

(2) 開かれた質問を繰り返すと、初めて会う無口な対象者にとっては、質問攻めにされているようで逆効果になる。

(4) 発言をしてくれるまで待つのも大切である（沈黙の尊重）が、口数が少ない対象者であるため、閉ざされた質問をするなど、発言への働きかけが必要である。

18 オペラント強化の社会的強化を示す発言
（36-103、問題集 p. 166） （4）

解 説 ……………

オペラント強化の種類として、対象者自身が自分に報いる「自己強化」、うまく実行できた時の達成感などの「心理的強化」、周囲が対象者に対して報いる「社会的強化」、目標達成に対する具体的な品物などのご褒美の「物理的強化」などがあげられる。

(1) 「半年頑張れたのでこれからもやれると自信がついた」は心理的強化である。

(2) 「ご褒美にゴルフ用品を買う」は物理的強化である。

(3) 「これから時々、適量の範囲で晩酌をしようと思う」は自己強化である。

(5) 「昼食は糖尿病の食事療法を行っている同僚と一緒に食べるようにする」はオペラント強化ではなく、刺激統制である。

19 肥満を改善するための支援内容と行動変容技法（34-101、問題集 p. 166） （3）

解 説 ……………

肥満を改善させるための行動変容技法に関する問題である。最も適当であるのは(3)である。考え方を良い方法に修正しており、「認知再構成」にあたる。

(1) 冷蔵庫に減量目標を貼る。―― 目標宣言

(2) 食べる量を決めて盛り付ける。―― 刺激統制

(4) お菓子を食べたくなったら歯を磨く。―― 行動置換

(5) 減量できた時の褒美を考える。―― オペラント強化

20 ロコモティブシンドローム予防の支援内容と行動変容技法（35-102、問題集 p. 166） （5）

解 説 ……………

ロコモティブシンドローム予防の支援と行動変容技法の組合せである。

(1) 毎日 30 分散歩すると周囲に言う。―― 行動契約

(2) お茶の代わりに牛乳を飲む。―― 行動置換

(3) 冷蔵庫にたんぱく質源の食品を常備する。―― 刺激統制

(4) カレンダーに食事摂取と運動のチェック欄を作る。―― セルフモニタリング

21 行動変容技法の刺激統制（34-102、問題集 p. 167） （3）

解 説 ……………

行動変容技法における「刺激統制」は、きっかけとなる刺激を管理し、行動をコントロールすることである。「飲酒量を減らしたい」と考えているので、(3)の「適度な飲酒量」を刺激として見ることにより、飲酒量をコントロールできると思われ、最も適当である。

(1) 飲酒量を減らすことで得られるメリットを思い出すのは、「意思決定バランス」である。

(2) お酒を控えていることを職場の同僚に話すのは、「目標宣言、行動契約」である。

(4) 飲み会に誘われたときの断り方を考えるのは、「ソーシャルスキルトレーニング」である。

(5) 飲みたくなったらノンアルコール飲料にして我慢するのは、「反応妨害・習慣拮抗」である。

22 行動変容技法を活用した支援（35-103、問題集 p. 167） 答え （3）

解 説 ……………

菓子摂取を減らすことが困難な女性社員に対する、行動変容技法における反応妨害・拮抗を活用した支援

は、(3)の夕食後に菓子を食べたくなったら、その反応を妨害して「シャワーを浴びるように勧める」が最も適当である。

(1) 菓子を1か月控えることができた時のご褒美を考える――オペラント強化
(2) 同僚からの差し入れを断る練習をする――ソーシャルスキルトレーニング
(4) 菓子を買いたくなったら、栄養成分表示を見る――刺激統制
(5) 菓子を食べ過ぎたら、翌日はやめようと考える――認知再構成

23 支援内容と行動変容技法 (37-103、問題集 p. 167)

答え (4)

解 説

(1) 会社の飲み会で、飲酒量が多い人の隣には座らないように提案する。――刺激統制
(2) お酒を飲みたくなったら、喉が渇いているだけだと自分に言い聞かせることを提案する。――認知再構成
(3) お酒を飲みに行く以外に、同僚とのコミュニケーションを図る方法を考えてもらう。――行動置換
(5) お酒を飲まないデメリットと、お酒を飲むデメリットを比べてもらう。――意思決定バランス

24 意思決定バランスの考え方を用いた支援 (36-104、問題集 p. 167)

答え (4)

解 説

行動の意思決定は、その行動に伴うメリットとデメリットのバランスによって行われる。高血圧で減塩が必要であるにもかかわらず、気にせずに醤油をかけて食べる習慣の対象者に、その行動のメリット、デメリットを考えるような支援は、(4)の「このまま醤油をかけて食べ続けると家族がどう思うか」が当てはまる。(1)(2)(3)は対象者の「醤油をかける」という行動を具体的に減らすための支援である。(5)は醤油をかける実態把握のための記録依頼である。

25 情動焦点コーピングを用いた支援 (36-105、問題集 p. 168)

答え (3)

解 説

ストレスに対処する方法として、情動焦点コーピングと問題焦点コーピングがあり、そのうち、情動焦点コーピングは、ストレッサーに対する感じ方や考え方を変える対処の方法である。配偶者の在宅勤務がストレスで食べ過ぎる状態に対し、(3)の「趣味を楽しむ時間を作る」ことは気持ちを変える試みであり、最も適当である。

(1) 「どのようなときに、ストレスを感じるかを考える」はストレスの一次評価で、ストレス因子やスト

レス反応を確認することである。
(2) 「同じような状況の人の対処方法を調べる」はストレスの二次評価で、どの程度ストレスに対処できるかを検討することである。
(4) 「在宅勤務の配偶者にレンタルオフィスの利用を促す」は、ストレッサーになっている環境や状況そのものに対処する、問題焦点コーピングである。
(5) 「間食を買い過ぎないようにする」は、問題そのものを解決するための対処で、問題焦点コーピングである。

26 ナッジを活用した取組 (35-104、問題集 p. 168)

答え (2)

解 説

ナッジとは「そっと後押しする」という意味で、行動経済学の分野の理論である。学生食堂において、野菜摂取量を増やすためにナッジを活用した取組を選択する問題である。野菜を摂取しようと思ってはいるものの、なかなか行動に移せない場合、一番手前にあればとりやすくなる。したがって、最も適切なのは(2)の「小鉢コーナーの一番手前に、野菜の小鉢を並べる」である。

27 ナッジの考え方を活用した支援 (37-104、問題集 p. 168)

答え (4)

解 説

ナッジを活用し、減量を目的として無意識に望ましい行動を選択するような支援は、(4)の「ご飯茶碗を小さくすることを勧める」が適当である。茶碗を小さくすることで、同じ一杯でも摂取量を少なくすることができる。

(1) 減量することのメリットを考えてもらうのは、意思決定バランスである。
(2) 減量に成功したときのご褒美を考えてもらうのは、オペラント強化である。
(3) 食べたものを記録してもらうのは、セルフモニタリングである。
(5) 栄養成分表示を見て、食品を選ぶように勧めるのは、ヘルスリテラシーの基本的な健康情報を理解する能力の「機能的ヘルスリテラシー」であると考えられる。

28 セルフヘルプグループ (37-105、問題集 p. 168)

答え (2)

解 説

セルフヘルプグループに対して、専門家である管理栄養士が組織をエンパワメントする支援として最も適切なものは、(2)の「市民の集まる場で、体操の様子を披露する機会を作り、発表してもらった」である。あくまでも、対象者が主体の活動であり、それを周囲に

広げるための場の設定は大切である。(1)の「他地域で同様の活動を行う組織の様子を紹介し、自分たちの特徴と課題を考える」は、そのセルフヘルプグループの活動としては重要であるが、組織をさらに活性化させるには(2)のほうがふさわしい。(3)の「話し合いの進行役を担った」、(4)の「食生活に関する活動を進めてもらうために、情報提供を行った」は、いずれも管理栄養士が指示、主導する形であり適切ではない。

29 グループダイナミクス効果が期待できる取組
(36-106、問題集 p. 169) 答え（3）

解説 ‥‥‥‥‥‥‥‥‥‥‥‥‥‥‥‥‥

グループダイナミクスは集団がゆえに生じる人間相互の関係のことで、仲間意識が醸成され、行動変容の意思決定やその後の継続に好影響があるとされている。産院の「プレママ教室」での取組では、参加者同士の交流があるかどうかが、グループダイナミクス効果の期待の判断のポイントとなる。

(1) 出産経験者の体験談（講義形式）を聞く形では、参加者同士の活発な交流は難しく、グループダイナミクスの効果は得にくい。

(2) 教室修了生による個別相談では、1対1の対応であり、グループダイナミクス効果は得にくい。

(4) 各参加者が個別に取り組む形では、グループダイナミクスの効果は得にくい。

30 ソーシャルキャピタルの醸成につながる取組
(34-103、問題集 p. 169) 答え（3）

解説 ‥‥‥‥‥‥‥‥‥‥‥‥‥‥‥‥‥

「ソーシャルキャピタル」とは、社会の効率性を改善できる、信頼、規範、ネットワークといった社会的組織のことである。人と人のつながり、助け合いや協調行動があることで社会的な環境が改善される。(1)(2)(4)は、それぞれ、保健センターの情報発信、コンビニエンスストアの弁当宅配サービス、地域の病院の在宅指導スタッフの増員といった取組であり、認知症高齢者を地域の人々とのかかわりのなかで支援しているものではない。(3)は、ボランティアと高齢者のかかわりがあり、最も適切であると考えられる。

2 栄養教育マネジメント

31 プリシード・プロシードモデルに基づいたアセスメント
(35-105、問題集 p. 169) 答え（4）

解説 ‥‥‥‥‥‥‥‥‥‥‥‥‥‥‥‥‥

地域の生産者や関係機関と連携した小学生への食育を計画する場合、対象は小学生、実施者に地域の生産者や関係機関がかかわることになる。

(1) 地域の食文化の学習が必要だと考えている保護者の割合──強化要因

(2) 地域の産物を給食で提供することに関心がある流通業者の有無──実現要因

(3) 地域の生産者の協力を得た授業の実践状況──教育戦略

(5) 農業体験学習をしたことがある児童の割合──準備要因

32 プリシード・プロシードモデルに基づくアセスメント
(37-106、問題集 p. 169) 答え（1）

解説 ‥‥‥‥‥‥‥‥‥‥‥‥‥‥‥‥‥

プリシード・プロシードモデルの教育／エコロジカルアセスメントにおける「準備要因」のアセスメントは、対象者の知識・態度・信念などに関して行う。したがって、(1)の「野菜に興味を示す児童の割合」が該当する。

(2) 野菜に触れる授業の回数は、「実現要因」である。

(3) 便秘気味の児童の割合は、疫学アセスメントの「健康」に該当する。

(4) 家庭で野菜料理を意識して食べさせている保護者の割合は、「強化要因」である。

(5) 農業体験ができる地域の農園の数は、「実現要因」である。

33 ソーシャルマーケティングの考え方
(34-104、問題集 p. 170) 答え（2）

解説 ‥‥‥‥‥‥‥‥‥‥‥‥‥‥‥‥‥

「ソーシャルマーケティング」は、マーケティングの手法を効果的に取り入れて、社会的な活動に活用することである。マーケティング戦略の基本的な考え方においては、その手順として、事前調査→セグメンテーション（市場細分化）→ターゲティング（標的の選択）→ポジショニング→マーケティング・ミックス（4P）→プレテスト→実行の流れをとる。したがって、設問では、事前調査で利用者全体の状況を把握した後に行うことは、セグメンテーションとなり、(2)が最も適当なものとなる。

34 ソーシャルマーケティングの考え方
(35-106、問題集 p. 170) 答え（5）

解説 ‥‥‥‥‥‥‥‥‥‥‥‥‥‥‥‥‥

ソーシャルマーケティングにおけるマーケティング・ミックスの4Pとは、プロダクト（Product）、プライス（Price）、プレイス（Place）、プロモーション（Promotion）のことであり、プライスはその行動を採択するために支払う対価のことである。(1)～(4)は、ヘルシーメニューを選択してもらうためのイベント、おまけ、掲示といった広告にあたることからプロモーションである。(5)はヘルシーメニューを予約すると待たずに受け取れるという時間の節約につながることか

らプライスである。

35 マーケティング・ミックスの 4P とその働きかけ (36-107、問題集 p. 170)

 答え (3)

解説

成人学生を対象とした「適正飲酒教室」の参加者増加に向けた、ソーシャルマーケティングの活用事例である。栄養教育の分野において、プロダクトは物とは限らずサービスやアイデアの場合もある。栄養教育の分野におけるプライスは金銭的対価だけでなく、必要な時間や努力、古い習慣を捨てることも含む。プレイスはいつ、どこでプログラムにアクセスしてもらうか、どこでその行動を行ってもらうか、プロモーションはその行動を採用してもらうための広告、おまけなどのことである。
(1) 大学生に人気のあるエリアでの開催は、プレイス（Place）である。
(2) 参加者に土産を提供するのは、プロモーション（Promotion）である。
(4) 居酒屋でのお金の節約方法を教えますと宣伝するのは、プロモーション（Promotion）である。
(5) オンラインでの参加を可能とするのは、プレイス（Place）である。

36 生態学的モデル (34-105、問題集 p. 170)

答え (5)

解説

生態学的モデルでは、階層を個人内（個人の知識、態度など）、個人間（個人に身近な家族や友人など）、組織（個人が所属する学校や職場など）、地域、政策の5つのレベルに分けている。(5)は政策レベルで最も適当である。
(1) 経済的困窮の妊婦に、その友人がアドバイスをするのは、個人間レベルである。
(2) 病院のスタッフ間で妊婦への対応を統一するのは、組織レベルである。
(3) 市からメール栄養相談受付の情報を提供するのは、地域レベルである。
(4) 病院管理栄養士が妊娠中の食事ガイドを作成するのは、組織レベルである。

37 特定保健指導におけるアセスメント項目と質問内容 (36-108、問題集 p. 171)

答え (4)

解説

(1) 既往歴——個人的履歴、家族の栄養・食事に関連する罹患など、食事療法に関する治療歴など。「主観的体調」は問診において、対象者の状況を聞き取る。
(2) 食知識——食や栄養に関する知識。例えば栄養素と疾病予防の関係を理解しているかなど。

(3) 食スキル——自分で作ることができる料理。「1日当たりの食費の目安」は経済環境に関する質問である。
(5) 食行動——いつ、どこで、誰と、何を、どのように食べるかなど。「食料品店やスーパーマーケットとの距離」は食環境に関する質問である。

38 離乳食教室を企画する場合の目標と内容 (34-107、問題集 p. 171)

答え (2)

解説

離乳食教室を企画する場合の目標とその内容として、(2)の「成長・発達に応じた離乳食を調理できるようになる」は、離乳食づくりのスキルを身につけることができるということで、学習目標（対象者の知識、態度、スキル形成の目標）である。
(1) 家庭で離乳食レシピブックを参照し、調理する。——行動目標
(3) 集団指導と調理実習を組み合わせた教室を行う。——実施目標
(4) 市販のベビーフードの入手法を紹介する。——行動目標
(5) 負担感を減らすために、家族の協力を増やす。——環境目標

39 栄養教育の目標の種類 (35-108、問題集 p. 171)

答え (3)

解説

補食としてスナック菓子ばかりを食べている高校男子運動部員への栄養教育の目標の種類とその内容の組合せのうち、最も適当なものを選ぶ問題である。(3)の「補食として牛乳・乳製品を摂取する」は、スナック菓子の代わりに牛乳・乳製品を摂取するという具体的な行動に関する目標であり、最も適当である。
(1) 「学校内の売店で販売する、おにぎりと果物の品目を増やす」のは、部員ではなく学校あるいは指導者側であり、環境目標にあたる。
(2) 「食事の悩みがある部員には、個別相談を行う」は、実施目標である。
(4) 「体組成をモニタリングする」は、対象者が自分で行えば行動目標、支援者側が行うならば実施目標となる。
(5) 「補食の摂り方と競技力の関連を理解する」は、対象者の目標で、学習目標である。

40 実施目標の項目 (37-107、問題集 p. 171)

答え (4)

解説

大学生の体調不良と朝食内容に関連があり、その対応として「朝ごはん教室」を開催する際の目標に関する問題である。実施目標は、実施者側の目標であり、

(4)の「次回の教室にも参加したいと思う学生を、80％以上にする」が適当である。

(1) 「体調不良が改善した学生を、50％以上にする」は、結果目標である。

(2) 「主食・主菜・副菜を組み合わせた朝食を週2回以上食べる学生を、70％以上にする」は、行動目標である。

(3) 「学生食堂に対し、朝食の提供日数を週4日に増やすよう働きかける」は、環境目標である。

(5) 「栄養バランスの良い朝食の必要性を説明できる学生を、80％以上にする」は、学習目標である。

41 減量達成に向けての優先的行動目標（36-109、問題集 p. 172）

答え（4）

解説

減量をしたいと考え始めた肥満女性はトランスセオレティカルモデルの行動変容段階では、関心期にあたる。関心期においては、やろうと思う気持ち、行動の意思が重要であると考えられる。行動目標として優先されるべきものとして、まず自分の状況を把握して具体的な減量目標を設定するために、(4)の「毎日、体重を測る」ことが最も適切である。その後(1)の肥満を改善できた同僚の話を聞くことで自己効力感を高め、(2)(3)の食事での行動目標に取り組むようにする。

42 環境目標を設定するためのアセスメント（34-106、問題集 p. 172）

答え（4）

解説

目標設定のためのアセスメントに関する問題である。環境目標は、対象者の行動変容を支援するための周囲の環境整備に関する目標である。2型糖尿病の患児とその保護者に対するアセスメントとして、(1)(2)は患児の状態、情報を得るためのもので、環境要因との関連はない。(3)は患児の飲料摂取に影響を及ぼす状況を調べており、環境アセスメントとなる。(4)の家庭での調理担当者とその食事内容を調べることは、患児の周囲の食べ方が影響を及ぼす環境を調べていることになり、患児の食べ方、飲料以外の食環境の情報も得られることから、最も適切であると考えられる。

43 結果目標を設定する際のアセスメント内容（35-107、問題集 p. 172）

答え（2）

解説

テレワーク期間中に体重を減らしたい社員が主体的に取り組むための、栄養教育プログラムの結果目標設定のためのアセスメント内容に関する問題である。最も適切なのは(2)の「体重を何 kg 減らしたいか」である。本人が主体的に取り組むためには、具体的にどのくらい（何 kg）かの目標を設定する必要がある。(1)(3)(4)は、対象者（本人）の実態を知るためのアセスメントである。

44 食育の学習教材（35-109、問題集 p. 172）

答え（2）

解説

保育園児に「お魚を食べよう」という目的の食育における、適切な学習教材を選択する問題である。魚を食べてもらうための食育であるので、実際に食べることにつながる内容の選択肢は(2)のアジの三枚おろしの実演とその後の給食での提供であり、最も適切である。

(1) 魚の栄養に関する学習で、知識を得るためのものであり、文字で書いての説明は、保育園児にはむずかしいと考えられる。また、「魚を食べよう」という行動には結びつきにくい。

(3) 食物連鎖に関するエプロンシアターは知識を得る学習となる。食物連鎖という内容では、「魚を食べよう」という行動にはつながりにくい。

(4) 魚の飼育により、魚に興味をもつことにつながると考えられるが、食べる行動に直接つながらない。

45 教材とその活用方法（37-108、問題集 p. 172）

答え（2）

解説

小学校1年生に対し、栄養教諭が食器の並べ方の給食指導を行う際の教材とその活用方法に関する問題である。小学校1年生の理解力や、給食開始に合わせての実施を考えると、(2)の「上級生が食器の並べ方を説明している動画を、1週間毎日、配膳前に視聴させる」が適切である。身近な上級生が伝えることはピア・エデュケーションとして効果的であり、動画でわかりやすい説明が可能になる。

(1) 説明用のプリントを家で読んでくるように伝えるのは、小学校1年生にとって実際の給食の場面で結びつけるのは難しいと考えられる。

(3) 見本となる食器の並べ方の絵を、1週間毎日、黒板に掲示するのは、事前のプリントよりは理解が進むと考えられるが、実物や動画での確認には劣る。

(4) 食器の実物を持っていくのは、小学校1年生が見てわかりやすくよい方法ではあるが、1週間毎日、配膳時にクラスを回り、食器の並べ方を個別に伝えるのは、栄養教諭1人が3クラスへ出向くことになり、効率が悪い。

46 学習者のモチベーションが高まる学習形態（34-108、問題集 p. 173）

答え（3）

解説

職場のメタボリックシンドローム改善教室において、学習者のモチベーションが高まる学習形態に関する問題である。(3)は、手本となる身近な同僚の話を聞くことで、自己効力感も高められ、話を聞いた後、お

互いに意見交換をすることで参加者同士の交流があり、最もモチベーションが保たれると考えられる。(1)(2)はそれぞれ産業医、管理栄養士の一方的な講義であり、(3)よりはモチベーションが上がりにくい。(4)は小グループでの学習で、一斉学習よりは、主体的に参加、運営できる形態であるが、参加者同士の話し合いはないため、(3)の方がモチベーションが上がると考えられる。

47 プログラムの効果を判定するための評価デザイン (34-109、問題集 p. 173)

 答え (3)

解説　栄養教育プログラムの評価のデザインに関する問題である。「実施可能性」とは、実際に介入プログラムが実施できるかどうかということである。「内的妥当性」とは、介入効果には再現性があるかどうか、信頼性は高いかどうかということであり、交絡要因などバイアスによる誤差が少ないと、内的妥当性が高くなる。研究のデザインで内的妥当性が高い順に並べると、(4)の無作為割付（ランダム化）比較対照研究、(3)の無作為割付のない比較対照研究、(2)の前後比較研究、(1)のケース前後比較研究となる。設問ではフレイルリスク者を特定してプログラム参加を呼びかけており、参加者を無作為に割り付けて教育介入を行うことは難しく、実現可能性を加味すると、最も適切であると考えられるのは(3)である。

48 訪問栄養食事指導の事業に対する評価の種類と評価内容 (35-110、問題集 p. 173)

 答え (2)

解説　総合病院の訪問栄養食事指導事業開始1年後の評価に関する問題である。
(1)　指導依頼件数の集計および推移の分析は事業実施量（アウトプット）評価である。最終目標の結果評価は数値で表すが、データをとるには数年間という時間がかかるため、事業実施量を結果評価として扱う場合がある。
(3)　1年分の栄養診断結果の集計、事業ニーズの再分析は、総合評価、あるいは総括的評価である。
(4)　訪問栄養食事指導による収入と管理栄養士の人件費の分析は、経済評価である。
(5)　初回訪問時と最終訪問時の体重の比較は、影響評価である。各対象者の目標設定により、結果評価とする場合がある。

49 食育前後の変化と、評価の種類 (36-110、問題集 p. 173)

 答え (1)

解説　小学4年生児童に行った給食の残菜を減らす目的の

食育の前後の変化と評価に関する問題である。
(2)　給食のごみの内容を理解した割合が増加した。——影響評価
(3)　給食を残さず食べる児童の割合が増加した。——結果評価
(4)　給食をおかわりする児童の割合が増加した。——影響評価
(5)　学習内容について、手を挙げて発言する児童が増加した。——経過評価

50 離乳食作りの不安を軽減するための教室の評価と、評価の種類 (37-109、問題集 p. 174)

 答え (3)

解説　離乳食作りの不安を軽減することを目的とした保健センターが実施する教室の評価に関する問題である。
(1)　関係部署との連携により、予算内で実施することができた。——経済評価
(2)　離乳食作りに必要な器具を揃え始めた保護者が増加した。——影響評価
(4)　育児不安を感じる保護者が減少した。——結果評価
(5)　教室参加者の80%が満足と回答した。——経過評価

51 費用効果 (37-110、問題集 p. 174) **答え** (3)

解説　費用効果分析は、単位当たりの費用を算出し、比較、評価するものである。体重増加を目指して教室を開催し、総費用は60,000円、体重増加量の合計は10kgであったので、体重1kg当たりは、60,000円÷10kgで6,000円となる。したがって、(3)が適当である。

3 理論や技法を応用した栄養教育の展開

52 脱水症予防のための栄養教育 (34-110、問題集 p. 174) **答え** (4)

解説　適切な水分摂取につき、(1)(2)(3)の栄養教育を行っても、認知機能が低下している場合は水分摂取の実行が困難である。最も水分摂取行動が期待できるのは、(4)である。近くに水入りペットボトルがあれば、目にしたときに「水」であることは軽い認知症であれば、理解でき、水分摂取の実行可能性は高いと考えられる。

1 臨床栄養の概念

1 臨床栄養に関する用語とその内容(36-111、問題集 p. 176)　　　　　　　　　　**答え**（2）

解説

(1) インフォームド（説明）・コンセント（同意）は、情報開示に対する患者の権利。

　医師は、患者が治療に対する意思決定ができるような説明（情報開示）をしたうえで、承諾を得る義務がある（患者は権利）。

(3) コンプライアンスとは、医療従事者が決めた治療方針に患者が従うこと。

(4) バリアンスとは、予想プロセス（クリニカルパス）からの逸脱。正のバリアンス（回復が早く、予定より早く退院できるなど）と負のバリアンス（術後に合併症などを併発し、退院が遅れるなど）がある。

(5) ノーマリゼーションは、障がい者と健常者との共生。障がい者や高齢者など社会的ハンディがある人が、ほかの人と平等に生きるための取組（社会基盤や福祉の充実）。

2 診療報酬における在宅患者訪問栄養食事指導料(34-115、問題集 p. 176)　　　　**答え**（4）

解説

(1) 指導に従事する管理栄養士は、非常勤でも認められる。

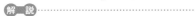メモ 2020（令和2）年の診療報酬改定により、ほかの医療機関および栄養ケア・ステーションの管理栄養士が栄養指導を行った場合も算定可能になった。

(2) 算定回数は、1か月2回まで認められる。

(3) 指導時間は、1回30分以上とする。

(5) 訪問に要した交通費は、患者負担である。

3 特別食加算が算定できる治療食(35-111、問題集 p. 176)　　　　　　　　　　　　**答え**（1）

解説

　特別食加算が算定できる治療食（食事サービス）は、心臓疾患等の減塩食、腎臓食、肝臓食、糖尿食、胃潰瘍食、貧血食、膵臓食、高度肥満症食（肥満度＋70%以上またはBMI 35以上）、脂質異常症食、痛風食、てんかん食、フェニールケトン尿症食、楓糖尿症食、ホモシスチン尿症食、ガラクトース血症食、治療乳、無菌および特別な場合の検査食（単なる流動食および軟食を除く）である。高血圧症減塩食（6g未満）、小

児食物アレルギー食（9歳未満）、がん患者、摂食・嚥下機能低下および低栄養患者に認められるのは、栄養食事指導料である。

(2) 黄疸のない胆石症の患者には、特別食加算は認められない。胆石症や胆嚢炎により閉鎖性黄疸が見られる場合は、肝臓食として特別食加算が認められる。

(3) 嚥下調整食は、特別食加算が認められない。嚥下調整食の栄養指導を行った場合は、栄養食事指導料が認められる。

(4) 高血圧の患者への減塩食の提供は、特別食加算が認められない。腎臓病に準じて減塩食が認められるのは、心臓疾患（食塩相当量6g/日未満）と妊娠高血圧症候群等である。高血圧症減塩食（6g未満）の栄養指導を行った場合は、栄養食事指導料が認められる。

(5) 小児食物アレルギー食は、特別食加算が認められない。小児食物アレルギー食（9歳未満）の栄養指導を行った場合は、栄養食事指導料が認められる。

4 外来栄養食事指導料の算定(36-112、問題集 p. 176)　　　　　　　　　　　　　　**答え**（2）

解説

　外来栄養食事指導料は、①がん、②摂食機能又は嚥下機能が低下、③低栄養、④減塩食（心臓疾患・妊娠高血圧症候群等）、⑤潰瘍食（十二指腸潰瘍、消化管手術後）、⑥低残渣食（クローン病及び潰瘍性大腸炎等）、⑦高度肥満症（肥満度が＋40%以上又はBMIが30 kg/m² 以上）、⑧てんかん食、⑨グルコーストランスポーター1欠損症、⑩ミトコンドリア脳筋症、⑪高血圧症（塩分の総量が6g未満）、⑫小児食物アレルギー患者（9歳未満）が算定対象である。

(1) 初回の指導時間は、概ね30分以上となっている（2回目以降は20分以上）。

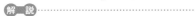メモ 2022（令和4）年の診療報酬改定により、外来化学療法を実施するがん患者の治療においては、時間(初回30分以上、2回目概ね20分以上)および回数（月2回以上）の要件が取り除かれ、患者の状態に合わせて時間・回数の設定ができるようになった（ただし、算定要件は月1回限り）。

(3) 高度肥満症は、肥満度が＋40%以上又はBMIが30kg/m² 以上が算定対象である。

(4) がん患者への指導は算定対象である。

(5) 9歳未満の小児食物アレルギー患者は、算定対象である。

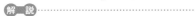メモ 2024（令和6）年の診療報酬改定により、小児食

物アレルギー患者の算定対象年齢が16歳未満に変更された。

5 入院栄養食事指導料に加えて、診療報酬・介護報酬により算定できるもの（37-111、問題集 p. 177）

答え（5）

解説

(1) 回復期リハビリテーション病棟入院料1は、施設基準を満たし、規定の常勤職員（医師、看護師、管理栄養士など）を配置し、リハビリ計画書の栄養項目の記載に加え、リハビリテーションの実績指数を満たしている施設に認められる。

(2) 栄養マネジメント強化加算は、①入居者50人に1人以上の常勤管理栄養士の配置、②低栄養のリスク者への多職種連携（医師、管理栄養士、看護師など）による栄養ケア計画の作成、③週3回以上のミールラウンド（食事観察）、④LIFE（科学的介護情報システム）へのデータ登録をした場合に算出される。

(3) 退院時共同指導料1は、入院中の患者及び家族に対し、在宅療養を担当する医療機関（医療スタッフ）と現在入院している医療機関（医療スタッフ）が、共同で退院後の在宅療養について指導を行い文書による情報提供した場合に、在宅療養担当の医療機関が算定できる指導料である。

(4) 退院時共同指導料2は、(3)の指導を行った場合に、患者の入院中の医療機関が算定できる指導料である。

(5) メモ 2024（令和6）年の診療報酬改定により、栄養情報提供加算は廃止され、要件及び評価を見直して栄養情報連携料が新設された。

6 クリニカルパス（35-112、問題集 p. 177）

答え（2）

解説

(1) 入院患者が対象である。クリニカルパスは、疾患別に入院から退院までの時間軸に沿って、どのような治療、処置、ケアを行うかをまとめたスケジュール表（患者の治療の予定表）である。

(3) バリアンスとは、逸脱するケースをいう。バリアンス（逸脱：達成目標（アウトカム）を達成できない状態）になった理由を分析することによって、より安全で効率的な医療が目指せる。

(4) アウトカムとは、達成目標のことをいい、クリニカルパスを行うことによって達成される目標（例：○日後に離床、○日後に退院基準を満たして退院など）を指す。

(5) 医療コストが削減できる。クリニカルパスにより①医療の質の向上、②在院日数の短縮、③チーム医療の推進などの効果が得られる。

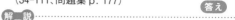

2 傷病者・要支援者・要介護者の栄養管理

7 主観的包括的評価（SGA）に用いられる情報（34-111、問題集 p. 177）

答え（4）

解説

主観的包括的評価は、「実際に患者を診た評価者の主観」がアセスメントの主体となる。臨床検査などは含まれない。体重の変化、食事摂取状況、筋肉の損失、踝や仙骨部の浮腫、毛髪状態など、問診と簡単な身体計測で患者の栄養状態を判断する。

(1) 血糖値のような検査結果は含まれない。

(2) 尿ケトン体のような検査結果は含まれない。

(3) 便潜血のような検査結果は含まれない。

(5) 膝下高は、起立時の身長が測定できない時に用いる。

8 生体電気インピーダンス法（BIA）を用いた体組成の計測（36-113、問題集 p. 177）

答え（1）

解説

(1) 体脂肪の電気抵抗が高い性質を利用している。

生体電気インピーダンス法は、約80％が水分である筋肉は電気を通しやすい（電気抵抗が低い）が、約20％の体脂肪は電気を通しにくい（電気抵抗が高い）という性質の差を利用して体組成を推定する方法。そのため飲食による水分摂取、入浴など手足が濡れている場合は、筋肉量が多く計測される。また運動により汗をかくなど脱水の場合は、体脂肪が多く計測される。

9 クレアチニン身長係数（37-112、問題集 p. 178）

答え（4）

解説

クレアチニン身長係数は、1日のクレアチニン総排出量が、標準尿中クレアチニン（クレアチニン係数×標準体重）の何％であるかを示したもので、全身の骨格筋量を反映する、静的栄養アセスメントの指標である。クレアチニン身長係数＝1日のクレアチニン総排出量÷（標準体重×クレアチニン係数）×100で求められる。1日のクレアチニン総排出量750mg、標準体重50kg、クレアチニン係数18mg/kgなので、750÷（50×18）×100＝83.3となる。

10 水分出納において体内に入る水分量（35-113、問題集 p. 178）

答え（2）

解説

(1) 滲出液量は、体内から出る水分である。上皮が欠損した創から滲み出す組織間液。血管から漏出した血漿成分なので、体内から出る水分となる。

(3) 不感蒸泄量は、体内から出る水分である。呼吸の際に呼気に含まれる水分や皮膚・気道の粘膜から蒸発する水分など、日常生活において無自覚のまま体内から失われる水分である。

(4) 発汗量は、体温調整のために体内から出される水分である。人体は、体温が上昇すると汗を出し、汗（水分）の気化熱で体温を下げる。

(5) 便に含まれる水分は、体外に排泄されるので体内から出る水分となる。

11 経腸栄養法が禁忌となる患者（35-114、問題集 p. 178）

答え（4）

解説……………………

経腸栄養法が禁忌となるのは、消化管の閉塞や大量出血、腹膜炎など消化管が機能していないときである。

(1) 頭頸部がん術後の患者は、経腸栄養が可能である。頭頸部がん術後は、外科的侵襲や神経損傷などにより摂食・嚥下機能が低下することがあるが、消化管機能は維持されている。

(2) 食道裂孔ヘルニア患者は、経腸栄養が可能である。食道裂孔ヘルニアは、横隔膜の食道裂孔から胃の一部が縦隔内（横隔膜の上）に脱出した状態であるが、消化管機能は維持されている。

(3) 胃全摘術後の患者は、経腸栄養が可能である。胃切除後には、食物が急速に腸に移行するためダンピング症候群などの症状が起きることはあるが、消化管機能は維持されている。

(5) 人工肛門造設後の患者は、経腸栄養が可能である。人工肛門は、直腸がんや大腸の閉塞により排泄が困難になった場合に、閉塞部分を切除して体外に作られた排泄口である。

12 経腸栄養剤（35-115、問題集 p. 178）

答え（1）

解説……………………

(2) 成分栄養剤は、半消化態栄養剤より浸透圧が高い。半消化態栄養剤の窒素源は、たんぱく質であるが、成分栄養剤の窒素源は、アミノ酸やペプチドまで分解されている。浸透圧はモル濃度に比例するので浸透圧が高くなる。

(3) 血糖管理を目的とした経腸栄養剤は、脂肪エネルギー比率を30〜50％Eとしている。血糖管理を目的とした経腸栄養剤は、急激な血糖値上昇を防ぐため、炭水化物の一部をオレイン酸（一価不飽和脂肪酸）に置換してある。

(4) 肝不全用経腸栄養剤は、分岐鎖アミノ酸（BCAA）が強化されている。芳香族アミノ酸を制限し、分岐鎖アミノ酸を増やすことでフィッシャー比が改善され、肝性脳症の発症が抑制される。

(5) 免疫賦活を目的とした経腸栄養剤は、n-3系脂肪酸が強化されている。免疫賦活を目的とした経腸栄養剤には、免疫を賦活化し、生体防御力を高める作用を持つn-3脂肪酸、グルタミン、アルギニン、核酸などが強化されている。

13 経腸栄養剤の種類とその特徴（36-114、問題集 p. 178）

答え（3）

解説……………………

(1) 半固形栄養剤は、胃瘻に使用できる。半固形栄養剤は、液体栄養剤にゲル化剤などでとろみ（粘度）をつけたもの。胃瘻は、胃に小さな穴を開けて、食べ物を直接送りこむ栄養法。半固形栄養剤を胃瘻に用いると、胃食道逆流や下痢を防ぎ、投与時間の短縮ができる。

(2) 消化態栄養剤の糖質は、デキストリンである。半消化態栄養剤、消化態栄養剤、成分栄養剤の糖質は、デキストリンまで分解されている。

(4) 成分栄養剤の脂肪エネルギー比率は、1〜2％Eである。流動性を高めるため脂質は低く抑えられていることが多い。

(5) 成分栄養剤は、半消化態栄養剤より浸透圧が高い。含まれる窒素源が、半消化態栄養剤はたんぱく質であるのに対し、成分栄養剤はアミノ酸まで分解されているため、成分栄養剤の浸透圧は高くなる。

14 空腸瘻での下痢への対策（37-113、問題集 p. 179）

答え（4）

解説……………………

経腸栄養での下痢の主な原因は濃度（高い）、速度（速い）、温度（低い）、脂肪（多い）である。

(1) 成分栄養剤の濃度を上げると下痢は激しくなる。成分栄養剤は窒素源がアミノ酸であるため浸透圧が高い。高濃度ではさらに浸透圧が上がり下痢が起きやすくなる。

(2) 脂肪含量の多い経腸栄養剤は、下痢の原因になる。脂肪は、腸を刺激して蠕動運動を活発にするとともに、脂肪が水分の消化吸収を妨げるため下痢が起きやすくなる。

(3) 成分栄養剤の温度が低い（4℃）と下痢が起きやすい。低温の栄養剤は腸を刺激するため下痢が起きやすくなる。

(5) 成分栄養剤の300mL/時の投与は速すぎる。空腸瘻の場合、胃を経由しないため、通常より時間をかけて投与する。

15 経鼻胃管での下痢の対策（34-113、問題集 p. 179）

答え（5）

解説……………………

経鼻胃管での下痢の原因は、①投与速度が速い、②一度の量が多い、③低温、④浸透圧が高い、⑤乳糖、脂質、食物繊維が多いなどがあげられる。

（1）　脂質含量の多い経腸栄養剤は下痢を起こしやすい。半消化態栄養剤は、糖質はデキストリンまで分解されているが、たんぱく質、脂質は分解されていない。そのためたんぱく質、特に脂質が多いと、消化・吸収を行わなければならないため腸に負担がかかり、消化吸収障害（下痢）を起こしやすい。

（2）　浸透圧の高い栄養剤は、血液から腸管に水分が移行するため下痢になりやすい。

（3）　下痢の場合は、1mL 当たりのエネルギー量を上げない。1mL 当たりのカロリーを上げるには、濃度（浸透圧）を上げるか、未消化の栄養源を増やすか、脂肪を増やすことになる。いずれも下痢の原因になる。

（4）　常温が適切。体温より低いと腸管を刺激し、腹部膨満・腹痛・下痢を起こし、体温より高いと消化管に炎症が起きる危険性がある。

16 末梢静脈栄養法（34-114、問題集 p. 179）

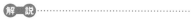 **答え** （5）

（1）　1 日に 1,000kcal 程度まで投与できる。一般的な栄養輸液製剤（糖質 7.5 %、アミノ酸 3 %）2,000mL の投与で 840kcal、それに 20 %脂肪乳剤を 200mL 投与することで 400kcal、合計 1,200kcal 程度が可能である。

（2）　アミノ酸濃度 3〜10 %の溶液を投与できる。

（3）　脂肪乳剤は、0.1g/kg/h 以下で投与する。これ以上の速度では、血中トリグリセリドの上昇が起きる。脂質の投与量は、総エネルギーの 20〜40 %である。

（4）　ブドウ糖濃度 7.5〜12.5 %の溶液を投与できる。ただし、糖質濃度 10 %を超えると静脈炎を起こしやすくなる。

17 静脈栄養法（36-115、問題集 p. 179）

 答え （2）

（1）　末梢静脈栄養では、1,200kcal/日が限界。腕などの末梢血管から輸液を投与するため、高エネルギーの輸液（濃度は血漿浸透圧の 3 倍以上）では、血管痛や静脈炎が発症する。

（3）　中心静脈栄養の基本輸液は、セレンを含まない。

（4）　腎不全患者には、NPC/N 比は 300 以上にして投与する。NPC/N は non-protein calorie/nitrogen（窒素）。摂取したたんぱく質が体たんぱく合成に利用されるために必要な糖質と脂質からのエネルギー量と窒素の比。通常は 150。たんぱく質を制限する腎不全では分母（窒素）が小さくなるので NPC/N 比は高くなる。

（5）　脂肪は、0.1g/kg/時以下の速度で投与する。これを上回った速度で投与すると、血中 TG が上昇し、人工脂肪粒子が加水分解されずに血中に停滞する。

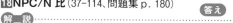

18 NPC/N 比（37-114、問題集 p. 180）

 答え （3）

NPC/N 比は、糖質と脂質からのエネルギー量（non-protein calorie）を、投与アミノ酸に含まれる窒素量（nitrogen）で割った値である。

糖質と脂質からのエネルギー量は、糖質エネルギー（ブドウ糖基本輸液の 1,000kcal）と脂質エネルギー（脂肪乳剤の 200kcal）の合計である。これをアミノ酸製剤の窒素量 9g で割ると、1,200÷9＝133 となる。

19 代償性肝硬変患者の栄養モニタリング項目（34-112、問題集 p. 180）

答え （3）

代償性肝硬変患者（の予後）の QOL は、筋肉量に比例するため、体たんぱく質の崩壊が起きないように管理することが基本となる。

代償性肝硬変とは、残っている肝組織や筋肉、腎臓などが、肝臓の機能を補っている状態でほとんど症状があらわれない。代償機能が限界になると非代償性肝硬変となり、脳症、浮腫があらわれるようになる。

（1）　肝性脳症は、非代償性肝硬変のモニタリング項目である。

（2）　浮腫は、非代償性肝硬変のモニタリング項目である。

（4）　ウエストとヒップは、内臓脂肪型肥満の指標である。

20 食事療法中のモニタリング指標（36-116、問題集 p. 180）

答え （2）

メープルシロップ尿症は、先天的な遺伝子の異常によって、分岐鎖アミノ酸の代謝（酸化的脱炭酸反応）が阻害されて起きる疾病。尿や汗からメープルシロップのような特有のにおいがする。

（1）　メープルシロップ尿症で上昇する血中アミノ酸は、分岐鎖アミノ酸（ロイシン、イソロイシン、バリン）である。

（3）　血中ガラクトース値が上昇するのは、ガラクトース血症である。

（4）　尿中ホモシスチン排泄量が増加するのは、ホモシスチン尿症。ホモシスチン尿症は、必須アミノ酸であるメチオニンの代謝異常による疾患。メチオニンの中間生成物であるホモシステインが血中に蓄積し、ホモシスチン（ホモシステインの重合体）として尿中に排泄される。

（5）　アミノ酸であるメチオニンは尿細管で再吸収されるため、尿中に排泄されることはまれである。

21 食事・食品が医薬品に及ぼす影響 (36-117、問題集 p. 180)

答え（4）

解説

(1) 高たんぱく質食は、レボドパ（L-ドーパ）の吸収を抑制する。パーキンソン病の治療薬であるレボドパ（ドパミンの前駆体）は、小腸における吸収で長鎖中性アミノ酸と競合するため吸収が抑制される。

(2) 高脂肪食は、EPA 製剤の吸収を促進する。EPA（イコサペンタエン酸）は不飽和脂肪酸。脂溶性なので高脂肪食により吸収が促進される。

(3) ヨーグルトは、ビスホスホネート薬（骨粗鬆症の処方薬）の吸収を抑制する。ビスホスホネート薬は、ヨーグルト中のカルシウムと結合するため吸収が抑制される。

(4) セント・ジョーンズ・ワートは、シクロスポリン（免疫抑制剤）の代謝を促進する。セント・ジョーンズ・ワートは、小腸および幹細胞の CYP3A4 を活性化させ、シクロスポリンの代謝（分解）を促進する。

22 医薬品とその作用 (34-116、問題集 p. 180)

答え（4）

解説

(1) サイアザイド系利尿薬は、尿中ナトリウム排泄促進作用（尿細管のナトリウム再吸収を抑制）により、血圧を低下させる。血清尿酸値低下作用のある薬剤は、尿酸排泄を促すプロベネシド、尿酸生成を抑制するアロプリノールなどがある。

(2) β 遮断薬は、心拍出量を低下させる。β 遮断薬は、交感神経の β 受容体を遮断することで交感神経の興奮（筋肉の収縮）を抑えるため、心拍出量が低下し、血圧が下がる。また、レニンの分泌を抑制する作用ももつ。副作用として気管支収縮作用がある。

(3) カルシウム拮抗薬は、血管拡張作用により血圧を低下させる。血管の平滑筋細胞内へのカルシウムの流入を防ぐことで、筋肉の収縮が抑えられ、血管が拡張する。

(5) アンジオテンシンII受容体拮抗薬（ARB）は、血管拡張作用により血圧を低下させる。ARB は、血管収縮作用をもつアンジオテンシンIIが血管の特定部位（タイプ1受容体）への結合を阻害することで血管収縮を抑える。血清カリウム値低下作用をもつ薬剤はポリスチレンスルホン酸カルシウムなどがある。

23 医薬品が栄養素に及ぼす影響 (35-118、問題集 p. 181)

答え（3）

解説

(1) アンジオテンシンII受容体拮抗薬（ARB）は、ナトリウムの再吸収抑制。アンジオテンシンII（AII）

が AT₁ 受容体に結合すると血管収縮、ナトリウムの再吸収、アルデステロンの分泌が促進される。AIIと AT₁ 受容体との結合を ARB が阻害すると、血管が拡張し、ナトリウムが排泄されることで、血圧が低下する。

(2) D-ペニシラミンは、亜鉛の吸収阻害。D-ペニシラミン（抗リウマチ薬）は、強いキレート作用をもつ。亜鉛や銅などの金属とキレートを形成するため吸収が阻害される。

(4) サイアザイド系利尿薬は、ナトリウムの尿中排泄促進。サイアザイド系利尿薬は、腎臓の尿細管でナトリウムや水分の再吸収を抑制する。余分なナトリウムや水分を体外へ排泄することで血圧が低下する。

(5) ワルファリンは、ビタミンKの作用減弱。ワルファリン（抗凝固薬）は、ビタミンKの血液凝固作用を阻害することで、血液を固まりにくくする。

24 SOAP とその内容 (34-117、問題集 p. 181)

答え（2）

解説

S（本人の話や訴えを聞く）、O（検査値や栄養・健康状態の情報）、A（SとOをもとに、患者の状態を評価）、P（Aに基づき、改善するための計画）を記載する。

(1) S（サブジェクト：主観的情報）は、口渇。食欲がない、吐き気があるなど本人や家族の話や訴えなどを記載する。

(3) A（アセスメント：評価）は、エネルギー過剰摂取。O（オブジェクト）のエネルギー摂取量 2,200 kcal から患者の状態を判断（評価）。

(4) P（プラン：計画）は、目標エネルギー量は、1,800 kcal/日。目標達成のための栄養ケア計画。

(5) P（プラン：計画）は、食事内容を記録してもらう。指導内容が守られたかどうかを評価するための栄養ケア計画。

25 SOAP とその内容 (37-116、問題集 p. 181)

答え（5）

解説

(1) Sは、主観的情報：患者の訴え。問題文では、「むせるので食事はつらい」。

(2) Oは、客観的情報：医療機関で得られた情報：病名、摂取カロリー、身体状況、検査値など。問題文では、BMI 17.5 kg/m²。

(3) Aは、評価：SとOの情報から分析した内容：栄養診断と根拠。問題文では、嚥下障害による経口摂取量の不足。

(4) Pは、計画：モニタリング（経過観察項目）、治療計画（栄養目標量など）、教育計画（指導内容）に分

けて記載する。P（治療計画）は、エネルギー、栄養素量、食品構成、調理形態など。例）1,700kcalの食事の継続。むせの状態や食事摂取量、体重の経過を観察（モニタリング）するのは、P（モニタリング）である。

26 問題志向型診療録（POMR）とその内容（35-119、問題集 p. 181）

答え（5）

解説

(1) 問題志向型システム（POS）の第1段階に当たる。POSは、第1段階のPOMRの作製（①基礎データ、②問題点リスト、③初期計画、④経過記録、⑤要約）から始まる。

(2) 基礎データは、患者のアセスメント情報。基礎データ（データベース）は、患者のプロフィール、主訴、現病歴、検査値、診察所見、栄養摂取状況、栄養状態などに分けて記載する。

(3) 記録は、SOAP方式で記載する。記録（プログレスノート）は、初期計画に従って実施した栄養ケアの内容を時間の経過に沿って具体的に記載する。

(4) 問題リストは、優先順位の高い問題点から記載する。問題リスト（プロブレムリスト）は基礎データのアセスメントから問題を明確化する。

27 医薬品が電解質に及ぼす影響（37-115、問題集 p. 182）

答え（5）

解説

(1) サイアザイド系利尿薬は、尿中ナトリウムの排泄を促進する。サイアザイド系利尿薬は、腎臓（遠位尿細管）でのNaの再吸収を阻害することで、Naや水の排出を促進し、循環血液量を減らし血圧を下げる（カリウム排泄も促進される）。

(2) ループ利尿薬は、尿中カリウムの排泄を促進する。ループ利尿薬は、腎臓（ヘンレループ）でのNaの再吸収を阻害しNaの排泄を促す。しかしその作用により高濃度のNaが集合管にたどり着くため、一部のNaはNa-Kポンプにより再吸収される。そのためKの排泄も促進される。

(3) アンジオテンシン変換酵素阻害薬（ACE阻害剤）は、血清カリウム値を上昇させる。アンジオテンシン変換酵素により生じるアンジオテンシンⅡ（AⅡ）は、副腎からアルドステロンを分泌させNaの再吸収及びKの排泄を促す。ACE阻害剤により、AⅡの合成が抑制されると、Kの排泄が減少するため血清K値が上昇する。

(4) 甘草湯は血清カリウム値を低下させる。甘草成分由来のグリチルリチン酸は、副腎皮質ホルモン（コルチゾール）をコルチゾンに変換する酵素を阻害する。増加したコルチゾールは、尿細管の鉱質コルチコイド受容体に作用し、Naの再吸収、Kの排泄を

促す。

3 疾患・病態別栄養管理

28 リフィーディング症候群（37-117、問題集 p. 182）

答え（2）

解説

リフィーディング症候群は、低栄養状態にある患者に急激な栄養投与を行った際、多量のインスリンが分泌され、血管内から細胞内に体液や電解質の急速な移行が起きる。そのため低血糖や電解質異常（血清P、K、Mg、Ca値の低下）、ビタミンB_1欠乏が起きる。特に低リン（P）血症は重篤な合併症である。

(1) 血清カリウム（K）値は、低下。

(3) 血清マグネシウム（Mg）値は、低下。

(4) 血清ビタミンB_1値は、低下。

(5) 血清インスリン値は、上昇。

29 ビタミン、ミネラルの欠乏により生じる疾患（34-118、問題集 p. 182）

答え（2）

解説

(1) ビタミンEの欠乏により、未熟児の溶血性貧血・脂漏性皮膚炎、血行障害が生じる。壊血病は、ビタミンCの欠乏により生じる。

(3) カルシウム欠乏症により、子どもはくる病、大人は骨軟化症、骨粗鬆症、テタニーを起こす。パーキンソン病は、中脳の黒質にあるドパミン神経細胞が壊れて、作られるドパミンが減少することで発生する疾患。原因は不明。

(4) 亜鉛の欠乏は、免疫機能低下や味覚障害などを起こす。ヘモクロマトーシスは、鉄の過剰症。体中の臓器などに鉄が過剰に蓄積し臓器障害（肝硬変、糖尿病など）を来す疾患。

(5) 銅の欠乏症は、メンケス病、成長障害、低色素性貧血などを起こす。ウィルソン病は、銅の過剰症である。

30 ビタミンとその欠乏症（35-120、問題集 p. 182）

答え（4）

解説

(1) ビタミンDの欠乏症は、乳幼児でくる病、成人では骨軟化症である。ビタミンDは、腸管や腎臓からのカルシウムの吸収（再吸収）を促進するため、不足すると骨密度が低下する。甲状腺腫は、ヨウ素の欠乏である。

(2) ビタミンB_1の欠乏症は、脚気、ウェルニッケ脳症である。ビタミンB_1は、糖質がエネルギーに変わるときに必要な補酵素。脳や神経は、糖質を主なエネルギー源としているため、不足すると脳や神経

に影響が現れる。

(3) ナイアシンの欠乏症は、ペラグラである。ナイアシンは、糖質、脂質、アルコール代謝の酸化還元酵素の補酵素（NADやNADP）として作用する。ペラグラとは、イタリア語で皮膚の痛みを意味している。

(5) ビタミンCの欠乏症は、壊血病。ビタミンCは、コラーゲン（結合たんぱく）の生成に必須である。不足すると、コラーゲンが不足し血管がもろくなり出血（壊血病）を起こす。夜盲症は、ビタミンAの欠乏症である。

31 ビタミン、ミネラルとその欠乏により生じる疾患 (36-118、問題集 p. 183)

 答え (4)

解説

(1) ビタミンEの欠乏症は、溶血性貧血。抗酸化作用をもつビタミンEが不足すると、細胞膜の不飽和脂肪酸の酸化が進み、過酸化脂質となり赤血球が破壊される。壊血病はビタミンCの欠乏症。

(2) ビタミンB_2の欠乏症は、脂漏性皮膚炎や口内炎、成長障害。ウェルニッケ脳症はビタミンB_1の欠乏症。

(3) 鉄の欠乏症は、鉄欠乏性貧血。ヘモクロマトーシスは鉄の過剰症。ヘモクロマトーシスは、先天的鉄代謝異常により鉄の吸収増大、排泄低下が起こり、組織に鉄が沈着する疾患。

(5) 銅の欠乏症は、メンケス症候群（先天的銅代謝異常：銅の吸収障害）。ウィルソン病は、先天性銅過剰症（銅排泄障害）。

32 超低エネルギー食（VLCD）(34-119、問題集 p. 183)

答え (1)

解説

(2) 治療食は、入院して開始する。VLCDは、代謝性アシドーシス、起立性低血圧、尿酸値上昇、低血糖発作などの症状が起きやすいため医療監視下で行う。

(3) 期間は、1～3週間程度とする。

(4) 目標エネルギー量が1日600kcal以下という極端な低エネルギー食をいう。

(5) たんぱく質の必要量は、最低でも1g/kg標準体重/日は確保する。VLCDは、体たんぱく質の崩壊を招くため、たんぱく質はしっかり確保する。

33 肥満症患者の目標栄養量 (35-121、問題集 p. 183)

答え (2)

解説

患者は、健康障害はみられないが、25 ≦ BMI ≦ 35、内臓脂肪面積が100cm²以上であるため、内臓脂肪型肥満症である。3～6か月で現体重の3%減量を目指

すこととする。

(1) エネルギーは、1,500kcal/日。肥満症診療ガイドライン（2016）では、摂取エネルギーは、25kcal/kg×標準体重/日以下が推奨されている。25kcal/kg×60kg＝1,500kcal/日となる。エネルギー600kcalは、高度肥満症において減量が達成しないときに用いる超低エネルギー食（VLCD）である。

メモ 肥満症診療ガイドライン（2022）においても、目標とする1日の摂取エネルギーは、25kcal×目標体重（kg）以下である。

(3) 脂質33～42g。脂質は20～25%が推奨されている。1,500×(20/100)÷9＝33.3g、1,500×(25/100)÷9＝41.7g

メモ 肥満症診療ガイドライン（2022）においても、脂質は20～30%が推奨されている。よって、1,500×(20/100)÷9＝33.3g、1,500×(30/100)÷9＝50.0gとなり、脂質は33～50gである。

(4) 炭水化物188～225g。炭水化物は50～60%が推奨されている。1,500×(50/100)÷4＝187.5g、1,500×(60/100)÷4＝225.0g

メモ 肥満症診療ガイドライン（2022）においても、炭水化物は50～60%が推奨されている。

(5) 食塩7.5g/日未満。高血圧などが認められないため、成人男性の塩分摂取に準じる。

34 肥満症患者の目標栄養量 (36-119、問題集 p. 183)

 答え (2)

解説

患者は、BMI ≧ 25、拡張期血圧 > 140、収縮期血圧 > 90なので、高血圧を伴う肥満1度である。現体重の−3%の体重減少を目指す。

(1) エネルギーは、1,500kcal以下。エネルギー基準値（25kcal/kg）に標準体重を乗じた値以下となる（25×60＝1,500kcal）。エネルギー600kcalの食事は、超低エネルギー食（VLCD）で、BMI30以上で健康障害が認められる場合に用いる。

メモ 肥満症診療ガイドライン（2022）においても、目標とする1日の摂取エネルギーは、25kcal×目標体重（kg）以下である。

(3) 脂肪40g（360kcal）。脂肪のエネルギー比を25%（1500×(25/100)＝375kcal）とすると42g（375kcal/9＝42）となる。

メモ 肥満症診療ガイドライン（2022）においては、脂質は20～30%が推奨されている。よって、1,500×(20/100)÷9＝33.3g、1,500×(30/100)÷9＝50.0gとなり、脂質は33～50gである。

(4) 炭水化物は188～255g。炭水化物は50～60%が推奨されている。1,500×(50/100)÷4＝187.5g、1,500×(60/100)÷4＝225.0g

メモ 肥満症診療ガイドライン（2022）においても、炭

水化物は 50～60 ％が推奨されている。

(5) 高血圧の患者の食塩摂取量は 6g 未満である。

35 肥満症患者の目標栄養量（37-118、問題集 p. 184）

解説 　　　　　　　　　　　　　　　　　**答え** （4）

　患者は、BMI 27.5 kg/m^2 より肥満（Ⅰ度）、高血圧（Ⅰ度）以外の疾患が見当たらないこと、事務職であることより、目標摂取エネルギーは、1 日当たり 25 kcal/kg 標準体重以下となる。栄養量の配分は、糖質 50～60 ％、たんぱく質 15～20 ％（もしくは 1.0～1.2 g/標準体重 1 kg）、脂肪 20～25 ％を基準に決定する。目標摂取エネルギー＝72（標準体重）×25＝1,800 kcal、たんぱく質は、18 ％とすると 1,800×0.18÷4＝81 g、脂肪は 25 ％とすると 1,800×0.25÷9＝50 g となる。

36 糖尿病治療（34-120、問題集 p. 184）

解説 　　　　　　　　　　　　　　　　　**答え** （4）

(4) α-グルコシダーゼ阻害薬（α-GI）は、小腸での糖の分解・吸収を遅らせる。α-グルコシダーゼは、小腸の二糖類分解酵素で、食事中の炭水化物は、最終的にこの酵素により単糖類に分解されて吸収される。α-GI は、この酵素の作用を阻害することで、小腸での糖の分解・吸収を遅らせる。

37 糖尿病食事療法のための食品交換表（35-116、問題集 p. 184）

解説 　　　　　　　　　　　　　　　　　**答え** （5）

(1) 6 つの表に分類されている。糖尿病食事療法のための食品交換表は、表 1（穀類、芋、かぼちゃ）、表 2（果物）、表 3（肉、魚、卵、大豆、チーズ）、表 4（牛乳）、表 5（油脂）、表 6（野菜）に分類されている。

(2) 1 単位は、80 kcal である。日本人が日常生活でよく食べる量が 80 kcal か、その倍数が多いため採用された。例えば、卵 1 個や白身魚 1 切は 80 kcal（1 単位）、食パン 1 枚は 160 kcal（2 単位）である。

(3) 炭水化物エネルギー比率 60、55、50 ％E の 3 段階が示されている。

(4) かぼちゃは、表 1 に含まれる。かぼちゃ、とうもろこし、れんこんなどの野菜や栗などの種実は、炭水化物が多いので表 1 に分類される。

38 糖尿病治療（36-120、問題集 p. 184）

解説 　　　　　　　　　　　　　　　　　**答え** （4）

(1) 糖尿病食事療法のための食品交換表は、1 型糖尿病患者にも使用する。食事療法は、1 型、2 型関係なく糖尿病治療の基本であり、食事療法の具体的な内容を示してある食品交換表を使用する。

(2) シックデイでは、高血糖になりやすいため水分を十分に補給する。糖尿病の患者が、風邪をひいたり、具合が悪くて食事が食べられなかったりする時を「シックデイ」（体調の悪い日）という。血糖コントロールが乱れ、糖尿病が悪化しやすい。

(3) α-グルコシダーゼ阻害薬は、食前に服用する。糖質は小腸の α-グルコシダーゼによりブドウ糖に分解され吸収される。食前に服用すると、α-グルコシダーゼが阻害され、糖の吸収が遅くなる。

(5) 有酸素運動は、インスリン感受性を高める。有酸素運動は、①ブドウ糖の消費増加、②筋収縮（運動刺激）による糖の筋細胞への取り込み促進、③筋肉量の増大による糖の取り込み「容量」の増加、④内臓脂肪減少による TNF-α（インスリン抵抗性の原因）の分泌減少などによりインスリン感受性を高める。

39 糖尿病治療薬の主作用（37-119、問題集 p. 185）

解説 　　　　　　　　　　　　　　　　　**答え** （2）

(1) SGLT2 阻害薬は、腎臓でのグルコースの再吸収を阻害する（糖の排泄促進）。SGLT2 は、尿細管から血管へ糖を運ぶ運び屋的な物質である。SGLT2 を阻害すると糖の再吸収が阻害され、ブドウ糖の排泄が促進される。

(3) ビグアナイド薬は、インスリン抵抗性改善。ビグアナイド薬は、①肝臓での糖新生抑制、②消化管からの糖の吸収抑制、③細胞への糖の取り込み促進などにより血糖値を低下させる。

(4) GLP-1 受容体作動薬は、インスリン分泌を促進する。インクレチンと総称されるホルモンに、GLP-1 や GIP があり、インスリンの分泌を促す作用をもつ。GLP-1 は生体内で分解されやすいため、分解されにくいように合成されたのが GLP-1 受容体作動薬で長時間効果を発揮する。

(5) スルホニル尿素（SU）薬は、インスリン分泌促進。SU 薬は膵臓ランゲルハンス島 β 細胞を刺激し、インスリン分泌を促進させる。

40 高 LDL-コレステロール血症の栄養管理（34-121、問題集 p. 185）

解説 　　　　　　　　　　　　　　　　　**答え** （4）

(1) 炭水化物の摂取エネルギー比率を 50～60 ％E 程度とする。

(2) 飽和脂肪酸の摂取エネルギー比率を 4.5 ％以上 7 ％E 未満とする。飽和脂肪酸は、LDL-コレステロールを上昇させる。

(3) トランス脂肪酸の摂取は減らす。トランス脂肪酸は、油脂を加工・精製する工程で生成する不飽和脂肪酸。過剰摂取により、血中 LDL-コレステロールの上昇、HDL-コレステロールの減少が報告されて

いる。

(5) 食物繊維の摂取量を 25g/日以上とする。腸管での脂肪吸収抑制などが見込まれるため、摂取量を増やす。

41 高トリグリセリド血症の栄養管理（34-122、問題集 p. 185）

答え（3）

解説

(1) 炭水化物エネルギー比率を 50％E 程度とする。トリグリセリドは、糖質からも合成されるため脂質だけでなく糖質やアルコールの摂取も制限する。

(2) 果糖を多く含む加工食品の過剰摂取に注意する。果糖は、肝臓で中性脂肪の合成を促進する。

(4) アルコールの摂取量は、25g/日以下とする。アルコールの習慣的な摂取は、肝臓でのトリグリセリドの合成を促進するため制限する。ただし、トリグリセリド血症が著明の場合は、禁酒とする。

(5) 高カイロミクロン血症では、脂質の摂取エネルギー比率を 15％E 以下に制限する。脂質は、吸収時にカイロミクロンを形成しない中鎖脂肪酸を主に用いる。

42 脂質異常症の栄養管理（35-122、問題集 p. 185）

答え（5）

解説

脂質異常症の食事は、摂取エネルギーはエネルギー係数（kcal/kg）×目標体重（kg）。脂肪の摂取エネルギー比率は、20～25％E（飽和脂肪酸 4.5％E 以上 7.0％E 未満、トランス脂肪酸とコレステロールの摂取制限、n-3 系脂肪酸の積極摂取）。ただし、高カイロミクロン血症は、脂質 15％E 以下（中鎖脂肪酸を利用）、高トリグリセリド血症は果糖、糖質の制限、高 LDL コレステロール血症は、コレステロール 200mg/日未満とする。

(1) 高 LDL コレステロール血症では、飽和脂肪酸の摂取エネルギー比率を 4.5％E 以上 7.0％E 未満とする。

(2) 高 LDL コレステロール血症では、コレステロールの摂取量を 200mg/日未満とする。

(3) 低 HDL コレステロール血症では、トランス脂肪酸の摂取を減らす。

(4) 高トリグリセリド血症では、n-3 系脂肪酸の摂取を増やす。

43 脂質異常症の栄養管理（36-121、問題集 p. 185）

答え（4）

解説

(1) 飽和脂肪酸は制限する。飽和脂肪酸エネルギー比は 4.5％以上 7％未満。不足は脳出血のリスクを高め、過剰は LDL コレステロールの上昇などにより

動脈硬化のリスクを高める。

(2) トランス脂肪酸は制限する。トランス脂肪酸を多くとると、血液中の LDL コレステロールが増加し、HDL コレステロールが減少する。

(3) 果糖は制限する。吸収の早い少糖類（果糖、ショ糖）の過剰摂取は、インスリンの分泌量が増加し、肝臓での脂肪合成系の酵素群が活性化され、中性脂肪、VLDL の合成が高まる。

(5) エタノールは 25g/日以下に制限する。アルコールの過剰摂取は、肝臓において VLDL の合成を高め、高トリグリセリド血症をもたらす。

44 高 LDL コレステロール血症の改善が必要な項目（37-120、問題集 p. 186）

答え（5）

解説

(1) エネルギー摂取量は、適正体重の維持を目標にする。標準体重×軽い労作（25～30kcal）➡ 1,500～1,800kcal。

(2) 栄養配分の適正化のために、たんぱく質のエネルギー比は、14～20％。1,600kcal 摂取の場合のたんぱく質量＝1,600×0.2÷4＝80g。

(3) 50～64 歳男性の飽和脂肪酸目標量は 7％以下。1,600×0.07÷9＝12.4g 以下となる。LDL コレステロールの高値は、飽和脂肪酸のとりすぎが原因のことが多い。

(4) コレステロールは、200mg/日未満に抑える。

(5) 食物繊維は、コレステロールの吸収を阻害するため積極的に摂取する。18～64 歳男性の食物繊維目標量 21g/日以上を確保する。

45 アルコール代謝（37-121、問題集 p. 186）

答え（5）

解説

a：アルコールが代謝される過程では、ATP が多量に消費される。ATP の A はアデニンヌクレオチドを意味しており、アデニンはプリン塩基である。ATP 分解で生じたプリン塩基（体）から尿酸が合成される。

b：アルコール代謝により生成された NADH は、乳酸からピルビン酸への反応を妨げるため、乳酸が増加する。乳酸は尿酸と同じ仕組み（近位尿細管の管腔側に発現している尿酸トランスポーター：URAT1）を介して排泄されるため、尿酸の排泄が阻害される。

46 消化器疾患の栄養管理（35-123、問題集 p. 186）

答え（3）

解説

(1) 胃食道逆流症は、高脂肪食を制限する。脂肪、アルコール、柑橘類、カフェイン、チョコレートなど

は、下部食道括約筋部（胃の入り口）圧を弱め、胃酸分泌を刺激する。カリウム制限は、腎臓病のステージ G3b～G5（GFR44 以下）や血液透析のときに行う。

(2) たんぱく漏出性胃腸症は、高たんぱく質、低脂肪食である。たんぱく漏出性胃腸症は、胃や腸粘膜から血漿たんぱく質が漏出し、低たんぱく血症をきたす。低たんぱく血症改善のため、高たんぱく質食とする。長鎖脂肪酸はリンパ管内圧を上昇させ、漏出を悪化させるため、低脂肪食とする。

(4) 胆石症は、脂質制限食である。胆嚢の収縮刺激の強い脂質は制限する。急性期は絶食、回復期は糖質を主体とした流動食で、脂質は 10～30 g/日とする。

(5) 過敏性腸症候群は、脂質制限、食物繊維（特に水溶性食物繊維）の摂取である。過敏性腸症候群には、下痢優位型、便秘優位型がある。症状に応じて下痢優位型は脂肪を控え、低残渣食（水溶性食物繊維の摂取は可）。便秘優位型は食物繊維の摂取を増やす。

47 消化器疾患の栄養管理（37-122、問題集 p. 186）

解説‥‥‥‥‥‥‥‥‥‥‥‥‥‥‥‥ **答え**（2）

(1) 胃食道逆流症では、高脂肪食は避ける。胃食道逆流症の原因には、胃酸の分泌量の増加がある。高脂肪食は胃酸（胃液）の分泌を増加させる。

(3) 潰瘍性大腸炎寛解期では、神経質な食事制限は行わない。寛解期は、症状が落ち着いた状態である。脂質の過剰摂取を避け、高たんぱく食、高炭水化物食、低残渣食を緩やかに継続する。

(4) 偽膜性腸炎では、水分を制限しない。偽膜性腸炎は、抗生物質の使用により正常な腸内細菌叢が乱れ、クロストリジウム・ディフィシルなどの菌が増殖して起こる腸炎である。下痢や発熱を起こすので、水分は十分に摂取する。

(5) 回腸ストマ（人工肛門）の管理では、脱水に気をつける。回腸ストマから排出される便は、大腸で水分が吸収される前に排出されるため、水分を多く含む（水分の吸収量が少ない）。また、患者は潜在的に排泄量を減らしたいと水分を控えるため、脱水になりやすい。

48 胃食道逆流症の栄養管理（34-123、問題集 p. 187）

解説‥‥‥‥‥‥‥‥‥‥‥‥‥‥‥‥ **答え**（5）

(1) 1 回当たりの食事量は少なくする。胃の内容物が多いと胃酸分泌量の増加や腹圧などの外圧の影響を受けやすくなる。

(2) 脂質の摂取エネルギー比率を、25 % E 以下とする。脂質は、下部食道括約筋の収縮を緩めるといわれている。

(3) 食後 2 ～ 3 時間は出来るだけ上半身を起こした状態（ファーラー位：上半身が 45 度起きている状態）が望ましい。

(4) 就寝は、胃の内容物の逆流を重力により防ぐため、上体を上げたファーラー位を勧める。なお、右側臥位（右を下にして寝る）は、内容物が逆流してしまう可能性があるため、特に気をつける必要がある。

49 胃食道逆流症の栄養管理（36-122、問題集 p. 187）

解説‥‥‥‥‥‥‥‥‥‥‥‥‥‥‥‥ **答え**（1）

(2) 揚げ物の摂取は控える。脂質や油の多い食べ物は、消化に時間がかかり、多くの胃酸が分泌される。長時間胃に食べ物が残ってしまうので、逆流を起こしやすい。

(3) 酸味の強い柑橘系の摂取は控える。酸味による刺激も逆流の原因になる。

(4) 食後すぐに仰臥位にならないようにする。食後すぐに横になると、胃の内容物が逆流しやすい。なるべく胃の中に食べ物が入っていない状態で横になる。

(5) 食後は前屈姿勢を避ける。前かがみになるなど腹圧が上がると逆流を起こしやすい。

50 潰瘍性大腸炎（34-124、問題集 p. 187）**答え**（3）

解説‥‥‥‥‥‥‥‥‥‥‥‥‥‥‥‥

葉酸の吸収を妨げる薬剤はほかに、フェニトインやフェノバルビタール（抗けいれん薬）などがある。葉酸は薬剤の影響を受けやすく、ほかに葉酸の代謝を妨げる薬剤として、メトトレキサート（がんや関節リウマチ）、トリアムテレン（高血圧）、メトホルミン（糖尿病）、スルファメトキサゾール-トリメトプリム（抗菌薬）などがある。

(1) イオン交換薬（高脂血症治療薬）の服用により、ビタミンK などの脂溶性ビタミンの吸収阻害が起こることがある。その他、抗生物質の長期服用により腸内細菌が減少し合成量が低下する場合がある。

(2) ビタミン B_1 の吸収を妨げる薬剤は明らかになっていない。

(4) パントテン酸の吸収を妨げる薬剤は明らかになっていない。抗生物質の長期服用により腸内細菌が減少し合成量が低下する場合がある。

(5) ビタミンCの吸収を妨げる薬剤は明らかになっていない。

51 C 型慢性肝炎患者に対する鉄制限食の主な目的（34-125、問題集 p. 187）**答え**（2）

解説‥‥‥‥‥‥‥‥‥‥‥‥‥‥‥‥

フリーラジカル産生を抑制し、肝細胞障害を軽減させるのに鉄制限食は有効である。

(1) 鉄制限食ではC型肝炎ウイルスを除去できない。

(3) 鉄制限食で低血糖の予防はできない。

(4) 肝性脳症の予防に鉄制限食の効果はない。

(5) 腹水の予防は塩分制限食である。

52 肝硬変患者の目標栄養量 (37-123、問題集 p. 188)

 答え (2)

解 説 ‥‥‥‥‥‥‥‥‥‥‥‥‥‥‥‥‥‥‥

　非代償期の栄養基準はエネルギー 25～30kcal/kg、たんぱく質 0.6～1.0g/kg（脳症が認められる場合）、食塩 3～6g、形態は軟飯、軟菜である。

(1) エネルギーは、1,000kcal とする。エネルギー量＝25（基準値）×64（標準体重）＝1,600。別に肝不全用経腸栄養剤 630kcal を摂取しているので、1,600 −630≒1,000kcal。600kcal の食事は、超低エネルギー食であり、BMI 30 以上で健康障害が見られるときに用いられる。

(3) 食塩は、3～6g とする。腹水が見られることより門脈圧を低下させるため塩分を制限する。

(4) 鉄は、6.5mg（日本人の食事摂取基準）程度とする。血清フェリチン値は貯蔵鉄を反映する血液検査である。炎症時に増加するが、患者が貧血とは考えにくい。また血清鉄の増加は肝臓（肝機能）に悪影響を与えるため、鉄は制限する。

(5) 食物繊維を積極的に摂取（日本人の食事摂取基準の目標量 21g）し、便秘を予防する。肝硬変で肝機能が低下するとアンモニアの分解が遅くなる。さらに便秘により、アンモニアを発生させる腸内細菌が増えると、アンモニアの貯留が起こり、肝性脳症の一要因となる。

53 膵炎の栄養管理 (36-123、問題集 p. 188)

 答え (5)

解 説 ‥‥‥‥‥‥‥‥‥‥‥‥‥‥‥‥‥‥‥

(1) 急性膵炎の初期には、血清アミラーゼ値は上昇する。膵炎は、何らかの原因で膵液に含まれる消化酵素によって膵臓自体が消化される疾患。組織が破壊されるため、膵臓に含まれるアミラーゼやリパーゼが血中に増加する。

(2) 急性膵炎発症後の経口摂取開始時には、高炭水化物、低脂肪食とする。発症時は、絶飲絶食により膵臓を安静に保ち、摂食開始当初は炭水化物を中心に液状、流動、粥食へと進める。

(3) 慢性膵炎代償期の再燃時には、血清リパーゼ値が上昇する。代償期では、膵臓の石灰化や線維化は進んでいないため、再燃時は、膵酵素（血清リパーゼ値）が上昇する。

(4) 慢性膵炎非代償期には、疼痛や膵酵素上昇などは消失する。非代償期では、膵臓の石灰化が進み、外分泌機能（消化酵素の分泌）低下による消化吸収障

害、内分泌機能（ホルモンの分泌）低下による糖尿病（膵性糖尿病）などが発症する。

54 慢性膵炎の病態と栄養管理 (37-124、問題集 p. 188)

答え (4)

解 説 ‥‥‥‥‥‥‥‥‥‥‥‥‥‥‥‥‥‥‥

(1) 代償期の間欠期では、たんぱく質摂取量は制限せず、十分量を摂取する。

(2) 代償期の再燃時では、血清アミラーゼ値は低下しない。

(3) 非代償期では、膵臓の組織の破壊が起きているので腹痛はあまり感じない。

(5) 非代償期では、腹痛は消失していることが多いため、必ずしも脂肪の制限は行わない。必須脂肪酸、脂溶性ビタミン、微量元素などの欠乏を招かないために、脂肪制限は行わない。

55 高血圧患者の1日尿中食塩排泄量 (34-126、問題集 p. 188)

答え (2)

解 説 ‥‥‥‥‥‥‥‥‥‥‥‥‥‥‥‥‥‥‥

　ナトリウム（Na）1mEq は 23mg の Na 量に相当する。全尿中（2L）には 170mEq の Na が排泄されている。尿中 Na 量は、170×23＝3,910mg である。食塩相当量に換算すると 3,910mg×2.54（食塩換算係数）×1/1,000＝9.93g となり、(2)の 10g が正解となる。

56 高血圧患者の食塩摂取量 (37-125、問題集 p. 189)

 答え (3)

解 説 ‥‥‥‥‥‥‥‥‥‥‥‥‥‥‥‥‥‥‥

　ナトリウム 1mEq は 23mg のナトリウム量である。尿中ナトリウム排泄量は 23×170＝3,910mg/L となる。1日尿（1.2L）中には 4,692mg となる。食塩相当量に換算すると、4,692mg×2.54（食塩換算係数）÷1,000＝11.9g となる。(3)が正解となる。

57 うっ血性心不全が増悪した時の病態と栄養管理 (34-127、問題集 p. 189)

答え (3)

解 説 ‥‥‥‥‥‥‥‥‥‥‥‥‥‥‥‥‥‥‥

(1) うっ血性心不全では、血液のうっ滞により心胸郭比は、大きくなる。

(2) 交感神経系は抑制されない。

(4) 過剰な水分摂取は控えるが、重症の心不全の場合は、前日の尿量に相当する飲水は必要であり、水分出納が保たれることが大切である。正常な1日の尿量は 500～1,500mL であり、50mL/kg 標準体重/日の摂取量では多すぎる。

(5) 食塩摂取量は制限であり、6g/日以下とする。

58 慢性心不全 (35-124、問題集 p. 189) 　答え (3)

解説

(1) 慢性心不全の重症度評価には、New York Heart Association (NYHA) の分類が用いられる。ボルマン (Borrmann) の分類は、胃がんの肉眼的分類法である。

(2) 脳性ナトリウム利尿ペプチド (BNP) は、重症化とともに上昇する。BNP は、長時間心臓に負担がかかると心室から分泌されるホルモン。心室負荷や心筋肥大、心筋虚血などにより高値となる。

(4) エネルギー摂取量は、30 kcal/kg 標準体重/日とする。慢性心不全では、適正エネルギー摂取、食塩制限、カリウム摂取の確保、水分摂取量が基本となる。

(5) 水分摂取量は、15～20 mL/kg 標準体重/日とする。心拍出量が低下すると、腎の循環血液量が減少し、水分とナトリウムが体内に貯留する。体内水分量の増加は、心臓の負担となる。

59 うっ血性心不全患者の栄養管理 (36-124、問題集 p. 189) 　答え (4)

解説

うっ血性心不全症の栄養管理では、心臓への負担を減らしつつ低栄養状態の改善をはかる。また、ナトリウムや水分の管理により心臓への負荷を減らし、浮腫を減らすことである。

(1) たんぱく質栄養状態は低下しているので制限せずに、十分量（食事摂取基準量レベル）を確保する。

(2) 特に乳糖を制限することはない。

(3) 食物繊維の制限はない。

(5) 摂食量の減少や利尿薬使用などにより、低カリウム血症を生じる場合があるので、制限せずに十分量のカリウムを摂取する。

60 くも膜下出血患者の栄養管理 (36-125、問題集 p. 189) 　答え (5)

解説

(1) カロリー濃度を高める根拠はなく、各指標より、血液の濃縮傾向がみられるので、水分摂取を多くするため低濃度のほうがよい。

(2) ツルゴールは水分およびたんぱく質不足により発症するため、十分量のたんぱく質摂取を維持する。たんぱく質エネルギー比率は低くしない。

(3) 投与エネルギー量の設定は変更しないので、脂肪エネルギー比率は高くしない。

(4) 血清ナトリウム値 150 mEq/L は高ナトリウム血症域（基準値 139～145 mEq/L）である。よって投与ナトリウム量は増やさない。

61 腎疾患の病態と栄養管理 (36-126、問題集 p. 190) 　答え (4)

解説

(1) 急性糸球体腎炎では十分なエネルギー摂取とする。

(2) 微小変化型ネフローゼ症候群では、たんぱく質摂取量を 1.0～1.1 g/kg 標準体重/日とする。

(3) 急性腎不全では、発症後、乏尿期の後に利尿期となる。

(5) 尿路結石では、積極的に飲水し、結石の排出を促す。

62 CKD（慢性腎臓病）の栄養アセスメント (34-129、問題集 p. 190) 　答え (1)

解説

(2) 重症度分類には推算糸球体濾過量 (eGFR) が用いられる。尿潜血は用いられない。

(3) たんぱく質摂取量の推定には、尿中尿素窒素排泄量が用いられる。

(4) ビタミンD活性化障害の評価には、血清カルシウム値が用いられる。

(5) エリスロポエチン産生障害では貧血となる。血清マグネシウム値は評価に用いられない。

63 CKD 患者に対するたんぱく質制限 (35-125、問題集 p. 190) 　答え (1)

解説

「慢性腎臓病に対する食事療法基準 2014 年版」に準じる。

(2) たんぱく質（0.8～1.0 g/kg 標準体重/日）の摂取はステージ G3a の患者に適用される。

(3) エネルギー摂取量は 25～35 kcal/kg 標準体重/日とする。

(4) 利用効率のよいアミノ酸スコアの高い食品を利用する。

(5) 制限に伴うカリウムの摂取量は増加しないし、制限しない。

64 CKD 患者の目標栄養量 (36-127、問題集 p. 190) 　答え (3)

解説

「慢性腎臓病に対する食事療法基準 2014 年版」に準じる。eGFR 値より本患者はステージ 3b である。エネルギー投与基準量は 25～35 kcal/kg 標準体重/日であり、体重 50 kg では 1,250～1,750 kcal/日となる。たんぱく質投与基準量は 0.6～0.8 g/kg 標準体重/日であり、体重 50 kg では 30～40 g/日となる。カリウムは 2,000 mg/日以下である。以上より(3)が最も適切である。

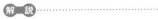**65 CKD 患者の目標栄養量**（37-126、問題集 p. 191）

 （2）

解説 ………………………………………

　eGFR 40 mL/分/1.73 m² はステージ G3b（中等度高度）に相当する。体重 55 kg の患者における、目標エネルギー量は 1,375〜1,925 kcal/日（25〜35 kcal/kgBW/日）、たんぱく質制限 33〜44 g/日（0.6〜0.8 g/kgBW/日）となり、（2）が最も適切である。

66 腹膜透析患者の栄養管理（34-130、問題集 p. 191）

 （5）

解説 ………………………………………

（1）　透析液に高濃度のブドウ糖を使用しているため、それが体内でエネルギー源として使用される。よって、食事からのエネルギー量を 10〜20 ％減らす必要がある。食事基準量は 30〜35 kcal/kg 標準体重/日である。

（2）　たんぱく質は透析液に漏出するため、少し多く摂取する。たんぱく質の摂取量は 0.9〜1.2 kg 標準体重/日である。

（3）　血清カリウムの基準値は 3.5〜5.0 mEq/L である。6.0 mEq/L は高値である。よって、摂取量を制限する。3,000 mg/日の摂取量は多すぎる。

（4）　リンの摂取量は、たんぱく質（g）×15 以下（mg/日）とする。1,500 mg/日の摂取量は多すぎる。

67 維持血液透析患者の栄養管理（35-126、問題集 p. 191）

 （5）

解説 ………………………………………

　「慢性腎臓病に対する食事療法基準 2014 年版」による血液透析時の食事療法基準に準じ、体重 60 kg について算定すると、エネルギー（30〜35 kcal/kg 標準体重/日）1,800〜2,100 kcal/日、たんぱく質（0.9〜1.2 g/kg 標準体重/日）54〜72 g/日、食塩 6 g 未満/日、カリウム 2,000 mg 以下/日、リン（たんぱく質量（g）×15 mg/日以下）810〜1,110 mg/日以下の各基準となる。各値より摂取量の評価を行うと、リン 1,200 mg/日の摂取量は多過ぎ、改善が必要である。

68 血液透析患者の 1 日当たりの目標栄養量（37-127、問題集 p. 191）

 （4）

解説 ………………………………………

（1）　エネルギーは、30〜35 kcal/kg 標準体重とする。

（2）　たんぱく質は、0.9〜1.2 g/kg 標準体重とする。

（3）　カリウムは、2,000 mg 以下とする。

（5）　飲水量は、できるだけ少なくする。

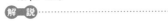**69 甲状腺機能亢進症患者の栄養管理**（36-128、問題集 p. 192）

 （3）

解説 ………………………………………

（1）　甲状腺機能亢進症ではエネルギー代謝は亢進するので、十分量摂取する。35〜40 kcal/kg 標準体重/日とし、体重の増減により調節する。

（2）　たんぱく質の異化傾向があるため、1.0 g/kg 標準体重/日以上は確保し、できれば 1.2〜1.5 g/kg 標準体重/日とする。

（4）　甲状腺機能亢進症では、ヨウ素の過剰摂取は禁止である。ヨウ素 3,000 µg/日以上の摂取は過剰である。

（5）　水分代謝は亢進しているので、十分量を与える。700 mL/日以下の摂取は制限であり、低すぎる。

70 内分泌疾患の栄養管理（34-131、問題集 p. 192）

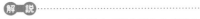 （4）

解説 ………………………………………

（1）　甲状腺機能亢進症では、エネルギー代謝は亢進するので、エネルギー消費量は多くなる。摂取量は制限しない。

（2）　甲状腺機能亢進症では、体内代謝は亢進するので、たんぱく質の摂取量は制限しない。

（3）　橋本病では、甲状腺機能が低下しているので、ヨウ素の摂取量は制限しないが、過剰摂取は避ける。

（5）　クッシング症候群では、カルシウムの摂取量を制限する要因はない。

71 クッシング症候群の検査値（35-127、問題集 p. 192）

 （5）

解説 ………………………………………

　クッシング症候群は副腎皮質から分泌されるコルチゾールの分泌過剰により発症する。

（1）　高血圧症になりやすい。

（2）　高血糖になりやすい。

（3）　脂質異常症になりやすい、血清コレステロールは高くなる。

（4）　デオキシピリジノリンは、骨基質を形成するコラーゲン線維の形成を担っている。骨融解によるコラーゲン分解に伴い尿中に排泄される。本症候群では骨密度の低下により尿中デオキシピリジノリンは増加する。

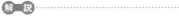**72 てんかん食**（35-117、問題集 p. 192） （5）

解説 ………………………………………

（1）　てんかん食は、高脂肪・低炭水化物食である。高脂肪・低炭水化物食を摂取すると、脂肪が分解されてケトン体がつくられる。このケトン体を脳がエネルギー源として使用している状態では発作が減少する。

(2) 摂取により、血中3-ヒドロキシ酪酸値が上昇する。高脂肪食を摂取すると、脂肪酸はアセチルCoAに分解された後、3種類のケトン体（①アセト酢酸、②3-ヒドロキシ酪酸（β-ヒドロキシ酪酸）、③アセトン）が生成される。

(3) 摂取により、血液pHは低下する。生成したケトン体は酸性なので、pHは低下する（ケトン体の増加により血液が酸性になった状態をケトアシドーシスという）。

(4) ケトン体は、肝臓で合成される。

73 認知症患者の栄養管理 (35-128、問題集 p. 192)

解説 ・・・・・・・・・・・・・・・・・・・・ **答え** (2)

(2) 栄養剤投与時の姿勢が仰臥位では、胃内容物の逆流を生じやすくなり、誤嚥性肺炎を起こす可能性が高い。上体を30～45度にして投与することが望ましい。

74 パーキンソン病患者の栄養管理 (37-128、問題集 p. 193)

解説 ・・・・・・・・・・・・・・・・・・・・ **答え** (2)

L-ドーパの吸収には低たんぱく質、高ミネラル摂取が適している。たんぱく質、ビタミンB_6は、薬の吸収を悪くする。シーフードドリアはこれらの栄養素を多く含んでいるため、(2)が正解である。(1)(3)(4)(5)の食物のたんぱく質含量は少ない。

75 神経性やせ症の病態および栄養管理 (34-132、問題集 p. 193)

解説 ・・・・・・・・・・・・・・・・・・・・ **答え** (2)

(1) 食事摂取がないので、インスリン分泌は低下する。

(3) 低カリウム血症がみられる。

(4) エネルギー摂取量は、より低い量から開始する。35kcal/kg標準体重/日の投与量は高すぎる。

(5) 経腸栄養剤の使用は、禁忌ではない。

76 神経性やせ症患者の栄養管理 (37-129、問題集 p. 193)

解説 ・・・・・・・・・・・・・・・・・・・・ **答え** (4)

(1) BMI 15kg/m^2 ―― 血圧の低下

(2) 食事摂取制限 ―― 除脂肪体重の減少

(3) 下剤の常用 ―― 血清カリウム値の低下

(5) 無月経 ―― エストロゲン分泌低下、骨密度の低下

77 COPD患者の栄養管理 (35-129、問題集 p. 193)

解説 ・・・・・・・・・・・・・・・・・・・・ **答え** (2)

(1) 呼吸筋の低下傾向となるので、十分量のたんぱく質摂取が必要である。0.5g/kg標準体重/日の摂取

は低すぎる。

(3) 炭水化物の摂取割合が多いとCO_2の産生が多くなり高CO_2血症を促進させる。80％Eは多すぎる。「日本人の食事摂取基準2020年版」（以下、「食事摂取基準」）による炭水化物の目標摂取量は50～65％Eである。

(4) 十分なカルシウム摂取量とする、300mg/日は少ない。食事摂取基準（男性65～74歳）の推奨量は750mg/日である。

(5) 十分なリン摂取量とする、500mg/日は少ない。食事摂取基準（男性65～74歳）の目安量は1,000mg/日である。

78 COPDの病態と栄養管理 (36-129、問題集 p. 194)

解説 ・・・・・・・・・・・・・・・・・・・・ **答え** (2)

(1) 肺機能は低下しているので、1秒率は低下する。

(3) 体重減少傾向となるので、除脂肪体重も減少する。

(4) 投与エネルギー量は制限しない。

(5) たんぱく質は制限せずに、十分量を与える。

79 COPDの病態と栄養管理 (37-130、問題集 p. 194)

解説 ・・・・・・・・・・・・・・・・・・・・ **答え** (3)

(1) 呼吸筋の酸素消費量は、増加する。

(2) 基礎代謝量は、増加する。

(4) エネルギー摂取量は、十分量摂取する。

(5) BCAA（分枝鎖アミノ酸）は筋肉で代謝利用されているため、制限しない。

80 胃全摘患者の貧血の原因として考えられる不足している栄養素 (36-130、問題集 p. 194)

解説 ・・・・・・・・・・・・・・・・・・・・ **答え** (2)

胃全摘出していることから、胃から分泌されるビタミンB_{12}吸収促進内因子の不足状態である。血液症状より鉄不足はみられず、巨大赤血球が認められることより、ビタミンB_{12}欠乏性貧血である。よって(2)が正解である。

81 胃潰瘍の血液検査値 (35-130、問題集 p. 194)

解説 ・・・・・・・・・・・・・・・・・・・・ **答え** (3)

胃潰瘍による出血は血液量の減少を示すが、血液組成や成分に変化はない。

(1) 平均赤血球容積（MCV）値は上昇しない。

(2) ヘマトクリット値は上昇しない。

(4) HbA1c（糖化ヘモグロビン）値は上昇しない。

(5) PSA（前立腺特異抗原）値は上昇しない。血中PSA値を測定することで前立腺がんのスクリーニ

ング検査をする。

82 骨粗鬆症患者の栄養素等摂取量の評価 (36-131、問題集 p. 194)

答え (3)

解説
骨粗鬆症治療にはビタミンDおよびカルシウムの摂取が特に重要である。70歳代女性のビタミンDの食事摂取基準は8.5μg/日である。ビタミンD 4μg/日の摂取は少ない。よって、改善に必要な項目は(3)である。ほかの栄養素は十分量摂取されている。

83 骨粗鬆症の治療時に摂取を推奨する栄養素 (37-131、問題集 p. 195)

答え (1)

解説
(2) ささみ——低脂質、高たんぱくであり、ビタミンB₆を多く含む。
(3) ジャガイモ——糖質、ビタミンC、カリウムを多く含む。
(4) 木綿豆腐——たんぱく質、カルシウム、鉄を多く含む。
(5) しいたけ——乾燥しいたけは、紫外線照射によって生成されるビタミンD₂を特に多く含む。

84 くる病 (34-133、問題集 p. 195)

答え (1)

解説
(2) 混合栄養は、完全母乳栄養よりも多くのカルシウムを含有している。
(3) 血清副甲状腺ホルモン値は上昇する。
(4) 骨疾患では、血清アルカリホスファターゼ値は上昇する。
(5) リンは骨の成分であるリン酸カルシウムの材料となるので制限しない。

85 食物アレルギー (35-131、問題集 p. 195)

答え (2)

解説
(1) 乳糖不耐症は、乳糖分解酵素ラクターゼの分泌不足や作用不足によって、乳糖が分解されず、消化不良や下痢を生じる。
(3) グルテンは加熱されることにより変性し、抗原性は低下する。
(4) 鶏卵に含まれる主なアレルギー成分（オボアルブミン、オボムコイド）は鶏肉には含まれていないので、鶏肉を除去しなくてよい。
(5) 特定原材料とはアレルゲンを含む食品として、加工食品に表示が義務付けられているものである。えび、かに、小麦、そば、卵、乳、落花生の7品目である。

メモ 2023（令和5）年3月9日に食品表示基準が改正され、特定原材料として表示義務がある品目に「くる

み」が追加され、8品目となった（2025（令和7）年3月31日までの経過措置あり）。

86 鶏卵アレルギー患者が避ける必要のない食べ物 (36-132、問題集 p. 195)

答え (5)

解説
(1) ポテトサラダには、マヨネーズの使用により鶏卵成分が含まれている。
(2) はんぺんには卵白が使用されている。
(3) シュークリームには鶏卵が使用されている。
(4) エビフライの衣に鶏卵が使用されている。

87 食物アレルギー (37-132、問題集 p. 195)

答え (4)

解説
(1) オボムコイドは、加熱によっても抗原性は残る。
(2) オボアルブミンは、加熱により抗原性が低下する。
(3) ピーナッツは、炒ることで抗原性が増加する。
(5) 容器包装された加工食品で特定原材料として表示が義務づけされている食品は、卵、乳、小麦、えび、かに、くるみ、落花生、そばの8品目である。

88 敗血症患者の病態と栄養管理 (35-132、問題集 p. 196)

答え (1)

解説
(2) 体たんぱく質の異化は亢進する。体たんぱくの崩壊は、身体機能の低下や消化管上皮の萎縮、腸管粘膜のバリア機能の破綻を招きやすくなる。
(3) 血糖値は高くなりやすい。
(4) 糸球体濾過量は、低下する。
(5) 敗血症の進行に伴う消化管機能低下によっては、静脈栄養法を用いる。

89 がん患者の病態と栄養管理 (35-133、問題集 p. 196)

答え (4)

解説
(1) 悪液質では、筋たんぱく質の異化が優位になる。
(2) 化学療法施行時には、食欲は低下する。
(3) 胃切除後は、各栄養素の消化吸収障害を伴う。カルシウムの吸収は低下し、骨軟化症になりやすい。
(5) 終末期患者において、QOLの維持は重要な治療目標であり、経口摂取はその指標の一つである。経口摂取は禁忌でない。

90 がん患者の病態と栄養管理 (36-133、問題集 p. 196)

答え (4)

解説
(1) 悪液質では、食欲は低下する。
(2) 悪液質では、筋たんぱく質の分解が優位にあるので除脂肪体重は減少する。

(3) 不可逆的悪液質では、食欲は低下しているため、栄養投与量を減量して与える。35〜40 kcal/標準体重/日のエネルギー投与は多過ぎ、与えられない。

(5) 緩和ケアでは、心理社会的問題も扱う。

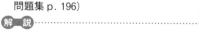 **進行大腸がん患者に対する放射線療法**（37-133、問題集 p. 196）　**答え**（5）

解　説

イレウスは、腸閉塞状態にあるため、腸管に栄養剤を投与することはできない。

(1) 消化物は、腸管を通過するので不適である。

(2)(3) 栄養剤が、腸管を通過するので不適である。

(4) 末梢静脈栄養では、必要十分量の栄養素を補給できない。

92 消化器手術と障害リスク（34-134、問題集 p. 196）

答え（2）

解　説

(1) 食道切除——嚥下障害、逆流性食道炎、誤嚥性肺炎

(3) 直腸切除——排便障害

(4) 大腸切除——下痢、便秘

(5) 胆嚢摘出——脂肪および脂溶性物質の吸収障害、吐き気、嘔吐、下痢

93 消化器疾患術後の合併症と栄養管理の組合せ（36-134、問題集 p. 197）　**答え**（1）

解　説

(2) 胃全摘術後後期ダンピング症候群では、高炭水化物食を控え、間食を含めた食事回数を多くし、1回量を多くしない。

(3) 膵頭十二指腸切除術後では、高脂肪食を控え、食事摂取量を少なくする。

(4) 小腸広範囲切除術後は、頻回な下痢により、電解質（ミネラル類）の損失は多くなるので、カルシウムは制限しない。

(5) 水分の吸収は小腸の回腸部でも行われるので、大腸全摘術後では、水分制限はしない。

94 胃切除患者における術前・術後の病態と栄養管理（37-134、問題集 p. 197）　**答え**（1）

解　説

(2) 術後の早期経腸栄養法の開始は、腸管バリア機能を障害しない。

(3) 早期ダンピング症候群は、未消化の食物が急に小腸に入ることにより、動悸、嘔吐、発汗、めまい、腹痛、脱力感などの症状が現れる。

(4) 胃全摘出により胃酸が分泌されず、また、小腸の細菌の変化により、カルシウムの吸収が低下する。

(5) 胃全摘出後は、ビタミン B_{12} 欠乏による巨赤芽球

性貧血（悪性貧血）を生じやすい。再生不良性貧血は骨髄の造血幹細胞が減少し、血液細胞が不足する疾患である。

95 重症外傷患者の病態と経腸栄養法（35-134、問題集 p. 197）　**答え**（2）

解　説

(1) 基礎代謝の増加に伴い、安静時エネルギー消費量は増加する。

(3) 10 mL/kg 現体重/日の摂取で、体重 60 kg（仮定）とすると、1日 600 mL となる。1日の通常の尿量 1,000〜1,500 mL に比べ少ない。また、熱傷後の水分要求量は増加するので、10 mL/kg 現体重/日の投与は少なすぎる。

(4) たんぱく質異化亢進と創部からのたんぱく質の漏出により、たんぱく質の必要量は増加する。非たんぱく熱量/窒素比（NPC/N）は、重症であるほど低めに決定される。通常の NPC/N は 150〜200 に設定されている。重症熱傷者の NPC/N は 80 くらいに設定される。

(5) 脂肪エネルギー比率 50 % E は高すぎる。20〜30 % E が適切である。

96 重症外傷患者の経腸栄養法（37-135、問題集 p. 197）　**答え**（4）

解　説

(4) 経腸栄養剤の投与開始時は、消化管の馴化をみるため、注入速度 40 mL/時程度とする。その後、投与速度を増加し、5 〜 7 日目頃には投与量速度を 150〜200 mL/時に到達させることを目標とする。

97 広範囲熱傷患者における病態と栄養管理（34-135、問題集 p. 197）　**答え**（5）

解　説

生体の組織修復のためにより多くのたんぱく質摂取を必要とする。よって、NPC/N 比を低くし、たんぱく質の摂取を多くする。健常人の NPC/N 比は 150〜200 くらいに設定されている。重症熱傷者の NPC/N 比は 80 くらいであり、500 は高すぎる。

98 先天性代謝異常症と食事療法（34-136、問題集 p. 198）　**答え**（4）

解　説

(1) フェニルケトン尿症では、フェニルアラニン制限食とする。

(2) メープルシロップ尿症では、分枝アミノ酸制限食とする。

(3) ガラクトース血症では、乳糖制限食とする。

(5) 糖原病Ⅰ型では、消化がゆっくり進む β デンプンを含んだコーンスターチを投与する。果糖、ショ糖、

乳糖は制限する。また、高炭水化物低脂質食で少量頻回食とする。

99 フェニルケトン尿症治療用ミルクで除去されているアミノ酸（36-135、問題集 p. 198）

答え（4）

解説

フェニルケトン尿症は、フェニルアラニン水酸化酵素の先天的欠損により顕著な高フェニルアラニン血症をきたす先天性代謝異常症である。よって、治療用ミルクではフェニルアラニンが除去される。(4)が正解である。

100 ホモシスチン尿症の治療で制限するアミノ酸（37-136、問題集 p. 198）

答え（3）

解説

ホモシスチンは、シスタチオニンβ合成酵素によりシスタチオニンに変換される。この酵素が欠損すると、血中にホモシステインが蓄積する。ホモシステインは酸化され、ホモシスチンとなって尿中に排泄されるほかに、再メチル化を受けてメチオニンに変換され、高メチオニン血症を呈する。よって、治療で制限するアミノ酸は(3)のメチオニンである。

101 糖原病Ⅰ型の幼児の栄養管理（35-135、問題集 p. 198）

答え（5）

解説

糖原病Ⅰ型は先天性の糖代謝異常によって糖原（グリコーゲン）が過剰に体内に蓄積する疾患である。過剰のグリコーゲンが肝臓に蓄積され、肝腫大や低血糖を引き起こす疾患である。

(1) エネルギーは制限せずに、十分量摂取する。
(2) たんぱく質は制限せずに、十分量摂取する。

(3) フェニルアラニンを制限するのは、フェニルケトン尿症である。
(4) 食事回数は減らさず、十分量の栄養素摂取をする。

102 妊婦の栄養管理（35-136、問題集 p. 199）

答え（4）

解説

(1) 非妊娠時のBMIは26.4（25＜）であり、肥満である。エネルギー投与量は、標準体重×30（kcal/日）を目安とされ、負荷量はない。よって、適切なエネルギー摂取量は、60kg（標準体重）×30 ＝1,800 kcal/日である。
(2) たんぱく質は十分量摂取する。妊娠中期（30〜49歳）の推奨量は55g/日である。
(3) 食物繊維は十分量摂取する。妊婦の目標量は18g/日以上である。
(5) 食後高血糖や食前低血糖を抑制するには、1日4〜6回に分割して摂取するとよい。食事回数を減らして貯め食いすることは、血糖コントロールを乱す。

103 妊娠高血圧症候群の妊婦の栄養管理（36-136、問題集 p. 199）

答え（1）

解説

(2) 妊娠高血圧症候群の予防には、理想（標準）体重×1.2〜1.4g/日が望ましい。
　よって、適切なたんぱく質摂取量は60〜70g/日である。
(3) 食塩制限により血液循環量を減少させる可能性がある。3g/日は極端な制限である。摂り過ぎに注意して7〜8g/日の摂取が適切である。
(4) 妊娠高血圧症候群では循環血液量の減少を認めるため、極端な制限はしない。
(5) 動物性脂肪は制限する。

VIII 公衆栄養学

1 公衆栄養の概念

1 わが国の公衆栄養活動の歴史（36-137、問題集 p. 202）　**答え**（4）

解説

(1) 海軍の脚気対策は、海軍軍医である高木兼寛による。森林太郎（森鷗外）は、陸軍軍医である。

(2) 私立栄養学校の最初の設立は、佐伯矩による。鈴木梅太郎は、米麴からオリザニン（ビタミンB_1）抽出に成功した。

(3) 栄養改善法は、第二次世界大戦後の1952（昭和27）年に制定され、2003（平成15）年の健康増進法施行に伴い廃止された。

(5) ララ物資とは、第二次世界大戦後にアメリカの民間団体である Licensed Agencies for Relief in Asia（アジア救援公認団体、通称 LARA）が日本に送った救援物資である。

2 公衆栄養活動（34-137、問題集 p. 202）　**答え**（2）

解説

(2) 公衆栄養活動の対象者は、疾病をもつ患者も含めた地域住民である。

3 公衆栄養活動（35-137、問題集 p. 202）　**答え**（4）

解説

(1) 集団および集団に属する個人を対象とする。

(2) 健康の保持・増進、疾病の予防を目的とする。

(3) ポピュレーションアプローチでは、対象を限定せずに集団全体への働きかけを行う。ハイリスクアプローチは、疾病リスクが高い者に対してリスクを減らす対策を行う。

(5) 生態系を考慮して安全で十分な量の食料を確保することは、公衆栄養活動を行ううえで重要である。

4 公衆栄養活動（37-137、問題集 p. 202）　**答え**（3）

解説

(1) エンパワメントとは、個人、組織、地域が、主体的に活動に参加し、自らの意思決定や行動をコントロールできるようになるプロセスである。

(2) ハイリスクアプローチでは、リスクの高い集団に対して働きかけを行う。

(4) コミュニティオーガニゼーションは、地域住民が主体的に取り組む活動である。

(5) 医療機関に通院中の者も対象となる。

2 健康・栄養問題の現状と課題

5 国民健康・栄養調査結果（34-138、問題集 p. 203）　**答え**（1）

解説

(2) 20歳代の脂肪エネルギー比率の平均値は、男性より女性で高い。2018（平成30）年国民健康・栄養調査の結果によると、男性30.0％、女性30.8％である。

メモ 2019（令和元）年国民健康・栄養調査では、男性29.5％、女性30.9％である。

(3) 20歳以上の女性の食塩摂取量の平均値は8gを上回る。2018（平成30）年国民健康・栄養調査の結果によると、成人女性の食塩摂取量の平均値はどの年代でも8gを超えている。

メモ 2019（令和元）年国民健康・栄養調査結果でも同様である。

(4) 魚介類の摂取量は、49歳以下より50歳以上で多い。2018（平成30）年国民健康・栄養調査の結果によると、20歳代が46.2g、30歳代が55.7g、40歳代が53.0g、50歳代が67.6g、60歳代が85.4g、70歳以上が82.3gである。

メモ 2019（令和元）年国民健康・栄養調査では、20歳代50.8g、30歳代50.8g、40歳代52.8g、50歳代59.2g、60歳代77.7gである。

(5) 野菜類の摂取量は、49歳以下より50歳以上で多い。2018（平成30）年国民健康・栄養調査の結果によると、20歳代が250.5g、30歳代が250.4g、40歳代が251.7g、50歳代が276.5g、60歳代が304.9g、70歳以上が304.5gである。

メモ 2019（令和元）年国民健康・栄養調査では、20歳代222.6g、30歳代239.5g、40歳代246.8g、50歳代268.6g、60歳代307.1gである。

6 国民健康・栄養調査結果（35-138、問題集 p. 203）　**答え**（1）

解説

(2) 炭水化物エネルギー比率は、減少傾向にあるが、55％Eを上回っている。

(3) 食塩摂取量は、10g前後を推移している。

(4) 米の摂取量は、減少傾向にある。

(5) 野菜類の摂取量は、270〜300gを推移しており、350gは超えていない。

7 国民健康・栄養調査（国民栄養調査）結果 （36-138、問題集 p. 204）

答え （4）

解説

1955（昭和 30）年以降、エネルギー摂取量は横ばいの状態であり、エネルギー摂取量に占める米類の摂取量が減少する一方で、動物性食品の摂取量が増加している。1955（昭和 30）年から 1975（昭和 50）年の 20 年間で動物性脂質は約 4 倍に増加し、近年も漸増状態にあり、動物性たんぱく質は 1.5 倍に増加している。

8 国民健康・栄養調査（国民栄養調査）結果 （37-138、問題集 p. 205）

答え （5）

解説

脂質の食品群別摂取構成比率は、1960 年頃までは大部分を穀類、豆類、油脂類、魚介類が占めていたが、近年ではこれらはいずれも減少している。一方、1960（昭和 35）年から 2019（令和元）年までの間に肉類は約 4 倍に増えた。また、乳類やその他（加工品など）の食品の割合が増加している。

9 食品の生産と流通・消費 （35-139、問題集 p. 205）

答え （3）

解説

(1) 食料需給表は、わが国で供給される食料の生産から最終消費に至るまでの総量、国民 1 人あたりの供給純食料及び栄養量を示しており、実際に摂取した食料の総量とは異なる。

(2) フードマイレージは、食料の輸送量（ t ）に輸送距離（km）を乗じた指標である。

(4) スマート・ライフ・プロジェクトは、生活習慣改善や健康寿命の延長を目指す国民運動である。

(5) 2018（平成 30）年度の推計値は、家庭系食品ロス量が 276 万トン（46 ％）、事業系食品ロス量が 324 万トン（54 ％）であり、事業系食品ロス量の方が多い。

メモ 2021（令和 3）年度の推計値は、家庭系食品ロス量が 244 万トン（47 ％）、事業系食品ロス量が 279 万トン（53 ％）である。

10 食品の生産と流通、消費 （36-139、問題集 p. 205）

答え （2）

解説

(1) フードバランスシートの作成は、国連食糧農業機関（FAO）の作成の手引きに準拠している。

(3) わが国の食料自給率（カロリーベース）は 38 ％前後を推移しており、先進諸国の中でも低水準である。

メモ 2022（令和 4）年度食料需給表では、38 ％である。

(4) 食品が入手困難となる社会状況を、フードデザート（食の砂漠）という。フードファディズムとは、食べ物や栄養が健康に与える影響を、過大に信じたり評価したりすることである。

(5) 食料自給率の向上に向けた取組として、フード・アクション・ニッポンがある。スマート・ライフ・プロジェクトは、生活習慣病の予防や健康寿命の延伸を目的とした国民運動である。

11 わが国の食料自給率 （34-139、問題集 p. 206）

答え （1）

解説

(2) わが国の食料自給率は、農林水産省によって算出・公表されている。

(3) 品目別自給率は、国内生産量を国内消費仕向量で除した値である。生産額ベースの総合食料自給率では、「生産農業所得統計」の農家庭先価格等に基づき、重量を金額に換算したうえで、各品目を足し上げて算出される。

(4) 最近 10 年間のカロリーベースの総合食料自給率は、50 ％を下回っている。2018（平成 30）年度は 37 ％である。

メモ 2022（令和 4）年度食料需給表では、38 ％である。

(5) 生産額ベースの総合食料自給率は、先進国の中では低水準である。

12 わが国の食料自給率 （37-139、問題集 p. 206）

答え （4）

解説

鶏卵は米に次いで品目別自給率が高く、95 ％前後を推移し、野菜は鶏卵に次いで自給率は高く 80 ％前後であるが、50 年前と比較すると減少傾向で推移している。また、果物は 1980（昭和 55）年以降減少を続け、近年は 40 ％前後で推移している。さらに小麦は 1980（昭和 55）年以降 10 ％前後と低い傾向から近年では 15 ％に微増で推移している。

13 世界の健康・栄養問題 （34-140、問題集 p. 206）

答え （4）

解説

(1) 先進国では NCD による死亡数が、880 万人（2016（平成 28）年）から 900 万人（2018（平成 30）年）と増加している。

(2) 障害調整生存年数（DALYs）は、早死することによって失われた年数（YLL）と、障害を有することによって失われた年数（YLD）から算出される指標である。疾病による死亡数や障害の程度によって地域間格差が認められる。

(3) 栄養不良の二重負荷とは、過栄養と低栄養が混在（共存）する状態をいう。

(5) 開発途上国においても小児の過栄養の問題は存在している。過体重となるリスクは、スナック菓子や飲み物（トランス脂肪酸や糖分の含量が高く、栄養

価の低いもの）の摂取増加、運動不足、体を動かさない生活習慣などにより高まり、糖尿病や心臓病などの慢性疾患の発生増加につながっている。

14 世界の健康・栄養問題および栄養状態 (36-140、問題集 p. 207)

答え (2)

(1) 開発途上国においても、NCDs（非感染性疾患）の問題は存在する。最近の WHO の報告によると、世界における NCDs での全死亡数のうち、77 % は開発途上国によって占められている。

(3) 栄養不良の二重負荷とは、低栄養と過栄養が混在する状態をいう。

(4) 小児の発育阻害の判定には、年齢別身長が用いられる。身長別体重は、消耗症の判定に用いられる。

(5) 栄養転換では、食物繊維の摂取量の減少がみられる。栄養転換とは、高脂肪（不飽和脂肪酸）、高糖質、食物繊維に乏しい食事の摂取機会が増え、同時に身体活動の機会減少も伴い、集団の体格組成が変化する現象である。

15 開発途上国における 5 歳未満の子どもの栄養状態 (37-140、問題集 p. 207)

答え (5)

(1) 近代化、都市化による過栄養、一方で低栄養は解消されず共存問題がある。

(2) 低体重は、年齢別体重で評価される。

(3) 発育阻害は、年齢別身長で評価される。

(4) 消耗症は、身長別体重で評価される。

16 栄養不良の二重負荷 (35-140、問題集 p. 207)

答え (3)

(3) 栄養不良の二重負荷とは、1 つの国・地域・家庭、同一個人の中に過剰栄養と栄養不足の問題が共存することである。クワシオルコル、マラスムスは、どちらも栄養不足が原因で起こるものであるため誤りである。

3 栄 養 政 策

17 市町村が実施する公衆栄養活動 (34-141、問題集 p. 207)

答え (3)

(3) 特定給食施設に対する指導は、都道府県と保健所設置市及び特別区が実施する公衆栄養活動である（健康増進法第 18 条、第 19 条、第 22 条に基づく）。

18 健康増進法 (34-142、問題集 p. 208)

答え (3)

(1) 食品表示基準の策定は、食品表示法第 4 条に定められている。

(2) 幼児の健康診査の実施は、母子保健法第 12 条に定められている。

(4) 学校給食栄養管理者の配置は、学校給食法第 7 条に定められている。

(5) 保健所の設置は、地域保健法第 5 条に定められている。

19 健康増進法 (35-141、問題集 p. 208)

答え (3)

(1) 国民の健康の増進の総合的な推進を図るための基本的な方針の決定は、厚生労働大臣（第 7 条）が実施する。

(2) 特別用途表示の許可は、内閣総理大臣（第 43 条）が実施する。

(4) 国民健康・栄養調査員の任命は、都道府県知事（第 12 条）が実施する。

(5) 栄養指導員の任命は、都道府県知事（第 19 条）が実施する。

20 健康増進法 (36-141、問題集 p. 208)

答え (5)

(1) 都道府県が行う（第 8 条）。

(2) 都道府県知事が行う（第 11 条）。

(3) 都道府県知事が行う（第 23 条）。

(4) 内閣総理大臣が行う（第 43 条）。

21 健康増進法 (37-142、問題集 p. 208)

答え (5)

(5) 食品表示基準の策定は、食品表示法に規定されている。

22 わが国の食育推進 (34-143、問題集 p. 208)

答え (5)

(1) 栄養教諭の配置は、学校教育法で規定されている。

(2) 食育推進会議は、農林水産省に設置されている。

(3) 食育推進基本計画の実施期間は、5 年である。

(4) 食育基本法第 18 条において「市町村は、市町村食育推進計画を作成するよう努めなければならない」と努力義務規定がなされている。

23 食育基本法 (37-141、問題集 p. 209)

答え (2)

(1) 食育推進会議の会長は、農林水産大臣をもって充てると規定されている。

(3) 子ども食堂の設置基準は規定されていない。子ど

も食堂の設置についての法律はない。

(4) 特定保健指導の実施は規定されていない。特定保健指導は、高齢者の医療の確保に関する法律に規定されている。

(5) 栄養教諭の配置は規定されていない。栄養教諭の配置は、学校教育法に規定されている。

24 栄養士法 (34-144、問題集 p. 209)　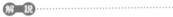 答え (4)

解説

(1) 管理栄養士名簿は、厚生労働省に備えられている（栄養士法第3条の2第2項および第4条第3項）。

(2) 食事摂取基準の策定については、健康増進法第16条の2に定められている。

(3) 栄養指導員の任命については、健康増進法第19条に定められている。

(5) 特定保健指導の実施については、「高齢者の医療の確保に関する法律」第18条および第24条に定められている。

25 栄養士法 (35-142、問題集 p. 209)　 答え (2)

解説

(1) 管理栄養士の免許は、厚生労働大臣が管理栄養士名簿に登録することにより行う（第4条第3項）。

(3) 就業の届出については規定されていない。

(4) 行政栄養士の定義は示されていない。

(5) 医療施設における栄養士の配置基準は、医療法施行規則（第19条）に規定されている。

26 栄養士法 (36-142、問題集 p. 209)　 答え (4)

解説

(1) 健康増進法（第21条）に規定されている。

(2) 医療法施行規則（第22条の2第1項）に規定されている。

(3) 健康増進法（第19条）に規定されている。

(5) 食品衛生法（第30条）に規定されている。

27 栄養士法 (37-143、問題集 p. 209)　 答え (1)

解説

(2) 栄養士は、栄養の指導に従事することを業とする者と規定されている。

(3) 管理栄養士免許は、管理栄養士国家試験を合格した者に対し、厚生労働大臣が与えると規定されている。

(4) 食生活改善推進員の業務内容は規定されていない。市町村が開催する養成講座を修了した者が、推進員としてボランティア活動を行う。

(5) 保健所における管理栄養士の配置基準は規定されていない。保健所の職員の配置は、地域保健法に規定されている。

28 健康日本21（第二次）の目標項目 (35-144、問題集 p. 210)　答え (5)

解説

(1)(2)(3)(4) 「変わらない」項目である。

メモ 「健康日本21（第二次）」は、2023（令和5）年度で終了し、2024（令和6）年4月から「健康日本21（第三次）」に改定された。

29 健康日本21（第二次）の目標項目 (36-144、問題集 p. 210)　答え (2)

解説

(1) 「乳幼児・学齢期のう蝕のない者の増加」が正しい。

(3) 「主食・主菜・副菜を組み合わせた食事が1日2回以上の日がほぼ毎日の者の割合の増加」が正しい。

(4) 「妊娠中の飲酒をなくす」が正しい。

(5) 第4次食育推進基本計画の目標項目である。

メモ 「健康日本21（第二次）」は、2023（令和5）年度で終了し、2024（令和6）年4月から「健康日本21（第三次）」に改定された。

30 国民健康・栄養調査 (37-144、問題集 p. 210)　答え (2)

解説

(1) 健康増進法に基づき実施される。

(3) 調査の企画・立案は、厚生労働省が行うとされている。

(4) 栄養摂取状況調査は、1歳以上が対象とされている。

(5) 栄養摂取状況調査は、秤量記録法により、比例案分法を用い世帯1人当たりの摂取量として算定されている。

31 国民健康・栄養調査の方法 (34-145、問題集 p. 210)　答え (4)

解説

(1) 調査の企画立案は、厚生労働省が行う。

(2) 調査世帯の指定は、都道府県知事が行う。調査地区の指定は、厚生労働大臣が行う。

(3) 栄養摂取状況調査には、秤量記録法を用いている。

(5) 栄養素等摂取量は、調理による変化を考慮して算出される。

32 国民健康・栄養調査の栄養摂取状況調査 (36-143、問題集 p. 210)　答え (4)

解説

(1) 1日調査である。

(2) 日曜・祝祭日を除いた任意の1日に行う。

(3) 日本食品標準成分表において、調理後（ゆで、焼き等）の成分値が収載されている食品は、調理による変化を考慮して算出されている。

(5) 対象者は、1歳以上である。

33 食事バランスガイド (34-152、問題集 p. 211)

解説 .... **答え** (1)

(2) バランスのとれた食生活の実現のためのポピュレーションアプローチを目的としてつくられた。

(3) 1日に「何を」「どれだけ」食べたらよいかを示している。

(4) サービングサイズ（1SV）の基準は、いずれの主材料、栄養素量を示したもので、変わらない。

(5) 1日で摂る、おおよその量を示している。

34 食事バランスガイド (37-145、問題集 p. 211)

解説 .... **答え** (2)

(1) 食生活指針を具体的に行動に結びつけるツールとして作成されている。

(3) 「運動」の重要性とともに、「水・お茶」は人体に重要で食事には欠かせないとして、コマの軸に示されている。

(4) 菓子は「菓子・嗜好飲料」に区分され、コマを回すヒモとして「楽しく適度に」と示されている。

(5) 1日で摂る料理の組み合わせとおおよその量「1つ（サービング（SV））」で示されている。

35 妊産婦のための食生活指針 (35-143、問題集 p. 211)

解説 .... **答え** (2)

(2) 妊娠を計画している人や妊娠初期の人には、神経管閉鎖障害発症リスク低減のために、葉酸の栄養機能食品を利用することを勧めている（「妊産婦のための食生活指針」参考資料3:「神経管閉鎖障害の発症リスク低減のための妊娠可能な年齢の女性等に対する葉酸の摂取に係る適切な情報提供の推進について」（平成12年12月28日児母第72号・健医地生発第78号））。

メモ 「妊産婦のための食生活指針」は2021（令和3）年3月に改定され「妊娠前からはじめる妊産婦のための食生活指針〜妊娠前から、健康なからだづくりを〜」としてまとめられた。

36 公衆栄養活動に関係する国際的な施策とその組織 (34-146、問題集 p. 211)

解説 .... **答え** (4)

(1) 持続可能な開発目標（SDGs）は、2015（平成27）年に国際連合（UN）によって策定された。

(2) 母乳育児を成功させるための10か条は、1989（平成元）年に世界保健機関（WHO）と国連児童基金（UNICEF）が共同で発表した。

(3) 難民キャンプへの緊急食料支援は、国連難民高等弁務官事務所（UNHCR）が国連世界食糧計画（WFP）とともに行っている。

(5) 食物ベースの食生活指針の開発と活用の提言は、1995（平成7）年に国連食糧農業機関（FAO）と世界保健機関（WHO）によって行われた。

37 公衆栄養活動に関係する国際的な施策とその組織 (35-145、問題集 p. 211)

解説 .... **答え** (1)

(2) 食品の公正な貿易の確保は、コーデックス委員会（CAC）である。

(3) 栄養表示ガイドラインの策定は、コーデックス委員会（CAC）である。

(4) 食物ベースの食生活指針の開発と活用のガイドラインの作成は、国連食糧農業機関（FAO）、世界保健機関（WHO）である。

(5) 母乳育児を成功させるための10か条の策定は、世界保健機関（WHO）、国連児童基金（UNICEF）である。

38 国際的な公衆栄養活動とその組織 (36-145、問題集 p. 212)

解説 .... **答え** (2)

(1) 国際的な栄養表示ガイドラインの策定は、コーデックス委員会（CAC）が行う。

(3) NCDs の予防と対策のためのグローバル戦略の作成は、世界保健機関（WHO）が行う。

(4) 世界栄養会議の主催は、国連食糧農業機関（FAO）、世界保健機関（WHO）が行う。

(5) 食物ベースの食生活指針の開発と活用に関する提言は、国連食糧農業機関（FAO）、世界保健機関（WHO）が行う。

4 栄養疫学

39 食事調査における摂取量の変動 (34-147、問題集 p. 212)

解説 .... **答え** (3)

(1) 摂取量の分布の幅（個人間変動）は、複数日の調査で小さくなる。

(2) 標本調査で調査人数を多くすると、母集団値との差（標本誤差）が小さくなる。

(4) 変動係数（%）は、標準偏差／平均値×100で求められる。

(5) 調査時期や調査日数によって栄養素間で差がでる。

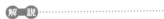食事調査における精度（35-146、問題集 p. 212） （3）

解説

(1) 過小申告等の申告誤差は、調査日数を増やしても小さくならない。

(2) 季節変動の影響を小さくするためには、調査回数を増やす。調査人数を増やしても季節変動の影響は小さくならない。

(4) 個人内変動は、集団の摂取量の分布に影響する。

(5) 日間変動は、各栄養素にそれぞれ差が生じる。

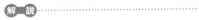食事調査における食事摂取量の変動と誤差
（36-146、問題集 p. 212） （2）

解説

(1) 個人内変動は、個人内における日々の食事摂取量の違いである。

(3) 系統誤差は、調査日数を増やしても小さくならない。

(4) 偶然誤差は、対象者や地域によって偶然生じる誤差である。系統誤差は、結果が真の値から一定方向へずれる誤差である。

(5) 過小申告の程度は、BMI が高い者ほど大きい。

❷食事調査結果の平均値と標準偏差（37-147、問題集 p. 213） （3）

解説

変動係数（CV）は標準偏差（SD）÷平均値で求められる。変動係数は、(1)エネルギーが 0.31、(2)たんぱく質が 0.35、(3)脂肪エネルギー比率が 0.27、(4)ビタミンB12 が 0.95、(5)ビタミンC が 0.76 となり、(3)が最小となる。

❸栄養素等摂取量の測定方法（34-148、問題集 p. 213） （2）

解説

(1) 食物摂取頻度調査法は、対象者に記入してもらった調査票を入力・データ処理するのに対し、目安量食事記録法は、目安量から栄養素摂取量を換算する調査員によって結果が左右され、標準化が難しい。食物摂取頻度調査法の方が、調査員の熟練を必要としない。

(3) 食物摂取頻度調査法の質問票の妥当性は、生体指標（バイオマーカー）と比較して検討される。妥当性とは、ある食物摂取頻度調査で行われた食品や栄養素摂取量と真の摂取量との一致する程度のことである。生体指標（バイオマーカー）に加え、食事記録法、24 時間食事思い出し法などで測定された摂取量と比較して検討される。また再現性とは、同じ対象者に同じ調査票で繰り返し調査を行った場合の、栄養素や食品摂取量の一致する程度のことである。

(4) 24 時間食事思い出し法は、対象者の記憶に依存するため、高齢者には適さない調査法である。

(5) 陰膳法は、食料試料を化学分析して栄養素摂取量を計算するため、食品成分表の精度に依存しない。

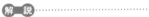食事調査法（35-147、問題集 p. 213） （4）
解説

(1) 摂取量推定の誤差は、実際に食品の重量を測定する秤量法の方が小さい。

(2) 食事記録法は、対象者の記憶に依存しない。

(3) 調査票を用いて行う食物摂取頻度調査法は、原則として面接で実施する 24 時間食事思い出し法よりも比較的簡単に行うことができ、調査者の負担は小さい。

(5) 陰膳法は、一時点の食事内容は分析できるが、習慣的な摂取量の把握には適していない。また、試料の分析に費用と時間がかかる。

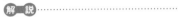食事調査法（37-146、問題集 p. 213） （4）
解説

(1) 24 時間食事思い出し法は、対象者の記憶に左右されることが多く、特に高齢者への調査に適していないとされている。

(2) 食事記録法は、食品の摂取状況を秤量など詳細に記録する方法で、食物摂取頻度調査法に比べて対象者の負担が大きい。

(3) 目安量法は、フードモデルや絵等を用いて、1 食分の目安量を見積もって記入してもらう方法で、秤量法は、摂取した食品を測定・記録する方法である。目安量法は、対象者の認識に差が生じやすく、誤差が大きい。

(5) 陰膳法は、対象者が摂取した食事を同量収集し、試料として化学分析する方法であり、食品成分表の影響を受けない。

❻24 時間食事思い出し法（36-147、問題集 p. 214） （4）

解説

(1) 24 時間分の食事摂取量を聞き取るため、対象者の記憶に依存する。

(2) 食品成分表を用いて食事摂取量を算出するため、食品成分表の精度に依存する。

(3) 摂取した食事のすべてを量って記録する秤量法に比べると、対象者の負担は小さい。

(5) 対象者が摂取した食事と同じ物を同量用意する陰膳法に比べると、調査費用は安い。

47 食物摂取頻度調査法(36-148、問題集 p. 214)

解説　答え（5）

　残差法とは、調査を行った集団の総エネルギー摂取量と、特定の栄養素とで一次回帰直線を作成し、それぞれの対象者に対して残差を計算する方法である。一次回帰直線によって求められた対象者の栄養素摂取量の予測値と、対象者の実際の摂取量の差が残差である。

48 食事調査における栄養素摂取量のエネルギー調整(35-148、問題集 p. 214)

解説　答え（1）

(2) エネルギー摂取量の過小・過大申告及び日間変動による影響を可能な限り小さくし、栄養素摂取量を評価するために用いられる。

(3) エネルギー産生栄養素以外の栄養素にも用いられる。

(4) 脂肪エネルギー比率は、密度法によるエネルギー調整値である。

(5) 密度法によるエネルギー調整値は、それぞれの対象者のエネルギー摂取量を用いて算出する。

5 地域診断と公衆栄養マネジメント

49 公衆栄養マネジメント(34-149、問題集 p. 214)

解説　答え（2）

(2) 活動計画の策定前から住民参加を求める。専門家が現状分析を行い、課題を明確化した後に住民参加を求める課題解決型アプローチと、現状分析や課題設定から住民が行う目的設定型アプローチがある。

50 公衆栄養マネジメント(36-149、問題集 p. 215)

解説　答え（1）

(1) プリシード・プロシードモデルの最終目標は、QOL（生活の質）の改善である。

51 公衆栄養アセスメントに用いる情報とその出典(35-149、問題集 p. 215)

解説　答え（5）

(1) 人口構造の変化は、国勢調査が出典となる。

(2) 食中毒の患者数は、食中毒統計調査が出典となる。

(3) 世帯における食品ロスの実態は、環境省が毎年市区町村を対象に行っている食品廃棄物、食品ロスの発生状況のアンケート結果に基づいて把握している。

(4) 乳幼児の身体の発育の状態は、乳幼児身体発育調

査が出典となる。

52 公衆栄養アセスメントに用いる情報とその出典(37-148、問題集 p. 215)

解説　答え（2）

(1) 出生率は、人口動態調査により把握される。

(3) 食中毒の患者数は、食中毒統計調査により把握される。

(4) 世帯の食料費は、家計調査により把握される。

(5) 健康診断受診の状況は、国民生活基礎調査により把握される。

53 成人集団における食事摂取状況の評価とその指標(37-149、問題集 p. 215)

解説　答え（4）

(1) エネルギーの過剰摂取は、目標とする BMI の範囲を上回っている者の割合で評価する。

(2) エネルギーの摂取不足は、目標とする BMI の範囲を下回っている者の割合で評価する。

(3) 栄養素の摂取不足は、EAR を下回る者の割合で評価する。

(5) 栄養素の過剰摂取は、UL を上回る者の割合で評価する。

54 成人集団の食事改善計画を立案する際の目標設定(34-150、問題集 p. 215)

解説　答え（1）

(2) エネルギー摂取量の過不足の評価に用いる指標は、体重変化量と BMI である。目標とする BMI の範囲内にある者の割合を増やす。

(3) 集団内において、推定平均必要量を下回って摂取している者の割合を少なくする。

(4) 推奨量は、食事改善計画の指標として用いられない。

(5) 集団全員の摂取量が、耐容上限量未満になるようにする。

55 公衆栄養プログラムの目標設定(37-150、問題集 p. 216)

解説　答え（4）

(4) 課題解決型アプローチは、専門家が現状を把握し、課題を明確にした上で住民参加を求める手法であり、目標値の設定は専門家が行うとされている。

56 評価項目とその指標(35-150、問題集 p. 216)

解説　答え（3）

(1) 集団におけるエネルギーの摂取不足は、BMI が目標とする範囲を下回っている者の割合を指標に評価できる。

(2) 集団におけるエネルギーの過剰摂取は、BMIが目標とする範囲を上回っている者の割合を指標に評価できる。

(4) 集団における栄養素の摂取不足の評価に推奨量（RDA）は用いられない。

(5) 集団における栄養素の過剰摂取は、耐容上限量（UL）を上回る者の割合を指標に評価できる。

57 日本人の食事摂取基準（2020年版）に基づいた評価（36-150、問題集 p. 216） 答え（4）

解説

(1) エネルギー摂取量の過不足の評価では、BMIが目標とする範囲を上回っている、あるいは下回っている者の割合を算出する。

(2) 栄養素の摂取不足の評価では、摂取量がEARを下回る者の割合を算出する。

(3) 栄養素の摂取不足の評価では、摂取量の中央値とAIを比較し、不足していないことを確認する。

(5) 生活習慣病の発症予防を目的とした評価では、DGの範囲を逸脱する者の割合を算出する。

58 高齢者の介護予防を目的とした公衆栄養プログラム（34-151、問題集 p. 216） 答え（1）

解説

(2) 目標設定の評価は、企画評価である。

(3) プログラムの進行状況は、経過評価である。

(4) 対象者の知識、態度、行動などの変化は、影響評価である。

(5) プログラムの成果は、結果評価である。

59 個人の行動変容を目指す事業の評価の指標（35-151、問題集 p. 217） 答え（4）

解説

最初に変化がみられる指標としては、(4)は最短で変化が現れ、続いて(3)→(2)→(1)の順に変化が現れると考えられる。

60 プリシード・プロシードモデルに基づいた経過評価の指標（36-151、問題集 p. 217） 答え（5）

解説

(1) 結果評価の指標である。

(2) 結果評価の指標である。

(3) 影響評価の指標である。

(4) 影響評価の指標である。

6 公衆栄養プログラムの展開

61 地域包括ケアシステム（35-152、問題集 p. 217） 答え（2）

解説

(1) 医療介護総合確保推進法に基づく。

(3) 地域支援事業の実施主体は、市町村である。

(4) 地域包括支援センターに配置が規定されているのは、保健師、社会福祉士、主任ケアマネジャーである。

(5) 地域包括支援センターに、配食サービスは義務づけられていない。

62 地域包括ケアシステム（37-151、問題集 p. 217） 答え（5）

解説

(1) 地域包括ケアシステムの構築は、医療介護総合確保推進法に基づく。

(2) 介護保険施設入所者も含めて、地域生活を送るうえで支援を必要とする人が対象となる。

(3) 地域ケア会議は、地域包括支援センターもしくは市町村ごとの一次医療圏に設置される。

(4) 地域包括支援センターの設置者は、市町村である。

63 食事提供の計画・評価のために当面の目標とする栄養の参照量（36-152、問題集 p. 218） 答え（4）

解説

厚生労働省が2011（平成23）年に公表した「避難所における食事提供の計画・評価のために当面の目標とする栄養の参照量」は、被災後約3か月頃までの段階で欠乏しやすい栄養素について、必要な栄養量の確保を求めたものである。エネルギー 2,000 kcal、たんぱく質 55 g、ビタミン B_1 1.1 mg、ビタミン B_2 1.2 mg、ビタミンC 100 mg（1歳以上、1人1日当たり）を目標値としている。

64 食物へのアクセスと情報へのアクセス（37-152、問題集 p. 218） 答え（3）

解説

A地区の若い一人暮らし世帯は、中食・外食の利用頻度が高いことから、自身で野菜を購入・調理することを推奨するよりも、普段利用する食堂や外食店などの場所、また、野菜を摂取できる環境や、より簡単に調理できるレシピなどの情報提供が最も効果的であるといえる。

1 給食の概念

1 特定給食施設で提供される給食（35-153、問題集 p. 220）

答え （4）

解説

特定給食施設とは、特定かつ多数の者に対して継続的に食事を供給する施設のうち栄養管理が必要なものとして厚生労働省令で定めるものをいう。不特定多数の人々の栄養管理は、特定給食施設が担うことのできる役割ではない。

2 特定給食施設と管理栄養士の配置（34-153、問題集 p. 220）

答え （4）

解説

(1) 医学的な管理を必要とする者に食事を供給する特定給食施設で、継続的に1回300食以上又は1日750食以上の食事を供給する施設には管理栄養士を置かなければならない。1回300食を提供する病院はそれに該当するので管理栄養士を配置しなければならない。

(2) 特別養護老人ホームは医学的な管理を必要とする者に食事を供給する特定給食施設ではない。したがって1回300食を提供していても管理栄養士を配置しなければならない特定給食施設ではない。

(3) 継続的に1回500食以上又は1日1,500食以上の食事を供給する特定給食施設は、管理栄養士による特別な栄養管理を必要とする。1回500食を提供する社員寮はそれに該当するので、管理栄養士を配置しなければならない。

(5) 継続的に1回500食以上又は1日1,500食以上の食事を供給する特定給食施設は、管理栄養士による特別な栄養管理を必要とする。1日1,500食を提供する社員食堂はそれに該当するので、管理栄養士を配置しなければならない。

3 特定給食施設の設置者が取り組むこと（36-153、問題集 p. 220）

答え （3）

解説

食料自給率の向上は、国産の食材を多用することにつながり、国内の農産物保護の観点に立てる。しかし、特定給食施設の設置者が取り組むことにより、利用者の適切な栄養管理にはつながらない。

4 特定給食施設の適切な栄養管理（37-153、問題集 p. 220）

答え （3）

解説

(3) 給食の生ごみのリサイクルの推進は、SDGs の観点や生産管理の面では、特定給食の設置者が取り組むことに該当する。しかし、利用者の適切な栄養管理につながるという点では、該当しない。

5 管理栄養士を置かなければならない特定給食施設（36-154、問題集 p. 221）

答え （5）

解説

(1) 健康増進法の規定では、保育所における栄養士及び管理栄養士の配置規定はない。但し、自治体（公立保育所等）によっては、栄養士の配置規定を定めている地域もある。

(2) 継続的に1回500食以上又は1日1,500食以上の食事を供給する特定給食施設は、管理栄養士による特別な栄養管理を必要とする。1日500食を提供する社員寮では、該当しない。

(3) 継続的に1回500食以上又は1日1,500食以上の食事を供給する特定給食施設は、管理栄養士による特別な栄養管理を必要とする。1日330食を提供する大学の学生食堂では、該当しない。

(4) 継続的に1回500食以上又は1日1,500食以上の食事を供給する特定給食施設は、管理栄養士による特別な栄養管理を必要とする。1日600食を提供する社員食堂では、該当しない。

6 特定給食施設と管理栄養士の配置（37-154、問題集 p. 221）

答え （4）

解説

管理栄養士の配置については、健康増進法第21条、健康増進法施行規則第7条に規定されている。

(1) 配置するよう努めなければならない。児童自立支援施設では、1回500食以上、1日1500食以上を提供する場合、管理栄養士を配置しなければならない。

(2) 配置するよう努めなければならない。学生寮では、1回500食以上、1日1500食以上を提供する場合、管理栄養士を配置しなければならない。

(3) 配置するよう努めなければならない。学生食堂では、1回500食以上、1日1500食以上を提供する場合、管理栄養士を配置しなければならない。

(5) 配置しなければならない。病院では、1回300食以上、1日750食以上を提供する場合、管理栄養士を配置しなければならない。

7 給食施設の種類と給食の目的（34-156、問題集 p. 221） （1）

解 説

（2） 事業所給食の目的は健康増進、生活習慣病の予防である。利用者は日常生活で自立しているので目的として自立支援は適切ではない。

（3） 保育所は保育を必要とする乳児・幼児を保育することを目的とする施設であり、保育所の給食は、児童の健全な発育・発達、健康の維持増進、望ましい食生活習慣の育成を目的とする。

（4） 介護老人保健施設は、要介護者の心身の機能の維持回復を図り、居宅で生活を営むことができるようにするために、介護及び機能訓練その他必要な医療や日常生活上の世話を行うことを目的とする施設であるので、心身の育成には当たらない。

（5） 病院における食事は、それぞれ患者の病状に応じて必要とする栄養量が与えられるべきものである。病院で提供される食事は医療の一環であり、生活習慣病の予防ではない。

8 給食を提供する施設の種類と給食運営に関わる法規（35-155、問題集 p. 221） （2）

解 説

（1） 児童養護施設は児童福祉施設なので、給食運営に関わる法規は学校給食法ではなく児童福祉法である。

（3） 母子生活支援施設は児童福祉施設なので、給食運営に関わる法規は労働安全衛生法ではなく児童福祉法である。

（4） 介護老人保健施設は介護保険施設なので、給食運営に関わる法規は老人福祉法ではなく介護保険法である。

（5） 介護老人福祉施設は介護保険施設なので、給食運営に関わる法規は医療法ではなく介護保険法である。

9 特定給食施設における管理栄養士・栄養士の配置割合（37-156、問題集 p. 222） （5）

解 説

「健康日本21（第二次）最終評価報告書」（令和4年10月11日公表）第3章Ⅱ5 p.249. 図表Ⅱ-5-(1)-24：管理栄養士・栄養士を配置している特定給食施設の割合の推移（施設の種類別）参照。管理栄養士・栄養士の配置割合の評価指標である目標値80％に達している施設は、病院、介護老人保健施設、老人福祉施設、自衛隊、社会福祉施設である。(5)事業所は、配置割合の目標値80％に達していない。

10 保育所の給食運営（35-156、問題集 p. 222） （4）

解 説

（1） 保育所給食においては昼食とおやつの提供が基本であるが、保育時間の延長に伴いそれ以外の食事の提供も認められている。

（2） 主食の提供は認められている事項である。

（3） 献立作成業務の委託は認められている業務である。

（5） 保育所における3歳児以上の食事の外部搬入は、児童福祉施設の設備及び運営に関する基準において保育所の責任のもと衛生面、栄養面等について一定の条件を満たす場合に認められている。

11 小・中学校における給食の栄養・食事計画（36-155、問題集 p. 222） （2）

解 説

（1） 学校給食摂取基準は、小学校は低・中・高学年の3区分、中学校は1区分で設定されている。いずれも性・年齢別では、区分されていない。

（3） 栄養バランスを配慮し、摂取食品の偏りを防ぐため、多様な食品を献立に取り入れる。

（4） 調理従事者の労務費を抑えるためには、作業内容の見直しや一部加工食品を使用する等の労務時間短縮の対策が挙げられる。

（5） 学校給食において、献立作成業務は委託の対象としない。

2 給食経営管理の概念

12 給食経営管理におけるトータルシステム（34-154、問題集 p. 222） （2）

解 説

（1） トータルシステムはトータルシステムを構成するサブシステムをお互いに連動させて機能させる仕組みなので、個々の管理業務を PDCA サイクルで回していくだけでは不十分である。

（3） 1か所の調理施設で集中して調理し、複数の施設に食事を供給する仕組みは、生産と提供の関係をシステム化したものでセントラルキッチンシステムまたはカミサリーシステムである。

（4） 複数の施設の食材料を一括購入し、保管、配送をまとめて行う仕組みはカミサリーシステムであり、食材料管理の合理化をねらいとしたシステムである。

（5） 給食運営における費用収支バランスを管理する仕組みは財務・会計管理業務の説明である。財務・会計管理はトータルシステムを構成するサブシステムの1つである。

13 給食経営管理におけるトータルシステム
(35-154、問題集 p. 223)　　　　　　　　　【答え】(2)

解　説
(1) 食材料を資源として投入し、食事に変換するシステムとは生産（調理）システムである。生産（調理）システムは、給食経営管理におけるトータルシステムを構成するサブシステムの1つである。
(3) オペレーションシステムは業務、運営、作業に関するマネジメントシステムである。したがって給食経営管理におけるトータルシステムを構成するサブシステムの1つである。
(4) トータルシステムとは給食経営管理におけるサブシステムを効率的・効果的に機能させそれらを統合化させたものである。サブシステムを単独で機能させてもトータルシステムとはいえない。
(5) 給食経営管理におけるトータルシステムには、7原則と12手順はない。これらが必要となるのは、衛生管理手法であるHACCPである。

14 給食経営管理におけるトータルシステム
(37-155、問題集 p. 223)　　　　　　　　　【答え】(2)

解　説
　システムとは、機能をもった形式である。食事をつくり、提供するためのトータルシステムを構成するものは、食材料管理、献立管理、生産（調理・作業）管理、配膳・配食管理等の機能をもった各システムである。
(1) 食材料管理である。サブシステムに該当する。
(3) 生産管理である。サブシステムに該当する。
(4) 生産管理である。サブシステムに該当する。
(5) 配膳・配食管理である。サブシステムに該当する。

15 給食経営管理におけるサブシステムとその業務
(34-155、問題集 p. 223)　　　　　　　　　【答え】(4)

解　説
(1) 調理従事者の健康チェックは、給食の安全性を確保するために、衛生管理の一環として行う。また、調理従事者の健康管理の一環として安全・衛生管理として行う視点も必要である。
(2) 調味の標準化は品質管理、生産管理の中の調理作業の標準化として取り組むべき管理業務である。
(3) 労働生産性は、労働力が効率的に活用されているかを確認する指標である。生産性向上を課題とするならば生産管理としての取り組みである。労務費を検討するなら経営管理の取り組みである。
(5) 在庫食品の棚卸しでは、在庫となる食品を定期的に確認して食品受払簿と在庫量を確認する。適正在庫量の管理、在庫食品の金額の把握などのために行うので、食材料管理の業務である。

16 病院の給食経営における業務の効率化(34-157、問題集 p. 223)　　　　　　　　　【答え】(2)

解　説
(2) 食事箋とは医師が発行する食事内容の指示書のことである。食事箋の電子化により食種の決定後の食事のオーダーまでが合理化できる。調理従事者の能力との関連性はない。

17 経営管理のプロセス(36-156、問題集 p. 223)　　　　　　　　　【答え】(5)

解　説
(1) 指揮とは、組織の活動を全体として、円滑に動けるように指示するだけでなく、指導を重視している。
(2) 計画とは、短期的ないしは中長期的な目標を設定し、それに向けた実行計画を企画することである。
(3) 調整とは、計画と実施の適合性を確認したり、部門間の相互関係が円滑になるようコントロールすることである。
(4) 組織化とは、計画を遂行するために業務を分担し、権限と責任を明確にすることである。

18 給食の運営業務を外部委託することで、委託側が軽減できる業務(37-157、問題集 p. 224)　　　　　　　　　【答え】(4)

解　説
(1)(2)(3)(5)は、いずれも委託（病院施設）側の任務である。外部委託を行っても、軽減できない業務である。

19 マーケティング・ミックスの4P(34-160、問題集 p. 224)　　　　　　　　　【答え】(2)

解　説
(1) プロダクト（Product）は売れる商品づくりに関する取組みである。料理紹介をポップで行うことは販売促進の取組みなのでプロモーション（Promotion）である。
(3) プレイス（Place）はどのような場所、経路、手段で商品を届けるかの取組みである。事業所給食におけるフェア開催のポスター掲示は販売促進の取組みなのでプロモーション（Promotion）である。
(4) プロモーション（Promotion）は商品の特徴をどのように知らせ、販売を促進するかの取組みである。新メニューの開発は商品づくりの取組みなのでプロダクト（Product）である。
(5) プロモーション（Promotion）は商品の特徴をどのように知らせ、販売促進するかの取組みである。食堂のテーブルの増設は商品を提供する場所に関する取組みなのでプレイス（Place）である。

IX　給食経営管理論

20 マーケティングの４Ｃと事業所給食での活用方法（35-160、問題集 p. 224）　答え **(2)**

解説

(1) 顧客価値（Customer Value）とは、商品により顧客が得る価値のことである。利用者がメニューの特徴を確認できるよう、SNS で情報を発信することはコミュニケーション（Communication）の活用例である。

(3) 顧客コスト（Customer Cost）とは、顧客が商品を入手するために必要なコストで、価格だけではなく顧客が求める条件を含む。利用者が選択する楽しみを広げられるよう、メニュー数を増やすことは、顧客価値（Customer Value）の活用例である。

(4) 利便性（Convenience）とは、顧客が商品に求める利便性のことである。欲しいときに手に入るなどはその例である。利用者が話題の人気メニューを食べられるよう、イベントを実施することは販売促進であり、顧客価値（Customer Value）の活用例である。

(5) コミュニケーション（Communication）とは、商品を提供する側と顧客の間で自由に対話ができることである。利用者が健康的な食事を安価に利用できるよう、割引クーポンを発行することは顧客価値（Customer Value）の活用例である。

21 PPM（プロダクト・ポートフォリオ・マネジメント）（37-160、問題集 p. 225）　答え **(2)**

解説

PPM（プロダクト・ポートフォリオ・マネジメント）とは、経営資源を最適に配分することを目的とし、商品（メニュー）を売上成長率と売上構成比の両面から分析する経営・管理手法の一つである。

(1) カテゴリーＡ：問題児。売上成長率は高いが、売上構成比が低い（原価率が高い）ため、収益性が低い。食材費の低減や作業効率の見直しを図るなど、原価率を低くする工夫に努める。

(2) カテゴリーＢ：花形。成長が期待でき、売上にも大きく貢献する。成長を維持するには、投資が必要である。将来、「金のなる木」になる可能性がある。

(3) カテゴリーＣ：負け犬。今後の売上も成長も見込めない。メニュー廃止を検討する。いつまでも保持すると、経営上の負担になる。

(4)(5) カテゴリーＤ：金のなる木。売上成長率は低いが、売上構成比が高い（原価率が低い）ので、収益性が高い。得た収益を「花形」あるいは「問題児」に投資する。

22 資金的資源の管理（34-158、問題集 p. 225）　答え **(2)**

解説

(1) 盛付け時間短縮のための調理従事者のトレーニングは、人的資源の効率的活用と考えることができる。

(3) 業者からの食材料情報の入手は、情報的資源の効果的活用と考えることができる。

(4) 利用者ニーズの把握による献立への反映は、情報的資源の効果的活用と考えることができる。

(5) 調理従事者の能力に応じた人員配置は人的資源の効率的活用と考えることができる。

23 事業所給食における情報資源とその活用（35-157、問題集 p. 225）　答え **(2)**

解説

(1) 対象集団の人員構成から得られるのは栄養管理のための基礎情報である。食材料費の算出のための情報とはならない。

(3) 料理別販売実績から得られるのは利用者の嗜好や喫食行動に関する情報である。調理従事者の衛生講習会の計画に結びつく情報ではない。

(4) 食材の卸売市場の価格動向から得られるのは食材料の原価管理のための情報である。給与栄養目標量の見直しのための情報とはならない。

(5) 食中毒統計データから得られるのは衛生管理における重点項目検討等のための情報である。食品構成の見直しは主に栄養管理の課題の検討のために行う。

24 給食経営における資源（37-158、問題集 p. 226）　答え **(2)**

解説

(1) 設備的資源（厨房レイアウトや機器）に当たる。

(3) 人的資源（給食業務従事者）に当たる。

(4) 情報的資源（顧客情報、食数、会計処理や競合）に当たる。

(5) 設備的資源（厨房レイアウトや機器）に当たる。

25 給食に関わる費用と原価（34-159、問題集 p. 226）　答え **(3)**

解説

(1) 販売費は販売にかかる費用のことであり販売促進費や販売手数料などである。盛付け用アルミカップのような消耗品は材料費とすることも多い。

(2) 一般管理費は給食の調理提供業務以外の一般管理業務に要する費用である。食器洗浄用洗剤の購入費は経費である。

(4) 人件費は従事者に支払う賃金や社会保険料などの福利厚生費である。調理従事者の検便費は人件費ではなく経費である。

(5) 人件費は従事者に支払う賃金や社会保険料などの福利厚生費である。調理従事者の研修費は人件費ではなく経費である。

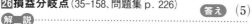

26 損益分岐点 (35-158、問題集 p. 226)
答え (5)

解　説

(1) 生産食数に変化がないのに損益分岐点が低下したということは、費用が下がっていることを表している。費用の重要な位置を占めている食材料費の高騰は損益分岐点の上昇につながるので低下の要因にはならない。

(2) パートタイム調理従事者の時給は人件費（労務費）であり変動費である。パートタイム調理従事者の時給の上昇は費用の上昇につながり、損益分岐点の上昇につながるので低下の要因にはならない。

(3) 正社員である調理従事者の増員は人件費（労務費）のうち固定費の上昇につながる。したがって費用の上昇につながり損益分岐点の上昇となる。

(4) 食堂利用者数の減少とは売上高の減少を表している。損益分岐点売上高＝固定費÷（1－変動費/売上高）なので、食堂利用者数の減少は損益分岐点の上昇につながる。

27 損益分岐点売上高 (37-159、問題集 p. 226)

解　説
答え (4)

損益分岐点＝固定費/（1－変動費/売上高）
式：160万円/（1－（200万円/400万円））＝320万円

28 急速冷却を行う調理機器 (35-159、問題集 p. 226)

解　説
答え (3)

(1) 真空冷却機は、加熱した料理を急速冷却する機械であるが、冷却の方法は加熱後の温かい料理を真空状態で急速に温度低下させる方式である。

(2) タンブルチラーは、加熱した料理を急速冷却する機械であるが、冷却の方法は冷水の中でパック詰めした料理を攪拌して急速に温度低下させる方式である。

(4) コールドテーブルとは、作業台の下が冷蔵庫や冷凍庫になっている設備である。急速冷却機ではなく食品の保冷設備を兼ね備えた作業台である。

(5) コールドショーケースは、急速冷却機ではなく、盛り付けた料理をサービスエリアで保冷する設備である。セルフサービスの施設において利用者はコールドショーケースから直接料理を取り出してトレイセットする。

29 組織・人事管理 (37-161、問題集 p. 227)
答え (3)
解　説

　この組織においては、給食の調理・提供・調理従事者に関する内容は給食課が行い、給食の内容（献立・食事形態等）については、栄養課が担う。

(1) 給食課の管理栄養士及び調理師長が協議後、調理

従事者に調理作業を指示する。

(2) 給食課の管理栄養士や常勤の調理従事者等が、トレイメイクの最終確認を行う。

(4) 栄養部門長や同等の職位の者が、栄養課の業務配置を決定する。

(5) 栄養課及び給食課の管理栄養士が、食事形態について看護部門長と調整を行う。

30 調理従事者の OJT (34-161、問題集 p. 227)

答え (1)

解　説

(2) OJT（on the job training）は職場内教育のことであり、保健所で開催される、食中毒予防の研修会に参加するのは OFF-JT（off the job training：職場外教育）の実施例である。

(3) 自らの意志で、厨房設備に関する通信教育を受講することは、受講により業務の質的向上を図ろうとしていると考えられ、自己啓発の取り組みである。

(4) 休日を利用し、厨房機器展示会に参加することは、自らの意志による知識向上のための活動と考えられ、自己啓発の取り組みである。

(5) 参加費を自己負担し自らの意志で、料理講習会に参加することは、自己啓発の取り組みである。

31 調理従事者に対する初期教育 (36-158、問題集 p. 227)

答え (3)

解　説

(1) 施設責任者や作業管理者が、作業改善について率先して携わる。

(2) 大量調理の調理方法を熟知していないと、効率化を考察できない。

(4) 経営のトップが、経営計画の策定を実行する。

3 栄養・食事管理

32 給与栄養目標量を見直す際のアセスメント項目 (34-162、問題集 p. 228)

答え (3)

解　説

(1) 受託している事業者自らが把握する項目とあるところから、アセスメントに必要な項目という視点ではなく、委託先からの個人情報が得られにくいことを想定しなければならない。社員の人員構成の情報は得られない可能性がある。

(2) (1)同様利用者の作業労作は、利用者個人の業務内容の情報に関わるので得られない可能性が大きい。

(4) (1)(2)同様利用者のやせの者と肥満者の割合は、利用者の個人情報に関わるので得られない可能性が大きい。

(5) 利用者の健診での有所見者の割合は(1)(2)(4)にも

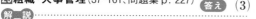

を最も表している鮭を先頭に記載していない点も含めて作業指示書として不適当である。

(5) 順番は異なるが(4)と同様に作業指示書として必要のない食品のグループ化がされている。料理の特徴を最も表している鮭を先頭に記載していない点でも作業指示書として不適当である。

33 保育所における 3 歳以上児の栄養・食事計画
(37-162、問題集 p. 228)

解　説
(2) たんぱく質の給与目標量は、日本人の食事摂取基準における RDA を用いて設定する。
(3) カルシウムの給与目標量は、昼食とおやつの合計が、1 日の給与栄養目標量の 1/3 を超えるよう設定する。
(4) 昼食で使用する一定期間の肉の平均重量と食品構成表にある肉類の使用重量を一致させる。
(5) 成人期での食塩摂取量過多を考慮し、薄味のものに慣れさせる。

34 食品構成表 (35-161、問題集 p. 228) 答え (3)

解　説
(1) 食品の多くは主菜、副菜、汁など複数の料理区分で使用するのが一般的である。食品構成表は献立作成の目安として一定期間の平均使用量を示したものであり、料理区分別の提供量とすると献立作成時の運用が難しい。
(2) 食品構成表は一定期間における 1 人 1 日当たりの食品群別の平均使用量を示したものであり、1 食ごとの献立の食品使用量を食品構成としてコントロールすることは、変化に富んだ食事を提供するための支障となる。
(4) 食品構成表は、一定期間における 1 人 1 日当たりの食品群別の平均使用量を示したものであり、使用頻度の高い食品のリストではない。
(5) 食品構成表は、一定期間における 1 人 1 日当たりの食品群別の平均使用量を示したものであり、利用者の食事形態の基準を示したものではない。

35 作業指示書における食材の記載順 (35-162、問題集 p. 228) 答え (3)

解　説
(1) 作業指示書は、使用量の多い食品や料理の特徴を表す食品から調理工程の順番に沿って記載する。パン粉、卵、小麦粉、塩、こしょうは使用量が多くはないが、鮭フライの特徴を表す食品であり、鮭の次に記載するべきである。
(2) 食品の記載順序は、使用量、料理の特徴、調理工程の順番のいずれにも該当せず、一定の規則性が見られないため、作業指示書の記載順としては不適当である。
(4) 食品の記載順序は穀物、野菜・果物、たんぱく質を多く含む食品、油脂、調味料となっており、栄養的特徴から食品をグループ化している。料理の特徴

36 学生寮の夕食の期間献立 (37-163、問題集 p. 229)

解　説
(1) 翌日（金曜日）が魚の料理であり、食品群が重複するため、適さない。
(2) 前日（水曜日）が炒めものの料理であり、調理法が重複するため、適さない。
(3) 前々日（火曜日）が豆腐の料理であり、食品群が重複するため、適さない。

37 給食運営の評価 (34-163、問題集 p. 229)
答え (2)

解　説
(1) 出来上がり重量は少なすぎても不満足につながるが、満足度に影響する要因は出来上がり重量以外の品質が大きい。出来上がり重量だけで満足度を評価することはできない。
(3) 満足度調査から評価できることは利用者の嗜好・価格・サービス等に対するニーズを満たしているかどうかである。栄養状態を評価することはできない。
(4) 検食簿の記録から評価できることは、提供する食事の出来上がりの美味しさや喫食者に適した品質であるか、異常がないかなどである。摂取量を評価することはできない。
(5) 栄養管理報告書から評価できることは、施設の栄養管理の実施状況であり、利用者の嗜好の把握の有無が含まれるが、嗜好を評価することはできない。

38 個人の食事摂取量の評価 (36-159、問題集 p. 229)

解　説
(1) 目測のため、正確な量は把握できない。
(3) 評価は、日本人の食事摂取基準や施設で立案した給与栄養目標量を用いる。
(4) 給与栄養量の計画のうえで、お浸しの汁の摂取は想定していない。したがって、残菜に含めない。
(5) 食べこぼした食品は、本来、摂取することを想定し、給与栄養量に含んでいる。したがって、残菜に含める。

39 検食時の品質の評価項目と見直すべき事柄
（35-163、問題集 p. 230）　　　　　　答え（4）

解　説

(1)　量を問題としているのは、利用者に適量ではない、または、献立表通りの量でないと解釈できる。献立表を見直すとともに、献立表の量を正しく発注していたか、発注通りの納入量であったか、盛り付けにばらつきはなかったかなどを見直す必要がある。

(2)　焼き色は、加熱温度と加熱時間が適切でなかったと考える必要がある。肉の種類により焼き色が異なるのは起こりうることであり、献立通りにできているかの評価項目としては適当ではない。

(3)　固さの評価を悪くする要因は、肉の部位、品質、厚さ、過加熱、調味濃度などいくつかが考えられる。中心温度の測定は、肉にセンサーを差すので脱水を促進することも考えられるが、固さは加熱条件の影響がより大きい。

(5)　ここでの温度とは、喫食時の温度のことであると考えられる。加熱機器の設定温度は、加熱時間に影響するが、喫食時の温度に影響するのは、加熱が終了してからの時間や保管状態である。

40 栄養・食事管理の評価（37-164、問題集 p. 230）
答え（1）

解　説

(2)　利用者個人のエネルギー摂取量は、個人別の残菜率から評価する。残食数とは、調理した食数に対して、提供し、残った食数を指す。

(3)　利用者集団の栄養状態は、健康診断の結果から評価する。

(4)　利用者個人の給食に対する満足度は、個別の聞き取り調査から評価する。検食簿とは、出来上がった食事が安全に食べることが出来るかを確認し、記録する帳票のことである。

(5)　微量栄養素の給与栄養目標量は、日本人の食事摂取基準から評価する。社員の BMI の分布は、給与エネルギー量の評価に用いる。

4 給食経営における品質管理、生産管理、提供管理

41 じゃがいもの煮物の品質管理（34-164、問題集 p. 230）
答え（2）

解　説

(2)　大量調理の蒸発率は少量調理に比べて低いため、少量調理に比べて煮汁が多く残る。ここでは出来上がりの状態の記述はないが、煮汁の残り具合を考慮しなくても、少量に比べてだし汁の割合を高くするのは間違いである。

42 給食の品質管理（34-165、問題集 p. 230）
答え（3）

解　説

(3)　適合（製造）品質は、設計品質を目標に製造（調理）して出来上がったものの品質である。損益分岐点は売上高と総費用が同じになる点を金額で表したものであり、適合品質を評価するものではない。

43 給食の品質管理における評価項目と品質の種類（36-162、問題集 p. 231）
答え（3）

解　説

設計品質とは、設計（計画）の時点で決められた品質を指す。設計品質に適合するようつくられた食事の品質を適合品質という。設計品質と適合品質を合わせたものを総合品質という。両者の品質が良くなければ、総合品質は向上しない。

(1)　出来上がった汁物の調味濃度は、適合品質である。

(2)　盛り残した量は、適合品質である。

(4)　利用者の満足度は、総合品質である。

(5)　献立の栄養成分値は、設計品質である。

44 給食の品質管理（37-165、問題集 p. 231）
答え（3）

解　説

(1)　設計品質は、レシピで評価する。ABC 分析は、商品（食材・メニュー等）を、売上の高い順に ABC のランクに分類し、A ランクの商品を重点的に管理する方法である。

(2)　適合品質は、出来上がり後の食塩濃度、検食等で評価する。期末在庫量とは、期末（一定期間・月別・1 週間等）時に食品庫内にある在庫量をいう。

(4)(5)　総合品質は、利用者の満足度で評価する。ISO（国際標準化機構）とは、製品サービスなどの規格の国際標準化を推進するために設立された組織である。ISO14001 は、環境マネジメントシステムを指す。

45 事業所給食の調理工程（36-160、問題集 p. 231）
答え（2）

解　説

(1)(3)(4)　盛り付け時に対応するため、調理工程としては増えない。

(5)　市販の調味料を追加するため、調理工程としては増えない。

46 純使用量と発注量（34-166、問題集 p. 231）
答え（4）

解　説

発注量の計算式は、廃棄部分がある場合、1 人当たりの純使用量×（1÷可食部率×100：発注係数）×予定

食数である。可食部率＝100－廃棄率である。計算式は、40 g×1.25×100人＝5,000 gとなり、5.0 kgである。

47 給食管理で用いる帳票とその評価項目（36-161、問題集 p. 231）　答え（4）

解説
(1) 食材料費日計表とは、実施献立に対し、実際の食材料費を日ごとに算出した表である。1日の食材料費が予算内であるかを確認することができ、食材料費が適正であるかを評価することができる。
(2) 食品受払簿とは、在庫食品を管理する際に、品目別に入庫・出庫を記入する帳簿である。常時正確に記録して、在庫量を明確にする。
(3) 検食とは、できあがった食事が、計画どおりに安全で安心して食べることができる食事であるかを実際に食べて確認することである。検食簿は、これらの結果（量や品質、味つけ、におい、異常の有無など）を記録した帳簿である。
(5) 栄養管理報告書とは、一定期間内の栄養管理の実施状況や水準を把握する目的で、自治体が特定給食施設の設置者に対して提出を求める報告書である。施設における一定期間内の平均の給与栄養量は把握できるが、個人の食事摂取量については不明である。

48 食材料管理（36-164、問題集 p. 232）　答え（2）

解説
(1) 生鮮食品の納品量は、検収記録表に記録する。食品受払簿は、在庫食品の入・出庫時に記録するものである。
(3) 植物油は、一定期間使用する量を算出し、発注する。または、定期的に使用する施設では、一定量を期間ごとに発注する。
(4) 米の棚卸し金額（一定期間における）は、実施献立による使用量や納品伝票の金額から算出する。あるいは、一定期間の期首在庫金額より期末在庫金額を差し引いた額から算出する。
(5) 砂糖の期首在庫量は、前月の期末在庫量と同じである。

49 生鮮カット野菜（35-164、問題集 p. 232）　答え（1）

解説
(2) 生鮮カット野菜は、洗浄・切裁の加工を行ったものであり、保存性を高めた加工をしているわけではない。加工をしていない野菜以上に長期保存ができるわけではないので、1週間分の一括購入は、不適当である。
(3) 冷凍食品は、生産量が多く価格の安い時期に計画的に加工することができるが、生鮮のカット野菜は、注文に応じて野菜を購入して加工するので、野菜の価格変動の影響は免れない。
(4) 生鮮カット野菜は冷凍食品ではない。品質の劣化を最低限に抑えるためパック詰めして冷蔵で流通している。
(5) 洗浄、必要に応じて消毒をしてカットしてパック詰めしてあるが、生鮮の野菜であることから、経時変化は免れない上に、カットにより細胞の一部が壊れていることによる劣化もある。

50 クックチルシステム（34-167、問題集 p. 232）　答え（3）

解説
(1) クックチルシステムは、調理後急速冷却を行い、保存して必要な時に再加熱して提供する調理・提供方式である。調理済み食品を購入し、提供するのはアッセンブリーサーブシステムである。
(2) クックチルシステムは生産性向上や人手不足解消をねらいとしたシステムである。クックサーブシステムに比べ、大量一括生産による労働生産性向上が期待できる。
(4) 急速冷却の温度・時間管理が重要な衛生管理の要点である。加熱調理後は、90分以内に3℃以下まで冷却する。
(5) 加熱、冷却、保管、再加熱における厳密な温度・時間管理による衛生管理を行っても、調理した料理の保存期間は、ブラストチラー方式の場合最長5日である。

51 クックチルシステム（37-166、問題集 p. 232）　答え（2）

解説
クックチルシステムとは、調理後急速冷却（加熱調理後90分以内に中心温度3℃以下）し、冷蔵保存の後、再加熱（中心温度75℃以上、1分間以上）する調理・提供システムである。
(1) クックサーブシステムに比べ、作業密度の低い時間帯に作業が可能なため、調理・配食作業の省力化につながる。
(3) 加熱調理後は、90分以内に中心温度3℃以下に冷却する。
(4) クックフリーズシステムに比べ、保存日数は短い。ブラストチラー（急速冷却機）を使用する場合では、5日間の冷蔵保存が可能である。
(5) 提供直前の再加熱は、中心温度75℃、1分間以上加熱する。

52 給食のオペレーションシステム（36-165、問題集 p. 232）　答え（4）

解説
(1) コンベンショナルシステムは、調理と合わせて盛り付け作業を行う。セントラルキッチンシステムで調理を行った際は、サテライトキッチンで盛り付け作業を行う場合がある。

(2) クックサーブシステムとは、コンベンショナルシステムの調理システムを指す。調理後、速やかに提供するシステムである。調理後、冷凍保存するシステムは、クックフリーズシステムである。

(3) クックチルシステムは、通常の方法で加熱調理した料理を急速冷却後、冷蔵保存し、必要なときに再加熱して提供するシステムである。したがって、調理作業時間を計画的に決定することが可能であり、労働生産性を高めることにつながる。

(5) アッセンブリーサーブシステムとは、既にできあがった料理を購入し、提供前に再加熱を行うシステムである。調理従事者の高い調理技術は必要ない。

53 給食の生産計画と作成する帳票類（36-166、問題集 p. 233）　答え（3）

解説
作業指示書（レシピ）とは、調理作業の手順が示されているものである。作業工程表とは、調理従事者の視点にたち、調理工程にかかわっている作業のながれを示したものである。作業動線図とは、料理ごとの調理従事者の動きを図で示したものである。

(1) 調理における付帯作業とは、調理前後の準備・後始末作業を指す。例えば、野菜を入れるボウルを準備するなどの作業が該当する。これらが記載されるのは、作業工程表である。

(2) 調理従事者ごとの作業量には、担当する料理の食材を洗浄する、切る、加熱するなどの調理操作の種類と調理時間などが挙げられる。これらは、作業工程表に示される。

(4) 使用食材の切り方は、作業指示書に示される。

(5) 調理作業の所要時間は、作業工程表に示される。

54 給食の生産・提供システム（35-165、問題集 p. 233）　答え（5）

解説
(1) コンベンショナルシステムは、提供時間に合わせて加熱調理を行う。したがって、加熱調理後に急速冷却した料理を提供日まで冷蔵保存することはなく、そのための設備は必要ではない。

(2) セントラルキッチンシステムでは、セントラルキッチンで調理した料理をサテライトキッチンで盛り付ける。セントラルキッチンとサテライトキッチンの役割の説明が逆になっている。

(3) レディフードシステムは、加熱調理後急速冷却した料理を冷蔵保管して必要な時に再加熱し提供する調理システムである。調理日と提供日は異なるので、食材料の納品は調理日に合わせる。

(4) 加熱調理後に急速冷凍し、−18℃以下で保存するのはクックフリーズシステムである。クックチルシステムは急速冷却し0〜3℃で保存する調理方法である。

55 アッセンブリーサーブシステム（36-157、問題集 p. 233）　答え（2）

解説
(1) アッセンブリーサーブシステムとは、既にできあがった料理を購入し、提供前に再加熱を行うシステムである。そのため、調理機器の使用時間は、クックサーブシステムに比べ、削減することができる。

(2) 大型調理機器の減価償却費は、使用した回数ではなく、機器の耐用年数に応じて決められる。

(3)(4) クックサーブシステムに比べ、調理従事者の人数、労働時間を削減できる。

(5) クックサーブシステムに比べ、水道使用量を削減できる。

56 クックサーブ方式の労働生産性（35-166、問題集 p. 233）　答え（1）

解説
(2) 加工度の低い食材料は、下処理の作業量を多くする。調理従事者の作業時間も長くなることから食数が変わらなくても、労働生産性を求める際の計算式の分母が大きくなり労働生産性は低くなる。

(3) 多品目少量生産は、少品目大量生産に比較し効率は悪くなる。調理従事者の作業量が増え作業時間も長くなり労働生産性は低くなる。

(4) 作業の標準化は、効率化や品質管理に欠かせないが、作業時間を長くすることは、作業の標準化の目的に反する。作業時間を長くすることは、労働生産性を低くする。

(5) 労働生産性は従事者1人当たりまたは時間当たりの生産量を表したもので、調理従事者のスキルは影響するが雇用形態は反映されない。調理従事者がパートタイム従事者でもフルタイム従事者でも必ずしも労働生産性に影響しない。

57 労働生産性（37-167、問題集 p. 234）　答え（1）

解説
労働生産性とは、投入した労働量とそれによって得られた生産量の割合のことである。給食部門での労働生産性は、生産食数で表すことが一般的である。

1時間当たりの生産食数＝生産食数÷生産時間

正社員の生産時間　5人×8時間＝40時間

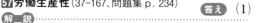

パートタイマーの生産時間　15 人×4 時間＝60 時間
正社員及びパートタイマーの生産時間合計　100 時間
式：1,200 食/100 時間＝12 食/時間

58 キャベツのソテーを調理する際の留意点
（36-163、問題集 p. 234）　答え（2）

解 説

(1)　水切りが十分でないと、炒め油の温度低下に影響
し、炒める時間が長くなる。そのため、キャベツか
らの放水量が多くなる。放水は歯ごたえを悪くし、
調味濃度を薄める。

(3)　一度に炒める分量が多いと、炒める時間が長くな
り、キャベツからの放水量が多くなる。

(4)　蓋をして加熱すると、蒸し煮となり、ソテーとは
異なる料理になる。

(5)　70 L 容量の回転釜の中央に集めて調理する場合、
約 18 kg のキャベツを十数回以上に分けて調理する
ことになる。現実的ではない。

59 発注から盛り付けまでの作業（36-167、問題集 p. 234）　答え（4）

解 説

(1)　鮭は 1 人 1 切で盛り付けるため、個数で発注する。

(2)　大根は重量で盛り付けるため、検収時には重量で
確認する。

(3)　大根はおろしで使用するため、人数分に切り分け
る必要はない。

(5)　鮭は 1 人 1 切で盛り付けるため、計量しながら盛
り付ける必要はない。

5 給食の安全・衛生

60 HACCP 対応の調理室における動線（34-168、問題集 p. 234）　答え（5）

解 説

(1)　納品後の野菜は、汚染作業区域で洗浄を行い、準
清潔作業区域に移動させて切さいを行う。

(2)　加熱前の食肉は、汚染作業区域で調味後冷蔵庫に
保管し、準作業区域に運び加熱する。汚染作業区域
と準清潔作業区域が冷蔵庫で区切られていればそこ
に収納できるが、ない場合は汚染作業区域の食肉用
冷蔵庫に保管することもやむをえない。

(3)　出来上がった料理の処理はすべて清潔作業区域で
行う。冷却・調味・盛り付け・保管はすべて清潔作
業区域での作業である。

(4)　加熱調理担当者が、切さい後の野菜を回転釜まで
運搬するのは、準清潔作業区域での作業になる。清
潔作業区域を経由することは二次汚染の危険性があ
り間違いである。

61 HACCP システムの重要管理点（34-170、問題集 p. 235）　答え（3）

解 説

(1)(2)(4)(5)は、「一般的な衛生管理」に該当する。「一
般的な衛生管理」とは、HACCP システム（重要管理
点等）を導入するに当たり、その前提条件として整備
しておかなければならない事項である。HACCP シス
テムを効果的に機能させるために必要である。

(1)　納品後のほうれん草は病原微生物の汚染を否定で
きない。10℃前後で保存することで、病原微生物の
増殖はある程度抑えられるが、危害の許容限度以下
までの低減にはつながらないため重要管理点とはな
らない。

(2)　ほうれん草は、流水で 3 回洗浄することで病原微
生物の減少は期待できるが、危害の許容限度以下ま
での低減にはつながらないため重要管理点とはなら
ない。

(4)　重大な危害要因は病原微生物の生存、増殖である。
お浸しの調理工程の重要管理点は、加熱・冷却・保
管における病原微生物の生存、増殖を管理するため
の温度・時間管理である。盛り付け後は、10℃以下
で保管し 2 時間以内で喫食する。

(5)　お浸しの調理工程の重要管理点は、加熱・冷却時
の病原微生物の生存、増殖を管理するための温度・
時間管理である。盛り付け後は、10℃以下で保管し
2 時間以内で喫食する。盛り付け後、2 時間以内に
喫食するだけでは不十分である。

62 HACCP システム（36-170、問題集 p. 235）　答え（2）

解 説

(1)　HACCP システムは、危害要因（食中毒菌汚染や
異物混入等）の発生を予防することにある。

(3)　HACCP チームには、実務に精通した人を選出す
る。一般的には、施設管理者、衛生管理者（管理栄
養士）、調理責任者などによって構成され、危害要因
分析に必要な情報収集を行う。

(4)　危害分析（HA）は、原材料の受け入れから、利用
者が喫食するまでを対象とする。

(5)　HACCP プランの検証のために、衛生検査の結果
等に基づいて、HACCP が正しく機能していること
を確認する。重要管理点（CCP）は、HACCP プラ
ンの 1 つである。

63 大量調理施設衛生管理マニュアル（35-168、問題集 p. 235）　答え（2）

解 説

(1)　原材料は、受け入れ時に生産者の情報とともに品
質・温度を確認する。さらに検収後は、適切な温度
で保存することとされている。納入時の温度測定を

省略することはできない。

(3) 使用水の点検項目は、色、濁り、におい、異物のほか、貯水槽を設置している場合や井戸水等を殺菌・ろ過して使用する場合には、遊離残留塩素が0.1mg/L以上であることを始業前および調理作業終了後に毎日検査しなければならない。

(4) 加熱調理では、中心部が75℃で1分間以上（二枚貝等ノロウイルス汚染のおそれのある食品の場合は85～90℃で90秒間以上）またはこれと同等以上まで加熱されていることを確認し温度と時間の記録を行うこととされている。

(5) 調理工程において食品を保冷する場合、食品保管時の記録簿に、保冷設備の温度を確認し記録する必要がある。冷蔵庫の庫内温度を、1日1回、作業開始後に記録するだけでは不十分である。

64 大量調理施設衛生管理マニュアル (34-169、問題集 p. 235)　答え (4)

解説

(1) 検便検査は月に1回以上とし、腸管出血性大腸菌の検査を含めることとしている。さらに10月から3月の間には月に1回以上又は必要に応じてノロウイルスの検便検査を受けさせるよう努めることとしている。

(2) 検便検査には腸管出血性大腸菌の検査を含めることとしている。検便検査は月に1回以上としているため、腸管出血性大腸菌の検査も月に1回以上行わなければならない。

(3) 責任者は、衛生管理者に毎日作業開始前に、各調理従事者等の健康状態を確認させ、その結果を記録させることとしている。

(5) ノロウイルスを原因とする感染性疾患と診断された調理従事者等は、検便検査においてノロウイルスを保有していないことが確認されるまでの間、食品に直接触れる調理作業を控えさせる。

65 大量調理施設衛生管理マニュアルに基づいて実施した作業 (37-169、問題集 p. 236)　答え (1)

解説

(2) 割卵作業は、汚染作業区域、キャベツの切裁作業は、清潔作業区域で行う。

(3) フライヤーは、準清潔作業区域に設置されている。肉に衣をつける作業は、汚染作業区域で行う。

(4) 揚がったトンカツの中心温度が75℃、1分間以上を確認し、出来上がりとする。

(5) 盛付けは、手袋を新たに変えて行う。

66 大量調理施設の構造と設備 (36-168、問題集 p. 236)　答え (4)

解説

(1) 大量調理施設衛生管理マニュアルでは、排水溝を含む床面は、1日に1回以上清掃することとなっている。床の汚れは、目視で確認する必要があるため、汚れが目立つ色にする。

(2) 排水溝には、水の溜まりを防ぐため、勾配（2/100～4/100程度）をつける。

(3) 球根皮むき機とは、じゃがいも等のいもの皮むき機である。下処理室（汚染作業区域）に設置する。

(5) グリストラップとは、排水中の油脂を集め、排管が詰まることを防ぐための設備である。厨房排水の末端に設置する。

67 介護老人保健施設の給食における危機管理対策 (35-167、問題集 p. 236)　答え (3)

解説

(1) 調理中の異物混入として毛髪の頻度は高いので毛髪混入防止策を講じるのは重要である。しかし、ヘアピンも髪から落ちやすく異物混入になる危険性は高い。避けるべき対応である。

(2) 大量調理施設衛生管理マニュアルでは、床面に水を使用する部分にあっては、適当な勾配を設けることになっている。転倒防止のための対策は、床材の選択や清掃の方法、履物などで検討する。

(4) 自然災害時の備蓄食品を何日保管すべきか定まったルールはないが、3～7日分確保することが推奨されている。1日分では不十分である。

(5) インシデントとは大きな事故につながりかねない小さな事故のことである。インシデント報告書は事故の日時・場所・内容・事後処理などを共有し事故防止につなげるものである。報告者名を掲示することは報告書活用の目的に合わない。

68 検食 (保存食) (35-169、問題集 p. 236)　答え (4)

解説

(1) 検食（保存食）の採取条件として、大量調理施設衛生管理マニュアルにおいて、原材料は、特に、洗浄・殺菌等を行わず、購入した状態で、保存することとされている。土付きの野菜を洗って採取してはいけない。

(2) 学校給食衛生管理基準では、検食（保存食）について食品の製造年月日、もしくはロットが違う場合それぞれ保存することとあるので、各ロットからの合計が50gになるように採取するのは間違いである。

(3) 検食（保存食）採取の目的は、食中毒事故発生の際に原因を究明するための試料の保存である。食材を1つの袋にまとめてしまうと、食中毒菌に汚染さ

れている食材の特定が困難になるため避けなくては
ならない。
(5) 検食（保存食）は、原材料および調理済み食品を
食品ごとに50ｇ程度ずつ清潔な容器（ビニール袋
等）に入れ、密封し、−20℃以下で2週間以上保存
することとされている。1週間は間違いである。

⑥⑨食中毒の発生原因を特定するために必要なものと確認内容 (37-170、問題集 p. 236) 答え (4)

解説
(1) 検便結果表は、調理従事者が食中毒の原因の菌・
ウイルスに感染していないかを確認するために必要
である。
(2) 加熱調理の中心温度記録簿は、75℃、1分間以上
（ノロウイルス汚染のある食品の場合は85〜90℃、
90秒間以上）の加熱がされているかを確認するた
めに必要である。
(3) 原材料の検食（保存食）は、食中毒の原因の菌・
ウイルスが原材料から検出されるかを確認するため
に必要である。
(5) 調理工程表は、調理従事者の作業動線を確認し、
二次汚染のリスク等があるかを検証するために必要
である。

⑦⓪インシデントレポートの分析 (35-170、問題集 p. 237) 答え (5)

解説
(1) 手袋の使用をやめることは素手で直接食品に触れ
ることになる。直接口に入る料理を扱う場合は衛生
管理上絶対に避けなければならない。
(2) 手袋の交換回数を減らすことにより手袋の破損・

破片を防ぐことはできない。反対に使用時間が長く
なることにより破損・破片の起こる可能性は高くな
るので避けるべきである。
(3) 手袋の色は食品の色と異なる目立つ色であること
で混入したときに発見しやすくなる。白色は食品と
混ざっても発見しにくく、手袋を青色から白色に変
えるのは適当ではない。
(4) 手袋が着脱しやすい余裕のあるサイズであること
は作業もしにくく脱げ落ちる危険性も高くなる。破
損・破片の混入ではなく手袋全体が混ざりこむ危険
性がある。

⑦①インシデントレポート (36-169、問題集 p. 237)

答え (5)

解説
(1) インシデントとは、アクシデントには至らないが
ヒヤリとしたり、ハッとしたりした出来事を指す。
そのため、給食利用者のみならず、調理従事者に危
害が及んだ事故も含まれる。
(2) インシデントが起こった内容について確認し、作
成する。
(3) インシデントレポート作成の目的は再発防止であ
り、責任追及ではない。
(4) 結果を公開し、給食従事者間での情報共有を行う。

⑦②インシデントレポート (37-168、問題集 p. 237)

答え (2)

解説
(2) ヘアピンは、調理中に落下した場合、異物混入と
なるため使用しない。

1 栄養管理

1 エネルギー指示量（34-171、問題集 p. 240）

解説 ...... 答え（2）

対象の妊婦は、妊娠 8 週で「妊娠初期」にあたる。妊娠前の BMI は 25.0kg/m² であり、肥満の状況である。現時点では高血圧はないため、肥満に対するエネルギー管理が基本である。肥満の妊婦の場合、エネルギーは標準体重に対する指示量になる。したがって、30 歳代、身体活動量 I の推定エネルギー必要量は 1,750kcal で、妊娠初期の付加量は 50kcal であるので、(2)の 1,800kcal が最も適切と考えられる。

2 たんぱく質と食塩の指示量（34-172、問題集 p. 240）

解説 ...... 答え（1）

妊娠 20 週は妊娠中期である。妊娠高血圧症候群の定義は「妊娠 20 週以降、分娩後 12 週までに高血圧がみられる場合」とあり、血圧 145/90mmHg、尿蛋白（−）で、軽症に分類される。ヘモグロビン濃度（正常 12.0 g/dl 以上）は正常、クレアチニン（正常 1mg/dl 以下）、尿素窒素（正常 8〜22mg/dl）にも問題はない。妊娠高血圧症候群の栄養指導の指針では、たんぱく質は「理想体重×1.0g/日」、塩分は極端な塩分制限は勧めず、7〜8g/日とある。したがって、最も適切なものは(1)。

3 行動目標（34-173、問題集 p. 241）

解説 ...... 答え（4）

出産後 8 週（2 か月）過ぎで、現体重 66kg。出産直前の 70kg から −4kg。新生児の体重がどのくらいかの記述がないが、39 週で出産したことから標準の体重と想定すると、出産時に新生児 3kg、胎盤 0.5kg、羊水 0.5kg 分の 4kg が減っただけで、母体側は変化していないことになる。現在の BMI は 27.5kg/m² で妊娠前よりも肥満が進行している。血圧は正常に戻っているので、肥満に対する食事指導が必要である。聞き取った食事内容とふだんも同じような食事をとっているということは、食事摂取量とエネルギー消費量のバランスでいうと、食事量（摂取エネルギー量）が多いと考えられる。

食事内容を簡単に食事バランスガイドで確認すると、主食 4.5 つ（トースト 1、スパゲティカルボナーラ 2、ごはん 1.5）、副菜 4 つ（ポテトコロッケ 2、レ

タス＋付け合わせキャベツ 1、みそ汁の大根、ねぎ 1）、主菜 5 つ（スクランブルエッグ 1、カルボナーラのベーコン、卵で 1、豚カツ 3）、牛乳・乳製品 3 つ（ヨーグルト 1、牛乳 2）、果物 1 つ（オレンジジュース 1）、菓子・嗜好飲料はドーナッツ 1 個で 250kcal となる。食事バランスガイドの摂取の目安として、18〜69 歳女性、身体活動量の低い場合はエネルギー 1,400〜2,000 kcal、主食 4 〜 5 つ、副菜 5 〜 6 つ、主菜 3 〜 4 つ、牛乳・乳製品 2 つ、果物 2 つの目安が示されている。授乳している場合は各料理区分＋ 1 であるが、肥満解消を目的として食べ方を比較してみると、副菜が少なく、主菜が多い。また、菓子類もやや多めである。主菜にカウントしている卵、ベーコン、豚カツは脂質量が多く、菓子類のドーナッツも脂質が多い。したがって、最も優先すべきは、(4)と考えられる。

4 慢性膵炎患者の入院当日の栄養投与法（34-174、問題集 p. 242）

解説 ...... 答え（4）

慢性膵炎の急性増悪期は、膵臓の安静のため絶飲食が基本である。絶食として、点滴で水分と栄養を補う。(1)〜(3)の経腸栄養では、飲食の刺激が膵液を分泌させ、膵臓の自己消化をさらに増悪させる。

5 退院後の食生活で遵守すべき重要事項（34-175、問題集 p. 242）

解説 ...... 答え（1）

（1）〜（4）すべて正しいが、最も遵守すべき事項は、禁酒である。アルコールは、膵臓に障害を与えるため厳禁である。慢性膵炎の 60％は、アルコールの常習多飲者である。

(2)　1 日 3 回規則正しく食事をすることは望ましい。胃酸分泌の刺激を減らすため、一度に多量の食事はさけ、3 食を均等に摂取する。

(3)　昼食のラーメンとチャーハンのような高脂肪・高塩分の食事は控えたほうが良い。

(4)　野菜は膵臓の修復のために必要である。膵炎では、脂肪制限のため脂溶性ビタミンの不足が起きやすい。予防のため緑黄色野菜はしっかり摂取する。

6 主菜として勧める料理（34-176、問題集 p. 242）

解説 ...... 答え（2）

この患者は、腹痛と脂肪便があるため、脂肪制限（20〜30g/日以下）を指導する。4 つのなかで最も脂

質が少ない食品と調理法を選択しているのは、白身魚のすずき（脂質3.4g）を、塩焼きしている(2)となる。

(1) 和風オムレツ（鶏卵80g）の脂質は、約11g。鶏卵は、脂質の多い食品であり、さらに調理用の油（3g）が加わるため、最も高脂肪の料理になる。

(3) いわし（80g）の梅干し煮は、脂質7.4g。いわしは脂肪量の多い食品である。

(4) ささみ（80g）は、脂質の少ない食品（0.9g）であるが、アボカド（30g）は、脂質の多い食品（5.6g）である。サラダの場合、ドレッシングの油も注意が必要である。

7 胃切除術後の症状の原因（34-177、問題集 p. 243）

答え (2)

解説

(1) 胃食道逆流症の症状は、胸やけ、胸の痛み、咳、飲み込みづらさなどである。

(3) 後期ダンピング症候群は、食後2〜3時間後に一過性の低血糖を示す。

(4) 輸入脚症候群は、ビルロートII法による手術により発症する。

(5) 術後イレウスは、食後短時間では起こらない。その症状は嘔吐、腹部膨満感、おならや便が出ないなどである。

8 栄養食事指導（34-178、問題集 p. 244） 答え (2)
解説

(1) 分食していることは良いが、12時以降の4食連続のごはん食は多すぎであり、本人には調理経験がないので、12時、15時の食事は調理できない。

(3) 12時、18時の食事において、主食の量が多すぎる。短期ダンピング症候群の危険性がある。12時の食事は調理未経験のため調理できない。

(4) 8時、18時の食事において、主食の量が多すぎる。短期ダンピング症候群の危険性がある。

9 栄養食事指導（34-179、問題集 p. 245） 答え (1)
解説

(2) 体重は少しずつ増加し、回復しているので、食事量を減らす必要はない。

(3) 退院後の症状はほとんどみられていないので、食事の回数を減らす必要はない。

(4) 便は少し軟らかめなので、お粥にする必要はない。

10 COPD 患者の栄養アセスメント（34-180、問題集 p. 246）

答え (4)

解説

(1) 体重は標準体重よりはるかに少ない（−22％）ので、上腕三頭筋皮下脂肪厚は低値となる。

(2) 顕著な体重減少状態にあるため、除脂肪体重も減

少している。

(3) 空腹時血液アルブミン値はやや低値（3.7g/dL）を示しているが、たんぱく質欠乏症を示す境界値（3.5g/dL 以下）より高い値にあるので、クワシオルコル型栄養障害にまで達していない。

(5) 安静時代謝量は十分消費されているので、エネルギー代謝は亢進している。

11 1 日当たりのエネルギー指示量（34-181、問題集 p. 246）

答え (3)

解説

(1) 1,000kcal/日は基礎代謝量以下であり、少ない。

(2) 1,400kcal/日は安静時代謝量であり、活動エネルギーや体重増加のためのエネルギー量が必要である。

(4) 3,000kcal/日の摂取は過剰である。「日本人の食事摂取基準（2015年版）」における男性70歳以上、身体活動レベルIIの推定エネルギー必要量は2,200kcal/日である。

メモ 2020年4月1日から適用された「日本人の食事摂取基準（2020年版）」では、高齢者の年齢区分が「65〜74歳」「75歳以上」の2つに分けられ、男性65〜74歳、身体活動レベルIIの推定エネルギー必要量は2,400kcal/日となった。

12 経腸栄養剤（34-182、問題集 p. 246） 答え (3)
解説

(1) やせの進行を食い止め、体重増加（回復）を必要とするので、標準タイプの半消化態栄養剤では十分でない。

(2) 低脂質の半消化態栄養剤では、十分なエネルギー供給はできない。

(4) 体たんぱく質および筋肉量の増加を必要とするので、低たんぱく質の半消化態栄養剤は不適切である。

13 痛風患者の栄養食事指導（34-183、問題集 p. 247）

答え (4)

解説

具体的な行動に導くためには、行動分析（きっかけ、頻度、行動の結果に対する思い）を行い、行動変容技法を選択し、適応させることが必要である。

(1) 食事制限は難しく、ビールもやめられなかったと述べているので、食事制限の必要性は理解している。理解していても行動に移せていない状態なので、再度説明しても効果が低い。

(2) 共感的理解よりも具体的な技法の提供が望ましい。体重は少しずつ減量することができ、薬の内服は守れたと言っていることから、本人は悩んでいるわけではない。行動に導くために具体的な技法を伝えるべきである。

(3) 服薬と食事は別の行動である。単なる励ましでは何をしてよいかわからないので、具体的な行動に結びつかない。

14 控えるべき食品の助言 (34-184、問題集 p. 247)

答え (4)

解説

尿酸値 8.5mg/dL、中足趾節関節に激痛を伴う発赤より、痛風発作と思われる。食事由来のプリン体は、体内のプリン体の 20％程度であるが、プリン体含有量の多い食品の摂取は痛風発作のリスクを高める。1日の摂取量は 400mg 以下とされており、鶏肝臓のプリン体含有量は、312.2mg/100g で、プリン体の極めて多い食品（300mg/100g 以上）で禁止食品となっている。

(1) 卵は、0mg/100g で、極めて少ない食品（50mg/100g 以下）に分類される。

(2) さつま揚げは、21.4mg/100g で、極めて少ない食品（50mg/100g 以下）に分類される。

(3) ボンレスハムは、74.2mg/100g で少ない食品（50〜100mg/100g）に分類される。

15 特定保健指導の初回面接 (34-185、問題集 p. 248)

答え (2)

解説

特定保健指導の対象者は、昨年の健診で腹囲とトリグリセリドが基準を超えて動機づけ支援を受けて、6か月後に改善されていたにもかかわらず、今年もまた腹囲とトリグリセリドが基準を超えてしまった状況である。初回面接では、まずは本人の準備性を確認することが重要である。本人の考えを聞く発言は(2)である。

16 半年後の評価での助言 (34-186、問題集 p. 248)

答え (4)

解説

半年後の評価で、体重は変化しておらず、改善はしていないものの、悪化はしていないことが明らかになっている。したがって、初回面接で立てた3つの行動目標のうち、身体活動の目標は実行できたとのことなので、できることは続けて、半年後の来年の健診を受けることを勧めるとした(4)が最も適切であると考えられる。

(1) 「飲酒、食事量の目標の実行は仕事上難しい」としているので、自分の健康のために無理を強いるのは適切でない。

(2) 腹囲、検査値を改善するために、本人が実行することが重要であるので、本人のモチベーションを高める支援が必要である。「昨年はできたのだから、今から頑張るように」との発言は、今年のこれまで

の取り組みを否定しており、適切でない。

(3) 「別の目標を自分で立てるように」の発言は、対象者に寄り添って相談にのる姿勢がなく、突き放している印象があり、適切でない。

17 プレママ・パパ教室の際の助言 (34-187、問題集 p. 249)

答え (4)

解説

姉の子どもが卵アレルギーであっても、自分の子どもが卵アレルギーであるとは言えない。また卵の抗原性は、卵白より卵黄で弱く、加熱により低下するため、「初めて卵を与える際には卵黄をよく加熱して様子を見てください」とアドバイスをすることが最適である。

18 7か月乳児健康診査の際の助言 (34-188、問題集 p. 249)

答え (3)

解説

初めて卵を与えたことでは、すぐに卵アレルギーと判断できないため、小児科の医師に診断してもらうよう助言することが適切である。

19 給食でのアレルギー対応 (34-189、問題集 p. 250)

答え (4)

解説

卵のみを除去すれば安心であるとは断定できない。別の食品アレルギーが起きるかもしれないので、在園中は常に見直す必要がある。

20 イレウス状態の患者の入院当日の栄養投与法 (35-171、問題集 p. 251)

答え (3)

解説

(1) イレウス（腸閉塞）が見られることから、経口摂取を行うことができない。

(2) イレウス（腸閉塞）が見られることから、経腸栄養を行うことができない。

(4) 中心静脈栄養法が適応されるのは、2週間以上の静脈栄養による栄養管理が必要な場合である。静脈栄養の継続期間が不明な段階では、末梢静脈からの維持輸液が適切である。

21 クローン病患者のたんぱく質源となる食品の目安 (35-172、問題集 p. 251)

答え (1)

解説

クローン病の寛解期の食事は、高エネルギー、低脂肪、低残渣が原則。脂質は、n-3：n-6 系脂肪酸比は 0.4 以上が望ましい。そのためたんぱく質は、植物性や魚類を主体に選択する。

(2) 青魚 50g を使用すると、脂質が 10g 超えてしまう。青魚には、炎症を抑える n-3 系脂肪酸が多く含まれるが、青魚（鯖・鰤・秋刀魚）50g の脂質は約8

g である。

(3) 白身魚以外は高脂肪食品に偏っている。普通牛乳 100 g の脂質は 3.8 g、鶏卵 60 g の脂質は 6.2 g で、2 つの食品で脂質が 10 g になる。

(4) 魚類がなく、高脂肪食品に偏っている。鶏卵 60 g の脂質は 6.2 g、豆腐 100 g の脂質は 4.2 g で、2 つの食品で脂質が 10 g を超える。

22 退院後の栄養食事指導 (35-173、問題集 p. 251)

答え（3）

解説

(1) 脂質制限から、揚げる調理法は避けたほうがよい。揚げる調理法では、吸収された油の量だけ脂質が増加する。また揚げ油（サラダ油）には n-6 系脂肪酸が多い。蒸す、焼くの調理法が望ましい。

(2) 筑前煮、きんぴらごぼうなど不溶性繊維が多いものは避ける。クローン病では、低残渣食が基本である。

(4) たんぱく源として、ハンバーグやしゅうまいなど動物性食品のみの選択は望ましくない。またポテトサラダのマヨネーズも n-6 系の脂肪酸が多い。

23 低栄養状態の患者の栄養アセスメント (35-174、問題集 p. 252)

答え（2）

解説

(1) 必要なエネルギー量は、確保できていない。BMI 16.9 kg/m^2（低栄養の判定基準 18.5 以下）、半年間で 8 kg の体重減少（体重減少率 13.8 ％で、10 ％以上は低栄養の高リスク）、血中コレステロール 90 mg/dL（判定基準 150 mg/dL 未満）により、必要なエネルギー量が確保できていない。

(3) 腎機能は、低下していない。クレアチニンは腎臓で濾過され排泄されるため、腎機能低下で高値を示すが、クレアチニン濃度（正常値 男：0.6〜1.1 mg/dL）が高値を示していない。0.45（mg/dL）と低値を示しているのは筋肉量の減少によると思われる。

(4) 脱水の可能性が高い。①低栄養状態にもかかわらず、血中アルブミン値が 3.3 g/dL と正常値を示している。②血圧低下、頻脈（男性正常値 60〜70 回）が見られる。③クレアチニンが低値にもかかわらず、尿素窒素（BUN）が高値（正常値 7〜23 mg/dL）を示していることより脱水の可能性が高い。

24 静脈栄養による栄養補給開始時のエネルギー量 (35-175、問題集 p. 252)

答え（4）

解説

(4) 飢餓状態の患者にはリフィーディング症候群の予防のため、初期投与のカロリー量は 10 kcal/kg/日を適用する。患者の体重は 50 kg なので、10 kcal×

50 kg＝500 kcal/日となる。この患者は、BMI が 18.5 kg/m^2 未満、過去 3〜6 か月で 10 ％以上の体重減少、5 日以上ほとんど食べていないという、飢餓状態の条件に当てはまる。飢餓患者に、大量のブドウ糖を急激に投与すると体液量と電解質の細胞内移動（低リン血症、低カリウム血症、低マグネシウム血症）が起こり致死的な合併症（リフィーディング症候群）が生じる。

25 退院後の食事相談 (35-176、問題集 p. 252)

答え（1）

解説

飢餓時は、筋肉や脂肪を分解して必要なエネルギーを供給するため、筋肉量が減少している。減少した筋肉を回復させるためにたんぱく質の摂取が重要である。

(2)(3)(4)の野菜、きのこ、海藻、いも、果物、水分では、回復に必要なたんぱく質が供給できない。

26 食物を使った嚥下訓練（直接訓練）(35-177、問題集 p. 253)

答え（3）

解説

(1) おもゆは液体性食品であり、誤嚥を起こしやすい。

(2) 牛乳は液体性食品であり、誤嚥を起こしやすい。

(4) かぼちゃペーストは粘着性があり、のど粘膜に付着しやすく、誤嚥を起こしやすい。

27 訓練用の食事形態 (35-178、問題集 p. 253)

答え（1）

解説

(2) 炒り卵は固形食であり、パン粥より固く、投与は早すぎる。

(3) ふろふき大根は固形食であり、パン粥より固く、投与は早すぎる。

(4) 茶碗蒸しは半固形形態であるが、パン粥よりやや固い、投与は少し早い。

28 栄養管理の計画と実施に対して算定できる介護報酬 (35-179、問題集 p. 254)

答え（2）

解説

(1) 療養食加算は、医師の発行する食事箋に基づき、管理栄養士、栄養士により管理され疾病治療の直接手段として療養食が提供されている場合に加算される。具体的な療養食は糖尿病食、腎臓病食、肝臓病食、胃潰瘍食、貧血食、膵臓病食、脂質異常症食、痛風食の治療食と特別な検査食を指す。

(3) 経口維持加算は、現在経口での食事を摂っている各種介護福祉施設入所者のうち、摂食機能障害、誤嚥があると認定された者に、医師または歯科医師、栄養管理士、看護師、介護支援専門員などの職種が

共同し、経口による食事を継続できるようにするための経口維持計画を作成し、医師または歯科医師の指示により、管理栄養士または栄養士が栄養管理を行った場合に加算される。

(4) 栄養改善加算は、デイサービス（通所介護）、デイケア（通所リハビリテーション）施設において、低栄養状態またはそのおそれがある高齢者に対して、栄養状態の改善を図る相談や管理などのサービスを提供した場合に算定できる加算である。

メモ 令和3年度の介護報酬改定で、栄養改善サービスの提供に当たって、必要に応じ居宅を訪問した場合も算定可能になった。

(5) 栄養スクリーニング加算は、介護サービス事業所利用者の栄養状態を把握し、その内容を介護支援専門員と共有した場合に加算される。確認項目は、BMI が 18.5 未満でないか、6 か月で体重の減少が 3％以上ないかまたは 3kg 以上減少していないか、血清アルブミン値が 3.5g/dL 以下ではないか、食事摂取量が不良（75％以下）でないか、などである。管理栄養士以外の職員でも従事できる。

メモ 令和3年度の介護報酬改定で、「栄養スクリーニング加算」は廃止され、「口腔・栄養スクリーニング加算」が新設された。介護サービス事業所の従業者が、利用開始時および利用中6か月ごとに、利用者の口腔の健康状態に関する情報（口腔の健康状態が低下しているおそれのある場合は、その改善に必要な情報を含む）および栄養状態に関する情報（低栄養状態の場合は、低栄養状態の改善に必要な情報を含む）を当該利用者を担当する介護支援専門員に提供している場合に加算される。

29 在宅患者訪問栄養食事指導 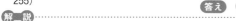(35-180、問題集 p. 255)

答え （1）

解説

(2) 3食にたんぱく質源食品をそれぞれ摂取しており、目標量の 40g/日には足りている。腎機能低下を考慮し、過剰摂取は控える。

(3) 野菜は2日間ともに昼食、夕食で十分摂取している。

(4) みそ汁を昼食のみに 1/2 杯（塩分量約1g弱）だけなので、食塩摂取量は多くない。

30 食事に対する具体的なアドバイス (35-181、問題集 p. 256)

答え （1）

解説

(2) 2日間とも約 40g のたんぱく質量は摂取できている。

(3) 2日間とも野菜類は十分摂取できている。

(4) みそ汁はやめなくてもよい。みそ汁 1/2 杯は、塩分制限（食塩6g/日未満）内である。

31 在宅患者訪問栄養食事指導 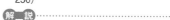(35-182、問題集 p. 256)

答え （1）

解説

1日目の主なエネルギー供給食品のエネルギー量は、食パン6枚切り半分（30g）は約 80kcal、ごはん（100g）は 168kcal である。3度の主食のエネルギー合計は約 416kcal である。牛乳、ヨーグルト、バナナ、納豆、かれい煮魚などからのエネルギー量（概算約 330kcal）を加算しても、1日の目標量 1,400kcal には大幅に足りていない。2日目のエネルギー摂取量も1日目にほぼ準じている。

(2) バター 5g は 37.5kcal のエネルギーを生じる。5g プラスしても大幅に足りない。

(3) バターをマーガリンに変える栄養的利点はない。対象者はマーガリン摂取を希望していない。

(4) 週5日のエネルギー摂取量は足りていない。

32 管理栄養士の助言 (35-183、問題集 p. 257)

答え （4）

解説

治療用ミルクを飲んでいく状況であり、母親は今後のことが心配でたまらない状況である。このことからまず、母親として子どもと向き合うため、同じ病気を持つ家族会で病気のことを共有することを勧める内容を話す。

33 「舌でつぶせる固さ」の時期の離乳食献立 (35-184、問題集 p. 257)

答え （3）

解説

フェニルケトン尿症は、フェニルアラニンを代謝する酵素の働きが生まれつき十分ではないため体内にフェニルアラニンが蓄積する病気である。食べ物からのフェニルアラニン摂取量を少なくする必要がある。このことから、離乳食の材料にもフェニルアラニンの含有量が少ない食品を選ぶことになる。

フェニルアラニンが多く含まれる食べ物は、肉・魚類、大豆製品、乳製品、卵、アスパルテーム甘味料を含む食べ物など。少ない食べ物は、野菜、いも類、果物、藻類、治療用食品（でんぷん米、低たんぱく質食品など）、油脂、砂糖など。

以上のことから最も適切なものはじゃがいものマッシュ、煮たりんごになる。

34 追加の血液検査結果 (35-185、問題集 p. 258)

答え （3）

解説

対象の女子大学生の身体状況は、BMI 18.5kg/m^2 でやせと正常の境界にあたる。血液検査結果で問題となるのは、貧血の指標となるヘモグロビン 8.5g/dL で低値、赤血球数低値、MCV（平均赤血球容積）が高

値である。その他アルブミンは正常、肝機能も正常、腎機能も正常である。

貧血において、ヘモグロビンが低値で MCV が高値であり、舌炎がみられる場合は、貧血の分類として、ビタミン B_{12} 欠乏性の貧血（巨赤芽球性貧血）が疑われる。したがって、追加の血液検査は(3)のビタミン B_{12} 低値が最も適切である。ビタミン B_{12} 欠乏性貧血は極端な菜食主義者で認められることがある。(1)の不飽和鉄結合能は鉄欠乏状態の検査、(2)エリスロポエチンは腎機能との関連で確認する指標であり、(4)の葉酸低値は、ビタミン B_{12} 欠乏と同じような状態であるが、対象者の食生活から野菜は摂取している状況であることから、(3)の方が適切である。

35 患者に認められる症候 (35-186、問題集 p. 258)

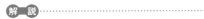 **答え** （4）

ビタミン B_{12} 欠乏の貧血状態では、舌炎や(4)の神経障害が症状として認められることがある。(1)の匙状爪の症状が認められるのは鉄欠乏性貧血である。(2)(3)は腎機能に問題はないので考えにくい。

36 初回の栄養食事指導 (35-187、問題集 p. 258)

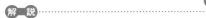 **答え** （2）

食生活改善のためには、バランスの良い食事が基本になる。ビタミン B_{12} の欠乏が疑われるので、ビタミン B_{12} が豊富に含まれる食品を積極的にとる必要がある。ビタミン B_{12} は動物性の食品に含まれており、植物性の食品にはほとんど含まれていないことから、最も適切な栄養食事指導は、(2)の肉、魚、卵、乳製品を食べることになる。

37 1日の食事内容 (36-171、問題集 p. 259)

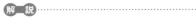 **答え** （1）

摂取しているエネルギー量をおおざっぱに計算すると約 1,700 kcal になる。妊婦 A さんの1日の推定エネルギー必要量は身体活動レベル I であるため、33.2 kcal×体重 54 kg＝1,792 kcal となる。エネルギーはほぼ足りており、主食、主菜、副菜もとれていることから大きな問題はない。

38 妊娠中期 (36-172、問題集 p. 260)

 答え （3）

朝食は牛乳だけであるので、主菜も食べることを優先するようアドバイスをする。

39 料理の提案 (36-173、問題集 p. 260)

 答え （4）

年収 180 万円であることから食材費が安価な料理を提案する。

40 大豆アレルギーのある園児に提供しているおやつ (36-174、問題集 p. 261)

 答え （4）

(1) ドーナッツの原材料のおからパウダーは大豆製品である。おからは、大豆から豆腐を製造する過程で豆乳を絞った際に残るかすである。

(2) マカロニきな粉のきな粉は大豆製品である。きな粉は、大豆を炒って皮をむき、挽いた粉である。

(3) プリンの豆乳は大豆製品である。豆乳は、大豆を水に浸してすりつぶし、水を加えて煮つめた汁を漉した飲料である。

(5) せんべいに含まれる食物レシチンは、「一部に大豆を含む」の表示があるので大豆油を含んだ製品である。

41 保護者相談 (36-175、問題集 p. 261)

 答え （2）

(1) チョコレート菓子が湿疹の原因という保護者の推測を安易に信じてはいけない。原材料表示で確認し、もし大豆が含まれる場合は大豆を含まないチョコレートに変更するなどきょうだいの我慢は最低限に抑える。

(3) 本人の病気の認識も必要ではあるが、2歳10か月の園児が食物アレルギーについて理解し、行動することは難しい。

(4) 家庭でのおやつについても相談にのる。管理栄養士は、患者が「健康的な」「安心できる」「楽しい」食生活を営むための支援を行う。

42 その後の状況把握のための質問 (36-176、問題集 p. 262)

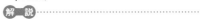 **答え** （2）

「前回（先月）お伝えしたことは継続できていますか。お菓子の原材料に記載されているアレルギー源表示は確認されていますか」。このような言葉がけで、過去にアナフィラキシーを起こした大豆製品を含んだ食品を女児が摂らないよう取り組めているかを確認する質問が適切である。なお、お菓子に含まれるアレルギー源には小麦、卵、牛乳、大豆、落花生などがある。

43 非アルコール性脂肪性肝疾患患者の栄養食事指導 (36-177、問題集 p. 263)

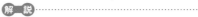 **答え** （1）

(2) BMI 22 kg/m² への減量は3か月では難しい。BMI 22 は、63.6 kg（＝1.7×1.7×22）。現在の体重

79 kg から 15 kg の減量が必要である。1 か月で、1～2 kg の減量が健康で確実な目標である。

(3) 3 か月で 92 cm の腹囲を 7 cm 減らすのは難しい。腹囲を 1 cm、または体重を 1 kg 減らすのは、おおむね体脂肪を 1 kg 減らすこと。仕事が忙しい状況であることから、1 か月で−1 cm が健康で確実な目標である。

(4) AST、ALT の正常化は 3 か月では難しい。3 か月では、3 kg の減量が適切であるため、肥満の改善、肝機能の正常化は難しい。

44 食事改善のアドバイス（36-178、問題集 p. 263）

解説 ……………………… 答え（2）

仕事が忙しいと訴えている患者には、新しい行動を勧めるより、現在の行動を少し変更するほうが変容の可能性が高い。缶コーヒー（乳成分入り・加糖）を無糖に代えることで、80 kcal×3＝240 kcal 程度、摂取エネルギーを減らすことができる。

(1) 望ましいアドバイスであるが、食欲がない状態での摂取は難しい。またほかの行動を変えずに摂取食品を増やすと減量の目的が達成できない。

(3) 帰宅が 20 時を過ぎるときは、夕食の分食を勧める。朝食にヨーグルトしか摂取しない状態で夕食を抜くことは、栄養不足を招く。

(4) 缶ビール 350 mL を週 3 回程度なら問題ない。適度なアルコール摂取量は 1 日当たり 20 g 程度であり、缶ビール 350 mL はアルコール約 14 g（150 kcal）である。

45 患者との信頼関係を構築するための声掛け（36-179、問題集 p. 263）

解説 ……………………… 答え（2）

途中で中止したことでリバウンドしたことを本人は理解している。このような場合、来なかったことを責めたり、理由を問いただすと「忙しくて仕方なかったのに、この管理栄養士は理解してくれない」という反発を招く。「責められるかもしれないと思いながらも来院した患者の気持ち」を受け止めることで信頼関係が構築できる。

46 血液透析患者の 1 日当たりの栄養素等摂取量の改善点（36-180、問題集 p. 264）

解説 ……………………… 答え（4）

血液透析時の食事療法基準に準じ、体重 50 kg について算定する。

(1) エネルギー基準 30～35 kcal/kg 体重/日より算定すると 1,500～1,750 kcal/日となり、1,500 kcal/日は適切である。

(2) たんぱく質基準 0.9～1.2 g/kg 体重/日より算定

すると 45～60 g/日となり、50 g/日は適切である。

(3) カリウム 2,000 mg/日以下であり、適切である。

47 取り組んでもらう具体的内容（36-181、問題集 p. 265）

解説 ……………………… 答え（4）

(1) エネルギー摂取量は適切であり、ごはんを減らす必要はない。

(2) たんぱく質摂取量は適切であり、肉や魚の摂取を減らす必要はない。

(3) カリウムの摂取量は適切であり、野菜を煮物にする必然性はない。

48 半年後の患者の食事内容に対する助言（36-182、問題集 p. 265）

解説 ……………………… 答え（1）

(2) 主菜（ソーセージ）の量は増えない。

(3) 主菜（豚肉）の量は増えない。

(4) 衣をつけることで、少しのエネルギー増加はあるが、主菜（さわら）の量は増えない。

49 入院時に開始する食事（36-183、問題集 p. 266）

解説 ……………………… 答え（1）

患者の 1 日のエネルギー摂取量を計算すると、体重当たりの推定エネルギー必要量は身体活動レベル低い（29 kcal/kg 体重）で、標準体重が 43 kg であることから 29×43＝1,247 kcal/日になる。また、咀嚼・嚥下障害がないことから常食でよい。

50 経腸栄養剤（36-184、問題集 p. 266）

解説 ……………………… 答え（3）

経腸栄養剤でエネルギーを確保できるように提供したが、使用している栄養剤の容量が多いことから、エネルギーは変えずに容量を減らした経腸栄養剤に変更する。

51 栄養食事指導（36-185、問題集 p. 266）

解説 ……………………… 答え（1）

骨折していて貧血があり、BMI は 17.9 kg/m² であり痩せている。入院中もエネルギーの確保が最優先だったため、家庭でもエネルギー摂取に注意してもらうように指導するのが適切である。

52 末期がん患者の栄養ケアの目標（36-186、問題集 p. 267）

解説 ……………………… 答え（3）

(1) 家族を交えたカンファレンスの結果、積極的な延命処置をしないので、経鼻経管栄養法は実施しない。

(2) 口腔および嚥下機能の顕著な低下がみられるもの

の、積極的な延命処置をしないとのことにより、嚥下訓練は行わない。

(4) 摂取可能な飲食物は、提供していく。

53 患者および家族の意思に配慮した栄養管理
(36-187、問題集 p. 267) 答え (2)

解説

(1) 眠っているので、無理に起こして食べさせる必要はない。

(3) 本人の意思尊重が大切であり、まずは本人に聞いてみることである。

(4) 食欲が低下している状態であり、食べられる飲食物を優先させる。

54 離乳の段階 (37-171、問題集 p. 268) 答え (3)

解説

1日に3回離乳食を手づかみで食べており、噛む行為があるが十分でなく歯ぐきで潰していることから、離乳後期の段階であると思われる。

55 離乳の段階 (37-172、問題集 p. 268) 答え (4)

解説

一口大の焼き鮭を歯ぐきで潰せているが、飲み込むことがすぐにできなくて口の中でもぐもぐしたままでいることが考えられる。

56 管理栄養士の応答 (37-173、問題集 p. 269)

 答え (4)

解説

母親は、肉や魚を食べてほしいと願っているので、子どもにとって食べやすくすることを指導する。その方法として、肉や魚を軟らかくして、ほぐしたらどうですかと提案する。

57 優先すべき栄養 (37-174、問題集 p. 270)

 答え (3)

解説

この患者は2型糖尿病に加え、血中のトリグリセリド値が高いことなどにより、医師から炭水化物エネルギー比率50%Eが指示されている。しかし、食パン（4枚切り）、丼飯、おにぎり、ごはん、さらにマーマレード、バナナ、アイスクリームなど糖質の摂取が多い。

(1) たんぱく質の摂取量は少ない。たんぱく源と思われる食品が、親子丼の鶏肉と卵、餃子の中の肉しか見当たらない。

(2) 脂肪の摂取量は少ない。動物性食品やバターなどの乳脂肪の摂取が少ない。

(4) 食塩の摂取量はほぼ適量。おおよその食塩摂取量は、食パン（1g）、親子丼（2.9g）、たくあん（0.5

g）、味噌汁（1.2g）、おにぎり（0.6g）、餃子（1.5g）で、7.7g。成人女性のナトリウム（食塩）の目標量（6.5g）より多いが、それほど問題ではない。

58 優先的に改善を指導する項目 (37-175、問題集 p. 271)

 答え (1)

解説

1日の指示エネルギー量は1,800kcal、炭水化物エネルギー比率50%Eであるため、1日23単位（1,800÷80＝22.5）、表1（主食）は少なく、表3（主菜）が多い配分となる。目安として、表1は10単位、表2（果物）は1単位、表3は7単位、表4（乳製品）は1.5単位、表5（油脂類）は1.5単位、表6（副菜）は1.2単位（360g）、調味料（砂糖、味噌など）は0.8単位となる。

(1) 「表1」は、指示単位10単位に対し、摂取単位が6単位と少ない。糖尿病食事療法の炭水化物エネルギー比率は、50〜60%Eである。そのため、表1を10単位摂取できなければ糖質不足となる。長期的な糖質不足はたんぱく質が相対的に増加するため、糖尿病腎症や動脈硬化の進行などが懸念される。

59 栄養食事指導時の具体的なアドバイス (37-176、問題集 p. 271)

 答え (1)

解説

58（第37回問題175）の解答より、優先的に改善を指導すべき項目は、表1（主食）の食品の摂取を増やすこと、朝食、昼食、夕食にほぼ均等に分けることである。朝食、昼食には表1を摂取しているが、夕食では表1を摂取していないため、(1)の「夕食で、昼食と同じくらいの量のごはんを食べましょう」が適切である。

(2) 鶏肉の皮は、表5（油脂類）の食品である。表5の指示単位は1.5単位であるが、現在、すでに1.8単位摂取している。したがって、これ以上の摂取は望ましくない。

(3) カフェオレを野菜ジュースに変更すれば、表6（副菜）の不足は改善するが、表4（乳製品）が不足する。いずれにしても、表1の改善の指導が最優先である。

(4) 味噌汁をコーンポタージュ（とうもろこし）に変更すれば、表1の摂取は増えるが微増であり、バターなどで表5も増加してしまう。

60 1日当たりの必要エネルギー量 (37-177、問題集 p. 272)

 答え (4)

解説

COPDの患者の必要エネルギー量は、安静時エネルギー量の1.5倍である。よって、この患者の1日当たりの必要エネルギー量は、1,440kcal×1.5＝2,160≒

2,200kcal となる。COPD では肺の弾性収縮力が低下する。そのため、肺の周りの筋肉を激しく使って呼吸することで多量のエネルギーが消費される。さらに、肺に生じた炎症が全身に広がるため、発熱によるエネルギーの消耗が起こる。したがって、安静時エネルギー量の1.5倍のエネルギーが必要になる。

61 栄養補助食品 (37-178、問題集 p.272) （2）

解説 ············

　COPD では、脂質を活用する（ただし、全エネルギーの40％まで）。COPD の患者は、肺が膨張し胃を圧迫するため少量の食事で満腹感を得やすく、息苦しさのため疲労し、食事量が減少する。脂質は、9kcal/g と少量でエネルギー量が多く、身体の中で燃焼したときに発生する二酸化炭素の量も炭水化物に比べ少ないため、呼吸への負担が少ない。MCT は、中鎖脂肪酸で形成された油のことであり、脂質を多く含むため、(2) の MCT 含有ゼリーが適切である。

62 栄養管理計画 (37-179、問題集 p.272) 答え（4）

解説 ············

(1)　1回当たりの食事量を増やすと、息切れや疲労感が生じやすくなるため、適切ではない。

(2)　脂肪エネルギー比率を下げると、食事量が増えるか、摂取エネルギー量が減少するため、適切ではない。

(3)　COPD は、嚥下機能に問題はないため、嚥下調整食に変更する必要はない。

63 栄養補給方法と、提供する食事または経腸栄養剤 (37-180、問題集 p.273) 答え（4）

解説 ············

　食道および胃の術後であり、臓器の手術部を庇護するため、(1) の経口栄養法は不可である。また、手術部庇護のため、(2) の食道瘻、(3) の胃瘻は不適切である。したがって、(4) の空腸瘻が適切である。

64 栄養投与目標量 (37-181、問題集 p.273)

答え（4）

解説 ············

　患者の体重は、標準体重より軽い。胃腸の働きは正常であり、健常人とほぼ同等の栄養素摂取ができる。現体重（40kg）のエネルギー摂取量（25〜30kcal/kg標準体重/日）は1,000〜1,200kcal/日であり、標準体重（50kg）では、1,250〜1,500kcal/日である。たんぱく質は十分量（1g/kg体重以上）の摂取が必要であり、両体重から算定すると、40g/日以上〜50g/日以上となる。以上の算定より、(4) が最も適切である。

65 食後の過ごし方 (37-182、問題集 p.273) （3）

解説 ············

(1)　胃内容物の逆流が生じやすくなり、誤嚥性肺炎を起こす可能性が高い。

(2)　手術部に胃内容物が逆流し、誤嚥を起こす可能性がある。

(4)　食後すぐの運動（歩行訓練）は、手術部に強いストレス（刺激）を与える。

66 患者の姿勢 (37-183、問題集 p.274) 答え（4）

解説 ············

　気管と食道の位置は、胸側に気管、背中側に食道がある。頸部前屈により嚥下筋力が働きやすく、喉頭蓋谷が開き、食塊がそこに溜まりやすくなる。口腔と気管に角度がつくことで誤嚥のリスクを軽減できる。また、患者に右片麻痺が認められることもあり、(4) が適切である。

67 嚥下機能に適した卵料理 (37-184、問題集 p.274)

答え（3）

解説 ············

　嚥下調整食分類コード3の食事とは、形はあるが歯がなくても押しつぶしが可能で、食塊形成が容易であり、多量の離水がなく、一定の凝集性があって、咽頭でばらけず嚥下しやすいものである。やわらか食、ソフト食といわれており、本問では、(3) のスクランブルエッグが該当する。

68 肥満傾向児の割合の指標 (34-190、問題集 p.275)

答え（3）

解説 ············

　児童・生徒（6歳以上18歳未満）の肥満度判定には、学校保健統計調査方式が用いられ、肥満度20％以上の者を「肥満傾向児」という。小学校に入学する児童に用いる場合は、(3) の「学校保健統計調査方式による肥満度判定」が適切である。

(1)　BMI は、主に成人の体格指数として用いられる。

(2)　ローレル指数は、主に学童期の体格指数として用いられるが、全国や県全体との比較には適さない。

(4)　幼児（3歳以上6歳未満）の肥満度判定に用いられる。

69 質問紙調査 (34-191、問題集 p.275) 答え（2）

解説 ············

　幼児の肥満に関連する要因を検討する調査であるため、成人や妊婦、不特定多数の人よりも、実際に幼児を育てている保護者を対象にするのが適切である。

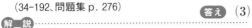
70 ポピュレーションアプローチのプログラム
(34-192、問題集 p. 276)

答え (3)

解説

　表から、「菓子の摂取頻度」や「食べる速度」と比べて、「甘い飲み物の摂取頻度」の改善が優先される課題だということが分かる。また、ポピュレーションアプローチの計画であることから、全家庭に実施されるべきプログラムとして(3)が適切であるといえる。

71 食事調査上の誤差 (34-193、問題集 p. 277)

答え (1)

解説

(2)　ビタミンやミネラル等、季節によって摂取量が変動する栄養素は、1週間のうち3日間という短い期間では誤差は小さくならない。

(3)(4)　申告誤差は食事調査期間を長くしても小さくならない。

72 調査の変更が結果に及ぼす影響 (34-194、問題集 p. 277)

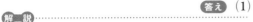

答え (4)

解説

　食塩などのミネラル・ビタミン類の摂取量は、エネルギーやたんぱく質と比べて日間変動が大きく、複数日の調査にすることで真の摂取量を得られる。また、食塩摂取量の目標量は男性8.0g/日未満、女性7.0g/日未満であるが、2018（平成30）年国民健康・栄養調査結果によると、食塩摂取量の平均値は男性11.0g/日、女性9.3g/日である。1日調査から3日調査にすることで食塩摂取量が真の摂取量に近づくため、国民健康・栄養調査結果と同様に目標量を超えた値の者が多くなることが予想される。以上のことから(4)が適切であるといえる。

メモ「日本人の食事摂取基準（2020年版）」では、食塩摂取量の目標量は男性7.5g/日未満、女性6.5g/日未満とされ、従来より0.5g/日引き下げられた。

メモ2019（令和元）年国民健康・栄養調査では、食塩摂取量の平均値は男性10.9g/日、女性9.3g/日であった。

73 KDBシステムから得られる重要な情報
(34-195、問題集 p. 278)

答え (3)

解説

　KDBシステムは、地域の健診受診率向上、生活習慣病予防、重症化予防を優先しているため、脳血管疾患の予防対策として(1)(2)(4)は直接的に有用でない。(3)の受診勧奨者とは、健診結果が保健指導の者よりも数値が悪く、重症化リスクが高い者であり、医療機関を受診することで、疾病の予防・早期発見につながり、脳血管疾患の予防対策を検討するための情報としては(3)が適切である。

74 食事調査法 (34-196、問題集 p. 278)

答え (3)

解説

　(3)の24時間思い出し法は、対象者の調査前日の1日の記憶に基づいた実態で、比較的対象者の協力が得やすいほか、調査員が食事の時間や場所、内容を聞き出すことができるため、「いつ、どこで、どのように野菜を摂取しているか」を把握する食事調査として最も適しているといえる。

75 野菜摂取量の増加が期待される食環境整備
(34-197、問題集 p. 279)

答え (3)

解説

　50歳代男性は外食の場合に野菜摂取量が少なく、また地元の飲食店の利用が多いことから、(3)の「地元の飲食店の協力を得て、どの食事にも、野菜ミニ小鉢が付くサービス」を行うことで野菜摂取量の増加が期待できる。

76 調理の工程 (34-198、問題集 p. 280)

答え (3)

解説

(1)　回転釜が3基あるので、けんちん汁で2基使用しても回転釜1基を使用することが可能である。しかし、衛生的に水冷を行うためには、回転釜の消毒を行う必要があることに加え、水冷により水っぽくなることから最適とはいえない。

(2)　回転釜で茹でて、真空冷却機で冷却することは、ともに危害要因にはならないので衛生的には問題はない。しかしスチームコンベクションオーブンと真空冷却機を活用できるのであれば、衛生的であることに加え、効率的、品質管理的にもよりよいと判断できる。

(4)　加熱した食品を冷蔵庫で冷却することは、衛生管理基準の30分以内に20℃付近、60分以内に10℃付近にならないばかりか、冷蔵庫の庫内温度を上昇させるため、避けなければならない。

77 フライヤーの故障への対応策 (34-199、問題集 p. 280)

答え (4)

解説

(1)　中華鍋で揚げる場合、一度に揚げられる量は多くても10人分以下であることが予測される。500食のから揚げを現在の調理時間90分程度で処理するには無理がある。

(2)　けんちん汁で使用しない1基の回転釜の使用が可能である。しかし、火加減を絶えず行いながらの作業になるため品質管理が難しいうえに安全上火のそばを離れることができないので効率的でもない。

(3)　回転釜で炒めると、から揚げの状態には仕上がらない。料理名を変えなければ難しい。

⑦8 対応策の担当者 (34-200、問題集 p. 281)

答え (1)

解説

(2) 予定通りEとFが鶏のから揚げを担当しても時間通りに出来上がることが可能と考えられる。Bが担当すると、回転釜との行き来を繰り返すことになり、加熱前の鶏肉に触れないよう留意しても最適とはいえない。

(3) 鶏のから揚げの加熱時刻にCはごま和えの加熱・冷却と、飯の撹拌を行わなければならない。作業場所は清潔作業区域である。準清潔作業区域で行われる鶏のから揚げを行うことにより、作業区域の行き来が発生し危険である。

(4) 予定通りEとFが鶏のから揚げを担当しても時間通りに出来上がることが可能と考えられる。(2)(3)で解説したように、BとCが担当することは最適とはいえない。

⑦9 朝食摂取状況に関する質問紙調査の結果
(35-188、問題集 p. 282)

答え (5)

解説

図は、保護者の朝食の摂取状況別にその保護者の児の朝食摂取状況の内訳を表しており、図から読み取れる内容で正しいのは(5)である。

⑧0 課題の優先順位付け (35-189、問題集 p. 283)

答え (2)

解説

重要度が高く、改善可能性の大きいBが最優先課題である。

⑧1 課題解決のために保育課と保育所が連携して行う取組 (35-190、問題集 p. 284)

答え (3)

解説

「栄養バランスを考えて朝食を準備するのは大変」、「朝は忙しくて時間がない」という課題の優先順位からみて、「栄養バランスがとれて朝食を手軽に準備できること」が求められるため、(3)が最も適切である。

⑧2 調査設計 (35-191、問題集 p. 285)

答え (2)

解説

前回の調査と比較するために、標本の抽出方法や対象者数、調査方法は前回と同様である必要がある。一方、回収率が20％と低いため、広報活動を強化することで回収率の向上及び次期計画の周知を図る観点から、(2)が最も適切である。

⑧3 次期の目標値の設定方法 (35-192、問題集 p. 285)

答え (2)

解説

設問から、目標値に達していない集団に対して、次期の目標値を設定する方法として、(2)が最も適切である。

⑧4 モニタリングの仕組み (35-193、問題集 p. 286)

答え (2)

解説

次期計画の実施期間において、市民の「主食・主菜・副菜を組み合わせた食事」の状況を市の既存の「各種健康診査」事業を活用してモニタリングすることは、健康診査の参加者に食事状況や健康状況の関心が得られやすく、モニタリングする仕組みとして(2)が最も適切である。

⑧5 目標に対する評価指標 (35-194、問題集 p. 287)

答え (2)

解説

「食品中の食塩の低減に取り組む県内の食品製造企業登録数」は、5年間における目標値を達成したこと。また、「減塩食品の利用を増やす」という目標に対する評価指標を選ばせる。減塩食品の利用状況を反映しているという観点から、(2)が最も適切である。

⑧6 ポピュレーションアプローチ (35-195、問題集 p. 287)

答え (3)

解説

スーパーマーケットでの働きかけは、県民が普段から利用する場所でもあり、実際に商品を購入できるため、商品の利用を促すポピュレーションアプローチとして、(3)が最も適切である。

⑧7 最初に聞き取る項目 (35-196、問題集 p. 288)

答え (2)

解説

(1) 避難当日に食べた食事内容の把握は、平時1日の栄養バランスを調整するために必要である。しかし、避難所開設当日から個人の当日の食事内容に対応した栄養管理は困難と考えられるため、最初に行うことではない。

(3) 個人の栄養管理のために食物の嗜好を把握することは、食事の摂取量を確保するために重要である。しかし、避難所開設当日から嗜好に配慮した対応は困難と考えられるため、最初に行うことではない。

(4) 平時における栄養管理は習慣的な栄養摂取状況に対する取り組みであるため、日常の朝食摂取状況の把握は重要であるが、避難所開設当日に行うことではない。

88 避難所で管理栄養士が行うべきこと (35-197、問題集 p. 288)

答え (1)

解説

(2) 個人の栄養管理のために必要栄養量の算出は必要である。避難所生活初期段階にあっても適切な栄養量の補給は重要ではあるが、個人に対応した必要栄養量を補給することは困難と考えられる。重要度の高い栄養成分の補給を行う。

(3) 個人の栄養状態を評価するために体重測定は必要である。避難所生活初期段階にあっても環境の変化や摂取栄養量の偏りにより体重の変動は考えられるが、個人の栄養管理は次のフェーズまでは困難と考えられる。

(4) 住民 100 名は多数の人であるため食事提供を行うためには大量調理器具の配備は望ましい。しかし、公民館の設備状況では、大量調理器具を使用することは困難であり、調達の必要性は乏しい。

89 避難所の昼食の献立 (35-198、問題集 p. 288)

答え (3)

解説

(1) 義歯の状態が悪い場合の献立は、歯がなくても摂取が可能なものとする。アルファ化米は加える湯の量を調整、イワシの味付け缶は潰すことにより摂取可能と考えられるが、きゅうりとプチトマトは噛まずに飲み込むことが困難な食品である。

(2) 牛肉もごぼうも噛みごたえのある食品であるが、缶詰なので通常の調理に比べ柔らかくなっている。しかし、ともに噛まずに飲み込むことは難しいと考えられる。

(4) レトルト粥は歯がなくても咀嚼の必要がない上に粘性があるので飲み込みやすい。焼き鳥缶とホールコーン缶は、ドレッシングをかけても噛まずに摂取することは難しい。

90 少ない人数での今後 1 か月間の対応 (35-199、問題集 p. 289)

答え (4)

解説

(1) 献立を変更しないで食事を提供することは望ましいが、労務管理上勤務時間の延長を行うことは避けなければならない。

(2) 生鮮野菜を冷凍野菜に切り換えることにより作業量は大幅に削減できるが、献立を変更して対応することは適切ではない。

(3) 朝食をパン、ジャム、牛乳に変更することは栄養管理上適切な献立変更ではない。また、昼食の料理数を増やすことは作業量を増やすことになるので調理従事者が欠員になった対応としては不適切である。

91 重要な注意事項 (35-200、問題集 p. 289)

 答え (4)

解説

(1) インシデントレポートから厨房内で滑りやすい場所を確認することは、日常的な危機管理としては正しい。しかし、調理従事者の骨折は厨房内で起こったことではないので事例における対応として最適とはいえない。

(2) 使用食材料が変更になることで、異物混入の種類も異なる。冷凍食品を使用することは、製造工程に異物が混入するほかに、包材の切れ端が混入することも考えられるが、対応策には当てはまらない。

(3) 対応の方法では、配膳のシステム変更を伴わないので、トレーセット内容の確認方法を再考する必要性は乏しい。

92 目標の種類 (36-188、問題集 p. 290)

答え (3)

解説

3 年計画の取組である「朝食を毎日食べる子どもの割合の増加」の達成に向けて、設定した目標の種類を問う問題である。a の「朝食の役割を理解している子どもの割合の増加」は「理解している」がキーワードで学習目標である。b の「簡単な朝食を作ることができる子どもの割合の増加」は朝食を毎日食べる子どもの増加を目指すために、自分でも簡単に作れることを知ることであり、学習目標となる。c の「朝食摂取の大切さを理解している保護者の割合の増加」は「理解している保護者」となり対象者が保護者であることから、環境目標となる。したがって(3)が最も適当である。

93 目標達成のために重要な評価指標 (36-189、問題集 p. 291)

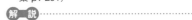 答え (3)

解説

「朝食摂取の大切さを理解している保護者の割合の増加」に対して、月 1 回食育だよりを発行する取組を行っているので、「理解したかどうか」の経過評価では、まずは読んだかどうかを確認する(3)が最も適切である。

94 目標達成に向けて取り組むべき内容 (36-190、問題集 p. 291)

答え (1)

解説

取組の目標のうち、「簡単な朝食をつくることができる子どもの割合の増加」については目標を達成している（目標 90 %、実績値 2 年目終了時 90 %）。「朝食の役割を理解している子どもの割合も目標の 100 % に対し、2 年目終了時で 99 % である。「朝食を毎日食べる子どもの割合の増加」および「朝食摂取の大切さを理解している保護者の割合の増加」は目標の 100 % に対し、いずれも 2 年目終了時実績値が 98 % である。

したがって、この目標達成率の低い２つの目標の達成に向けて取り組むべき内容として最も適切なのは、(1)の朝食欠食の子どもとその保護者の両方を対象として、個別に相談、指導をすることである。

95 保健指導の内容の見直し (36-191、問題集 p. 292)

答え (4)

解説

特定健康診査・特定保健指導の実施に関しては、メタボリックシンドローム該当者はK社において積極的支援、動機づけ支援をすでに受けていると思われる。しかしながら、非肥満者はメタボリックシンドロームに該当していない場合があり、リスクを保有していても保健指導を受けていない可能性がある。実施内容を見直すとすると、(4)の非肥満のリスク保有者に対する保健指導の実施が最も適切である。

96 ナッジを活用したチラシ (36-192、問題集 p. 293)

答え (1)

解説

ナッジの理論では、簡単（Easy）で魅力的（Attract）、社会的に多くの人がやっていること（Social）、提示するタイミングを逃さないこと（Timely）が重要とされている。(1)は会社の半数が指導を受けている（社会的規範）ということを強調したチラシとなっており、最も適切である。(2)は「目標に達していない」、(3)は「リスクが高まる」といった後ろ向きのメッセージで、受け入れにくい表現である。(4)は「いいこと」のインセンティブがわかりにくい表現となっている。

97 社員食堂のメニューの見直す内容 (36-193、問題集 p. 293)

答え (2)

解説

社員食堂のメニューの見直しについては、リスク保有の比率において、血圧が40％で最も高いため、(2)の「メニューの食塩量を減らす」ことで、全体に食塩摂取量が少なくなることが期待でき、最も適切である。(3)の「低糖質のメニュー」においては、血糖のリスク保有者が20％で血圧よりも低いこと、(4)の「野菜の小鉢を増やし、野菜から食べること」は血糖や肥満に対しての食行動として勧められるが、食堂での直接の声がけは難しいことなど、問題がある。

98 食事調査方法 (36-194、問題集 p. 294)

答え (2)

解説

複数日の食事調査を行うことで、集団の食事摂取量の平均値およびその分布が真の値に近づく。また、同様の食事記録法を行うことで、これまでの食事調査の経年比較が可能であり、食事摂取基準を用いた摂取状況のアセスメントでも真の割合をあわせて求めること

ができる。

99 評価結果 (36-195、問題集 p. 294)

答え (4)

解説

男性では、平均値の差は−0.32であるものの、95％信頼区間が０をまたいでいることから、有意差はないといえる。女性では、平均値の差が−0.22であり、95％信頼区間も０を下回っていることから、摂取量が有意に減少したといえる。

100 食塩摂取量の低減が期待できる取組 (36-196、問題集 p. 295)

答え (2)

解説

無関心の者に情報提供を行っても、実際に減塩に向けた行動を取るとは考えにくい。社員食堂利用者全員の食塩摂取量の低減が期待できる(2)が最も効果的である。

101 栄養成分表示の改善点の助言 (36-197、問題集 p. 296)

答え (3)

解説

(1) 表示単位は、100 g、100 mL の他に、実際の量を併記して、１食分、１包装、１単位（例えば、クッキー１枚○○g）当たりとすることができる。

(2) 表示値は、値が定められた誤差範囲に入るなら、上限および下限で表示することができる。

(3) 飽和脂肪酸、n-3 系脂肪酸および n-6 系脂肪酸は、脂質の内訳として枠内に記載することはできるが、n-3 系脂肪酸の一種である DHA のみを記載する場合は、枠外か、枠内の下部に線で区切って、別に記載しなければならない。

(4) ポリフェノールは、食品表示基準に定められた成分以外なので、枠外か、枠内の下部に線で区切って、別に記載しなければならない（必ずしも枠内に記載する必要はない）。

(5) 204 mg/100 g 以上のカルシウムを含むので、「補給できる旨」の強調表示が可能であるが、栄養機能食品とするか否かは、表示者の選択によるので、必須ではない。

102 健康増進法に基づいた広告 (36-198、問題集 p. 297)

答え (4)

解説

(1) 健康増進法第３条に「国及び地方公共団体は、〔中略〕健康増進事業実施者その他の関係者に対し、必要な技術的援助を与えることに努めなければならない」とあるように、当該質問に対しても真摯に対応すべきである。

(2) 「いわゆる健康食品」の健康の保持増進の効果の根拠として、医師や識者の談話の記載は必須ではな

い。

(3) 「いわゆる健康食品」の健康の保持増進の効果の根拠として、人を対象とした試験結果の記載は必須ではない。

(4) 何が5kg減少するのかの具体的な記載がなく、顧客に「体重が減少する」との誤認を与えるので、「著しく人を誤認させる表示」に該当する。また、普段の生活に加えて、当該魚肉ソーセージを摂取すれば、体重が5kg/月も減量するというのは、科学的にあり得ず、「著しく事実に相違する表示」に該当する。したがって、健康増進法第65条に定める「著しく人を誤認させるような表示」および「著しく事実に相違する表示」に該当するので、記載できない。

103 管理栄養士が最初に取るべき行動 (36-199、問題集 p. 298)

解説　答え (2)

(1) 代わりのせんキャベツに金属片が混入している可能性があるため、せんキャベツの提供は中止する。

(3) せんキャベツの提供を中止した後に、金属片の混入があった患者が他にいないか問い合わせる。

(4) せんキャベツの提供を中止した後に、厨房の中の調理機器を確認する。

104 フードスライサーを買い替える間の対応 (36-200、問題集 p. 298)

解説　答え (4)

(1) 予定献立から生食用野菜を削除した場合、給与栄養目標量や食品構成を満たせない可能性がある。

(2) 加熱用食材のフードスライサーを使用した場合（例えば、肉用のスライサーなど）、二次汚染の可能性が生じ、衛生管理上不適切である。

(3) 手作業で切ることは、作業量が増え、提供時間に間に合わない可能性がある。

105 3～5歳児向けの食育の内容 (37-185、問題集 p. 299)

解説　答え (4)

3～5歳児に対して「野菜を残さず食べる」という食育実践活動の取り組みとして、①まず、身近な園内で先生や仲間と野菜を育て、②収穫の喜びを実感し、③さらにその野菜を調理など施して皆で食べるという過程を実際に体験することで、自然への恩恵や「食」への感謝の気持ちを育むことも期待できることから、(4)が最も適切であるといえる。

106 セルフ・エフィカシー (37-186、問題集 p. 299)

解説　答え (5)

身近にいる保護者が野菜をおいしそうに食べるとい

う行動は、「自分も食べてみよう」「野菜はおいしいかも」「自分も食べられるのではないか」というモデリング効果が芽生え、よって、セルフ・エフィカシーを高めることができることから、(5)が最も適当であるといえる。

107 調理作業の効率化 (37-187、問題集 p. 300)

解説　答え (2)

スチームコンベクションオーブンは、焼く調理法の他に、蒸す・煮るなどの調理が可能である。(1)(3)(4)の機器では、可能な調理が限定的（主に焼く）であるため、機器を1台購入するのであれば、スチームコンベクションオーブンが適している。

108 調理作業の効率が良くなる料理 (37-188、問題集 p. 301)

解説　答え (3)

「小松菜のナムル」の小松菜をスチームコンベクションオーブンで蒸すことにより、回転釜で湯を沸かして茹でるより、効率的に作業ができる。

(1) ご飯は、炊飯器を使用するのが適当である。スチームコンベクションオーブンを使用する場合、米や水を何枚もの天板に分けて入れる必要があり、作業時間が多く必要となる。

(2) 鶏肉の竜田揚げは、フライヤーを使用するのが適当である。スチームコンベクションオーブンを使用する場合、出来上がりが焼いた状態となり、栄養価や料理名が異なってくる。

(4) 人参とキャベツのスープは、回転釜を使用するのが適当である。スチームコンベクションオーブンを使用する場合、水量が多いため、高さのある天板が多く必要となる。さらに出来上がりの際、高温の液状であるため、天板出し入れ時にやけどの可能性があり、適さない。

109 行動変容の準備性 (37-189、問題集 p. 302)

解説　答え (5)

メタボリックシンドローム予防目的のグループカウンセリングにおける5人（A～E）の参加者の特徴は、年齢が20歳代後半から30歳代、肥満者（BMI ≧ 25 kg/m²）は4人、喫煙者は1人である。以下に、参加するきっかけの発言から、準備性を示す行動変容ステージを把握する。Aさんは「どこも悪くないので痩せる必要はないと思う」との発言から、「無関心期」である。Bさんは「上司に勧められて参加した」との発言から、「無関心期」である。Cさんは「昨年も参加して3kg減量し、もう少し減量したいので参加した」との発言から、「維持期」である。Dさんは「最近体重が

増え、血圧も高くなって参加した」との発言から、最近の状態を心配しており、「関心期」である。Eさんは「結婚して体重が10kg増え、痩せたいと思っているが自信がない」との発言から、「関心期」である。したがって、無関心期が2人、関心期が2人、維持期が1人で、(5)が適当である。

110 グループカウンセリングの進め方 (37-190、問題集 p. 303)

（解 説）答え（2）

メタボリックシンドローム予防目的のカウンセリングであり、5人中4人が肥満に該当していることから、グループとして優先すべき課題は減量である。Cさんはすでに昨年から減量に取り組んでおり、効果も得られていることから、(2)の「減量に取り組んだ工夫や減量して良かったことを話してもらう」が最も適当である。

(1) AさんとBさんは無関心期であるので、意識を高めることは重要であるが、関心期2人、維持期1人であることから、(2)のほうが優先される。
(3) Dさんのみが喫煙者であり、禁煙は重要であるが、参加者全員の行動変容とその継続を促すという視点から考えると、グループとしての優先度は低い。
(4) Eさんは結婚後に体重が10kg増えたので、個別にはその背景を探る必要はあるが、グループとしての優先度は低い。

111 セルフモニタリングする目標 (37-191、問題集 p. 303)

（解 説）答え（3）

Aさんは、毎日間食としてポテトチップス1袋（60g、325kcal）を食べており、当面2週間の行動目標としては、達成しやすく、具体的なものがよい。(1)と(2)は、これまで毎日食べていたポテトチップスを「食べないよう心がける」あるいは「食べない」という目標であり、短期的な目標としてはふさわしくない。(4)の「1日200kcalまでにする」は、数値として具体的ではあるが、毎回200kcalを正確に計算するのは難しく、セルフモニタリングする目標としては適切ではない。したがって、(3)の「1日小袋（30g）1つまでにする」という目標が適切である。

112 味噌汁に使用する味噌の食塩濃度 (37-192、問題集 p. 304)

（解 説）答え（2）

味噌の食塩濃度は13％であるので、味噌1g中の食塩は0.13gとなる。味噌8gの食塩は、8g×0.13g＝1.04gである。だし汁130gに対して、食塩1.04gの食塩濃度は、1.04g÷130g×100＝0.8％となる。

113 味噌汁の食塩濃度 (37-193、問題集 p. 304)

（解 説）答え（4）

ウォーマーテーブルは、湯煎の状態で汁物等を保温する機器である。直火で温めるより蒸発率が低いが、提供開始時間（11時30分）から約2時間経過している場合、蒸発率が高まり、水量が減少している。よって、食塩濃度が高まり、塩辛くなったと考えられる。

(1) 具材の量が多い場合、調味時に比べ、時間経過により味が薄く感じることがある。食塩濃度の影響要因（特に塩辛さ）としては、具材の多少は、保温時間ほどは影響しない。
(2) 味噌汁の品質基準は、食塩濃度％が挙げられるが、時間経過に合わせて食塩濃度を確認する必要がある。
(3) 出来上がり温度は、保温時間に関わらず、衛生管理上75℃で1分間以上である。

114 適切な品質で提供するための改善策 (37-194、問題集 p. 305)

（解 説）答え（4）

長時間にわたり保温することは、食塩濃度が高まるなど、品質管理の低下を招く。適切な品質で管理するためには、調味を数回に分けて行うなど対策が必要である。

(1) 提供時に1杯ずつ食塩濃度を確認することは、時間を要し、現実的ではない。
(2) 味噌汁の品質基準を変更することは、味つけが変更することにつながり、残菜量にも影響する。
(3) 保温温度を60℃に下げることは、衛生管理上、不適切である。65℃以上で保温する。

115 調査の精度を高めるために行うべきこと (37-195、問題集 p. 306)

（解 説）答え（3）

調査員として管理栄養士・栄養士を雇用することで、食事調査の基礎的知識が期待できるとともに、統一された調査方法の手技を確認・練習する研修会により、さらに調査の精度を高めることが期待できることから、(3)が最も適切であるといえる。

116 食事記録を行う際の留意点 (37-196、問題集 p. 306)

（解 説）答え（2）

(2) 国民健康・栄養調査と同様の方法であるという前提から、食事記録の留意点として、対象者は単身赴任や長期出張等で世帯に不在の者は、調査の対象外であることの説明が適当である。

X 応用力試験

117 重量を推定するための対応 (37-197、問題集 p. 306)

 （4）

解 説 ....

　実際に食べた食事記録内容をより高い精度で確認する方法として、フードモデルや実物大食品カードを用いることで、対象者の口に入った重量をより正確に推定できることから、(4)が最も適切であるといえる。

118 食塩摂取量の変化 (37-198、問題集 p. 307)

 （4）

解 説 ....

(1)　集団全体の食塩摂取量の平均値も中央値（第2四分位点）も下がった。

(2)　集団全体の食塩摂取量の平均値は下がったが、ヒストグラム上の最頻値（10～11 g）は変わらなかった。

(3)　集団全体の食塩摂取量の分布のばらつき（標準偏差）は大きくなったが、範囲（レンジ）（最小値と最大値の差）は変わらなかった。

(5)　第1四分位点未満の者の人数も第3四分位点以上の者の人数も、全体の25％ずつであることから変わらない。

119 食塩摂取量の変化の理由 (37-199、問題集 p. 308)

 （2）

解 説 ....

　図1から図2への変化として、平均値が低下し、食塩摂取量が低い者の割合が増えたものの、高い者の割合も微増している。取組1～3は、いずれも減塩の意識が高く、自身でレシピを検索するなど講座にも参加する積極的な層に向けた取組となっていたためだと考えられる。

120 食塩摂取状況の課題解決 (37-200、問題集 p. 308)

 （4）

解 説 ....

　市民が利用するスーパーマーケットの弁当や総菜の食塩量を減らすことで、市民全体の食塩摂取量の低減が見込まれる。また減塩の意識が高い者、低い者を問わない取組であることが求められるため、(4)が最も適切である。